U0397939

公共卫生服务与现代医院管理

郑晓静　等　主编

上海科学普及出版社

图书在版编目（CIP）数据

公共卫生服务与现代医院管理／郑晓静等主编. —上海：上海科学普及出版社，2024.4
ISBN 978-7-5427-8674-6

Ⅰ.①公… Ⅱ.①郑… Ⅲ.①公共卫生–卫生服务②医院–管理 Ⅳ.①R199.2②R197.32

中国国家版本馆CIP数据核字（2024）第073486号

统　　筹　张善涛
责任编辑　黄　鑫　陈星星
整体设计　宗　宁

公共卫生服务与现代医院管理

主编　郑晓静　等

上海科学普及出版社出版发行

（上海中山北路832号　邮政编码200070）

http://www.pspsh.com

各地新华书店经销　山东麦德森文化传媒有限公司印刷

开本 787×1092 1/16　印张 22　插页 2　字数 563 000

2024年4月第1版　2024年4月第1次印刷

ISBN 978-7-5427-8674-6　定价：198.00元

本书如有缺页、错装或坏损等严重质量问题

请向工厂联系调换

联系电话：0531-82601513

编委会

◎ **主　编**

郑晓静　马晓萍　唐秀春　赵　燕
刘小辉　李志斌　莫月敬

◎ **副主编**

韩洋丽　徐　清　鹿玉梅　杜克东
张衍伟　孙学娟　明小燕　杨　蕾
孙立伟　王　进

◎ **编　委**（按姓氏笔画排序）

马晓萍（胶州市胶西街道胶西卫生院）

王　进（山东省妇幼保健院）

王天娇（浙江省疾病预防控制中心）

刘小辉（潍坊滨海经济技术开发区央子街道社区卫生服务中心）

孙立伟（广安门医院济南医院/济南市中医医院）

孙学娟（邹平市长山中心卫生院）

杜克东（山东省泰安市宁阳县第二人民医院）

李志斌（泰安市第一人民医院）

杨　蕾（烟台毓璜顶医院）

张衍伟（潍坊医学院附属医院）

明小燕（宜昌市疾病预防控制中心）

郑晓静（潍坊医学院附属医院）

赵　燕（山东省第二康复医院）

莫月敬（广东省东莞市桥头镇社区卫生服务中心）

徐　清（济南市市中区泺源街道办事处铁路社区卫生服务站）

唐秀春（无棣县中医院）

鹿玉梅（鱼台县疾病预防控制中心）

韩洋丽（菏泽市中医医院）

前　言

公共卫生水平与人民群众的健康息息相关。防控公共卫生疾病不仅是关乎国计民生的大事，而且是一个国家社会基础生活水平的最直接体现，关乎社会的稳定和繁荣。随着社会现代化进程步伐的加快，公共卫生疾病的防控面临着机遇和挑战并存的局面。现代科技水平的提升和医疗手段的更新有利于防控公共卫生疾病。提供好公共卫生服务不仅是某一职能部门、某一管理人员的责任和义务，还需要多部门、多方面人员的积极参与和配合。

公共卫生与管理学、经济学、法学等多门学科的关系十分密切。医院作为公共卫生体系不可或缺的重要组成部分，是公共卫生信息的重要来源，也是各类公共卫生服务的重要提供者，在公共卫生工作中发挥着重要作用，其工作开展的质量极大程度影响着公共卫生服务的质量和效益。良好的医院管理可以通过各种规章制度，有效地协调医院内部的各种关系、寻找医院运作效率的最大化，让医院始终处于一种良性循环之中。

本书对公共卫生服务与现代医院管理工作予以探讨，旨在强化医院管理和公共卫生实践的基本理论与基本技能，提高各级公共卫生服务提供者处置突发公共卫生事件、管理医疗机构公共卫生、预防控制疾病的能力，适用于各级医疗机构管理者及从事公共卫生相关工作的从业人员。

编者期望能为读者奉献一本内容完整、理念领先、实用有效的参考用书，但限于编写能力和经验，书中内容难免存在各种问题和不足，敬请各位读者指正。

《公共卫生服务与现代医院管理》编委会

2024 年 1 月

目 录

第一章　管理学与医院管理学

第一节　管理学概述

一、管理的概念

管理是人类社会活动的重要组成部分之一,是一切有组织的社会劳动必不可少的活动过程。解决有限资源与相互竞争的多种目标之间的矛盾是管理的基本任务,如何将有限的资源在相互竞争的多种目标之间合理分配,如何有效组织、控制和协调资源,如何领导和激励生产实践活动中最重要的人力资源,这些都是管理者面对的重要问题。

(一)管理的概念

从字面上讲,管理就是管辖和处理的意思。管理作为一个科学概念,到目前为止还没有一个统一的为大多数人所接受的定义。国内外专家学者由于研究管理时的出发点不同,他们对管理所下的定义也就不同,但都从某个侧面反映了管理的不同内涵。强调工作任务的人认为,管理是由一个或多个人来协调其他人的活动,以便收到个人单独活动所不能收到的效果。强调管理者个人领导艺术的人认为,管理就是领导,基于组织中的一切有目的的活动都是在不同层次的领导者的领导下进行的,组织活动是否有效,取决于这些领导者个人领导活动的有效性。强调决策作用的人认为,管理就是决策。

还有许多专家学者对管理下了很多定义,如哈罗德·孔茨在其《管理学》一书中指出,管理就是设计和保持一种良好环境,使人在群体里高效率地完成既定目标;斯蒂芬·P·罗宾斯认为,管理是指同别人一起,或通过别人使活动完成得更有效的过程;丹尼尔·A·雷恩认为,管理是指管理者为有效地达到组织目标,对组织资源和组织活动有意识、有组织、不断地进行的协调活动。

管理要解决的本质问题是有限资源与组织目标之间的矛盾。管理通常是指在特定环境下,通过计划、组织、控制、激励和领导等活动,协调人力、物力、财力和信息等资源,以期更好地实现组织目标的过程。这包含以下四层含义:管理采取的措施是计划、组织、控制、激励和领导这五项基本活动,又称之为管理的五大基本职能;通过五项基本活动,对人、财、物、信息、时间等组织资源进行有效的协调与整合;管理作为一种有目的的活动,必须为有效实现组织目标服务,以使整个组织活动更加富有成效,这也是管理活动的根本目的;管理活动是在一定的环境中进行的,环境既给管理创造了一定的条件和机会,同时也对管理形成一定的约束和威胁,有效的管理必须充分考虑组织内外的特定条件。

(二)管理的基本特征

管理具有必然性。管理是共同劳动的产物,在社会化大生产条件下得到强化和发展,广泛适用于社会的一切领域,已成为现代社会极为重要的社会功能。随着生产力的发展和人类社会的进步,资源与目标之间的矛盾越来越复杂,管理的重要性也更加突出,管理越来越成为经济社会发展的关键因素。当今世界,各国经济社会发展水平的高低很大程度上取决于其管理水平的高低。

管理具有两重性。一种是与生产力相联系的管理的自然属性,另一种是与生产关系相联系的管理的社会属性。管理的自然属性是指通过组织生产力、协作劳动,使生产过程联系为一个统一整体所必需的活动,并取决于生产力发展水平和劳动社会化程度。同时管理又是管理者维护和巩固生产关系,实现特定生产或业务活动目的的一种职能,这是管理的社会属性,取决于社会关系的性质和社会制度。

管理具有不确定性。影响管理效果的因素往往很多,而许多因素是无法完全预知的。其中最难以精确把握的就是人的因素,包括人的思想、个性和人际关系等,都是管理的主要对象,但同时又都是不确定和模糊的。所以类似这种无法预知的因素造成管理结果的不确定性。

管理具有系统性。组织作为一个整体是由各要素的有机结合而构成的。在进行管理时,经常需要考虑各要素之间的关系,以及单个要素变化对其他要素和整个组织的影响,以全局和联系的方式来思考和解决问题。

管理既是科学又是艺术。管理是一门科学,它具有科学的特点,即客观性、实践性、理论系统性、真理性和发展性,管理的科学性在于其强调客观规律,研究对象和管理规律均客观存在。管理也是一门艺术,能够像艺术一样,熟练地运用知识并且通过巧妙的技能来达到某种效果,具有实践、创新、原则性和灵活性等特点,符合艺术的特点。

二、管理学理论

管理的观念与实践已经存在了数千年,但管理形成一门学科才有一百多年的历史,以 19 世纪末 20 世纪初泰勒的科学管理理论的产生为标志,可简单划分为古典管理理论、中期管理理论和现代管理理论等阶段。

(一)古典管理理论

自从有了人类历史就有了管理,管理思想是随着生产力的发展而发展起来的。在古典管理理论出现之前,管理者完全凭自己的经验进行管理,没有管理规范与系统制度,被称为经验管理或传统管理。在19 世纪末至 20 世纪初,随着生产力的发展,管理理论开始创立与发展,以泰勒的科学管理和法约尔的一般管理为代表。

科学管理理论。其创始人泰勒 1856 年出生在美国费城一个富裕家庭,主要代表著作有1895 年的《计件工资制》、1903 年的《车间管理》和 1911 年的《科学管理原理》。《科学管理原理》奠定了科学管理理论的基础,标志着科学管理思想的正式形成,泰勒也因此被西方管理学界称为"科学管理之父"。泰勒的主要思想和贡献是:管理的中心问题是提高劳动生产率,工时研究与劳动方法的标准化,科学的挑选与培训工人,实行差别计件工资制,管理职能与作业职能分离,强调科学管理的核心是"一场彻底的心理革命"。

一般管理理论。在以泰勒为代表的一些人在美国倡导科学管理的时候,欧洲也出现了一些古典的管理理论及其代表人物,其中影响最大的要数法约尔及其一般管理理论。法约尔将企业的全部活动概括为六种:技术性工作,商业性工作,财务性工作,会计性工作,安全性工作,管理性工作。法约尔在1916年出版了《工业管理与一般管理》一书,提出了一般管理理论。法约尔的主要管理思想与贡献是:对企业经营活动的概括,最早提出管理的职能,系统地总结管理的一般原则,对等级制度与沟通的研究,重视管理者的素质与训练。

(二)中期管理理论

人际关系理论。尽管泰勒的科学管理理论与法约尔的一般管理理论在20世纪初对提高企业的劳动生产率产生了很大作用,但是仅通过此种理论和方法解决提高生产率的问题是有难度的。一个以专门研究人的因素来达到调动人的积极性的学派——人际关系学派应运而生,为以后的行为科学学派奠定了基础,也是由科学管理过渡到现代管理的跳板。该学派的代表人物是美国哈佛大学的心理学教授梅奥,代表作为《工业文明的人类问题》。人际关系理论是从著名的霍桑试验开始的,试验结果表明,生产率提高的原因不在于工作条件的变化,而在于人的因素;生产不仅受物理、生理因素的影响,更受社会环境、社会心理因素的影响。梅奥认为企业中的人首先是"社会人",即人是社会动物,而不是早期科学管理理论所描述的"经济人";生产效率主要取决于职工的工作态度和人们的相互关系;重视"非正式组织"的存在与作用。

系统组织理论。巴纳德1886年出生,1906年进入哈佛大学经济系学习,是对中期管理思想有卓越贡献的学者之一,是社会系统学派的创始人。该理论认为,社会的各个组织都是一个合作的系统,都是社会这个大协作系统的某个部分或方面;组织不论大小,其存在和发展都必须具备3个条件:即明确的目标、协作的意愿和良好的沟通;同时必须符合组织效力和组织效率这两个基本原则,所谓组织效力是指组织实现其目标的能力或实现目标的程度,所谓组织效率是指组织在实现其目标的过程中满足其成员个人目标的能力或程度。

(三)现代管理理论

现代管理理论产生与发展的时期为20世纪40年代末至70年代,这是管理思想最活跃、管理理论发展最快的时期,也是管理理论步入成熟的时期。第二次世界大战以后,世界政治趋于稳定,生产社会化程度的日益提高,现代科学技术日新月异的发展,人们对管理理论普遍重视,出现许多新的管理理论和学说,并形成众多学派,称为"管理理论丛林",其代表性学派如下。

1.管理过程学派

管理过程学派以亨利、厄威克、古利克、孔茨、奥唐奈等为代表,该学派认为,无论是什么性质的组织,管理人员的职能是共同的。法约尔认为管理有五种职能,包括计划、组织、人员配备、指挥和控制,它们构成一个完整的管理过程。管理职能具有普遍性,即各级管理人员都执行着管理职能,但侧重点不同。

2.行为科学学派

行为科学学派是在人际关系理论的基础上发展起来的,代表人物和代表作有马斯洛及《激励与个人》、赫兹伯格及《工作的推动力》、麦格雷戈及《企业的人性方面》。该学派认为管理是经由他人达到组织目标,管理中最重要的因素是对人的管理,所以要研究如何调动人的积极性,并创造一种能使下级充分发挥力量的工作环境,在此基础上指导他们的工作。

3.决策理论学派

从社会系统学派发展而来,主要代表人物是曾获诺贝尔经济学奖的赫伯特·西蒙,其代表作为《管理决策新科学》。该学派认为,管理就是决策。管理活动全部过程都是决策的过程,管理是以决策为特征的;决策是管理人员的主要任务,管理人员应该集中研究决策问题。

除上述代表性学派外,现代管理科学理论还包括伯法的数理学派、伍德沃德的权变理论学派、德鲁克和戴尔的经验主义学派、卡斯特和卢森特的系统管理学派等。20世纪80年代后,随着社会经济的迅速发展,特别是信息技术的发展与知识经济的出现,世界形势发生了极为深刻的变化。面对信息化、全球化、经济一体化等新的形势,管理出现了一些全新的发展,这些理论代表了管理理论的新趋势,包括有企业文化、战略管理思想、企业流程再造、学习型组织和虚拟企业等。同时,现代管理也出现了战略化、信息化、人性化和弹性化等趋势。

(郑晓静)

第二节　医院管理学概述

一、医院管理及医院管理学的概念

(一)医院管理的概念

医院管理是指根据医院的环境和特点,运用现代管理理论和方法,通过计划、组织、控制、激励和领导等活动,使医院的人力、物力、财力、信息、时间等资源得到有效配置,以期更好地实现医院整体目标的过程。医院管理活动的目的是要在有限的医疗卫生资源条件下,以充分实现医院的最佳社会效益和经济效益,发挥医院的整体效能并创造出最大的健康效益。医院管理的主要任务是认真贯彻执行国家的卫生方针政策,增进医院发展活力,充分调动医院及医务人员的积极性,不断提高医院服务质量和效率,更好地为人民健康服务,为构建社会主义和谐社会服务。

(二)医院管理学的概念

医院管理学是运用现代管理科学的理论和方法,研究并阐明医院管理活动的规律及其影响因素的应用学科。医院管理学是管理学的一个分支和理论性、实践性、综合性较强的学科,既与医学科学相联系,又与其他社会科学及自然科学紧密相连,是医学和社会科学的交叉学科。医院管理学与管理学、组织行为学、社会学、公共政策学、经济学、卫生事业管理学、卫生经济学、卫生法学、卫生统计学、流行病学等许多学科有着十分密切的关系。

二、医院管理研究的主要任务与研究对象

(一)医院管理研究的主要任务

医院管理研究的目的是发现医院管理活动的客观规律,完善和发展医院管理科学理论,指导医院管理活动实践。医院管理研究的主要任务是研究医院系统的管理现象和运行规律,医院系统在社会系统中的地位、功能和制约条件,医院管理体制,监督、补偿、治理和运行等机制,医院内部组织领导、经营管理、质量控制和资金、人力、物流、信息等要素的组织协调等。

医院管理研究是卫生政策与管理研究的重要领域,是研究医院管理现象及其发展规律的科

学,综合运用政策学、经济学、管理学的原理和方法,研究影响医院发展的宏观管理体制、运行机制和提高医院内部管理水平、运营效率的理论和方法,其目的是要促进医院实现组织目标、提高医院工作效率和效果。

(二)医院管理学的研究对象

医院管理学的研究对象主要是医院涉及的要素、医院系统及各子系统的管理现象和规律,系统之间的关系、定位、作用和制约机制,医院运行的过程及影响其运行的内外环境,同时也要研究医院系统在社会大系统中的地位、作用和制约条件。

三、医院管理学的研究内容和学科体系

(一)医院管理学的研究内容

医院管理学的研究内容主要包括,医院管理的基本理论和方法,与医院管理紧密相关的卫生发展战略与卫生政策、卫生服务体系、卫生资源及筹资体系等卫生管理内容,医院人力资源管理、质量管理、信息管理、财务管理、经营管理、后勤保障管理、绩效管理等内部运行管理内容。

也有将医院管理研究分为理论研究、宏观政策研究、服务体系研究、微观运行管理研究等内容。理论研究包括医院管理思想、管理原则、医院管理研究方法论、研究对象、学科体系、医院管理职能等。宏观政策研究包括运用系统论思想,研究医院在卫生体系中的地位、作用及运行规律,管理体制、运行机制、监管机制,以探索医院整体发展思路和战略目标等宏观战略研究;法律法规、政策、税收、支付等政策环境,群众卫生服务需要、需求等社会环境,经济环境,竞争环境等环境研究。服务体系研究包括医疗服务体系、区域医疗规划及资源配置、城乡医疗服务网、医院分级管理等。微观运行管理研究主要包括,运用管理学基本理论,研究医院管理的各个环节,领导,计划,决策,控制,效率(人员、设备的利用),医院业务流程管理等;组织人事管理,经营管理,质量管理,财务管理,信息管理,后勤管理等。

(二)医院管理学的学科体系

医院管理学的研究内容非常广泛,有必要对其学科体系进行划分,明确该学科的研究对象、研究范畴及其之间的有机联系,促进医院管理学的学科建设和发展。关于医院管理学的学科体系目前国内外还没有形成完全一致的看法,有以医院科室和部门设置为基础进行分类的,如医疗科室管理、医技科室管理、护理管理、病案管理等;也有划分为业务管理、行政管理、经济管理等;这些分类方法概念不够清晰,难以形成理论体系。为了突出医院管理的理论性、整体性、层次性、实践性及实用性等特点,多数医院管理研究者将其分为综合理论和应用管理两大部分。

1.综合理论部分

综合理论部分也称之为医院管理学总论,主要研究医院管理的基本原理与医院概论等基本理论问题,包括医院管理学的概念、研究对象、学科体系与发展,医院管理职能和方法、医院管理的政策等。

医院概论主要从社会角度来研究医院这个特定系统的一般规律,主要包括医院的发展历史、定义和类型、性质、地位、工作特点、任务和功能、医院管理的方针政策、医院发展趋势、医疗法规等。

此外,还要研究医院体系的管理,包括医院管理体制、治理机制、补偿机制、运行机制和监管机制,医院服务体系的布局与发展规划、医院资源的筹集与使用(如医疗保障制度、医院支付方式改革等)、城乡医疗服务网建设和医院之间协作等。

2.应用管理部分

应用管理部分也可以称为医院管理学各论,主要研究医院管理这个系统中既相互联系又有区别的各个要素及其之间的关系等。这些要素管理主要有组织及人力资源管理、质量管理(医疗管理、技术管理、质量改进、安全管理)、信息管理、财务与经营管理(即经济管理)、科教管理、后勤管理(包括物资设备、后勤保障)等。由这些要素形成各个专业的管理,有些专业管理又可以分为若干子系统。

(1)组织管理:为了实现医院目标,将医院的人员群体按照一定的功能分工划分成相应的组织机构并有机结合,使其按一定的方式与规则进行活动的集合体。医院组织机构设置是医院进行各项活动的基本条件,医院组织管理也是整个医院管理的基础。

(2)人力资源管理:人力资源是任何组织中的第一资源,在医院中则更为重要。医院人力资源管理包括人员的录用、培养、使用等相关的体制和激励约束机制、人员的编配、职权的划分、医德医风建设等。

(3)质量管理:对医院活动全过程进行组织、计划、协调和控制,从而提高技术水平、医疗质量和技术经济效果,包括医疗服务的及时性、有效性、安全性,患者的满意度,医疗工作效率,医疗技术经济效果等内容,可以具体划分为医疗管理、技术管理、质量改进和安全管理。

(4)信息管理:信息处理、信息系统的建立和情报资料的管理,例如,医院统计、病案管理、资料管理等。它作为一项专业管理,贯穿在各项专业及其相互联系中。

(5)财务管理:进行经济核算和成本核算,降低医疗成本,避免浪费。管好用好资金,合理地组织收入和支出,以较少的财力和物力发挥较大的医疗技术经济效果,保证医疗业务的开展及发展业务的需要。

(6)经营管理:从医院经济实体性的角度,将医院经济活动与医疗服务活动相结合,社会效益与经济效益相统一基础上的经济管理过程。医院经营主业是医疗业务,同时有科研、教学、预防保健服务、医药器材物品生产与加工,以及其他生产经营活动。

(7)科教管理:将现代管理学原理、方法应用于医院的科技活动及教学中,调动临床科技人员和医院有关部门的积极性,实现在科技活动中各要素的最佳组合并发挥最大效能。内容包括医院科研规划及实施管理、科研制度管理、科研人才管理、科研经费管理、临床医学教育管理、住院医师规范化培训、继续医学教育管理等。

(8)后勤管理:围绕医院的中心任务,对医院的能源供给、环境卫生、保养维修、车辆调度、生活服务、药品器材、医疗设备等进行计划、组织、协调和控制,以保障医院工作的顺利进行,可以划分为总务保障管理、物资管理和设备管理。

医院管理系统各部分可以有各自的目标,但医院作为一个整体系统则有一个总的目标,医院各个子系统的运行和各项专业的管理都必须围绕医院总体目标的实现而进行。医院各项专业管理各有特点,但又密切联系,在实际管理工作中相互交叉、难以分割。不同历史时期,医院管理学研究的内容也各有侧重。在新的形势下,"以人为本"的服务观与"以患者为中心"的医疗观已成为医院管理研究的主旋律。如何完善医疗服务体系,改革医院管理体制和治理、运行、补偿和监管机制,转变医院发展模式,加强医院内部管理,减轻患者负担等已经成为当前医院管理研究的重要内容。而关于医院质量管理、医院经营管理、医学科技与教育、职业道德建设、医院管理理论等的研究,则是医院管理学研究的长久课题。

四、医院管理学的研究方法

目前我国医院管理正处于从经验管理向科学管理的转变之中,医院管理实践中产生许多新的问题,迫切需要从医院管理学学科发展的角度进一步研究,这就必然需要了解医院管理学的一般研究方法,属于方法论中一般科学方法论和具体科学方法论的范畴。医院管理学是一门交叉学科,其研究方法多为借鉴管理学、社会学、经济学和医学等学科的理论和方法,结合医院管理的特点和规律,研究解决医院管理中的问题。主要方法可以分为定性研究和定量研究。

(一)定性研究方法

定性研究方法是社会学常用的一种探索性研究方法,多运用在关于事物性质的研究。通常是根据研究者的认识和经验确定研究对象是否具有某种性质或某一现象变化的过程及原因。定性研究方法主要是通过特定的技术或方式获得人们的一些主观性信息,对特定问题的研究具有相当深度,通常是定量研究的先前步骤。常用的定性研究方法如下。

1.观察法

观察法是社会学研究的最基本方法之一,它不同于日常生活中的一般观察,而是一种有意识的系统行为。定性观察法是指在自然状态下对研究对象的行为和谈话进行系统、详细的观察,并记录其一言一行。

2.访谈法

访谈法是指研究者在一定的规则下,按照事先确定的目的和内容,面对面地询问被访者并通过与其交谈获取有关信息的方法。可以分为非结构式访谈、半结构式访谈和结构式访谈,通常与观察法结合使用。

3.专题小组讨论法

专题小组讨论法也称焦点小组讨论法,是由一个经过训练的主持人以一种无结构的自然形式召集一小组同类人员(通常不超过 12 人),对某一研究专题在主持人协调下展开讨论,从而获得对讨论问题的深入了解的一种定性研究方法。该方法常用于收集目标人群中较深层次的信息,定性了解人们对某问题的看法和建议等。经常作为定量调查的补充。

4.选题小组讨论法

选题小组讨论法是一种程序化的小组讨论过程,召集 6～10 人来讨论某个特定问题的有关方面及原因,并对其进行收集判断,以确定优先方案,该方法既提供了表达个性和权威的机会,也照顾到了大多数人的意见,常用于社会需求评估。

5.文献分析方法

文献分析方法是通过查阅有关文献资料或记录,在较短时间内尽快了解某个研究问题相关情况的一种方法,是开展各种研究通常必不可少的一种重要方法。

6.德尔菲法

德尔菲法是一种预测和决策的方法,通过匿名方式,让专家独立地针对一个问题进行思考,并采用信函方式与研究者建立信息联系。研究者对信函信息汇总整理并将主要结果反馈给各位专家,供专家再次分析判断,反复多次后,专家意见趋于一致。该方法通常用于预测领域,也可广泛应用于各种评价指标体系的建立和具体指标的确定过程。

7.新发展的研究方法

新发展的研究方法主要有头脑风暴法、SWOT 分析法、利益相关者分析法、情景分析法等。

（二）定量研究方法

定量研究方法是指运用概率论及统计学原理对社会现象的数量特征、数量关系及变化等方面的关系进行研究，并能用定量数据表示结论的一种研究方法。该方法使人们对社会现象的认识趋向精确化，与定性研究相结合以进一步准确把握事物发展的内在规律。

常用方法有系统分析法、预测分析法、投入产出分析法、统计分析法和层次分析法等。

（郑晓静）

第三节　医院管理学的方法论与基本原则

一、医院管理学的方法论

方法论是指认识世界和改造世界的一般方法，在不同层次上有哲学方法论、一般科学方法论、具体科学方法论之分。关于认识世界、改造世界、探索实现主观世界与客观世界相一致的最一般的方法理论是哲学方法论；研究各门学科，带有一定普遍意义，适用于许多有关领域的方法理论是一般科学方法论；研究某一具体学科，涉及某一具体领域的方法理论是具体科学方法论。三者是互相依存、互相影响、互相补充的对立统一关系。哲学方法论在一定意义上带有决定性作用，它是各门科学方法论的概括和总结，是最为普遍的方法论，对一般科学方法论和具体科学方法论有着指导意义。

每一门学科都有其方法论，也就是总的指导思想和原则。研究我国医院管理，其方法论应该包括必须从我国的国情和医院发展的实际出发，掌握有关社会科学、现代管理科学和医学科学等知识，并以此为基础，运用一般科学研究的基本方法，如定性调查的方法、统计和实验等定量的方法、综合分析的方法等。同时要研究现代管理科学在医院管理中的应用，紧密结合国情和实际，借鉴国外一切先进的科学管理理论和经验。重视我国医院管理的实践经验，全面理解医院作为社会事业重要组成部分的性质，坚持社会效益第一的原则和促进人民健康的根本宗旨，合理运用医院管理的相关理论和方法。

二、医院管理学的基本原则

医院管理学作为一门科学，其发展既要遵循哲学层面的普遍客观规律、也要遵循管理科学的一般规律，还要紧密结合本学科领域的特点。医院管理学的发展应坚持以下原则。

（一）遵循医院管理客观规律

马克思主义认为，规律是事物、现象或过程之间的必然关系。规律具有本质性的内部联系，也是现象间的必然关系，是现象中的普遍东西。管理作为一门科学，存在不以人们意志为转移的客观规律。医院管理者的责任就是要正确认识并把握医院管理的客观规律，运用科学管理方法，使医院良好运行并实现其发展目标。切忌脱离客观实际、主观随意。

（二）坚持发展的观点

一切客观事物都处在不断运动、发展、变化之中，因此医院管理必须与不断发展变化着的客观实际相适应。医院管理的对象是发展、运动着的，新情况、新问题不断出现，发展观点强调管理上的动态性、灵活性和创造性。要始终坚持发展的观点，改革创新，切不可满足现状，墨守成规，停滞不前，思想僵化。

（三）坚持系统的观点

所谓系统，一般是指由相互作用和相互依赖的若干组成部分相结合而成为具有特定功能的有机整体，任何系统都不是孤立的，它总是处在各个层次的系统之中，它在内部和外部都要进行物质、能量、信息的交换。所谓系统的观点，就是把所研究的事物看作是一个系统。医院正是这样一个系统，因此研究医院管理必须坚持将医院作为一个整体系统加以研究。医院作为一个系统，由人员、设备、物资、经费、信息等要素组成，并按功能划分为若干子系统及更小的子系统，形成层次结构。

（四）坚持"以人为本"的理念

人是一个系统中最主要、最活跃的要素，也是一切活动的最重要资源。重视人的因素，调动人的积极性，已成为现代管理的一条重要观点。传统管理以管理事务为主体，现代管理则发展到以人为主体的管理，即只有充分调动人的积极性、主动性、创造性，才能实现管理的目标。在医院系统中，服务提供者是医院员工，服务对象是病患中的人，这就要求在医院管理中既要充分调动医院员工的积极性、主动性和创造性，又要切实尊重患者，服务患者，真正做到"以人为本"。

（五）遵循医疗行业特点

医疗行业作为一个服务行业，有其显著特点。医院是一个劳动、知识和资金密集型兼有的组织，对生产诸要素中劳动力素质的依赖更为明显；医疗服务具有明确的区域性、连续性、协调性和可记性等特点，且调节供需矛盾的方法少、效果差、难度大和周期长；医疗服务的产出直接依赖消费者的协作，医疗服务消费者严重依赖提供者；由于医疗服务的需求弹性较小，医疗服务的价格和服务的效用、意愿之间的关系并不紧密。医院提供的服务是直接面对消费者的即时性供给，具有明显的不确定性、专业性、垄断性和不可替代性，同时责任重大、客观上要求无误和完整，还有部分福利性的特点。医疗服务的需求者具有明确的目的性，即以较少的花费治愈疾病；但其寻求服务的过程则是盲目的、被动的和不确定的；同时医疗服务要求公益性和公平性，往往表现为第三方付费。

医疗服务具有其他服务性行业难以比拟的复杂性，医院管理者要认真研究。

（六）坚持一切从实际出发

医院管理研究在我国还是一门新兴学科，其理论体系、研究方法还很不完善，大多是直接学习和借鉴其他一些学科的理论和方法，尚未形成独立的学科体系。在这样一个阶段，我们必须加强医院管理理论的研究，同时又要认真总结我国医院改革发展的经验和教训，紧密结合医药卫生体制改革的实际，坚持理论研究与医院实践相结合。在研究方法上，要坚持定性与定量研究相结合，针对研究问题，采取适宜研究方法。在推进医院改革发展中，要坚持借鉴国际经验与开拓创新相结合，既要从中国国情出发、坚持走中国特色的创新之路，又要学习借鉴国际的先进经验，同时避免其已走过的弯路。

（赵　燕）

第四节　医院管理的职能

所谓职能是指人、机构或事物应有的作用。管理职能是管理系统功能的体现,是管理系统运行过程的表现形式。管理者的管理行为,主要表现为管理职能,每个管理者工作时都在执行这些职能中的一个或几个。医院管理的职能主要是管理职能在医院工作实践中的运用,通常包括计划职能、组织职能、控制与协调职能、激励职能、领导职能等。现结合医院管理的具体内容,逐一做出说明。

一、计划职能

计划是管理的首要职能。计划是对未来方案的一种说明,包括目标、实现目标的方法与途径、实现目标的时间、由谁完成目标等内容,是管理工作中必不可少的重要内容。计划贯穿于整个管理工作中,具有如下特点:目的性,即计划工作为目标服务;第一性,管理过程中的其他职能都只有在计划工作确定了目标后才能进行;普遍性,计划工作在各级管理人员的工作中是普遍存在的;效率性,计划要讲究经济效益;重要性,计划是管理者指挥的依据,进行控制的基础。

计划工作也是医院管理的首要职能,主要包括确定医院目标、实现目标的途径和方法等,而目标又可分为医院的整体目标和部门的分目标。按照计划所涉及的时间分类,可以分为长期计划、中期计划和短期计划。长期计划是战略性计划,它规定医院在较长时期的目标,是对医院发展具有长期指导意义的计划;短期计划通常是指年度计划,它是根据中长期计划规定的目标和当前的实际情况,对计划年度的各项活动所做出的总体安排。中期计划介于长期计划和短期计划之间,是指今后一段时间内,医院的发展步调、重点任务等。

按照计划内容来分,可分为整体计划和部门计划。整体计划是对整个医院都具有指导意义的计划,如医院总体发展规划。部门计划是医院科室和部门的工作计划,如医疗计划、药品计划、财务计划、人员调配计划、物资供应计划、设备购置计划、基建维修计划等。

计划工作是一种特定的管理行为,是医院各级管理者所要完成的一项劳动,是一种预测未来、设计目标、决定政策、选择方案的连续程序。所以在制订计划和目标时,要进行调查研究和预测,并在此分析比较的基础上,做出最优的选择。

二、组织职能

组织是为达到某些特定目标,经由分工和合作及不同层次的权利和责任制度而构成的人的集合。实现计划目标,要建立有效的、连续性的工作系统。这个系统包括体制、机构的建立和设置,工作人员的选择和配备,规定职务、权限和责任,建立工作制度和规范,同时建立有效的指挥系统,使单位的工作有机地组织起来,协调地发展。组织有以下基本含义:目标是组织存在的前提,组织是实现目标的工具,分工合作是组织运转并发挥效率的基本手段,组织必须具有不同层次的权利和责任制度,组织这一工作系统必须是协调的。

医院组织是指为了实现医院目标,以一定的机构形式,将编制的人员群体进行有机的组合,并按一定的方式与规则进行活动的集合体。医院组织是组成医院的基本机构,是医院进行各项活动的基本条件,也是整个医院管理的基础。医院组织设置的原则主要考虑以下几点:管理宽度原则,一个领导者有效指挥下属的人数是有限的;统一指挥原则,一个人只能接受一个上级的命令和指挥;责权一致原则,赋予责任的同时,必须赋予相应的权力;分工协作的原则,按照不同专业和性质进行合理分工,各部门也要协调和配合;机构精简原则,保证机构正常运转情况下配置少而精的管理人员。

医院组织机构的设置,要从医院的工作性质和任务规模出发,适应自身的职能需要。组织工作就是为了实现医院的共同目标,需要建立有效的、连续性的工作系统,而建立这个系统所采取的行动过程。医院组织工作的一般程序为确定医院目标、设置组织结构、合理配置资源、授予相应权责利、协调沟通各方关系等。

三、控制与协调职能

控制是指组织在动态变化过程中,为确保实现既定的目标,而进行的检查、监督、纠偏等管理活动。控制就是检查工作是否按既定的计划、标准和方法进行,若有偏差要分析原因,发出指示,并做出改进,以确保组织目标的实现。它既是一次管理循环过程的重点,又是新一轮管理循环活动的起点。按照控制活动的性质分,可分为预防性控制、更正性控制;按照控制点的位置分,可以分为预先控制、过程控制、事后控制;按照信息的性质分,可以分为反馈控制、前馈控制;按照采用的手段分,可以分为直接控制、间接控制。

医院不论是惯性运作还是各项工作计划的执行,都必须在有控制的条件下进行。医院内的控制通常可以分为三种,一是事前控制,又称前馈控制,是指通过情况观察、规律掌握、信息收集整理、趋势预测等活动,正确预计未来可能出现的问题,在其发生之前采取措施进行防范,将可能发生的偏差消除在萌芽状态,如制定实施各种规章制度,开展医疗安全、药品安全、预防医院感染等活动。二是过程控制,又称事中控制,是指在某项经济活动或者工作过程中,管理者在现场对正在进行的活动或者行为给予指导、监督,以保证活动和行为按照规定的程序和要求进行,如诊疗过程、护理过程等。三是事后控制,又称后馈控制,是指将实行计划的结果与预定计划目标相比较,找出偏差,并分析产生偏差的原因,采取纠正措施,以保证下一周期管理活动的良性循环,如医疗事故处理等。

医院进行控制的方式主要有利用医院信息系统,进行各类绩效考核等。控制是一种有目的的主动行为。医院的各级管理人员都有控制的职责,不仅对自己的工作负责,而且必须对医院整体计划和目标的实现负责。控制工作离不了信息的反馈,在现代化医院中建立医院信息系统将会成为管理者进行控制工作,保证管理工作沿着医院的目标前进的一种重要手段。

协调就是使组织的一切工作都能和谐地配合,并有利于组织取得成功。协调就是正确处理组织内外各种关系,为组织正常运转创造良好的条件和环境,促进组织目标的实现。包括组织内部的协调、组织与外部环境的协调、对冲突的协调等。协调也可以说是实现控制的一种重要手段,与控制相比有更好的管理弹性。

四、激励职能

激励是指人类活动的一种内心状态,它是具有加强和激发动机,推动并引导行为使之朝向预定目标的作用。激励有助于激发和调动职工的积极性,这种状态可以促使职工的智力和体力能量充分地释放出来，产生一系列积极的行为；有助于将职工的个人目标与组织目标统一起来，使职工把个人目标统一于组织的整体目标，激发职工为完成工作任务作出贡献，从而促使个人目标与组织目标的共同实现；有助于增强组织的凝聚力，促进内部各组成部分的协调统一。

医院管理者要对职工进行培训和教育，充分激励职工的积极性、创造性，不断提高业务水平，更好地实现目标。正确的激励应遵循以下原则：目标结合的原则，将医院组织目标与个人目标较好的结合，使个人目标的实现离不开实现组织目标所做的努力；物质激励与精神激励相结合的原则，既要做好工资、奖金等基本物质保障的外在激励，也要做好满足职工自尊心和自我实现的内在发展激励；正负激励相结合的原则，即运用好奖励和惩罚两种手段进行激励约束。

目前医院激励职工的手段与方法包括：①物质激励。在物质激励中，突出的是职工的工资和奖金，通过金钱的激励作用满足职工的最基本需要。②职工参与管理：参与管理是指在不同程度上让职工和下级参与组织决策和各级管理工作的研究和讨论，能使职工体验到自己的利益同组织利益密切相关而产生责任感。职工代表大会是目前医院职工参与管理的主要形式之一。③工作成就感：使工作具有挑战性和富有意义，满足职工成就感的内在需求，也是激励的一种有效方法。④医院文化建设：通过建设富有特色的医院文化，增强职工的凝聚力和归属感，从精神上激励职工产生自尊和责任感。

五、领导职能

领导是在一定的社会组织或群体内，为实现组织预定目标，领导者运用法定权力和自身影响力影响被领导者的行为，并将其导向组织目标的过程。领导的基本职责，是为一定的社会组织或团体确立目标、制定战略、进行决策、编制规划和组织实施等。

领导职能是领导者依据客观需要开展一切必要的领导活动的职责和功能，医院领导的基本职能包括规划、决策、组织、协调和控制等。有效的领导工作对于确保医院高效运行并实现其目标至关重要。在医院经营管理活动的各个方面都贯穿着一系列的领导和决策活动。例如，办院方针、工作规划、质量控制、人事安排、干部培训、财务预算、设备更新等都要做出合理的决定。从我国医院管理现状来看，领导者在现代医院管理中的作用越来越大，地位也越来越重要。领导的本质是妥善处理好各种人际关系，其目的是形成以主要领导者为核心、团结一致为实现医院发展目标而共同奋斗的一股合力。

我国医院的领导体制也在不断变化之中。自 1991 年以来，我国公立医院的领导体制多实行院长负责制，也有少部分为党委领导下的院长负责制；而在一些股份制医院、民营医院、合资医院则有不少实行的是董事会领导下的院长负责制。院长负责制是目前我国医院领导体制的主体形式，在该体制下医院院长对医院行政、业务工作全权负责，党委行使保证监督的职能，职工通过职工代表大会参与医院的民主管理与民主监督。公立医院院长受政府或其下属机构委托全权管理医院，对行政、业务工作全面负责，统一领导。当前，新一轮的医药卫生体制改革正在全面深化的过程中，我国医院的领导和管理体制也必将会随之发生相应的改变。

（赵　燕）

第五节　医院的产生和发展

医院的产生和发展,与疾病流行和防治的需要、社会经济的发展、政治文化的变革、科学技术的进步,尤其是医药学的进展密切相关。医院的演变过程大致可分为四个阶段。

一、医院萌芽阶段

医院作为医疗机构的一种基本组织形式,其功能和性质并非从一开始就很完备,而是经过一个漫长的历史发展过程才形成的。至于医院究竟起始于哪个年代,医院的雏形又在何时形成的,并无确切记载。1914 年法国考古学家 C.H.Begonen 在图卢兹城南发现 1.7 万年以前冰河时期的医人壁画,这是至今发现的最早的关于医院的记载。人们还通常认为作为人类文明摇篮之一的底格里斯河和幼发拉底河流域也是医疗的起源地,作为美索不达米亚文明重要内容的医学从在努佛志发现的泥板上的楔形文字记载上得到证实,早在公元前 3000 年以前就刻记了一本常规的治疗手册,这是世界上最古老的医书记载和药方集。但通常认为医学的鼻祖是古希腊医学的代表人物希波克拉底(Hippocrates,BC460-BC377)和古罗马医学的代表人物盖伦,尤其是盖伦的解剖学,对医学的发展起着十分重要的推动和导向作用。

有人认为,古代医院的萌芽首先与宗教密切相关,当时人们认为疾病的发生是对天神的邪念,是鬼魔缠身,是犯有罪孽受到应有的惩罚。根据记载,最早设立医院的是古印度。印度流域的文明大约在公元前 2000 年已达到顶峰。在大约公元前 1500 年的吠陀时代(Vedic era)的名为《吠陀》(Veda)的梵文圣书记载了印度医学发展的丰碑,但巫术信仰、魔鬼畏惧的祈祷放在首位。印度是最早出现医院雏形的国家,约于公元前 560 年至公元前 480 年在佛陀释迦牟尼(Gautama Buddha)的教导下建立了医院,这要比西方大陆的医院约早 1 000 年。佛教寺院以慈善事业为宗旨,兼治患者并在寺院中留宿,这是医院的一种重要起源形式。在西方,最早见于修道院中附设的"病院"(sick-wings),有的称为专门医院(proper hospital)。最著名的 12 世纪鲁派茨贝格女修道院(the Rupertsberg convent)院长卞琴(Hildegard von Bingen),就是创办医院的典范。到了 13 世纪后半叶,称为圣灵教会(Order of the Hosy Ghost)的教会组织下设 1 000 多个附属机构,它们就是现代医院、孤儿院和贫民院的前身。十字军东征(the Crusade)期间(公元 11 世纪末至 13 世纪末)造成大量患病和体弱者,导致成立大量教团。1099 年成立"圣约翰医院骑士教团"(the Order of the Knights of the Hospital of St.John,简称 Hospitaller,其意为慈善收养院);12 世纪初成立"十字军圣殿骑士救护团"(the Order of the Temple,简称 Templars,其意为寺庙收养院)和"恶疾救护团"(the Order of Lazars,简称 Lazaret,其意为传染病收容院,当时主要指收容麻风患者);12 世纪末叶出现的"条顿骑士救护团"(the Teutonic Order)和"圣灵骑士救护团"(the Order of the Holy Ghost),上述这些圣灵教团开设的医院不仅照料患者,还收留弃婴、孤儿、穷人、残疾人、衰老者和流浪者。

欧洲的中世纪被称为黑暗时代(the Dark Era),不但科学技术发展受到宗教桎梏的影响而发展甚慢,而且出现两次疾病大流行。第一次是在西罗马灭亡(公元 476 年)不久,东罗马贾斯廷朝代(the Justinian)发生的鼠疫到 800 年以后又一次猖獗流行,从 1347 年起蔓延到印度、俄罗斯等地,夺去了 4 200 万人的生命。第二次就是夺去欧洲 1/4 人口的黑死病(the Black Death)流行。两次鼠疫大流行对欧洲医院的建立和发展起着重要的作用。欧洲疾病流行还发生于 13 世纪后叶至 14 世纪初的麻风病大流行,圣拉扎罗斯修道院(the Holy Lazarus Convent)成为闻名于欧洲的麻风病院(Lazar House),并建立收治麻风患者的麻风村(leprosorium)和麻风屋(Leper-hut);15 世纪末首先发现于英国的神秘的"英国出汗病"(the English Sweeting sickness,又称 Sudor amglicus),这种主要侵犯青壮年的以极度寒战、高热和出奇臭汗为主要症状的高度传染性的疾病再次使欧洲处于极度恐慌之中,时疫大流行推进了医院的发展。

我国是医院萌芽产生最早的国家之一。据记载,秦汉时期(公元前 221~公元 220)就有宫廷医疗组织,其医事制度随着朝代更换而变化。秦有太医令,丞主医疗;西汉太医令则丞有二,一属太常(即太医院)、一属少府(即宫廷药房),并设太医令、太医丞、药丞、方丞等官职,分别担任医、疗、方等医职,直至晋代、南北朝都沿用此制度,其服务范围也逐渐延伸到宫廷以外。隋唐时,设立太医署,它是国家最高医疗机构,由令、丞、医监、医院,掌管医事政令,各地都普遍设立医院和药局。此外,公元 2 年,汉朝建立了我国最早的收容传染病的隔离院;东汉时(公元 162 年)建立了类似军医院的机构,称"庵芦";这种军医院至元朝已基本健全,成为专门收治患病军人的"安乐堂"。隋唐时代开始设立收容麻风患者的"疠人坊",收治普通患者的慈善机构"悲田坊",以后又出现养病坊、福田坊、广惠坊、安济坊、安乐坊、慈幼局、养济院等医疗组织。

综上所述,国内外的历史证明,医院的萌芽和形成与宫廷、宗教和时疫密切相关。宫廷医院的诞生是出于为统治阶级少数人服务的目的,宗教医院的出现是建立在慈善济贫的人道基础上的,时疫流行促使医院的发展是疾病防治的需要,这充分反映医院的萌芽形成从一开始就打上了时代性、阶级性和人道主义的烙印。

二、医院形成阶段

14~16 世纪,文艺复兴运动的狂飙有力地推动科技文化和医学的发展,使初步形成的医院日趋完善,尤其是维萨留斯的解剖学,威廉·哈维的血液循环理论和人体胚胎学,雷文虎克发明的显微镜,现代临床先驱布尔哈维的贡献,西德纳姆(Thomas Sydenham)的病理学先驱,哈勒(Albrecht Haller)对生理学的贡献,施旺的细胞组织学,维也纳医学院临床体制的建立,法国皇家外科研究院的成立,莫尔干尼的病理解剖学,奥恩布鲁格发明的叩诊,医伯纳德(Claude Bernard)创导的现代实验生理学,雷奈克发明的听诊器,都对医院进入高速的发展作出了贡献。

1789 年法国大革命的胜利,为医院的发展提供了客观条件。法国医师比奈尔(Philippe Pine)将惨无人道的精神患者收容所改造成为精神病医院,这种将实际上的精神病患者监狱变为医院的哲理观点对医院管理带来了深刻的影响。几乎在同时,法国医师卡巴尼斯(Cabaniss)发表了《对巴黎医院的意见》,系统地、科学地提出了改善医院必要条件的措施,并在担任巴黎市医院管理局局长时对医院管理作出显著贡献。维也纳总医院院长旨兰克(Jo-hann Peter Frank)提出了国家卫生福利制度,并把医院与卫生监督、预防疾病结合起来,1779 年出版了《系统全面的医疗政策》(A Systematic and Comprehensive Medical Policy)一书,对如何改善医院业务管理系统、加强患者护理和树立良好医风等问题提出了系统的论点。1803 年,拿破仑颁布了医学教育和医院事业管理的法律,对医院事业进行统一管理,这标志着医院进入初期形成时期。

三、近代医院阶段

从 19 世纪 70 年代开始,随着社会经济文化和科学技术的迅猛发展,尤其是医学科学技术的大进展:①科学家发现了人群大部分的传染病病原体,如结核、痢疾、白喉、伤寒、脑膜炎等,并在灭菌法方面有明显突破。②生物电的发现,促进各种生理检查仪和示波仪的诞生。③物理诊断技术应用,尤其是放射(X 射线)和放射性元素等。④化学疗法的诞生,尤其是弗莱明(Alexander Fleming)发现青霉素。⑤以南丁格尔(Florence Nightingale)为代表的现代护理的创建,形成比较完整和系统化的医院服务系统,促进了分科化、标准化、集体协作的医院管理的发展和进步。即明确了医护、医技分工,注重医院整体协调功能,建立各项管理制度和技术操作规程,实施标准化管理。

我国近代医院的建立是从外国教会在我国各地设立一批教会医院开始的。西医最早传入中国是16 世纪,意大利传教士利玛窦(Ricc Matteo)1583 年来华,以后又有艾儒略(Aleni Julio)来华,他们除在澳门设立传教点外,还在重庆、韶关、南昌、南京、北京、上海等地建立活动中心。18 世纪以后,英美代替了意、葡、西等国。1807 年,英国传教士马礼逊(R.Morrison)到广州传教,1820 年伙同李湿斯顿(T.R.Levinstone)在澳门开设了一个小医院,以后发展为马礼逊医学院,迁至香港。1827 年,美国传教士派克(P.Parker)在广州开办眼科医院(后改为博济医院)。鸦片战争后,《南京条约》开放广州、福州、厦门、宁波、上海为通商口岸,允许外国人设立教会和医院。1844 年,美国罗克哈特(Lockhart)在上海开设了仁济医院,1861 年他又在北京设立了立施医院,1865 年美国圣公会在上海开设同仁医院,1867 年英国长老会在汕头设立高德医院,1879 年英国圣公会在杭州设立广济医院(即现在浙江大学医学院附属二院),1882 年英国苏格兰教会在沈阳设立盛景施医院,以后在各地尤其是沿海城市设立了多个教会医院,例如,1907 年的上海广慈医院(现上海第二医科大学附属瑞金医院),1908 年德国人在上海设立的同济医院,1918 年美国人在北京开办的协和医院。据 1876 年统计,外国人在我国开办的教会医院有 16 所,诊所 24 个;1905 年统计,教会医院增加到 166 所,诊所 241 个。外国教会还在广州开设了博济医学校(1866 年)、夏葛医学院(1899 年)、光华医学院(1908 年),在北京成立协和医学校(1906 年),在上海开设震旦医学院(1899 年)、圣约翰大学医学系(1908 年),在成都设立了华西协和大学医学院(1910 年)、福州成立了大同医学堂(1911 年)。据 1915 年统计,外国教会在我国开设了 23 所医学院校。教会医院的建立对推动我国医院事业的发展起了作用,但新中国成立前我国医院事业发展是较缓慢的。据统计,1949 年全国共有各种医疗卫生机构 3 670 个,床位 84 625 张,其中县和县以上医院有 2 600 个,床位 80 000 张,这些医院 74.8% 集中在城镇。新中国成立以来,在党和政府的领导下,医疗卫生事业得到显著发展,据统计,截至 2009 年底,全国共有医疗机构 907 249 所,其中医院 20 291 所,拥有医院床位 312.08 万张,卫生技术人员 784.38 万人。

四、现代医院阶段

20 世纪 70 年代以来,世界社会经济格局的巨大变化,科学技术的突飞猛进,促进医院现代化的发展。医院现代化的主要特征:①诊疗技术的现代化。例如,各型 B 超、CT、ECT、PECT、磁共振、中子治疗仪、伽马刀等,都给医院诊疗技术手段和方法增添了质的变化,各种自动分析仪的使用,使医务人员在短时间内获取大量患者的疾病信息,提高了诊疗水平。②医院专科分化与整合。分科越来越细,既高度分化,又高度整合,如分子生物学、遗传学、免疫学等,充分发挥了现代医院的高科技功能。③预防保健功能增强。在社区保健和三级社会预防中充分发挥医院的社会保健功能。④经营管理高效。应用现代化的管理技术和方法,尤其是随着医院信息系统的完善和数字化医院的建设,社会效益和服务效能都得到显著提升。

从目前我国医院现状来看,大部分省市级医院已具备或基本具备向现代化医院过渡的条件,尤其是一些国家重点医疗教学基地,通过加强管理、深化改革、完善机制等重要措施,可争取早日跻身于世界先进行列。但是大多数医院,尤其是县以下医院,还应从实际出发,坚持适宜技术,决不能走脱离我国国情和医疗资源配置明显不合理和浪费或只为少数人服务的错误道路。医院现代化是一个逐步实现和逐步创造条件争取实现的不断发展过程,决不能脱离我国初级阶段的最大国情,在这个过程中特别要处理好硬件与软件的关系。

总之,医院的发展受社会经济、科学、文化的制约。医院的发展必须与医学科学技术的发展相适应,也可以说医学技术的发展是医院发展的基本要素。

(马晓萍)

第六节　医院功能与医院服务

一、医院功能

医院功能也就是医院任务。《医疗机构管理条例》指出医疗机构(含医院)是以尊重生命,救死扶伤,维护和保证公民健康为宗旨,要以患者为中心,在提高医疗质量的基础上,保证教学和科研任务的完成,并不断提高教学质量和科研水平。同时做好预防、指导基层工作。国外有的将医院功能分为照料病员、培养医师及其他人员、增进大众健康和推进医学的研究四个方面。

医院的基本功能应如下。

(一)医疗

医疗是医院的主要功能。医院医疗工作以诊疗与护理两大业务为主体,医疗与辅助业务密切配合,形成一个医疗整体,为患者服务。医院医疗一般分为门诊医疗、住院医疗、康复医疗和急救医疗。门诊、急诊诊疗是第一线,住院患者诊疗是重点。

(二)教育培训医务人员及相关专业人员

医学教育有个显著的特点,就是学校只是医学教育的一部分,必须经过毕业后医学教育才能培养成为一个合格的医师。临床医学是实践医学,医院是住院医师的规范化培训和专科医师培养的基地。临床研究生的培养也是大型医院,尤其是教学医院的基本任务。医院必须具有对全体医院工作人员进行培养教育的功能。发挥这一功能才能不断培育专业医务人才队伍,提高业务技术水平,提高医疗质量。此外,教学医院还要承担临床教学的任务。

(三)开展科学研究

医院是集中进行医疗实践的场所。医院开展科学研究是提高业务水平的需要,如开展新业务、新疗法,要先进行实验研究,取得成果,然后用于临床,对临床研究,往往能对医学发展作出贡献,提高医疗质量。医院在医疗实践中蕴藏着无数的研究课题,医院必须具有临床医学研究的功能。

（四）预防保健和社区医疗服务

医院不仅单纯为了治疗患者,必须进行预防保健工作,开展社区医疗服务,成为人民群众健康服务活动的中心。要扩大预防,指导基层,开展健康咨询、门诊和住院体格检查、疾病普查、妇幼保健指导、卫生宣教等业务。同时还要开展计划生育的技术工作,医院必须对社会保健作出自己的贡献。

（五）康复功能

医院的康复功能日益受到重视。事实上,康复范围不只是康复各种治疗,其涵盖范围相当广泛,其主要目的与功能分别是:第一要让每一位患者能在生理上完全康复,第二是使每位患者在心理上完全摆脱创伤,第三则是使患者能早日回归社会,第四是使患者发挥其原来之角色功能,而不是留下任何疾病之阴影,第五为预防患者再患同一伤病而住院。

以上五项功能不是各自孤立的,而是相互联系、相辅相成的。也不是并列的,而是以医疗为中心,医疗与其他四项功能相结合,围绕医疗工作统筹安排,才能全面完成医院各项任务。

二、医院服务

医院是以诊治疾病、护理患者为主要目的的医疗机构,是对公众或特定人群进行疾病防治和保健康复的场所。医院以患者和一定的社会人群为主要服务对象,以医学技术为基本服务手段,以满足医疗保健需求为主要服务内容,以蕴涵生命健康和安全的医疗产出和非物质形态的健康服务为主要服务形式。医院服务,从内涵上看,包括技术性服务和功能性服务;从外延上看,可分为疾病诊疗康复服务、亚健康人群的保健服务、健康人群的疾病预防服务等。医院服务是一种特殊的公共产品,医院是产品的提供者,医务人员是产品的生产者,患者是产品的使用者,社会是产品的受益者。

作为典型的服务单位,医院服务与其他服务又有着本质的差异。医院服务的特性如下。

（一）无形性与易逝性

医院服务在本质上是一种行动、过程和表现,不是实物。医院服务很难向患者进行具体展示,医院服务的需求和供给是同时显现的。因此医院服务尤其是急诊服务具有地域性。医院服务很难用专利等手段加以保护,新的服务项目可以轻易地被仿效。未接受服务的患者很难感知和判断其质量和效果,对医疗服务质量进行客观评估,往往根据医务人员、服务设施和环境等有形线索来进行判断。患者为了减轻医疗服务的风险,通常相信亲朋好友的推荐、医院在社会上的声誉,以及他们自己过去的就诊经验。

医院服务不是有形产品,不能被储存、返修或返工。医务人员的技术、技能不实际操作,就会生疏荒废。医院的服务能力不及时应用到诊疗服务之中,不转化为实实在在的服务,就没有价值,就意味着资源的流失和浪费。这要求医院在对医疗需求进行科学分析的基础上,合理确定医院的适宜规模,配备医务人员、医院设施和医疗设备。

（二）专业性与伦理性

医院服务是知识密集型产品,是多种思维劳动的综合产物。由于医院服务关系到人的生命安危,所以法律上规定只有具备专门的知识、受过专门训练的医疗专业技术人员和具备法定条件的医疗机构,才能作为医疗服务的提供者或经营者。

由于绝大多数患者不具备医疗专业知识,很难对自己的医疗需求、服务内容和服务质量做出科学的判断,不得不依赖医疗专业技术人员的专门知识和技能。医院服务的提供者完全可能操纵患者的医疗需求,甚至可以创造医疗需求。医务人员与患者在对疾病的认识程度上极度不对称,医务人员在心理上具有绝对优势。提供者可以利用技术上的垄断地位和需求者的紧迫需要而单方面决定服务的内容和服务质量。另外,患者在疾病的诊治过程中需要把自己身体的隐秘部位暴露给医务人员,把自己的一些隐私告诉医务人员。所以医院服务具有很强的伦理性。医院服务的专业性和伦理性,要求医院的医务人员,树立以患者为中心的理念,发扬救死扶伤、人道主义精神及对医疗事业无私奉献的价值观念,具备高尚的医德情操和道德素养。

(三)社会性与公益性

医院肩负着重要的社会功能,医院的服务具有社会性。医院的功能,不仅仅体现在诊治某个患者的个体效果,重要的是要看它的社会效果。医院的社会功能主要体现在:①维护和增进人类健康。人类的繁殖、出生、发育、疾病、衰老、死亡是一个自然过程,这一过程日益需要医疗活动的干预和影响。所以医疗保健已成为人类社会生活中必不可少的条件。②保护和增强社会劳动力。医疗的最佳效果是使患者重返社会,参加精神文明和物质文明建设。医疗工作是直接为生产力的基本要素之一劳动力服务的,它的作用只对劳动者的自然属性发生作用,不直接影响劳动者的社会属性。③社会适应不良的调节。医疗能够帮助个人暂时离开所处社会环境,缓和精神上的紧张,补偿社会功能上的缺陷。④完善社会健康体系。医院的任务,是以医疗为中心,同时开展社会预防。要求临床医师在日常医疗的各个环节中体现预防观点,落实预防措施,完成预防任务;要求医院扩大服务范围,从院内服务扩大到院外服务,从技术服务扩大到社会服务,为完善社会健康体系作贡献。⑤调剂社会公益、福利。医疗卫生事业是政府实行一定福利政策的社会公益事业,医院等卫生机构均获得政府或社会组织一定数额的事业补贴经费,因此起着促进或延缓社会财政对公共事业的补偿或其他特殊分配的作用。

医院服务包括预防保健、疾病诊疗等内容,其中预防保健由社会人群共享,属于公共服务;疾病诊疗虽然都有具体的服务对象,但也属于准公共服务。因此,医院服务的公益性不容置疑。医院是社会保障体系的一部分,医院服务首先要强调的是其社会效益。医院在为社会服务的时候,对患者要不分贫富贵贱,要一视同仁。医院服务的公益性决定了其必须坚持社会效益与经济效益的统一,在确保社会效益的同时讲求经济效益,以增强医院实力,提高为医疗服务的水平与效果。提高经济效益的根本途径在于提高医疗服务的水平与质量,注意投入与产出之合理比例。

(四)随机性与连续性

人们什么时候生病,生什么病,或疫情什么时候发生,多大规模,都是事先很难准确预料的;同时每一位患者都有个体化的表现。因而医院服务的需求与供求与供给都具有很大的随机性,既不可能像一般日常生活消费品那样有计划地消费,也不可能像工厂那样按标准程序进行大批量商品的生产。在医院必须强调时间就是生命,在治疗与抢救患者过程中要分秒必争。医院要方便患者就医,节假日往往是多数患者可以自由支配的时间,医院服务不应该有节假日之分,必须是 24 小时服务。

医院接受患者就诊、病情观察与治疗要求连续不间断,各种工作安排都应适应医疗工作连续性要求,医院必须为患者提供连续的不间断的医疗服务。

(五)生产与消费的同一性

医院服务具有生产与“消费”不可分离的特点,服务人员向患者提供服务之时,也正是患者“消费”服务之时。医院服务的完成,实际上是医务人员和患者互动配合,共同与疾病斗争的结果。因此患者在接受治疗时,不是被动无关的,他是医务人员的重要协作者,医疗的质量不完全由医师决定,而是很大程度上受双方的合作意识、指导接受能力与参与配合程度的影响。医院服务的同一性决定了患者在医疗服务质量评价中起十分重要的作用。

(六)广泛性与层次性

医疗服务面广,各行各业、男女老少,在产生医疗需求时,不得不选择医院的服务。尽管人们都希望最好是"别有病",但是一旦有了病,就必须去医院看医师。当然也有许多人由于各种原因,生病后没有及时就诊,这样医院就存在着大量的具有潜在需求的患者。如果医院还是等患者上门,那么,医院起不到对疾病的预防作用,也使患者的疾病得不到及时发现、及时治疗,较难取得医疗效果。

医院服务的层次性主要表现在:①核心服务。核心服务是医院服务的最基本层次,也就是患者需求的物质或服务的利益。例如,患者到医院看病是为了诊断病情,寻找治疗方法,得到高质量的治疗,尽快解除病痛,获得康复。②形式服务。即患者需求的医疗服务实体或外在质量。如医疗服务的项目、技术水平、设备条件、治疗质量与效果,能否满足患者的不同需求。③附加服务。即患者需求的医疗服务延伸部分与更广泛的医疗服务。如医学知识的介绍、病情咨询、服务承诺、就医环境、生活方便舒适程度等。

(七)异质性与不确定性

医院服务由医院员工提供,同时需要患者的积极参与。医疗服务质量取决于很多服务提供者不能完全控制的因素,如患者清楚表达的能力、员工满足患者需要的能力和意愿、患者间的相互作用、患者对服务的需求程度等。同样的疾病对于不同的个体,症状、体征都不会完全一样,同样的病用同样的药在不同个体的反应是不一样的,有的反应常常不可预知。同一位医务人员、同一个诊疗环境、同一个病种、同一个诊疗方案,对于不同的患者,都可能产生不同的疗效,表现为不同的服务质量。实践中,导致医院服务异质性的原因主要有 3 个方面:一是医务人员的原因,由于心理状态、服务技能、努力程度等的不同,同一家医院中的医务人员提供的服务是有差异的,即使同一位医务人员提供的服务在不同的情况下在质量上也可能会有差异。二是患者的原因,如患者知识水平、经济水平、个人体质等不同,直接影响服务的质量和效果。三是医务人员与患者间相互作用的原因,即使是同一位医务人员向同一位患者提供的服务,也可能会因双方当时的情绪等原因而存在差异。

医院作为提供医疗服务的组织还具有卫生服务组织所共有的特性,例如,定义和衡量产出较为困难、服务工作多变而且复杂、大多数工作紧急且不容延误、工作几乎不允许含糊和出错、组织内部各个部门和岗位高度相互依赖并且要求高度协调等。

(唐秀春)

第七节　医院管理发展历程

纵观国外医院管理的发展历程,其大致经历了经验管理、科学管理、现代科学管理和文化管理 4 个阶段。

一、经验管理阶段

经验管理阶段是以宗教的或原始的行政性管理为主的阶段。在 19 世纪末工业革命以后,管理学首先从工厂(企业)管理产生并发展起来。它对医院的早期管理产生了极大的影响。当时,在欧美国家,由宗教团体建立的医院仍占主导地位,部分医院由慈善家发起,也有政府兴办的公立医院和医师们兴建的医院。医院只设病房(不分科室)和厨房等,以抚慰不能在家中治疗的贫穷和垂危患者为目的。医院的医师都是凭自己的经验操作,医师的培养以师傅带徒弟的个人传授方法为主。医院的投资者和医师们直接担任管理者,凭其个人意志和经验进行管理,管理的方式没有摆脱小生产和纯粹经验医学的传统。在西方国家,医院管理者多数是(宗教)董事会、慈善团体理事会的工作人员,医院的具体管理工作是在医院总护士长协助下完成的。公立医院任命在职医师为医监或者医务长,在宗教或慈善团体理事会管理人员的协助下对医院进行管理。其管理职能主要局限为医院筹措资金,协调患者、医师、护士之间的关系等一般行政性管理。

二、科学管理阶段

科学管理阶段是以技术性的标准管理为主的阶段。20 世纪开始以来,随着社会经济和科学技术的迅速发展,医院的规模、结构、医学科学技术和医疗活动不断扩充与进步。在科学管理思想的影响下,医院要求管理者不但要有一定的医学知识,而且还要有相应的管理知识和技能,使得在以医师为主体的医疗技术活动的基础上,初步形成科学的医疗技术管理。它一方面表现为一系列医疗技术常规和技术操作规程的统一制订和实施的管理;另一方面表现为逐步严密起来的科学组织和分工。1910 年美国学者豪兰(Howland)等提出医院管理是一门独立的科学,提倡对医院管理人员进行管理教育。1913 年美国外科医师协会成立,把医院标准化作为目标之一。1917 年召开了医院标准化大会,此后,在全美国开展了医院标准化运动,并开始医院评审。该协会对不符合标准的医院的医师不予承认会员资格。1935 年该协会调查委员会主席麦克依陈(Mac Dachen 1881−1955)出版了《医院的组织和管理》专著,开始形成医院管理学科体系。为适应医院管理工作的需要,美国医学会开始组织医院管理人员讲习会。从 1934 年开始,美国芝加哥大学设立了医院管理的课程。之后,许多大学都设立了医院管理课程,由大学培养医院管理专业人员。美国的医院管理学及医院管理学大学教育的成果,引起了世界各国的重视,第二次世界大战后欧洲等许多国家都效仿美国的做法,纷纷在大学设立医院管理课程(讲座)或管理专业,促进了医院管理学的发展。

三、管理科学阶段

管理科学阶段是协作的系统的管理阶段。第二次世界大战以后特别是进入 20 世纪 60 年代,医疗技术飞速发展,促进了医院现代化建设的进程。由于基础医学各学科进一步广泛地应用于临床医疗,打破了各科独立进行医疗技术的科学管理界限,医师仅凭个人的经验为患者提供全面的服务显然不够了,而形成多学科乃至医院非医疗部门的协作。又因新学科的不断出现,医院的组织结构、技术结构日趋复杂,使得以医师为主体的医师、护士、患者之间的简单运行关系转向一个组织过程。医院的组织指挥不再是以单一的权力结构形式沿着一条指挥链向下传递,而是对医院各专业系统组织有效的协调。现代管理科学的许多理论、观点和方法,大量被医院管理所引用,电子计算机等技术也广泛应用于医院管理,加速了医院现代化进程。

20世纪80年代,世界卫生组织确定了"2000年人人享有卫生保健"的全球性卫生战略目标,促进了医学模式向生物、心理、社会医学模式转变,医院功能扩大,出现了与社区相联系的医院外周功能单位,促使医院将传统的封闭管理模式改变为系统的开放式管理。医院作为一个不断发展的复杂的技术服务系统,着眼于医院发展的社会利益目标,组织院内外多层次多系统的协作,优化自身的结构,提高在社会卫生保健系统中的竞争能力,从整体上寻求医院新的发展。

为了适应医院管理的实践与发展,欧美各国与日本进一步发展了专业机构、学术团体和行业协会,出版医院管理专业的杂志和专著,各医学院校纷纷开展了医院管理专业教育,使医院管理实践、管理人才培养和研究工作结合起来,推动了医院管理科学的进步与发展。

四、文化管理阶段

文化管理是近年医院管理领域的又一个新的阶段。在企业界,20世纪60年代就有人开始进行文化管理的研究,到了80年代,对这一课题进行探讨的文章数量大大增加。很多管理者期望通过有效管理并弘扬组织文化,以创出良好业绩。在众多的文化管理的专著中,影响最大的要属于彼得·圣吉(Peter M.Senge)的著作《第五项修炼——学习型组织的艺术和实务》。在企业界文化管理思潮的影响下,医院文化管理也日益受到医院管理者的重视。医院管理者开始逐渐认识到文化是医院经营管理中宝贵的无形资产,文化管理是现代管理的前沿,是核心竞争能力的原动力,医院文化管理是医院获得持续发展的有效手段。

医院文化作为文化管理理论在医院的表现形式,它既是社会文化在医疗卫生领域的拓展和延伸,又具有自己的框架结构、价值取向和个性特征。医院一旦形成自己特有的文化氛围,就会反过来对医院组织的发展、医院主体的行为产生巨大的推动或制约作用。医院文化作为医院这个特殊的社会组织,在一定的民族文化传统中逐步形成的具有本医院特色的基本信念、价值观念、道德规范、规章制度、生活方式、人文环境,以及与此相适应的思维方式和行为方式的总和,其内涵包括由物质、制度、精神文化构成的三大子系统,以及医院哲学、医院精神、医院道德、医院民主、医院制度、医院公共关系等六个方面的内容。其中医院价值观念是医院文化的核心与灵魂。价值观是医院在追求成功过程中所推崇、信奉的原则和价值取向。医院文化作为医院经营管理的新型管理理论,一是能较全面地认识和运用医院管理各要素的实施管理。医院中不仅存在经济的、技术的要素,还存在着文化的、心理的要素,积存着大量的价值观念、道德规范。把管理当作"一种文化和一种价值观及信念的系统",从而完全适应了新技术革命以来管理人文化建设的趋势。二是它着重从管理的哲学层面阐述管理要点。它研究的不是医院管理中的具体问题和具体方法,而是医院管理中的世界观和方法论;它回答的是医院是什么? 医院应该具有什么样的基本信念、价值观、道德规范等反映管理理论中的"哲学"层面的重大问题。目前,国内外医院都十分重视医院文化的研究及其在医院管理中的应用,我国医院近年来绝大多数建立了自己的形象识别系统(Hospital Identity System,HIS),提炼了医院精神和核心价值观,建立了医院员工的行为规范,普遍提出建设学习型医院的理念并加以实践,也有医院提出较为系统的研究型医院、学院型医院的文化建设理念、管理思路和具体措施。

（莫月敬）

第二章 医院文化管理

第一节 医院文化的概念和渊源

一、文化的概念

与人俱来的文化是人创造的,人类在生衍繁息、生产劳动中改变了自己,改变了自然,也就创造了文化。而将"文化"作为一个中心词,却是至今不太遥远的事情。

西方"文化"一词,主要来源于拉丁文"Culture",它的主要意思是指耕作、培养、教育、发展出来的事物,是与自然存在的事物相对应而言的。英国著名文化人类学家爱德华·泰勒在1871年出版的《原始文化》一书中,第一次把文化作为一个中心概念提了出来,并且将它的涵义系统地表达为"文化是一种复杂体,它包括知识、信仰、艺术、道德、法律、风俗以及包括作为社会成员的个人而获得的其他任何能力、习惯在内的一种综合体。"泰勒的文化定义虽然有一定局限性,但为后人研究文化现象界定了一个基本的范围。

在我国,"文化"一词在古代一般指"文治教化"。《周易"贲"卦(象传)》中的"观乎天文,以察时变;观乎人文,以化成天下",即是文化的原始提法。晋人束皙说,"文化内辑,武功外悠",这是注重文化的教化意义和观念涵义。近代,梁启超在《什么是文化》中断定,文化者,人类心能所开释出来之有价值的共业也"。胡适在《我们对于西洋近代文明的态度》一文中指出,"文化是一种文明所形成的生活的方式"。梁漱溟在《中国文化要义》中则认为,"以文字、文学、思想、学术、教育、出版等为文化"。毛泽东在《新民主主义论》中强调,"一定的文化是一定社会的政治和经济在观念形态上的反映。"

有人说,文化是个筐,什么东西都可以往里装。这一方面说明,有些人对文化的概念并没有弄清楚。另一方面说明,文化是一个包容性很大的概念。文化最本质最核心的东西是价值观念、思想意识。不同的历史,不同的民族,创造了不同的文化。即使是同一民族,在不同的时期,不同地区,不同人群,也会表现出不同文化。因此,自然地域的差异,生产力发展的差异,民族之间的差异,文化如同文明发展一样也呈现出差异。同一民族的文化中也是良莠不齐的,正如中华民族文化中,有先进的社会主义文化,也有封建主义的文化残余,还有西方资本主义文化的渗透,当然也有世界现代先进文化的融合。总之,文化有先进与落后、科学与愚昧、高雅与庸俗、健康与颓废之分。

先进的文化是人类文明进步的结晶,又是推进人类社会前进的精神动力和智力支持,影响人的精神和灵魂,渗透于社会生活各个方面。先进文化应该是健康的、科学的、向上的、代表未来发展方向、推动社会前进的文化,而不是迷信的、颓废的、消极的、庸俗的、愚昧落后的、阻碍社会前进的文化。先进的文化包括思想道德和科学文化两个组成部分。思想道德文化决定着整个文化的社会性质,统帅整个文化发展,推动社会经济政治进步。科学文化知识既是人类实践的产物和积累,又是社会文明进步的基础,人类进步的阶梯。没有科学文化知识的积累,我们就不能攀登科学的高峰,也不能攀登思想道德的高峰。两者相辅相成,不可分割。

那么,怎样建设先进的文化?在当代中国,应该是建设有中国特色的社会主义文化,对此,江泽民同志作了这样的科学阐述,他说,"建设有中国特色社会主义的文化,就是以马克思主义为指导,以培养有理想、有道德、有文化、有纪律的公民为目标,发展面向现代化、面向世界、面向未来的,民族的科学的大众的社会主义文化。"

这种先进文化应具有以下优秀品质:第一,它是科学的。是在马克思主义理论指导下具有科学品质和科学精神的文化。第二,它是大众的。它坚持为人民服务,为社会主义服务,代表时代前进的方向。第三,它是开放的。它具有宽广的胸怀,充分吸收世界上一切国家和民族包括西方发达国家所创造的优秀文化成果,集人类优秀文化之大成。第四,它是民主的。它体现时代精神,是社会主义市场经济体制建立过程中形成的体现民主精神的文化。第五,它是民族的。它立足于中国国情,继承民族优秀传统文化,吸收外来优秀文化,使之中国化。第六,它是先进的。这种具有科学的、大众的、开放的、民主的、民族的品质的文化,应比迄今为止的人类文化更为先进。

二、医院文化的概念

医院文化是整个社会大文化中的亚文化,是带有鲜明行业特点的文化。

(一)医院文化概念的众说

中国"医院文化"一词的出现较晚,于二十世纪八十年代中期企业文化进入论坛之初,医院文化的概念也才露尖角,但在众说纷纭的文化概念下,医院文化概念之说也不尽相同。其具代表性的说法有以下几种。

杨孟君等编《卫生行业文化建设》一书中的提法为:"卫生行业文化可以理解为卫生行业内部的物质文化、观念文化、政治文化和科学技术文化等方面的总和。"

郑雯等编《医院文化》一书中的提法为:"医院文化就是医院作为一个特殊的社会组织,在一定民族文化传统中逐步形成的,具有本院特色的基本信念、价值观念、道德规范、规章制度、生活方式、人文环境,以及与此相适应的思维方式和行为方式的总和。"

中共湖北省武汉市卫生局于 1994 年在《关于加强医疗卫生文化建设的实施意见》的文件中提出:"医疗卫生文化是指卫生行业在长期的预防、医疗、科研、教学活动中,逐步形成的并为全体员工认可和遵循的,具有卫生行业特点的群体价值观念、行为方式、道德规范、精神风貌的总和。其核心是群体价值观念。"

宁培秀编《医院文化概论》一书中的提法为:"医院文化从总体上说,应是医院这一特殊群体中的物质文化和精神文化的总和,是医院在长期医疗实践中创造出来的,并在医院中广泛存在着的一种行业文化。它的内涵应包括医院文化、制度文化和精神文化。从着重点来说,在当前,医院文化主要是指医院的精神文化。"

此外,诸文章中还有"以人为本是医院文化的核心"说,"医院精神是凝聚员工的旗帜"说,"塑造形象是医院文化的精髓"说,以及"文化庙会是医院文化的形体"说等。

诸说归总,不外乎广义说、狭义说,广义狭义结合以狭义为重说。

(二)医院文化的分型说

医院文化有多种分型主张,主要有物质、精神总和型;物质、制度、精神分层型;群体意识型;文化管理模式型等。医院文化分型关系到在医院文化建设中把工作重心放到何处的问题。按广义文化型,必然是物质精神并重,按狭义文化分型,则必然侧重精神。

一般认为,广义文化与狭义文化并存,狭义文化为主,即把精神文化放到更加突出的位置上,通过医院文化建设,首先把人的素质提高起来,把正确的世界观、人生观、价值观确立起来,把人的能动性、积极性、创造性激发起来。进步文化之所以进步,则是因为它对人的能动性、积极性、创造性的激发。这种激发的结果,必然会落脚到物质、精神财富双提高上,这就是广义和狭义文化的辩证关系。

(三)医院文化的分层说

文化分层说认为,医院文化是社会文化在医院中的集中表现,它是医院在医疗、预防、保健等活动的实践中创造出来的,具有本医院自身特征的物质和精神财富的总和。

(1)医院文化是由物态文化、制度文化和心态文化三个由浅入深、由表及里的层次构成,如同三个层次的同心圆:最外层是物质层,即医院的物态文化;中间层是制度层,即医院的制度文化;最内层是观念层,即医院的心态文化。

(2)医院文化是由物质层、制度层、行为层、精神层四种层次构成。

(3)医院文化是以观念文化形态、心理文化形态为动力的,以实践文化形态为主体的,以一定的实体文化形态为依托的一种多形态伴存互倚的文化。医院的观念文化形态,主要是指价值观念、道德观念、政治观念、思维方式等,属深层次文化。医院的心理文化形态,主要是指医务人员在行医中的情绪、情感、态度、意志及同情心、使命感及管理者的心态等属更深层次文化。医院的实践文化形态,主要是指服务质量、医术水平、管理制度、领导艺术等,属动态文化。医院的实体文化形态,主要指组织结构、文化网络、环境设施等,属外显文化。

按医院文化分层说的界定,医院文化是一个内容十分宽泛的概念。值得注意的是,这种界定既强调了医院文化的多层性,也突出了心态文化、观念文化在医院文化中的核心地位。从辩证发展的意义上说,文化建设和发展是靠具有一定素质的人去实现的,人的文化心态、思想观念上不去,医院文化建设就难以上去。

医院文化的特定性,突出表现在"救死扶伤,实行社会主义的人道主义"这一职业特点上,体现在"精诚""救人"的事业行为上。

三、医院文化的渊源

医院文化是中华文化的一个组成部分,是现代文化的一个分支,其发展来自民族文化、革命文化及相关行业文化的影响。

(一)中华民族传统文化的影响

1.中华传统文化是传统中医文化的根

中华民族文化是世界少见的延绵不绝、高峰迭起的文化系统,在几千年的发展中,它以繁荣的经济、灿烂的文化艺术和光辉的科学技术成就自立于世界民族文化之林,形成了自己丰富独特的民族文化传统,为世人叹为观止。

中华传统文化体系源远流长,博大精深。所谓传统文化,是一个大概念。从静态来看,它主要指我国封建时代的文化,扩大来看,它是指我国"五四"运动以前的全部文化。从动态来看,我们所说的传统文化,是指根源于过去,制约着现在,影响着未来的那部分文化传统,即文化中传承下来的部分。

中华民族在几千年的发展过程中创造了灿烂辉煌的文化,其中自然也包括了传统医学文化。早在远古时代,我们的祖先在长期与自然和疾病斗争过程中,就开始了医疗保健活动。随着生产的不断发展和生产工具的不断改进,人们逐渐认识了可以治病的药物,掌握了治病的方法,并逐渐形成完整的中医药科学体系,产生了《黄帝内经》《本草纲目》《伤寒论》等经典医学著作,涌现了扁鹊、张仲景、华佗、李时珍等一批名医,也形成了受世人推崇的灿烂的中医传统文化。可以说,传统中医文化与中华民族文化相伴而成,中华民族传统文化是传统中医文化的根,传统中医文化是中华民族传统文化的重要组成部分。

2.儒家文化是传统中医文化的骨

在中华民族传统文化中儒家文化占了主导地位,儒家文化以政治学说为本位,以伦理观念为核心,深深渗透到中华民族的血液之中,牢牢植根于社会的方方面面,自然也让中医文化深深刻上了传统文化的印记。但是,作为文化遗产的儒家文化,既有积极的方面,也有消极的方面。

传统文化的积极因素,一般来看,可以概括为五个特征。

(1)民族正气:它发源于春秋大义,提倡激浊扬清、惩恶扬善、成王道、反霸道,以及崇尚忠义节孝的民族气节和风骨。

(2)唯生主义:自"天地之大德曰生""生生之曰昌"开始,倍举"天行健,君子以自强不息""地势坤,君子以厚德载物",肯定了人生的价值在于创造。这种唯生主义,培养了中华民族自强不息、忧患兴邦的精神,塑造了中国人民勤劳创造、从不懈怠的民族性格,使中华民族历经沧桑永不熄灭,并不断发展壮大。

(3)强烈的道德色彩:主张社会的公正与仁爱,想往平均主义的社会,因此,将"克己复礼为仁"作为人的最高修养,提倡恭谦礼让、诚实正直的人伦道德。就伦理道德社会属性而言,除了有维护统治阶级的利益外,也有和谐人际关系的作用。例如,儒家强调的"父慈子孝,兄友弟恭,朋友有信",以及"忠恕之道""民胞物与"等观念,都突出强调了处理人际关系时互以对方为重的基本原则。由此构成了温良恭俭让的民族习俗。

(4)积极的入世主义精神:所谓入世精神,就是关心社会现实的人生态度。无论是先秦的孔孟荀卿之学,还是两汉以后的新儒学,其主流都是经世致用,兴邦治国,教民化俗的。其主要信条是"知行合一"、"正德、利用、厚生",力行实践,反对空谈,由此构成了人们的力行实践、务本求实精神和吃苦耐劳、忍辱负重、自强不息的精神。

(5)注重"中和"的思想方法:主张"中庸",反对盲目极端,并以乐园融洽作为审美原则。对自然主张"天人合一",对人主张"和为贵"。这种思想方法在古代社会曾经促使中国人民在很大程度上实现自身协调,天人协调和人我协调,对于民族团结、社会稳定起到了积极作用。

上述积极因素对传统医院文化的形成产生了深刻的影响。儒家以"仁"为核心的思想,构成了传统医院文化的核心,"医乃仁术"、"仁者爱人"成为古今医者所信守的道德准则。祖国医学强调"大医精诚"、"人命至重"(孙思邈语)、"活人为心"、"医乃仁术"(陆宣公语)、"医贵贤达"(寇宗爽语),这精、诚、活、贤,集中体现了祖国传统医院文化的精华。

3.传统中医文化是参天大树

祖国传统医学文化博大精深,其主要内容可以概括为:重思维,即注重医师的思维方法,中医学中的"天人合一"说、阴阳五行说、整体观和辨证施治等思想均具有朴素的唯物主义和辩证思维色彩;重素质,即注重为医者的德识才学等素质,主张"得其人乃言,非其人勿传"(《灵枢》);重实践,即推崇神农尝百草"和药济人"之举,主张"知于古者验于今,知于人者验于己";重医术,即术不精,则病难愈,射不精,则治难中,所以张仲景对医者提出"留心医药,精研方术"的劝告;重未病,即无病先防,古代医家主张"上工治未病,中工治已病"(《难经》);尊医患,即医患之间互相尊重,密切医患关系,宋代医家寇宗奭强调医师要"仁慈",病家对医师要不"猜鄙";尊同道,即医家之间互相敬重,互相学习,孙思邈称诽谤为"医之膏肓也";立原则,即确立医家要遵循的道德原则,明代戴良提出"医以活人为务",宋代佚名医家提出"正己正物"为医家信守的基本准则;讲规范,即医家要遵守的行为规范,"大医精诚""医家五戒十要""祝医五则"等均属此类;讲良心,即医家要有善良的心地,正确处理义利关系,清代徐廷祚提出"利心淡则良心现"。传统中医文化可以概括为,为医目的,活人为务;为医原则,医乃仁术;医德基础,凭借良心;价值观念,重义轻利;诊治思想,辨证施治。

传统中医文化中也存在糟粕,如巫邪术阴阳报施等思想,应予以摒弃。

(二)"五四"运动以来形成的革命文化传统的影响

中国近代新文化发端于"五四"运动,并逐渐发展成为社会主义的新文化。中国几千年的封建统治,到了十九世纪四十年代鸦片战争前后,已经腐朽透顶,封建文化已经成为为统治阶级服务的没落文化。封建统治阶级为了维护其统治对内实行专制,民不聊生;对外卖国求荣,国破家亡。因此,先后爆发了太平天国农民起义、戊戌维新运动、义和团运动、辛亥革命、五四运动等惊天动地的群众运动,而只有五四运动才拉开了中国现代史上真正意义的革命新文化运动。

五四运动的革命者高举民主和科学的旗帜,要用民主和科学来"救治中国政治上、道德上、学术上、思想上一切黑暗"(陈独秀语)。他们对三纲五常等封建主义文化进行了猛烈批判,毛泽东对此作了高度评价,他说,"五四运动所进行的文化革命则是彻底地反对封建文化的运动,自有中国历史以来,从没有过这样伟大而彻底的文化革命。"

"十月革命一声炮响,给中国送来了马列主义",从此,中国人民在中国共产党领导下,开始了推翻压在中国人民头上的三座大山的伟大革命,最终实现了民族独立和人民解放,同时形成了崭新的革命文化。这种文化对当代中国医院文化的影响至少有这样几个方面:一是西医传入。五四运动以前,西医在中国只有零星的传入,并没有对中医构成影响。五四运动以后,西医医院和西医学校的大量开办,大批留学生在海外学医归来,以及外国人在中国行医,包括抗日战争时期国际友人救治伤病员,完全改变了中国人诊治疾病的思维和方法,大大提高了诊治水平,使西医渐渐为中国老百姓所接受,并最终占据了主导地位。二是西医理论作为文化观念,彻底改变了中国医院文化的构建。西医作为完全区别于中医的一种特质文化,深刻影响了中国医院文化中的价值观念和精神理念。西医重实证,重分析,重对症的诊治思想;在医德上,救死扶伤、尽职尽责、平等待人、一视同仁,医行庄重、语言和蔼,慎言守密、尊重患者,尊重同仁、团结协作的原则等等,与中医传统文化相结合,构成了当代中国医院文化的主要要素。三是白求恩精神的深刻影响。白求恩作为国际共产主义战士,既是共产主义精神的传播者和实践者,也是西医中先进文化的传播者和实践者,"他对工作的极端负责任,对同志对人民极端的热忱"的精神,经过毛泽东和共产党的提倡,已经成为当代中国医院文化中最活跃最先进的内核。

(三)企业文化对医院文化的影响

如前所述,现代医院文化概念的提出,直接借鉴于企业文化,或者说直接移植于企业文化的立论及研究方法。

企业文化理论作为一种新的管理思想,是 20 世纪 80 年代初首先在美国出现的。它是美国学者针对 20 世纪 70 年代在国际经济竞争中,美国的企业竞争力每况愈下,而日本的企业咄咄逼人的形势下进行日美两国企业管理比较研究的产物。国际管理学界一般认为,企业文化理论虽然产生于美国,但是它的根却在日本。美国在对日本战后经济迅速崛起的研究中发现,日本企业在经营管理的实践中,不仅重视人力、物力、财力等"有形的"经营资源以及战略、结构、制度等"硬性"的目标和管理,而且更为重视经营信条、企业精神、信息能力、人才开发能力等"无形的"经营资源以及人际关系、含蓄的控制等"软性"的管理。这些"无形"的经营资源和"软性"管理恰恰是日本企业成功、经济崛起的至关重要的因素。这个研究结果改变了美国人传统的思维方式,他们终于认识到:在经营最成功的企业里,居第一位的并不是强制性的规章制度或利润指标,更不是计算机或任何一种管理工具、方法和手段,甚至也不是科学技术,而是以往所忽略的那些与人的创造、革新潜能所密切相关的"文化"因素。这一重大发现,标志着西方企业管理理论从见物不见人、忽视人到重视人、发挥人在生产经营中主体作用的根本转变,标志着企业文化理论的诞生。

企业文化是整个社会文化中的"亚文化"或"次文化"。企业文化在国外也有称之为公司文化""组织文化""社团文化"等。企业文化是处于一定经济社会文化背景下的企业,在长期生产经营过程中逐步形成和发育起来的日趋稳定的独特的企业价值观、企业精神、行为规范、道德准则、企业习俗、企业传统等,以及在此基础上生成的企业经营意识、经营指导思想、经营战略等的总和,其核心是企业群体价值观。一般来说,企业文化由"内隐文化"和"外显文化"两部分组成。"内隐文化"是指企业的价值观念、历史传统、道德准则、行为规范、企业目标、企业精神等方面的内容;"外显文化"是指企业的厂房、设备、技术、商标、产品、服务、外部形象、组织体制、规章制度以及文体设施和各种活动等。外显文化是内隐文化的外在表现。

医院文化是在对企业文化的直接借鉴基础上形成的具有鲜明行业特点的文化,也属于整个社会文化中的"亚文化"或"次文化"。企业文化对医院文化的影响表现:一是文化理论的借鉴。医院文化从概念的提出,到理论框架的构建,可以说直接受企业文化的影响。二是经营理念的引入。过去相当长的时间里,医院作为公益性的福利事业,忽视经营管理。改革开放以来,随着社会主义市场经济的逐步建立,医院作为一个经营单位,在讲究社会效益的同时,也要讲究经济效益,在一定意义上讲,医院也是企业,一种特质的"企业"。因此,企业文化在很大程度上,也适合于医院。三是文化管理。经营,换言之就是管理,企业文化的提出,是一种全新管理模式,是一种以人为本的管理模式。医院无论是服务的主体,还是客体,都是以人为中心的。因此,以人为本的管理在医院应该体现得更加充分、具体。

进入 21 世纪后,经济全球化的进程加快,中国加入 WTO,医疗卫生体制改革全面推进,医院进入市场并面临着国内国外两个竞争,这种竞争不仅表现为技术水平、医疗质量、服务质量等的竞争,而且表现为管理理念、管理思想、管理环境、创新能力的竞争,归根到底是医院文化的竞争。因此,文化建设已成为医院在激烈的市场竞争中成败的一个关键。但目前有不少医院管理者尚未认识到这一点。

(张衍伟)

第二节 医院文化的内容和结构

一、医院文化的内容

医院文化的内容,有的学者归纳为"三个主义,三个精神,十个基本内容",即以社会主义、集体主义和革命人道主义为指导,以毫不利己、先人后己的精神,技术精益求精的精神和爱医院、爱患者,全心全意为人民健康服务的精神为宗旨。其基本内容是医院精神、服务文化、道德文化、思维文化、心理文化、管理文化、技术文化、环境文化、组织文化、制度文化等十个方面。"三个主义""三个精神"反映了我国医院文化的本质属性,属医院文化的内涵。十项主要内容大致圈划出医院文化的范围系属医院文化的外延。这一归纳是宽泛而又具体的,是总和而又有所权重的。这对医院文化内容的理解,无疑是有益的,有的学者曾指出:越宽泛越难圆,越具体越难全。因此,我们在阐述医院文化内容时,避免了面面俱到的列述法,采取了"举要""集粹"法。

要"举要"先要掌握医院文化的要素。要素,是指构成事物的主要因素。美国学者理查德·帕斯卡尔等提出的著名的7个S要素说,即①经营战略;②管理制度;③组织结构;④人员;⑤技能;⑥作风;⑦最高目标。即属于构成企业文化的主要因素。我国学者也提出医院文化7要素说,即环境设施、组织结构、管理制度、人员素质、专业技术、风范礼仪、追求目标。前三个为硬件要素,后四个为软件要素,其权重点为后者。参照此说,这里按"举要""集粹"法列述了七项医院文化的简要内容。至于这七项文化的细说,是本书其他相关章节的任务。

(一)医院价值观

医院价值观是一种以医院为主体的价值观念,是医院人格化的产物,是一个医院在经营过程中对经营目标的追求以及自身行为的根本看法和评价。

医院价值观决定了医院的基本特征,是医院文化的核心。作为医院群体的共同信念和价值追求的医院价值观,是医院在多年经营管理实践的基础上,对其经验进行理性的提炼加工而形成的。医院价值观的形成过程,是由经验上升为理念,由理念内化为信念,最终达到医院员工的共识。这个过程,既是价值形成的过程,也是群体价值的认同过程。

(二)医院哲学

医院哲学是医院全体员工所共有的对世界事物的最一般的看法,是医院在创造物质财富和精神财富的实践过程中,表现出来的世界观和方法论。

医院哲学处于医院文化的深层结构中,它主导和制约着医院文化其他部分的发展方向。医院根据自身特点形成的哲学观,如物质与精神、局部与全局、眼前与长远、内部与外部、结构与功能、内容与形式、效率与效益、风险与竞争、市场与信息、人才与发展等等,这些医院哲学观的基本思想,形成了医院进行各种医疗活动、处理各种关系和信息选择的总体观念和综合方法。

(三)医院精神

医院精神是全体员工在长期的医疗实践中逐步形成并为全体员工认可和遵循的群体意识,它表现为共同的价值取向、心理趋势、行为方式、精神风貌等。是激发员工奋发向上的无形力量,是医院发展的灵魂和动力。

医院精神是医院群体意识的展现,因而必须有坚实的群众基础,必须发动全体员工以个人在实际工作中的体验用精炼的语言概括成"院训""院歌"等形式表达出来,使全体员工铭记在心,作为基本信念和行为准则。不同类型的医院,医院精神不同。相同类型的医院,由于其所处环境和医疗实践活动的差别,医院精神也不尽相同。医院精神应突出医院的特色,但其基本内容应涵盖责任感与使命感、贡献感与开拓感、归属感与群体感、荣誉感与自豪感,使医院精神真正成为引导和凝聚全体员工共同奋斗的一面旗帜,对内起导向、激励、凝聚作用,对外起展示、吸引、辐射作用。

(四)医院道德

医院道德是医院员工的行为规范。它是从伦理上调整医院与社会、医院与医院、医务人员与患者、医院管理人员与被管理者、医院员工与员工之间关系的行为规范的总和。

医院的医疗活动是医院道德产生的基础,医院道德则对医院活动起规范、制约的作用,它规范、制约着医院活动的道德方向及道德责任。医院道德作为医院文化的子系统,具有丰富的内容和完整的体系,它是由医院道德理想、道德原则、道德规范和道德范畴等因素组成的统一体。医院的道德理想是"全心全意为人民服务";道德原则是"社会效益第一""患者至上";道德规范行为标准是"救死扶伤,实行革命的人道主义";道德范畴是反映和概括医院活动中道德现象的一些基本概念,如医院及医院员工行为的善恶评判、义务责任、良心评价、荣誉和幸福观念等。医院道德既要有对所有医院进行约束的共性要求,又要有不同医院的个性特点。医院道德体系以为社会提供优质、便利、低廉的医疗服务为主要目的,努力满足人民日益增长的医疗卫生需求,同时使医院得到较快的发展,它与医院的工作目标相一致。

(五)医院制度

医院制度一般指医院的规章和管理制度,是医院为了维护医院工作和生活秩序而制定的规划、程序、条例及法规、制度的总和。

医院制度是医院文化建设中不可缺少的方面,是完成各项医疗任务,实现医院工作目标的重要保证。它不仅是医院科学管理的反映,也是医院管理科学化和民主化程度的反映。随着社会和经济的发展,医院应遵循改革、创新、科学的原则,以系统论为指导,以医疗质量控制为核心,依照国家的法律、法规,卫生工作方针、政策和医疗工作的客观规律,结合医院实际,不断对医院制度进行修改和完善,通过制度建设,把科学管理变为全体员工的自觉行动,培养员工的质量意识、服务意识、程序意识、信誉意识和竞争意识等等,充分发挥员工的积极性,使医院制度不仅对全体员工起到约束作用,而且更重要的是发挥其激励员工的积极作用。

(六)医院形象

医院形象是社会公众对医院总体的、概括的、抽象的认同度和评价。医院形象是医院文化的外化,是医院文化在传播媒介上的映射。

医院形象是通过医院自身的行为、服务、质量、信誉、环境等在社会公众中展示的图像和造型,是医院文化个性化的表现,它是由医院的集体风尚、经营风格和主要领导人的作风决定的。医院形象包括医疗质量形象、专科品牌形象、营销服务形象、管理人员形象、医务人员形象、公共关系形象、医院外表形象(院容院貌、建筑风格、病房环境等)。换言之,医院形象是医院硬件设施、诊疗技术、管理水平、人才集聚、服务艺术等方面的综合反映,更是医院在社会、在患者心目中信誉度的具体体现。良好的医院形象是医院难以估价的无形资产,它有助于医院赢得社会的信任和市场开拓,有助于提高医院的经营管理水平,有助于医院获得社会的广泛支持,有助于提高医院的竞争能力,有助于增强医院的凝聚力和吸引力。

(七)医院环境

医院环境是医院生存和发展所依赖的社会、自然和文化诸条件的总和,包括医院的外部环境和医院的内部环境。

医院的外部环境是指国家对有关医院发展的方针、政策、法规,社会发展、经济条件、道德风尚、市场情况、消费状况等等。医院文化则是在这种环境中为了获得成功所必须采取的全部策略的体现,只有对不断变化的竞争环境反应敏捷并能够通过调整自身的经营策略和行为方式,以适应外部环境的变化,医院才能使自己的经营业绩不断增长。医院内部环境是指医院管理体制、运行机制、专科人才、技术资金、人文环境以及物资环境等。就狭义的医院环境而言,医院的硬件,即医院的设施建设和环境的绿化美化亮化,是医院环境文化建设的重要内容。创造一个适宜于医疗需要和员工生活需要的医院环境,是医院文化形成和发展的最基本的要素。

二、医院文化的结构

结构,指一个事物各个部分之间的配合和组织,如工程结构、文章结构、学科结构。医院文化的结构,即属于学科结构。其结构的配合组织合理,它的概念、理论就清楚,内容论证、分析就明确,指导性就强,这一学科就站得住,立得起。如前所述,医院文化的构成是分层的,一般分为表层物质文化、中层制度文化、深层精神文化(含心态文化)三个层次结构,有的则分为核心层精神文化、中层制度文化、浅层行为文化、表层物质文化四个层次。它由表及里,由浅入深;由里到外,由深达表;形成一个严密的、系统的、有机的、互相联系、相辅相成的结构。

(一)表层物质文化

表层物质文化又称显形文化,它是以医院的实体的物质形式表现出来。

医院物质文化层的横向网络结构,是由医院各种物质条件要素构成的,如医院门诊、病房及各种辅助用房等建筑要素,医院山水、亭台楼阁、道路花草等环境要素,医疗仪器设备要素,医疗和生活设施要素,运输救护车辆要素,文化体育设施要素,院区内部与外界相连的交通道路要素,医院能够物化的各种科学技术资料要素,各种文件档案资料要素,病案、图书情报资料要素,财务资料要素等,它们之间构成的有机联结的网络,成为医院为人民健康服务的物质基础。

(二)浅层行为文化

浅层行为文化属实践文化、现象文化。它是在医疗服务和医院生活中产生的活动文化。主要包括服务态度、服务技术、服务风尚及医院宣传、群体活动、文体活动中产生的文化现象。它是医院员工的精神风貌、医院形象、人际关系的动态体现,也是医院精神、医院价值观的折射。

(三)中层制度文化

中层制度文化又称方式文化,它是以医院的各种规章制度、规范和管理、行为准则表现出来。

医院是一个技术密集程度较高的单位,同时也是一个经济实体,它要求员工的个体行为受到规范,成为具有共性和行动统一的文化。制度具有权威性,制度一经确立,就必须执行,对个体行为进行协调、控制。制度文化的特点是以技术"软件"(各种技术规范、岗位责任)、精神"软件"(各种管理制度、行为准则)而存在。它的横向网络结构包括医院各种政治制度、经济制度、管理制度、技术操作规程、岗位责任制度等,它们之间的有机横向联接,构成医院文化中外化形态的行为基础。

（四）深层精神文化

深层精神文化属于思想意识形态，它是以医院员工的观念和行为直接表现出来的。

精神文化主要包括医院员工的文化心理、道德规范、习惯风俗、经营哲学、精神风貌等等，是物质文化与制度文化诸要素在人的精神和心理上的反映，又是以"人本性"为特征，以每个员工的思想、观念、行为的直接表述，诸如医院员工的理想信念、价值标准、精神面貌、服务理念、行为取向、工作态度，以至一般心理特征、传统习惯、生活方式等，这些要素的横向网络式有机联结，构成医院文化深层内化形态结构，往往表现为极稳定的状态，是医院文化的核心。

医院物质文化、行为文化、制度文化、精神文化，这四个层次相互联结、相互影响、相互作用、相互渗透，共同构成了医院文化的整体结构，以实现其医院文化功能。

此外，有的学者将医院文化结构分成一个轴心，三个层面。一个轴心是人的自我发展。第一个层面是医院哲学，第二个层面是医院精神，第三个层面是行为方式。还有的学者从医院文化科学体系建构角度，认为医院文化体系建构是医院文化学与各相关科学交叉的结果，其核心是医院文化基本理论，中层是医院文化学，外层是医院文化相关科学。

（张衍伟）

第三节　医院文化的功能和特征

一、医院文化的功能

医院文化的功能是指医院文化在医院工作和医院建设中所发挥的作用和效能。根据近年来国内外学者的研究和众多医院的实践，我们可以把医院文化的功能归纳为如下六种：

（一）导向功能

医院文化的导向功能是指其引导医院员工为实现医院目标而自觉地努力、主动适应不同层次人群的健康需求的作用。医院提倡什么，崇尚什么，员工就追求什么，"天上众星皆拱月，地下无水不朝东"。一种强文化可以长期引导员工为实现医院目标而自觉地努力。医院文化的深层内核是医院全体员工的共同价值观念，它不仅决定了人们的行为取向和对事物的取舍，以潜移默化的形式，影响着一定背景下的人们，而且对医院全体员工具有很强的感召力，这种感召力可以长期引导员工为实现医院的目标而自觉地努力，成为一种引导员工为医院的发展而奋斗的内在动力。

医院文化的导向功能一般通过以下三个方面体现和发挥出来：一是定位价值目标。医院作为价值主体，是在为社会服务过程中实现自己的价值，同时，又在为人们健康服务中满足自己的需要。因此，医院的价值目标应定位在不断满足人们日益增长的医疗保健需求上。二是校准价值取向。医院每一个员工都必须用定位的价值目标来内化自己的价值观念，校正自己的价值取向。三是制定规章制度。使价值取向明文化，确定化，从而起到导向作用。四是把价值观念转化为全体员工的共同信念共同意志，把价值观念转化为现实医疗保健活动，这一转变是价值观念的外化，也是医院文化导向功能的最终体现。

（二）凝聚功能

医院文化的凝聚功能是指其把医院员工紧紧地联系在一起，同心协力，为实现共同的目标和理想，为了共同的事业而奋力拼搏，努力工作的作用。美国学者凯兹·卡恩认为，社会系统的基础，是人类的态度、知觉、信念、动机、习惯及期望等心理因素；在社会系统中，将个体凝聚起来的主要是一种心理的力量，而不是生物的力量。医院文化正是运用情感等方式来沟通员工的思想感情，融合员工的理想、信念，培养员工的作风、情操，激发员工的群体意识，使医院员工对医院的目标产生一种认同感，对本员工作产生一种使命感，把自己的思想、感情、行为与医院联系起来，从而使医院产生一种强大的向心力和凝聚力，发挥出巨大的整体效应。

医院文化的凝聚功能一般是通过以下五个方面体现和发挥出来：一是通过医院文化这种强文化培养的群体价值意识；二是医院员工对医院目标的认同感；三是医院员工对人民健康事业的使命感；四是医院员工对医疗这一神圣职业的自豪感；五是医院员工对医院的归属感。

（三）激励功能

医院文化的激励功能是指其通过外部的刺激，使医院员工产生出一种情绪高昂，奋发进取的力量的作用。激励理论认为，最出色的手段是让被激励者觉得自己确实做得不错，能发挥出自身的特长和潜能。心理学也证明，人越认识自己行为的意义，行为的社会意义就越明显，也就更能产生行为的强大推动力。在一种"人人受重视，个个受尊敬"的医院文化氛围下，员工们的贡献就会及时受到肯定、赞赏和奖励，员工们时时受到鼓励，处处感到满意，就会有极大的荣誉感和责任心，自觉地为更高的目标努力。医院文化的激励，与以往某些激励方式相比，它不再是一种简单手段，而是一种巧妙的艺术，医院文化所倡导的观念和宗旨，为员工提供了良好的激励标尺，它不再是过去那样带着极强的眼前功利性质，而是着眼于整体的文化建设和人的不断完善，提升到人创造文化，文化塑造人的良性循环机制中去发挥巨大的激励作用。

医院文化的激励功能一般通过以下三个方面体现和发挥出来：一是激发医院员工团结一致，奋发向上的精神状态；二是激发员工自觉地工作，较大限度地调动人们的积极性；三是激发员工院兴我荣，为院争光的荣誉感。

（四）协调功能

医院文化的协调功能是指其协调医院内部和医院与社会之间关系，使医院内部协调统一，医院与社会和谐一致的作用。任何一个医院都存在着各种各样的矛盾冲突，存在着认识差异等不协调现象，医院文化中体现的共同信念和目标使医院员工不是被动地服从，而是主动地自我约束，承担责任，主动交换意见和沟通思想，通过共同磋商，解决问题和冲突。在外部，医院文化的内容都是强调医院更好地为社会服务，也就是说，通过医院文化建设，医院尽可能地调整自己，以适应不同人群医疗需求，满足人们对医疗保健不断增长的需要，协调医院与社会不断产生出的供需矛盾和其他矛盾。

医院协调功能是通过以下两方面体现和发挥出来：一是主要通过平等协商、共谋发展的方式和同化作用来协调内部关系；二是通过沟通和主动收集、反馈社会信息，树立良好医院公众形象和品牌的方式协调医院与社会的关系。

（五）约束功能

医院文化的约束功能是指通过观念文化（思想观念）、道德文化（道德观念）、制度文化规章制度）对医院员工的行为进行约束和规范的作用。规章制度包括在医院文化中，它起着约束和规范员工行为的作用，这是一种硬约束。在医院文化和医院管理中，软约束与硬约束同样重要，从某种意义上讲，医院文化更偏重于软约束。软约束产生的依据在于人的文化性与社会性。任何一个作为组织成员的人都有一种心理需求，那就是自觉服从基于组织的根本利益而确定的行为规范与准则。员工如果在医院中的行为得到承认和赞许，就能获得心理上的平衡与满足，相反，就会产生挫折感与失落感。医院文化所形成的无形的行为准则，使员工们自觉地接受文化的规范和约束，自觉地依照价值观的指导进行自我管理和控制，这种自我管理制和修正自己的行为在很大程度上弥补了单纯硬约束带来的不足乃至可能产生的负面作用。

医院文化的约束作用主要通过以下两方面体现和发挥出来：一是基点为"良心"的内心信念，它是一种规范人们行为的导向盘，调整人们行为的调节器，是一种靠观念、靠自觉的内在约束力，即靠道德的力量来规范员工的行为。二是靠规章制度等强制力来规范员工的行为。医院文化的约束作用，主要是靠"德"与"法"这两种维持社会、医院秩序的支柱力量来发挥和体现的。

(六)育人功能

医院文化的育人功能是指通过医院文化的培育和熏陶，不断提高医院员工素质的作用。文化的基本内涵就是一种"教育""教化"和"培养"。当前，在卫生改革深入发展和我国已经加入WTO的新形势下，医院不仅是一个治病防病的工作单位，而且是一个体现为传播文明和社会进步的窗口，医院文化的培育和熏陶，使每个员工具有与时代相适应的精神风貌和价值观念，使每个医师努力成为受人们欢迎的"医德高尚、医术高明、医风高洁"的医务工作者，使医院成为两个文明建设成效显著的医疗单位。

医院文化的育人功能主要从以下两方面体现和发挥出来：一是以科学的价值观导向员工的行为，培育员工的知能、智能和技能。二是以文化理论育人，文化实践育人，文化环境育人。

二、医院文化的特征

医院文化的特征可以归纳为以下几个方面。

(一)时代性

医院文化作为医院管理学科的最新成果，是在一定的历史文化、现代科学技术和现代意识影响下形成和发展起来的。医院文化是时代精神的反映和具体化，因此，它不能不受到当时当地政治、经济形势和社会环境发展变化的影响，不能不带有时代的特征。我国21世纪的医院文化，不可能产生在20世纪的六、七十年代。在卫生改革日益深入、人民生活水平日益提高的今天，医院文化不仅体现着社会主义的基本特征，而且充分体现当今改革开放年代的精神特征，渗透着现代医院经营管理的思想。

(二)人文性

人文性是医院文化最显著的特征之一，较之于企业文化、校园文化等其他文化，医院文化更应突出其人文性强的特点。医院的一切活动都是以人为中心，医院的服务对象是人，是身心患有疾病的人群。因此，医院强调以患者为中心，医院文化十分强调人的社会性；医务人员具有较高文化知识，工作在高风险的工作岗位，因此，医院文化强调在管理中要关心人、尊重人、信任人，强调人的价值观在医院中的重要地位，强调激发人的使命感、自豪感和责任心。医院文化提倡群体精神、集体主义，提倡建立亲密、友善、互助、信任、上下亲和的关系。医院文化注重员工的自尊、自我实现等高层次的心理需求，并把这些带有人文色彩的信念、价值观等注入员工的心灵深处，在医院形成一种和睦相处、同舟共济的人际环境。

（三）社会性

医院是一个社会组织，是社会机体中的一个细胞。医院为员工提供了工作岗位和社会保障，提供了成就事业的条件，提供了工作和学习的环境，提供了个人及家庭生活的必要条件。同时医院的生存和发展也离不开它所处的社会大环境，因此，先进的医院文化追求与社会环境的和谐，具有高度的社会责任感。医院员工在医院文化的熏陶和感染下，通过自己的优质服务，促进良好社会风气的不断形成，与公众保持良好的公共关系，使医院与社会相关组织成为一个相互依赖、相互联系、相互作用的有机整体，以尽医院的社会责任。

（四）继承性

中国的医院文化是中华文化的一个组成部分，是现代文化的一个部分。承传民族优秀文化传统，借鉴各国文化精华，是医院文化的重要特征。一是继承悠久的中华文化传统，儒、墨、道、法等各家文化思想对医家均有影响，特别是儒家文化思想的影响尤深，儒家伦理的核心价值就是做人的道理。二是继承社会主义的革命文化传统，毛泽东概括的以国际主义精神、毫不利己专门利人精神和技术精益求精为特征的白求恩精神，是广大医务人员追求的最高精神境界。三是继承传统医学文化精华，如"医乃仁术""无德不医""大医精诚""人命至重，贵逾千金"等，都是祖国医学文化的精华。四是继承本院的优秀文化传统。医院一代又一代医务人员在医疗实践中积淀的文化底蕴，医院各项文明建设和员工教育的成果在医院文化建设中起着重要作用，这在一些历史悠久的老医院尤为突出。五是继承外来的医院文化实践和企业文化的研究成果。

（五）创新性

医院文化是在医疗实践和医院管理活动中长期培养形成和不断充实发展起来的，而创新是发展的源泉。继承是创新的基础，创新是继承的发展，离开了创新的继承就意味着停滞不前。先进的医院文化具有随着医院环境的变化而自我更新的强大再生力，它以无形的魅力推动和引导医院员工发挥他们的创新潜能，这种创新不仅是医疗技术和医疗服务的创新，更重要的是观念、意识及相关体制和制度的更新。创新既是时代的呼唤，又是医院文化自身发展的内在要求。

（六）传播性

医院是知识密集、技术含量高的单位，是精神文明传播的窗口。医院与人民的生老病死紧密相连，一方面，医院通过其医疗活动，为保护社会生产力，为人民的健康做出贡献；另一方面，又以自己特有的医院文化向医院外部辐射，影响整个社会。这种传播和影响主要表现在：医院通过自己的良好形象、价值观念、发展目标、职业道德、医院精神、行为规范、院容院貌等影响患者，影响社会，对全社会的精神文明建设起丰富、促进和推动作用。

（张衍伟）

第四节 医院文化研究的范围与方法

在我国，医院文化的研究是近些年来才展开的，无论是研究广度还是深度，与这门学科应有的平台还是不相称的。一方面是学术对大文化的研究较多较深，而对于专门学科、分支学科文化的研究顾及不足。另一方面是卫生界实践者多理论研究者少，在宏观上和深度上的研究往往力不从心。因此，目前，医院文化的研究还不深不透，有些关于医院文化的理论研究，还停留在一般概念的表述上;有些医院在实践中作了很多有益探索,但缺乏从理论上归纳总结提升,医院文化研究任重而道远。

一、医院文化研究的基点

现代医院文化是在企业文化的启迪下发展起来的,而企业文化则是企业管理学的演进和发展,所以说医院文化是一门以管理学为基本属性的科学,换言之管理学也是医院文化研究的基本点。在研究这一基本点当中,不能不关注和研究企业管理学和企业文化的演进和发展,以从中汲取教益。

(一)企业管理学发展的新阶段

人类对管理科学的认识经过了一个渐进的漫长过程。企业管理作为一门科学,是近代工业发展的产物,而系统的管理理论则是在 20 世纪初才形成的。一般认为,管理理论的发展已经走过了三个阶段,即科学管理阶段、行为科学管理阶段和管理丛林阶段。20 世纪 80 年代兴起的企业文化理论,标志企业管理理论发展到了一个新阶段,人们称之为第四个阶段。

有人说,企业文化是管理的最高境界,因为企业文化以人为本,重视人的因素和人的精神因素。这正如马克思所描绘的"人的自由全面发展"。企业文化理论从某种意义上说,它既是对行为科学的批判,又是行为科学的延伸和发展。行为科学所研究的人是单个的人,而企业文化注重的是群体行为;行为科学研究人的精神,是个体人的精神,而企业文化则更重视群体价值观。

回顾企业管理理论发展的四个阶段,如果作一个简单的概括,可以这样描述:泰勒的科学管理理论,主要表现为对人的行为本身的关心;梅奥的行为科学理论,主要表现为对人的行为动机的关心;管理丛林理论,主要表现为对人的行为智力动力的关心;而企业文化理论则表现为对人的灵魂——人的创造价值和实现价值的关心。企业文化理论是对以往的管理思想的发展和超越。

(二)医院管理理论的发展历程

医院管理作为一门学科,其概念的提出是 20 世纪初才出现的。1910 年,美国学者 Washourn 与 Howland 等人首先提出了医院管理学的概念。他们提出医院管理是一门独立的科学,并提倡对医院管理进行专门教育,培养专门人才。他们的观点得到不少人赞同,大家纷纷撰文参与讨论,直到 1935 年《医院的组织与管理》一书的问世,才形成了医院管理完整的理论体系。此时,美国芝加哥大学开设了医院管理学讲座,医院管理学从此开始逐渐形成一门独立的科学。

但是,医院管理的思想并不是 20 世纪才有的,而是随着医院的产生与发展而产生与发展的。有人把医院的形成与发展分为四个阶段:①医院的萌芽时期(公元前 7 世纪—18 世纪末叶);②医院的初期形成阶段(18 世纪末叶—19 世纪中叶);③近代医院的正规化发展阶段(19 世纪中叶—20 世纪 60 年代);④医院的现代化发展阶段(20 世纪 60 年代以后至今)。与医院发展的这四个阶段相适应医院管理也相应得到了发展。

与西方国家相比,我国医院的形成与发展似乎晚了许多。在我国,虽然医师作为一门职业很早就有了,但是,他们的医疗活动是分散的,个体的。只是到了唐朝太医署的出现,才有了像样规模的医院,但是,它只是为皇家服务,规模有限,大量的民间的仍是个体行医。到了 19 世纪 40 年代鸦片战争以后,西医随着西方列强对中国的入侵而大量涌入,大批医院也应运而生,其规模和数量超过了历史水平。新中国成立后特别是改革开放以来,卫生事业得到了前所未有的发展,医院无论是规模还是水平,都超过了历史任何时期,医院管理理论也得到了前所未有的发展。

(三)医院文化的研究意在将医院管理科学推向新阶段

正如我们在前面叙述的那样,企业管理科学经过了三个发展阶段以后,现在才进入到企业文化发展的阶段。如果说,以前的管理是一种外在的管理,主要是靠管理者通过外部的组织制度、纪律约束对被管理者施压来达到管理目的,那么现在的文化管理则在于营造一种氛围,创造一种环境,充分调动员工内在的积极性,发掘出内在的潜能,使人得到健康的全面的发展。因此,医院文化研究的任务,就是吸收管理科学发展的最新成果——文化管理,来建立医院的文化管理新学科,以推进医院管理科学的新发展。

二、医院文化研究的要项

医院文化作为一门新兴的管理科学,其定义、功能、内容、结构,以及其理论和实践等均属研究的范围。就其研究的要项来说,在理论方面应放在医院文化结构、医院精神的确立、医院文化的探索上;在实践方面应放在医疗服务的改善、医院形象的塑造、医德的整肃等的研究上。

(一)医院文化中关于人的素质研究

在医院文化的主体结构中医院精神应列居首位,而医院精神的载体是人,因此,人是医院文化研究的第一因素。这方面要研究的课题就是如何提高人的素质。人的素质上去了,医院的整体质量就会提高。概括地说,人的素质是指人在质的方面物质要素和精神要素的总和。具体说,个体素质结构包括人的先天生理素质和政治素质、哲学素质、观念素质、道德素质、心理素质及专业智能素质,它是人的体质、性格、气质、能力、知识、品质等各种要素的综合。因此,要求管理专业人员的素质要高、要精、要有独到之处。一些西方研究机构把管理人员的素质概括为四点:有创造精神;办事讲效率;工作有计划;不断学习,锐意进取。这对医院管理者队伍的培育是有参考价值的。

人的素质形成有先天的生理遗传因素,但更重要的在于后天的培育养成。后天培育之道,一是在校教育,这是素质培育养成的基础阶段;二是在职教育,这是素质培育养成的成型阶段;三是实践锻炼,这是素质教育转化为能力的必经之途。

在人的素质培育养成上,要注重研究人的世界观、人生观、价值观的关系,研究其确立的途径和方法。价值观是人生观的核心,也是医院精神的核心,要确立正确的医院精神,必须先确立正确的价值观;要确立正确的价值观,必须先确立正确的人生观和世界观,这三者的次序是紧密联系前后一贯的。

由此可知,人的素质研究不仅十分重要,而且是一个过程。

(二)关于医院文化学的研究

有学者认为:医院文化学是研究医院文化的现象、文化建设的理论与方法的一门多学科交叉的、新兴的综合科学。多学科交叉,表现为哲学、思维科学、医学心理学、医学社会学、医学人才学、医学法学、医院管理学、医学及相关学科的多科综合,通过各学科理论和研究方法的相互借鉴和互补产生医院文化学的理论和方法。

医院文化学的基本理论,将是通过上述多科综合逐步形成医院价值文化学理论,医院服务文化学理论,医院制度文化学理论,医院精神文化学理论,医院心理文化学理论,医院科技文化学理论,医院环境文化学理论和医学形象文化学理论等一系列理论。这项研究是医院文化的系统理论研究,是这一学科得以确立的理论基础。

（三）关于医院文化诸多关系的研究

从文化学的研究看,医院文化是与多学科、诸事物之间互相关联、互相作用、互相影响的,从其联系、作用、影响中,可以发现总结其存在、演进、发展的规律性。其关系摆位得当、处理得当,就可以使相互联系的事物优势互补,其发挥的威力就会取得乘积效应。因此,研究医院文化的物质与精神、医院文化与医院管理、医院文化与思想政治工作、医院文化与医院文明、医院文化与市场经济等关系,则是医院文化研究的必要课题。这里仅就两个关系简述一些学者的研究所得:

思想政治工作以"传家宝""生命线"的特质进入医院文化;医院文化以综合性大文化的特点统纳各项文化,可以找到更多的思想政治工作载体,更大地扩充思想政治工作的队伍,更好地运用和创新思想政治工作的方法,进而取得更好的效果,改变思想政治工作与业务工作"两张皮"的现象。

医院文化是医院文明的底蕴,医院文明是医院文化的升华;医院文化建设支撑和保证医院文明建设,医院文明建设促进医院文化活动。两者既有重合,又有差异,其任务是一致的。也有人把文明与文化的异同说成是:文化侧重于"开物成务"的物质活动,文明侧重于"内视反听"的精神活动;侧重外物仍离不开精神条件,侧重内心,也离不开物质条件,两者的关系是辩证统一的。

（四）关于医院文化建设思路的研究

实践证明,医院文化建设既不能单打一,也不能胡子眉毛一把抓,应分步的、有序的进行。1997年卫生部领导同志在《医院文化读物丛书》首发式上,向全国医院提出,近年医院文化活动要侧重抓好医院精神、医院形象和医德医风三项基本建设,这个号召对推进医院文化建设起了很大作用。

有的学者认为:医院文化建设要注重开发自身的优良传统,要根据医院自身的特点,本着有针对性、操作性、循序渐进性和一定的前瞻性原则去建设。建设应从"认知"入手,从"核心"问题（医院精神）上起步,从"形象"上着力,从"服务"上改善,从"医风"上见效,从"素质"上提高,从文化"工程"上推进。这是一项既有战略性,又有战术性的工作。

三、医院文化的研究方法

在我国,医院文化作为一门独立学科的研究还远远不够,一方面是由于医院文化的实践还处于探索阶段,另一方面是由于种种条件的限制,研究的深度和广度远远落后于实践。因此,医院文化建设急需理论指导,医院文化理论研究急需整体提高。

医院文化从属于社会整体文化,它的理论研究也必须从属于社会文化的研究,换言之,就是医院文化研究是社会文化研究的一个分支。因而,医院文化的研究从理论构架到研究方法,都必须借鉴社会科学的研究方法,吸收社会科学的研究成果。从直接借鉴关系来看,医院文化研究应当借鉴企业文化的研究方法,吸收企业文化的研究成果。当然,医院文化有其自身发展的特点和规律,因此,医院文化的研究也应有自身的方法。

（一）要以凝炼群体价值观为核心

医院文化的核心是群体价值观,它包括医院在长期的医疗服务活动中逐步形成的日趋稳定的独特的医院价值观、医院精神、行为规范、道德准则、传统习俗等,它直接影响医院的发展方向、水准和市场竞争能力。

医院群体价值观应代表时代精神,体现先进文化。什么是我们这个时代的精神?那就是"解放思想、实事求是,与时俱进、勇于创新,知难而进、一往无前,艰苦奋斗、务求实效,淡泊名利、无私奉献的时代精神。"(《公民道德建设实施纲要》)医院文化的群体价值观应是这一时代精神在医院一切活动中的具体体现。如何凝炼群体价值观,党中央提出,在公民道德建设上"六坚持",即坚持社会主义道德建设与社会主义市场经济相适应;坚持继承优良传统与弘扬时代精神相结合;坚持尊重个人合法权益与承担社会责任相统一;坚持注重效率与维护社会公平相协调;坚持把先进性要求与广泛性要求结合起来;坚持道德教育与社会管理相配合。这些方针对于医院文化建设有直接的指导意义,凝练医院群体价值观应运用这些方针,结合医院具体实际创造和发展。

(二)要坚持立足实际持之以恒

现代经济社会发展的一个特点,就是个性化,无论是企业还是个人,没有特点,就注定要被淘汰,医院也是这样。医院文化作为医院生存与发展的基石,更应该注重个性化,也就是立足本单位实际,突出特色。现在医院文化建设中雷同化、一般化的现象比较普遍,如同院徽、院歌、院旗大同小异;医院精神沿用"团结""求实""开拓""创新""奉献"等用语,千院一面,缺少个性。个性化是医院文化的突出特征,对一些医院文化的用语,不求其全,但求特色个性。各医院的发展历史、规模水平、传统习俗、专科结构等各不相同,应立足实际,突出个性,才能在激烈的市场竞争中立于不败之地。

医院文化建设是长期的复杂的系统工程,不可能一蹴而就。现在,医院文化建设中存在着急于求成的浮躁情绪,有的医院以为开展几项活动,建设几处文化标识性建筑,医院文化建设就大功告成了;有的医院把文化建设"简单化",以为开展一些文体活动就是文化建设的全部,对医院文化建设的长期性、艰巨性、系统性、整体性缺乏足够的认识。医院文化是一项系统工程,需要经过较长时间的艰苦努力,持之以恒,才能将医院所倡导的群体价值观和医院精神等等变为全体员工的自觉行动,因此,医院文化建设要持续、稳步、扎实、深入地开展。

医院文化建设研究,必须坚持理论与实践相结合。理论从实践中来,又是对实践的概括和升华,又要回到实践中去接受检验,指导实践。毛泽东同志对此作过精辟地阐述,他说,"根据于一定的思想、理论、计划、方案以从事于变革客观现实的实践,一次又一次地向前,人们对于客观现实的认识也就一次又一次地深化。"医院文化建设还处于探索阶段,反复的理论与实践的探索尤其重要。只有从众多医院文化建设的创新性活动中,才能总结提炼具有指导意义的理论。这种理论联系实际的反复运动,必须持续长久地进行下去。因此,对医院文化建设实践与理论相结合的探索的长期性也要有足够的认识。

(三)要学习、借鉴和吸收一切社会科学研究的优秀成果

毛泽东同志一贯倡导"古为今用""洋为中用""推陈出新"。邓小平同志指出,"社会主义要赢得与资本主义相比较的优势,就必须大胆吸收和借鉴人类社会创造的一切文明成果,吸收和借鉴当今世界各国包括资本主义发达国家的一切反映现代社会化生产规律的先进经营方式、管理方法。"建设有中国特色社会主义医院文化,既要继承本民族优秀的文化传统,又要吸收其他民族的优秀文化成果,开辟出具有自己特色的新路。

从研究的大范畴来看,文化研究是社会科学的研究。从内在逻辑性来看,医院文化是社会文化的"亚文化",从属于大文化。因而,医院文化的研究必须要学习借鉴社会科学研究的方法,吸收社会科学的优秀成果。但医院文化的研究,必须把中国传统文化中的精华融会到现代市场经济条件下的医院管理活动之中去,使医院经营管理理念富有中华民族的特色和风格。同时,还要学习借鉴国外先进文化的优秀成果,使医院文化起点高,代表先进文化前进方向。要不断创新,与时俱进,使医院文化具有鲜明的时代特色。医院文化的研究应是开放的,而不是封闭的;应是创新的,而不是守旧的;应是实践性的,而不是书院的。

(张衍伟)

第五节　医院文化建设案例

一、建设同仁文化发展同仁事业

始建于 1886 年的北京同仁医院,不断挖掘、总结、弘扬历史上同仁文化中的精华,强化同仁的优良传统和作风,并把同仁文化与改革开放的新形势、新任务结合起来,赋予了同仁文化新的涵义和新的内容。

建设同仁"精诚勤和"的医院精神是同仁文化的核心。它是医院的优良传统、道德规范,员工群体的理想信念、价值观念和行为方式的总和,是医院赖以生存和发展的精神支柱、无形资源与动力。

1886 年,美国教会创办医院之初,取《圣经》中"仁爱"之意,将医院名称定为"同仁",并以此为办院方针。早在 20 世纪 30—40 年代,医院为扩大其影响,常为生活困难的患者义诊。解放后,党和政府扩建了同仁医院,同仁医院的医务工作者在新的历史时期以全心全意为患者服务为宗旨,恪守"救死扶伤,实行革命人道主义"的职业道德,使医院得到了迅速发展,成为一所大型的现代化的综合性医院。

同仁精神是百年院史文化的积淀。同仁精神是随着医院的发展,由几代人共同培育,不断积累,逐步形成的。老一辈同仁人以自己的一言一行展现着"精诚勤和"的同仁精神,并以他们的感人事迹,体现着同仁精神的基本内涵。每一位同仁人都在潜移默化中受到同仁精神的影响,接受同仁精神的营养。

为了创建同仁文化,该院采取了一系列的做法。

立院训:医院大门口竖立着镶刻"精诚勤和"四个大字的同仁院训牌。使员工每天一踏进院门便提醒自己,要把医院精神见诸于自己的行动之中。

升院旗:每天清晨,在医院南门广场升起同仁医院院旗,它昭示着白衣天使的责任,也象征着同仁医院在新世纪的航程中蓬勃发展。

制院徽:代表医务工作神圣崇高的同仁医院院徽,既是同仁文化的象征,也被认定为同仁医疗服务驰名商标的标识院徽。在医院的重大活动以及各种对内对外用品上的使用旨在强化同仁人的同仁意识。

谱院歌:医院请著名的词曲作家为医院谱写了院歌,在歌声中,员工们充满了自豪感和责任感。

种杏林、竖丰碑:为了纪念已故著名专家、老一代医学专家的优秀代表、同仁精神的楷模——张晓楼、徐荫祥两位教授,我们在研究所的大楼前,种植了一片郁郁葱葱、生机盎然的同仁杏林。在杏林中,竖立起一块纪念碑。纪念碑上镶刻着"医德高尚医术精湛"八个大字。每年的 5 月 4 日,同仁的年轻人都会为杏林培土,在前辈的纪念碑前庄严宣誓,决心继承和发扬老一辈的光荣传统,把同仁事业一代一代传下去。

庆院庆:10 月 16 日是同仁医院诞辰日。每年的这一天,同仁所有员工充满了欢欣和喜悦。从同仁医院百年寿辰到今天,每逢院庆日,医院都要举行隆重的庆祝大会和各种丰富多彩的活动,如清晨举行隆重的升国旗、院旗仪式;为患者义诊;进行学术交流;开展员工健身活动等。在庆祝会上,为从医满 30 年的医学专家颁发纪念牌。这些活动增强了员工的同仁意识,激发了同仁人爱祖国、爱医院的热情。

编院史:为了继承该院优秀的传统文化,几届领导班子经过大量的采访,搜集资料,调查研究,编写了《同仁百年史》,后来又写了《北京同仁医院 110 年》。制作和举办了北京同仁医院院史和北京同仁医院改革与发展大型图片展览,录制了《百年同仁今胜昔》《今日同仁》等纪录片,建立了"同仁荣誉室"等。同仁新员工进院后上的第一堂课就是院史教育。

办院报:1998 年创办了市卫生局所属医院系统的第一家院报《同仁院讯》。它作为同仁文化建设一个不可替代的载体,在扩大医院影响、增强知名度、弘扬同仁精神、展示同仁形象、传播同仁文化等方面起到了积极的促进作用。

抓研究、出专著:1994 年成立了医院文化建设研究室。几年来,围绕在新形势下如何树立同仁形象,如何继承、发扬同仁文化等内容,先后召开专题研讨会,参加研讨的有院党政领导、有职能处室的干部、科室书记、主任,还有普通的医师和护士,他们积极参加研讨,撰写论文。几年来撰写思想政治工作、卫生文化建设论文 150 余篇,在国家级杂志上公开发表的论文有 10 余篇。编辑了《同仁形象建设》《党支部书记点滴谈》及《歌颂党的改革开放政策,歌颂医院改革开放成果演讲比赛文集》等书。2000 年该院编写了北京市委宣传部发行的《北京市思想道德建设创新与实践丛书》之一的《精诚勤和历百年》,市委书记贾庆林同志为该书亲自作序。

树形象:在新世纪,该院努力开创同仁文化的新途径,从引入视觉识别系统入手,积极导入CI,进行同仁形象的全新塑造。提出了未来 10 年"创建一流大型现代化综合医院"的发展目标,"苦练内功、精于内涵、追求卓越、超越自我"的发展理念,"技术精湛,服务一流"的服务理念。确定了同仁标准色的标准字,规范了同仁标志,完成了门急诊牌和院内路标的规范设计,确定了全院九类 16 种不同岗位人员的工作服装,完成了部分办公用品的设计和制作工作,确定了具有同仁特色的赠品和纪念品,传播和展示了同仁形象。

文化,是一种观念,同时,它也是一种力量,被称为文化力。同仁文化对于 2 000 多名同仁人来说,具有强大的感召力。它增强同仁人对同仁实体的信任感、自豪感和荣誉感。

同仁医院百年凝聚而成的精神魅力,赋予了同仁人高尚的情操。著名眼科专家张晓楼教授生前在研究沙眼病毒时,不惜把沙眼病毒种到自己的眼睛上做实验,身后还把自己的眼角膜移植给两名普通的工人,使他们重新看到光明;一位护士在抢救患者的同时,她的父亲正在另一所医院被抢救,当这边患者病情平稳时,她父亲心脏已停止了跳动。还有的同志因参加医疗队到灾区被传染疟疾、结核至今久治不愈;有的医务人员为患者买蛋糕过生日、买衣服、捐款,给出院的患者买药寄药。特别是遇到突发事件时,同仁人总是将之作为一种无声的命令,自觉主动地投入到抢救的行列中。

在患者的心中,"同仁"不仅是个名称,它还代表了一种荣誉,一种水平,每天来医院就医的患者络绎不绝,有些患疑难杂症的眼科患者道出了"不到同仁不死心"的心声。作为被国家工商行政管理局商标局认定为全国惟一的一家医疗服务驰名商标——"同仁",体现着一种知识产权和宝贵的无形资产,凝聚着同仁的技术价值和服务信誉。

深厚的同仁文化锻造了同仁人永不言败的顽强性格,博大的同仁精神赋予了同仁人强大的精神力量,高尚的职业道德构筑了同仁人无私奉献的内心世界。这一切,使同仁医院历经百年而不衰,在新世纪焕发出勃勃生机。

今天,北京同仁医院已经成为一所以眼科、耳鼻咽喉科、心血管病科为重点,集医疗、教学、科研、预防任务为一体,具有鲜明特色和学科优势的现代化综合性医院。

同仁医院眼科、耳鼻咽喉科技术力量雄厚。与医院历史同长的眼科在保持眼底病、眼外伤、角膜移植等传统治疗优势的基础上,在复杂性视网膜脱离等疑难病症的手术治疗方面达到国际领先水平;白内障专业广泛开展先进的超声乳化技术,开盲数和达标率连续数年居国内领先地位;青光眼专业在早期诊断及难治性青光眼的治疗领域达到国内领先水平;耳鼻咽喉科不断引进新技术,在鼻内窥镜技术、气管、食管异物诊治、小耳畸形再造、鼓室成型、听力治疗、人工电子耳蜗植入、耳显微外科、头颈部肿瘤的早期干预、晚期挽救性治疗和生物治疗、睡眠呼吸暂停综合征的诊治等方面,处于国内先进水平,某些领域达到国际先进水平。

于 2000 年 12 月 20 日成立的心血管病诊疗中心在原心内科的基础上,积极开通冠心病"绿色通道",广泛开展冠状动脉造影、冠状动脉扩张、冠状动脉内支架等诊疗项目,并采用国际领先的心固定器在心正常跳动、不借助体外循环的前提下开展冠状动脉搭桥术,在保证手术效果的同时,缩短了手术时间、降底了手术风险、减少了住院治疗的费用。

医院在发挥重点学科优势的同时,还非常注重内、外、妇、儿等其他学科的综合发展。血液内科、糖尿病科、普外科的肝胆胰专业及麻醉科等分别被北京市卫生局评为重点扶植学科;设在该院的北京市糖尿病会诊中心及北京市泌尿外科会诊中心以多位专家会诊一位患者的新型的医疗形式,向患者提供高水平、权威性的诊断与治疗。

近年来,医院努力探索适应社会主义市场经济体制的医院发展模式,充分利用医疗卫生资源,加强横向联合,拓宽医疗服务领域,先后与北京安贞医院、北京积水潭医院携手创建了"首都联合医疗集团";与丰台南苑乡京苑老龄事业发展中心携手创建了北京同仁京苑医院;兴建北京市经济技术开发区同仁医院院区,这个院区总占地面积 5 万平方米,建筑面积 7 万平方米,病床设置 500 张,将成为一所现代管理模式的花园式综合性医院。

同仁院先后荣获北京市思想政治工作先进单位、全国卫生系统思想政治工作先进单位、全国卫生文化建设先进单位、全国百佳医院等多项荣誉称号。

二、"严谨、求精、勤奋、奉献"的协和精神

北京协和医院建成于 1921 年,是美国洛克菲勒财团所属的中华医学基金会开办的私立北平协和医学院附属医院。"老协和"按照当时美国的医学模式,由第一流的医学家和教育家按照当时最先进的办院标准和方法,采用严格的淘汰制等管理手段,培养了张孝骞、林巧稚等一批杰出的医学人才,20 世纪 40 年代初北京协和医院即已享誉海内外。

新中国成立后,政府于 1951 年接办北京协和医院。"新协和"在党和政府的亲切关怀下,在爱国主义旗帜的鼓舞下,聚集了一大批热爱祖国、献身医学事业、技术精湛的医学人才,为新中国的卫生事业,为保障人民健康、为培养优秀的医学人才和护理人才,不断追赶世界医学科学技术前沿、缩短我国与发达国家在医疗卫生领域的差距做出了巨大的贡献,被人们称为"中国医学家的殿堂"。

北京协和医院有如此的辉煌,与医院的优良传统是紧密不可分割的。医院一贯以管理严格

著称,在各项工作中体现一个"严"字。协和精神中的"严谨、求精"就是这个传统的体现。

1991年,在医院建院70周年召开的"协和精神研讨会"上,一位老院长在发言中讲道:"北京协和医院之所以能够紧跟时代的步伐并走在时代的前列,重要保障之一,就是医院有常抓不懈的'三基'和'三严'这个传统。所谓'三基'就是基础理论、基本知识、基本技能。'三严'就是严肃的态度、严格的要求、严密的方法。协和之所以是协和,就是因为它的基本功过硬,基本功扎实。协和医院在各项工作中,严肃的态度,严格的要求,严密的方法闻名于世。如果丢掉了这些,也就不成其为协和了。"

几代协和人都是追求着协和的这个传统走过来的。在北京协和医院,高标准、严要求是自觉的。

协和的老前辈们为现代协和人做出了榜样,张之南教授回忆说,她的尊师张孝骞老教授在讲课或查房时,会突然眼睛一闭,不做声响,那是在选择最恰当的表达方式,甚至是在推敲一个恰当的用词,这体现着他的严谨态度。刘士豪教授20世纪30年代的一份病历中连续记录着对患者24小时的每次尿液的详细检查,这样认真的结果使他最后做出了正确的诊断。多少年来,协和医院的病历书写在卫生部、北京市卫生系统的评比中总是名列前茅,那是因为一级教一级,手把手的教,反复书写锻炼出来的,是经过严格的正规训练得来的。一位老教授回忆:当年我做实习大夫、住院大夫的时候,上级大夫对我写的病历有严格的要求,就连用词是否恰当,数字是否写的清楚,署名签字是否能够辨认,样样都不放过。到了我做老师的时候,我对学生以及下级大夫强调说,必须永远记住,病历是写给别人看的,而不是自己的笔记。必须让别人看的准确、明了、舒服。又过了几年,我又听到我的学生对他的学生说:"病历是科学的记录,不是杂货铺的流水账。"这就是协和好的传统、好的作风,协和就是通过这样的严格训练,言传身教,一代又一代的将传统传递下去的。协和人中的佼佼者张孝骞、林巧稚、曾宪九、方圻等,他们之所以能够博得人民的信赖和尊敬,一是忠于科学事业的精神,二是忠于人民的奉献精神。他们对患者认真负责,对技术精益求精。在多年的工作中,别人未能诊断的疑难病症,他们能诊断、能治疗。被人拒绝手术的患者,在他们高超的手术后又获得新生。他们凭的是硬功夫、真本事。他们丰富的临床经验是一点一滴积累的结果,高超的医术是一招一式磨炼出来的。工作不用心、不勤奋,真本领不会从天而降。在北京协和医院,每天晚上,很多办公室、实验室的灯光都是通明的。在已故孙成孚教授的文章中提到:在协和,临床医师没有8小时工作的概念。张孝骞教授在几十年的医疗生涯中时时"如履薄冰、如临深渊"的态度,对待每一个就诊者那一箱子记满患者病情的小卡片的字里行间,我们看到了他的崇高的负责精神这种对待工作的态度使得他放弃了很多休息时间,不懈地寻找解决患者顽疾的治疗方案。林巧稚教授"我永远是一名值班医师"的话语,让她少睡了多少本该香甜的觉。在无数个深夜里,她赶到产房,经过她的努力和辛勤劳动,使难产的孕妇母子平安。方圻教授一句对下级大夫的嘱托"患者有情况,请随时叫我",使他不知失去了多少本该与家人共进晚餐和团聚的时间。为了一个农村的孩子,方圻教授三天三夜没有回家,孩子得救了,他却累倒在医院楼道的床垫子上睡着了。这些老协和人的榜样,激励着后来的协和人。年轻的医师和护士们,在家里也是依偎在父母身边的孩子,但是,到了工作岗位,他们就是战士,他们因为是"白衣天使",他们就要恪守天使的誓言。多少次当患者需要的时候,他们勇敢、无私、不图回报地伸出自己的臂膀,献出他们的鲜血。这就是协和的传统,这就是奉献。又有多少协和人在祖国需要的时候,响应党的号召,参加医疗队去支援西藏、青海、新疆,奔赴水灾、地震的现场。

好的医院有好的传统,好的传统是医院文化的底蕴,是医院精神的基石。在挖掘医院文化,探讨医院精神的过程中，他们发现医院传统的重要和宝贵，医院典型人物在产生医院精神建设中的巨大分量。

北京协和医院从 1990 年开始，在全院员工中探讨医院精神。经过全院员工上下酝酿和讨论，召开了多次不同层次人员的座谈会，最后大家一致认定把"严谨、求精、勤奋、奉献"八个字作为"协和精神"。

1991 年，北京协和医院建院 70 周年之际，召开了第一次"协和精神"研讨会。在会上，方圻、董炳琨、张乃峥、黄人健、罗慰慈等 13 位德高望重的老教授、老护士、老工人、老领导、老技术人员发言，分别讲述了他们对协和精神的认识，使广大员工对"协和精神"有了更加明确和深刻的认知。为此，医院将这些讲话进行整理编辑成书，发给全体员工，以后又继续不断地发给新员工，让新的协和人了解和认知协和精神。

为了继续弘扬"协和精神"，1991 年以来先后"我是协和人"演讲比赛，通过这些广泛的群众活动，使几代协和人对"协和精神"不断地再认识、不断得到强化，最终达到认知并落实到每一个员工的行动。

1996 年，在北京协和医院建院 75 周年之际，江泽民总书记为医院题写了"严谨、求精、勤奋、奉献"八个字的协和精神，这更使全体协和人受到巨大的鼓舞和鞭策。他们将总书记的题词编印在纪念画册中，发给每一名员工，还将协和精神八个字置于医院的大门口，让员工每天都能看到。

要继承和发扬医院精神，就要不断在员工中进行灌输和强化教育 2002 年医院又将协和精神八个字以及服务理念印制成小卡片发给每一名员工，包括在医院的研究生、实习生、进修生，要求大家将这个小卡片随身带在身上，使之随时鞭策协和人的行动。医院还将协和精神八个字非常醒目地在院内的两个大会场和员工食堂做成宣传墙。

经过 10 多年的不断灌输和教育，每一名协和员工都知晓医院精神、认同医院精神，医院精神是全体协和人的行为准则。在为追求医院精神而努力工作的同时，也感到一份自豪和骄傲。就连到医院的患者都知道协和精神，他们在给医院的来信中也赞扬协和精神、协和人。这就使医院精神的继承和弘扬为医院文化建设注入了生命力。

（张衍伟）

第六节　医院文化管理中面临的新挑战

一、新时代、新挑战

新媒介环境的复杂多元。新媒介环境不仅是一种传播现象，更是海量信息及多元信息对医护员工、社会人群的认知冲击，使得人们再不能简单地接受或信服单一文化。与此同时，新媒介环境带来了新的分众化传播模式，使得信息渠道更趋单一、固化，缺乏与外部环境的对流和互通，使得一些偶发个案在媒介空间爆料，严重影响社会公众对医疗行业的认知，同时从业者也深陷其中不能理性认知，直接影响了医患信任和行业信心。

员工价值观的去中心化。随着社会转型的冲击，特别是过去的几十年中医疗市场化这一逐利导向的驱使，使得不少医护人员的价值观去中心化，甚至在一定程度上发生了扭曲。近年来，虽然在国家层面、行业层面已有较大程度的纠正,但仍存在于一些领域、一些地区、一些群体中。加之,当下鼓励社会办医、组建医师集团、推行自由执业等新规的推出,使得有些医务人员思想多元、价值观分化,不再是围绕院长灌输的单一的价值认知,也不是仅围绕本院工作主体去思考和实践。可见,价值观去中心化的态势仍在发展。

医院文化载体的日新月异。文化管理必定需要相应的文化载体,但原先固有的医院文化载体如橱窗、院报、网站、宣传手册等传统载体已经受到严重的挑战,存在传播半径小、传播形式单一、传播内容传统、传播效果不理想等现实问题,转型还是舍弃正成为医院管理者面临的一种抉择。微博、微信、头条、直播等自媒体平台强势崛起,成为医院对外形象传播的重要载体,甚至超越成为第一载体,医院已经不再是单纯的生产新闻或文化产品,还拥有了属于自己的传播平台和传播渠道。

二、文化管理者务必与时俱进、提升理念

面对新的社会形势和新媒介环境的挑战,文化管理者要通过理念的更新来指导文化实践,确保文化管理的落地,文化品质的提升。

首先,要从"宣传"向"传播"这一理念延伸。"宣传"是一种单向的灌输模式,效果差且不易被员工和公众接受,而"传播"则为互动的信息传递,在互动中形成信息的供需平衡、观点的碰撞共鸣。

其次,要从原来的"主导"向"引导"转变。医院管理者在以往的文化建设中常常表现为强势的灌输,主导方向、主导观点、主导结果,常常引发逆反情绪,形成价值观屏障,为此更倾向于医院管理者用"引导"的方式,先入耳,然后才能入脑。

最后,在文化建设的效果认知中,医院管理者应该从最初的"魔弹论"的效果论向"求同存异"的成效转变,不能苛求完全的声音一致、步调一致、观点一致,应该正视多元社会形式表达的多样性和观点碰撞的合理性,应该用更包容的姿态去对待文化建设的成果,在百花齐放、百家争鸣获得很多的共识和趋同。

(张衍伟)

第三章 临床教学管理

第一节 临床教学机构与职能

医疗卫生服务直接关系人民身体健康,医学生作为未来医疗卫生事业的核心力量,对其理论知识、技能操作、临床思维和人文素养的培育具有重要意义。临床教学管理是保障医学教育质量的重要环节和必要手段,临床教学管理直接影响着临床教学质量、医学人才培养水平。

伴随着医学人才培养模式的不断改革,现代临床教学管理的内涵持续更新,夯实高校附属医院医学人才培养主阵地,健全临床教学机构及其职能、明确临床教学管理职责、建立专业化管理运作的临床技能中心、优化临床教学基地建设、提升临床教学管理者综合素质、建立现代化临床教学质量保障体系,将人才培养质量纳入临床教学基地绩效考核的重要内容、稳定教学管理队伍、优化临床教学资源配置,是培养高素质临床医学人才的重要保障。在现代临床教学管理中须不断改革实践与探索创新,努力培养仁心仁术的医学人才。

2020年,国务院办公厅发布《关于加快医学教育创新发展的指导意见》(国办发〔2020〕34号),指出医学教育是卫生健康事业发展的重要基石,但培养质量亟待提高,其中改进措施之一是需要夯实高校附属医院医学人才培养主阵地。因此,加强教学基地建设,形成科学的教学组织结构体系、发挥各级部门的教学职能是提升临床教学质量的重要保障。

一、附属医院、教学医院和实习医院

为建设并管理好各种临床教学基地,教育部发布《普通高等医学教育临床教学基地管理暂行规定》,将临床教学基地分附属医院、教学医院和实习医院三种类型,并明确承担一定教学任务是各级各类医疗单位的职责和应尽的义务。近年来,高校附属医院建设和管理中出现的一些新的突出问题,2021年教育部、国家卫生健康委和国家中医药管理局联合发布《关于开展高校附属医院专项治理整顿工作的通知》(教高〔2021〕26号),进一步加强和规范高校附属医院等临床教学基地建设和管理,提升医学人才培养质量。

（一）附属医院

1.直属和非直属附属医院

附属医院可分为直属附属医院和非直属附属医院。直属附属是医院主要负责人的任免权或党组织关系在高校的医院,对外名称即大学附属医院,学校和医院是上下级关系,须承担主要教学工作,一般直属附属医院,是医学院下面一个二级学院。非直属附属是高校与医院医教研协同关系,其原有领导体制及经费渠道不改变的医院,即名义附属,对外保留原有医院名称,可括号备注大学附属医院,学校和医院是伙伴关系,可承担部分教学工作。

2.附属医院

附属医院是医学院的组成部分,与医学院有隶属关系,包括承担临床全程教学(理论教学、临床见习、毕业实习)的附属综合医院和承担临床部分教学的附属专科医院。按全国医院分级标准,本科院校的附属医院应达到三级甲等水平,专科学校的附属医院应达到二级甲等以上水平,而且对床位数、医师学历、高级职称占比、教学环境和教学建筑面积等有相应的要求。附属医院病床总数应不低于在校学生人数与病床数 1∶0.5 的比例,附属医院的医疗卫生编制按病床数与职工 1∶1.7 的比例配给。学校按教职工与学生 1∶6～1∶7 的比例配置附属医院教学编制,附属医院应保证对教学病种的需要,内、外、妇、儿各病房(区)应设 2～4 张教学病床,专门收治教学需要病种患者;在不影响危重患者住院治疗的前提下,尽可能调整病房中的病种,多收一些适合教学的患者住院治疗。

除纳入国家区域医疗中心建设试点的附属医院外,原则上不能跨省设立附属医院,原则上一家医院只能被认定为一所本科高校的附属医院。

（二）教学医院

教学医院是指经卫生和教育行政部门备案的,与高等医学院校建立稳定教学协作关系的地方、部门、工矿、部队所属的综合医院或专科医院,承担高等医学院校的部分临床理论教学、临床见习、临床实习和毕业实习任务。按照全国医院分级标准,教学医院应达到三级医院水平,综合性教学医院应有 500 张以上病床(中医院应有 300 张以上病床),内、外、妇、儿各科室设置齐全,并有能适应教学需要的医技科室。专科性教学医院应具备适应教学需要的床位、设备和相应的医技科室。医院有一支较强的兼职教师队伍,有满足教学需要的、医德医风良好、学术水平较高的学科带头人和一定数量的技术骨干,包括承担临床课理论教学任务的具有相当于讲师以上水平的人员,直接指导临床见习的总住院医师或主治医师以上人员,直接指导毕业实习的住院医师以上人员;具备必要的教室、阅鉴室、图书资料、食宿等教学和生活条件。

（三）实习医院

实习医院是学生临床见习、临床实习、毕业实习和接受医药卫生国情教育的重要基地。实习医院是经学校与医院商定,与高等医学院校建立稳定教学协作关系的地方、部门、工矿、部队所属的医院,承担高等医学院校的部分学生临床见习、临床实习和毕业实习任务。实习医院由学校分别向学校主管部门和医院主管部门备案。综合性实习医院一般应内、外、妇、儿各科设置齐全,并有能适应各种实习需要的医技科室。专科性实习医院要具备满足学生实习所必需的床位、设备和相应的医技科室。有一支较强的卫生技术队伍,有一定数量的适应教学需要的技术骨干,能保证直接指导毕业实习的住院医师以上人员。进修医师不宜承担临床带教任务。具备必要的图书资料、食宿等教学和学生生活条件。

二、临床教学组织建设与教学管理

附属医院一般应实行系、院合一的管理体制。临床医学系(院)的主任(院长)、副主任(副院长)应兼任附属医院的院长、副院长,并由学校任命。附属医院应设有专门的教学管理处、室,并配备足够数量的专职教学管理干部;医学院校的临床各科及医技各科教研室应设置在附属医院内,各教研室主任兼任临床科室或医技科室主任。

目前大部分附属医院承担着在校教育(本专科)、毕业后教育(住院医师培训和研究生教育)和继续医学教育,一般设立三级管理组织结构,以保证教育教学的顺利实施。三级管理组织结构包括院级教育委员会、教育处/教学部/教务部和临床教研室(专科教学组)。医院教育委员会由医院院长、书记、主管教学工作副院长、主管科研工作副院长、相关职能部门领导和临床专家组成。教育委员会的职责是对医院医学教育中的重大事项进行研讨和决策、负责制定学院的教育教学规划,督导检查学院的教育教学工作的完成情况,等等。教育处/教学部/教务部是医院教育教学工作的常设机构,负责各项工作的组织与管理。临床教研室(专科教学组)为各临床科室,临床科室主任或科护士长为该教研室主任,实行教研室主任负责制,负责临床教育教学工作的具体实施。

非高等医学院校直接领导的附属医院,教学机构的设置、教学管理、职称评定等参照附属医院领导与管理的有关规定执行。各类医院,必须坚持教书育人,培养学生具有良好的医德医风;坚持理论联系实际,重视医疗卫生的预防观念和群体观念教育,确保教学质量;执行国家有关部门工作要求,加强领导,不断提高医疗、护理水平;医院中承担教学的医务人员应在品德修养、医德医风、钻研业务、尊重同道、团结协作诸方面做学生的表率;附属医院直属于高等医学院校领导与管理,完成教学任务,同时接受卫生行政部门的医疗卫生方面的业务指导;附属医院可根据教学情况,为具有各级医疗卫生职称的人员评定或报请相应的教学职称;教学医院和实习医院应把教学工作列入医院人员考核的重要内容;医院的收入,应有一定比例用于教学及教学管理人员的教学补贴。

三、临床教学组织框架与职能

(一)临床教学组织框架结构

临床教学管理组织一般为医院(学院)教育委员会、教育处/教学部/教务部、教研室(专科教学组)三级管理体制,医院党政一把手作为教学工作第一负责人,具体领导工作由教学院长实施,教研室设主任和教学主任,主任为第一教学工作负责人,教学主任具体管理教学工作。

(二)临床教学机构职能

1.医院教育委员会

教育委员会是教育教学管理的院级最高机构,认真贯彻执行党的教育方针,负责学院教育教学的整体发展,负责制定学院的教育教学规划;指导和协调医院各职能部门参与完成教育教学相关的工作;下设临床教学督导委员会,负责督导检查学院的教育教学工作的完成情况;主管教学的副院长负责主持日常教学工作,其办事机构是医院教育处/教学部/教务部。教育委员会每年召开1~2次全体委员工作会议,当遇到重大问题或需要做出重大决策时由教育委员会主任和副主任决定召开临时会议。

2.医院教学培训督导委员会

医院教学培训督导委员会受学院教育委员会的领导。临床教学培训督导委员会由教学副院长、教育处/教学部/教务部的处长/部长、督导专家、教研室主任、教学干事、教学管理人员组成。临床教学培训督导委员会主任由主管教学的副院长担任,副组长由教育处/教学部/教务部的处长/部长担任,办事机构设在医院教育处/教学部/教务部。临床教学培训督导委员会下设行政督导小组和专家督导小组,行政督导小组由教学院长、教育处/教学部/教务部的处长/部长、各层次教学主管副处长/副部长、教学管理人员组成;专家督导小组由督导专家、教学干事以及教学管理人员组成。

教学培训督导委员会负责监督、检查、评估,以及指导各教研室/专业基地、临床教师教学情况,监督教学培训运行环节管理、教学培训质量管理、为医院教学培训管理谏言献策。教学培训督导委员会每年定期召开会议,对学院教育委员会、教育处/教学部/教务部及教研室三级教学组织机构针对教学管理、教学建设提出意见,形成督导计划和总结,对各临床教学培训运行环节加以监督;列席、参与教研室/专业基地及教育处/教学部/教务部的有关教学会议(含教学工作座谈会)及教学活动。督导工作包括理论授课、见实习和住院医师培训相关教学活动、临床实践工作、考试考核等,具体内容涉及考勤、教学活动的规范性、教学效果、存在的问题等。必要时对继续教育和其他相关教学培训考核活动进行督导。督导工作可以督导小组集体或督导员独立进行。督导检查结果应及时反馈到相关的教研室和教师本人,必要时上报教育处/教学部/教务部和主管院长。督导记录(包括督导内容、存在问题、意见建议等)及时上报。教育处/教学部/教务部把督导检查情况纳入教研室教学工作评估和教学管理干部年度考核内容中,并进行一定范围内公示。督导结果也作为临床教师职称晋升、评优、选拔或导师招生资格的重要内容。

3.教育处/教学部/教务部

教育处/教学部/教务部是医院负责教育教学工作的常设机构,是在学院院长和教学副院长直接领导下的职能部门,承担着本专科生教学、研究生教育、住院医师培训、继续医学教育的组织与管理工作,负责完成各层次医学人才教育教学任务。具体职责包括全面贯彻执行党的教育方针政策及学校教育行政部门的指示和规定,制定并完善学院的各项教育教学规章制度;制定学院的年度教学工作计划,落实、督导检查教学计划的实施情况,维护正常的教学秩序,保证教学计划的执行;负责临床教研室、教学团队、研究生学位授权点、住院医师培训基地、继续教育基地及临床技能培训中心建设;持续师资队伍建设,负责组织临床教师的选聘、申报教学职称的资格审定及优秀教师的评选、奖励;负责教学质量监督,组织对各项教育教学工作督导、检查、评估,保证教育教学质量;组织各层次的课程建设、教材编写工作;推进学院的教学改革研究工作,组织教学课题的申报及管理,组织教学成果的申报,鼓励临床教师撰写教学论文;负责学生德育教育工作,坚持以立德树人为根本,以理想信念教育为核心,建设一支素质过硬的德育工作队伍,做好学生的思想政治工作,及时解决学生中出现的重大问题;负责毕业生的就业指导和毕业教育工作;负责教学经费的管理和使用,审批教学设备及教学图书资料的购置;负责教学环境的建设、使用以及管理;等等。

4.教研室

凡承担相关教育教学任务的科室设立为教研室,教研室主任由科主任担任,教研室副主任或教学主任由科室副主任担任,负责教学工作的具体实施。教研室可设教学干事或教学秘书协助教研室主任或教学主任工作,但应酌情减轻临床工作量。教研室下设多个病区的应该在各病区设置教学小组,病区主任为病区教学主任,并配有病区教学秘书。对于内科、外科、妇产科、儿科教研室,因教学任务较多,可设脱产教学干事,专职从事教学管理与实施。

教研室根据学校临床教学计划和教学大纲要求,开展教学活动和评估检查;教研室要加强师资队伍培养和教学的基本建设,提高教学水平,在教学整个过程中贯穿教书育人的宗旨。教研室主任作为教研室工作责任人,加强教书育人和全员教学的意识,以身作则,做好教学管理工作;注重教研室建设、研究生学位授权点建设和住院医师培训基地建设,制定中、青年师资培养计划,挑选品德高尚、业务精湛、教学基本功扎实的教师任教,保证教学质量;合理安排教师的医疗、教学和科研工作,授课教师应相对固定,认真审查授课教师的教案;定期检查教学计划落实情况和带教教师教学情况;召开教研室工作会议,讨论教学工作和解决工作中存在的问题;组织教研室集体备课和试讲;定期听课,组织或参加教学查房、小讲课、病例讨论、实践带教、示范性教学、临床技能考核等教学活动;组织或参加学生、住院医师出科考核或课程考试工作;负责本教研室优秀教师的评选工作;负责制定每学年教育教学工作计划,总结教研室教学工作;组织开展教学研究、撰写教学论文或经验交流;负责年度继续教育计划、承办继续教育认可项目以及督促检查本科室继续教育工作情况;等等。

教研室根据教学任务量设置一名教学干事或教学秘书,或者根据不同层级教学任务设置多名,主要协助教研室主任落实教学计划,制定本教研室课程表和教学进度表,做好教学准备工作,落实教学任务通知、准备辅导材料和电教设备等;组织并参加各种教学活动,包括教学检查和评估,了解教学中存在的问题,收集师、生双方面的意见;协助教研室主任组织出科考试;及时登记和分析成绩;整理保管教学档案(文件、计划、教案、考卷等),不断完善教具(课件、录像、录音、图片、模型等);撰写年度教学工作总结和计划;负责安排本基地住院医师的轮转、小讲课、教学查房和病例讨论等教学活动;协助科室主任完成继续医学教育工作,传染病防治知识培训;等等。

(郑晓静)

第二节 临床教学管理职责

管理职责是业务流程中重要的组成部分,是职务与责任相匹配的重要体现。临床教学管理职责主要为实现临床教学目标,在教学组织中,相应的管理工作岗位的工作范围、所必须承担的工作任务和工作责任。责权利相统一,管理职责才能发挥出更大的作用。

一、管理职责的内涵与外延

管理是指一定组织中的管理者,通过实施计划、组织、领导、协调、控制等职能来协调他人的活动,使别人同自己一起实现既定目标的活动过程,是人类各种组织活动中最普通和最重要的一种活动。组织,是指这样一个社会实体,它具有明确的目标导向和精心设计的结构与有意识协调的活动系统,同时又同外部环境保持密切的联系。职责,是职务上应尽的责任,工作岗位上必须承担的工作范围、工作任务和工作责任。临床教学管理职责可以定义为为实现临床教学目标,在教学组织中,相应的管理工作岗位的工作范围、所必须承担的工作任务和工作责任。高等教育是教育的重要组成部分,大学是高等教育的重要组织机构,医科大学同时承载着培养医学专业人才的行业任务,临床教学主要依托附属医院实现医学人才在临床阶段的培养。

党的十八大报告指出,要"坚持教育为社会主义现代化建设服务、为人民服务,把立德树人作为教育的根本任务,全面实施素质教育,培养德智体美全面发展的社会主义建设者和接班人,努力办好人民满意的教育"。在中共中央关于制定国民经济和社会发展第十四个五年规划和二零三五年远景目标的建议中提出要建设高质量的教育体系。全面贯彻党的教育方针,坚持立德树人,加强师德师风建设,培养德智体美劳全面发展的社会主义建设者和接班人,提高高等教育质量,分类建设一流大学和一流学科,加快培养理工农医类专业紧缺人才。全面推进健康中国建设,把保障人民健康放在优先发展的战略位置。国务院办公厅在《关于加快医学教育创新发展的指导意见》(国办发〔2020〕34号)文件中指出医学教育是卫生健康事业发展的重要基石。为加快医学教育创新发展,提出了总体要求。以习近平新时代中国特色社会主义思想为指导,全面贯彻党的十九大和十九届二中、三中、四中全会精神,按照党中央、国务院决策部署,落实立德树人根本任务,把医学教育摆在关系教育和卫生健康事业优先发展的重要地位,立足基本国情,以服务需求为导向,以新医科建设为抓手,着力创新体制机制,分类培养研究型、复合型和应用型人才,全面提高人才培养质量,为推进健康中国建设、保障人民健康提供强有力的人才保障。提出四项基本原则。一是以新理念谋划医学发展。将医学发展理念从疾病诊疗提升拓展为预防、诊疗和康养,加快以疾病治疗为中心向以健康促进为中心转变,服务生命全周期、健康全过程。二是以新定位推进医学教育发展。以"大国计、大民生、大学科、大专业"的新定位推进医学教育改革创新发展,服务健康中国建设和教育强国建设。三是以新内涵强化医学生培养。加强救死扶伤的道术、心中有爱的仁术、知识扎实的学术、本领过硬的技术、方法科学的艺术的教育,培养医德高尚、医术精湛的人民健康守护者。四是以新医科统领医学教育创新。优化学科专业结构,体现"大健康"理念和新科技革命内涵,对现有专业建设提出理念内容、方法技术、标准评价的新要求,建设一批新的医学相关专业,强力推进医科与多学科深度交叉融合。到2025年,医学教育学科专业结构更加优化,管理体制机制更加科学高效;医科与多学科深度交叉融合、高水平的医学人才培养体系基本建立,培养质量进一步提升;医学人才使用激励机制更加健全。到2030年,建成具有中国特色、更高水平的医学人才培养体系,医学科研创新能力显著提高,服务卫生健康事业的能力显著增强。

学校作为一个教育组织,教育性更突出更专业。学校是培养人才的专门机构,学校是一种具体化了的社会组织。学校是由政府主导和控制的事业性机构。学校教育承担着道德教育、身心健康教育、能力培养、智力开发、素质提升等职能。学校是意识形态教育的主要场所。学校承担着文化普及和提高国民素质的职能。学校为适龄青少年提供系统的知识学习和全面的能力培养。学校是师生联合生活的场所,通过将各自分散、孤立的青少年集中起来,为他们提供了一个进行相互交往的场所,从而为学生的充分社会化提供了良好的环境。学校文化承担着个体的精神陶冶职能。大学究竟应当承担什么样的职能?高等教育界的共识是人才培养、科学研究和社会服务。对于这个观点,有些笔者还持不同意见,认为同时例举会削弱人才培养的重要性,应该强化大学人才培养的根本职能。钱伟长认为教学与科研并重。教学是培养人才的基础路径,科研是支撑教育的关键内涵。没有科研的教学枯燥乏味,没有新意,远离教学的科研失去了育人属性、没有教育的价值。在高校,育人是第一职能,教学是育人的主渠道,科研是育人重要途径,科研支撑教学育人,教学巩固科研地位。从西方尤其是美国的发展历史看,依托大学,由教育中心演变为科研中心,校企合作,推动成果转化,形成产业集群是社会创新发展的方向和动力。高校人才培养、科学研究和社会服务三位是一体的,立德树人是高校的根本任务,仁心仁术是医学院校的培养目标,实现目标是管理人员的职责所在。

二、管理职责的分类

管理职责由管理目标和组织结构决定,在管理目标上可按教学要素和管理环节进行分类,在组织结构上可按内容进行横向和按层级进行纵向分类。

(一)按教学要素划分

教学是由若干要素组成的一个有机系统。各要素按其职责发挥自身作用,又要相互作用、彼此联系,形成一个有机有序的整体。教学包括哪些要素?有多种观点,比较有代表性的有三要素说、四要素说、五要素说、六要素说、七要素说和三三构成说。按要素落实职责,便是相应的职责要素。

三要素说认为教学是由教师、学生和教学内容三个基本要素构成。四要素说认为教学是由教师、学生、内容和方法四个基本要素构成。五要素说认为教学是由教师、学生、内容、方法和媒体五个基本要素构成。六要素说认为教学是由教师、学生、内容、方法、媒体和目标六个基本要素构成。七要素说认为教学是由教师、学生、目的、课程、方法、环境和反馈七个基本要素构成。三三构成说则认为教学由三个构成要素和三个影响要素整合而成,三个构成要素是指学生、教师和内容,三个影响要素是指目的、方法和环境。学生、教师和内容是各种学说的共同认可的部分。对学生要立德树人,对教师要抓师德师风,对内容要推进医学教育创新。

1.学生

学生是教学活动中的学习者,既是教育对象,又是教学活动的主体。作为培养对象,学生的职责是必须接受教学的计划安排,并要达到相应的培养要求和规格;学生作为管理对象,必须遵守教学的各项规定。作为教学活动的主体,学生也要主动参与教学过程,发挥其主动性和积极性,实现自身的价值。

2.教师

教师是教学活动的主要负责人,也是特殊的专业技术人员。是"学校中传递人类科学文化知识和技能,进而进行思想品德教育,把受教育者培养成一定社会需要的人才的专业人员"。其职责简而言之,教书育人。古语有云:"师者,所以传道授业解惑也"。其对培养医学生而言,既要教授训练其掌握专门的医学知识和技能,更要培养职业道德,做有仁心仁术的医学人才。

《新时代高校教育职业十项准则》是对教师职责的宏观提炼和高度概括。在坚定政治方向、自觉爱国守法、传播优秀文化、潜心教书育人、关心爱护学生、坚持言行雅正、遵守学术规范、秉持公平诚信、坚守廉洁自律、积极奉献社会等十个方面提出了全面的更高的要求,有助于落实立德树人根本任务,进一步增强教师的责任感、使命感、荣誉感,规范职业行为,明确师德底线,引导广大教师努力成为有理想信念、有道德情操、有扎实学识、有仁爱之心的好老师,着力培养德智体美劳全面发展的社会主义建设者和接班人。各学校管理部门在这个基础上,制定相应更加细致的管理规范,明确其管理职责。

3.内容

教育内容是课程与教学系统得以存在和运行的要素之一。它是指"经过选择而纳入教育活动过程的知识、技能、行为规范、价值观念、世界观等文化总体"。普通教育与专业教育都是教育的重要内容,人文主义教育与科学主义教育是教育内容的重要组成部分。德育、智育和体育都是其所包含的部分。开发课程与教育资源,编著教材、制作课件,建设丰富的线上线下资源等都是有关教育内容的重要职责。

（二）按管理环节划分

管理是一个精益过程，通过科学的管理环节，实现目标的可持续改进。目前通用的管理工具为 PDCA 或 PDSA，以管理上的闭环和反馈性的调节为其特点，经过演绎和改进，已经广泛应用于各个领域，在教学领域也有其思想的体现。质量是管理的核心，抓好质量管理，是教学管理职责的必然要求。质量管理通常由规划、实施和评价三个阶段组成，这三个阶段可以循环往复，达到可持续改进的目的，保证管理目标的有效实现。

1.教学规划

教学规划包括教师在内的教学工作者制订教学计划的过程。制定人才培养方案，制定教学计划，进行专业建设和课程建设，出台教学指导性文件及教学管理文件，制定教学改革方案等管理职责都是在教学规划环节上的具体表现。

2.教学实施

教学实施是将规划阶段的方案、计划进行实现的过程。实施是规划的实现，是规划的结果，保证实施过程是规划目标实现的关键。教学的运行管理，师资的培训管理，学生的学籍管理等管理职责都是在教学实施环节上的具体体现。

3.教学评价

教学评价是对规划、实施过程及其结果的考核和评估，用于提出改进建议，促进整改，也用于压力管理，保证教学全过程的质量管理。常以教学督导、检查、评估等管理职责体现。评价也可以包含在规划和实施等各个环节中，成为其环节中的一部分。

三、按横向结构划分

根据终身教育思想，美国医学会提出"医学教育连续统一体"，基础医学教育、毕业后医学教育和继续医学教育是三个性质不同又相互连接的阶段。基础医学教育指院校教育，主要包括研究生、本科和专科学历教育。毕业后医学教育是专业化教育，是指医学生从医学院校毕业以后，接受专业化的规范化培训。目前毕业后医学教育主要指住院医师规范化培训，国家下发《关于建立住院医师规范化培训制度的指导意见》正式拉开我国建立住院医师规范化培训制度的序幕。继续医学教育通常是指大学毕业后的再教育，是院校教育的延续和补充。继续医学教育是终身教育的重要组成部分，也是教育的最高级别阶段。医学院校承担了终身教育全阶段的培养任务，设立相应的本科教育部门、研究生教育部门和毕业后医学教育与继续医学教育部门，履行相应职责。

（一）本科教育职责

（1）制定普通教育本科的教学指导性文件及教学管理文件。

（2）制定普通教育本科教学改革方案。

（3）普通教育本科教学运行管理。

（4）普通教育本科专业建设。

（5）普通教育本科课程建设。

（6）普通教育本科学籍管理。

（7）普通教育本科考试及成绩管理。

（8）普通教育本科学历、学位授予与认证。

（9）普通教育本科实习。

（10）师资培训及学科建设。

（二）研究生教育职责

（1）制定学校的教育教学计划。

（2）制定研究生管理各项规章制度，并组织实施。

（3）研究生导师遴选、岗前培训和年度考核。

（4）制定并实施研究生培养方案。

（5）研究生招生工作。

（6）组织制定研究生课程大纲。

（7）研究生论文撰写、毕业答辩及学位申请等相关管理工作。

（三）毕业后医学教育与继续医学教育职责

（1）负责组织落实国家、省有关毕业后医学教育的政策、法规、制度。

（2）提出学校毕业后医学教育的改革和发展规划，制定毕业后医学教育的规章制度和实施办法。

（3）负责毕业后医学教育的管理和监督，组织评估和检查。

（4）负责组织编写毕业后医学教育的教学材料。

（5）负责毕业后医学教育的有关经费管理、核算与发放。

（6）负责组织开展毕业后医学教育的学术研究与工作交流。

（7）组织申报国家级、省级继续医学教育项目，受理全校申报校级继续医学教育项目、非学历教育培训项目，组织专家评审，负责项目审批。

四、按纵向结构划分

学校教学通常实行校、院二级管理，学校统筹指导，各附属医院（临床医学院简称"学院"）自主投入、自主教学和自主管理。这里学院的工作职责仅讨论具有隶属关系的附属医院，非隶属关系的教学医院和实习医院按约定的职责承担相应的义务。学校教学管理部门是教务处、研究生院和继续教育学院，对学院教学部门进行业务指导，各学院是学校下属的教学行政管理部门。学院设主管教学副院长，对学院的教学工作及教学人员负有领导和管理责任。学院下设教务部（科）、继续教育部（科）、研究生部（科）和学生科等，落实和推进学校下达的教学工作和教学改革任务。根据教学的实际需要，各学院下设若干教研室，主要职责是学校和学院下达的教学、学科建设、人才培养、教学改革等工作任务。同时根据住院医师规范化培训的管理要求，设立相应的培训基地和专业基地，履行基地建设、住院医师培养的相应职责。除教学行政管理部门外，学院还通常设立医院教育委员会（或学院教学指导委员会）和教学培训督导委员会等组织履行相关职责。

学院在学校宏观管理和统一的教学标准下，完成学校下达的教学任务，自主开展教师遴选、教学评比、教学检查等，保证教学质量。各学院教学管理自成体系，下设职能科室和部门，负责临床教学各环节和学生政治思想、生活全方位、全过程管理，强化教学管理职能和学生管理职能。教学是学院和教研室（科室）的中心工作，培养人才是医学院校建立附属医院的根本目的。

（一）学术、学位及教学指导委员会

学校设立学术委员会、学位评定委员会、教学指导委员会，负责审议科学研究、人才培养方案和学位授予等重大事项。

学校学术委员会是校内最高学术机构，主要审议学科建设发展规划、科技工作规划，学术机构、学科专业设置,讨论学校科技工作的重要决策,教学科研、人才培养的评价标准,学术道德规范,各项奖励、奖项评定,人才引进,教学科研经费的安排及分配使用,对涉及重要学术问题的事项进行论证和咨询。学校学位评定委员会负责全校的学位授予工作。学校教学指导委员会负责组织研究制订办学宗旨和人才培养方案,进行专业论证、课程改革等事项。

(二)医学院校与教学管理部门领导

学校实行党委领导下的校长负责制,设副校长协助校长分管本科教学工作。副校长贯彻落实学校教学工作决议,负责课程计划、教育资源调配、专业建设、教学质量监控、教学运行管理、实验教学管理、临床实践教学基地建设、教材建设、教学质量工程建设、教学改革、教学研究等教学管理工作。各学院院长作为学院教学工作的第一责任人,明确人才培养的中心地位,处理好医教研三者之间的关系。负责教学基本建设和领导主管教学副院长工作。各学院主管教学副院长领导学院教学管理部门和教研室贯彻执行学校有关教学文件、教学安排、教学改革等,有计划开展教学活动,协调学院内教学资源。

1.学校职责

发挥医学教育、医学科研和医疗服务中心重要职能,培养高层次医学人才,产出高水平医学科研成果,提供高质量卫生与健康服务。遵循医学教育规律,精心设计培养方案,深化教育教学改革,不断完善医学人才培养体系。坚持以本科教育为根本,注重为毕业后教育和继续职业发展奠定坚实的基础;坚持以临床能力为重点,注重培养学生解决临床问题的能力;坚持以批判性思维和创新能力为核心,注重培养学生的职业精神、科学态度和终身学习的能力;坚持高水平教学和高质量人才培养,明确教育教学的基本原则;落实立德树人的根本任务,培养德智体美劳全面发展的社会主义建设者和接班人;深化医学教育综合改革,加强内涵建设,合理配置办学资源,保持规模、结构、质量、效益协调发展;提高人才培养质量;建设高水平教师队伍、高水平科研队伍、高水平医疗队伍。

2.学院职责

本科教育教务、考务管理、教学科研管理、实践教学研究、教师培养、技能培训、教学基地建设、综合管理;本科及研究生教育学生管理、思想政治教育;学生生活配套设施管理;研究生教育教学管理、导师管理;住院医师规范化培训、专科医师规范化培训及继续医学教育管理。

3.教研室及工作人员职责

教研室是在学院领导下,按学科门类或课程科目建立的基层教学组织。由教研室主任负责组织全体人员开展教学、医疗、科研、学科建设、师资培训等项工作。教研室内设教研室主任、教研室副主任、教学秘书、教辅等岗位。

(1)教研室主任职责:在院长的领导下,坚持党的教育方针,认真贯彻以教学为中心的指导思想,主持教研室全面工作;负责起草教学有关文件和材料,每学期向全教研室报告工作,并向学院提交工作总结、工作计划;认真贯彻落实学校和学院下达的各项教学、医疗、科研任务;制定学科发展建设规划、师资队伍建设计划、人才培养规划等,并组织实施;对教师、研究人员、实验技术人员进行业务培养和考核,并对其使用、晋级、奖惩提出建议;组织教学法活动,组织审定教案,开展观摩教学、教评等工作,确定教学改革的内容,对教研室教学过程进行质量评估;负责组织学生成绩考评、命题、评卷、试题分析和成绩分析等;组织编写、遴选教学相关指导类资料,如制订教学大纲、选择或编写教材、实验指导、教学指导、毕业实习大纲等;负责教学档案、教具管理及建设工作;完成教学人员工作鉴定、奖惩、推优等工作;负责教学、培训及其他有关经费的使用和管理。

（2）教研室副主任职责：在教研室主任领导下具体分管教研室教学、学科建设、师资培训等的组织与管理，协助主任完成教研室各项具体工作；协助起草教学有关文件和材料；认真贯彻落实学校和学院（部）下达的各项教学任务；协助制定、落实本学科的学科建设规划、师资队伍建设计划、人才培养规划等；对教师进行业务培养和考核，并对其使用、晋级、奖惩提出建议；参与教学法活动、各教学环节的管理与质量检测、质量评价、教学反馈等；组织全体教师参与教学改革及教学研究工作；参与组织各类考试并保障考试各环节完成的质量；协助组织编写、遴选教学相关指导类资料，如制订教学大纲，选择或编写教材、实验指导、教学指导、毕业实习大纲等；加强教研室教学建设及档案管理工作；协助完成教学人员工作鉴定、奖惩、推优等工作。

（3）教学秘书职责：在教研室主任领导下，负责教研室的日常工作；根据教学任务，合理安排教学工作，如理论授课、临床见习、毕业实习，研究生、住院医师、进修人员轮转，各轨道教学考核等；配合教师完成好每一项教学任务；深入教学现场及时了解教师、课堂、实验室及实习教学情况，向主任汇报，协助解决，监督落实；组织教师出题、阅卷及监考；根据教研室决定，落实各类计划、方案；协助组织教学法活动；承担教研室的实验室、示教室、教学仪器设备的使用、管理及维修维护工作；整理教学档案，教学资料及学科建设档案，做好归档和保存工作；完成主任及上级教学管理部门交办的其他工作。

（4）教辅职责：配合教研室秘书完成以上各项工作；没有教研室秘书的教研室须完成教研室秘书各项工作职责。

（郑晓静）

第三节 临床技能培训中心建设

随着人们对医学模拟教育重要性的认识和医学模拟技术设备的不断发展，为了更好地培养各类医学人才，建立专业化管理运作的临床技能中心成为医学模拟教育的发展趋势。国外大多对此类中心称为医学模拟中心，国内则多数称之为临床技能培训中心。临床技能培训中心一般备有基础解剖模型、局部功能性训练模型、计算机辅助模型、虚拟培训系统、生理驱动型模拟系统由低到高的五种类型的模拟设备。

伴随医学模拟技术的快速发展和医学人才培养模式的变化，医学模拟教育在各类医学人才培养中的重要作用日益凸显。为了更好地培养医学人才，我国许多临床医学院/住院医师规范化培训基地都筹建了或拟筹建临床技能培训中心或医学模拟中心（以下简称"临床技能中心"），但如何科学地建设和运营这些中心，使其在医学人才培养中发挥更好的作用，就是临床技能中心的主要职责。要想达到这个目标，临床技能中心的建设标准及运营管理都是要不断完善的。

一、临床技能中心职责

临床技能培训中心的主要职责是医学人才培养。全球医学教育的七项标准"医学职业价值、态度、行为和伦理""医学科学基础知识""交流与沟通技能""临床技能""群体健康和医疗卫生系统""信息管理""批判性思维"，这些基本要求在技能中心通过模型练习或者是模拟系统都可以得到提高。临床技能中心医学人才的培养是通过教学培训和考核认证的形式完成，教学培训与考核的人员包括各专业的本科生、研究生、住院医师、进修医师、在职人员,还包括其他一些社会人员。患者的自我保护意识的不断增强,医患矛盾的不断出现,越来越多的医学培养项目不适宜在临床中实现,这些项目包括有创项目、急诊急救项目等,但是这些项目又是临床医师必须掌握的,所以更多的项目转向在临床技能中心去完成。

随着公共事业管理的不断完善,临床技能中心的不断普及,临床技能中心不但要完成医学人才的培养,公益培训的职责也必将不断体现明显。临床技能中心的公益培训职责是指以临床技能中心为载体,由有医学专业知识的人员对特定人群进行特定项目的培训,织就更完善急救网。《中华人民共和国基本医疗卫生与健康促进法》已于 2020 年 6 月 1 日起实施。第二十七条,国家建立健全院前急救体系,为急危重症患者提供及时、规范、有效的急救服务。卫生健康主管部门、红十字会等有关部门、组织应当积极开展急救培训,普及急救知识,鼓励医疗卫生人员、经过急救培训的人员积极参与公共场所急救服务。公共场所应当按照规定配备必要的急救设备、设施。这部法律的颁布一定程度上会推动临床技能中心的社会职能的发展。

二、临床技能中心建设标准

临床技能中心的建设目前尚没有统一标准。2017 年,由中国医师协会毕业后医学模拟教育专家委员会、中国医药教育协会医学模拟教育专业委员会共同组织国内医学模拟教育专家成立医学模拟中心建设标准专家组,制定了我国的医学模拟中心建设标准专家共识。

该标准的制定综合考量了医学模拟教育的国际经验、国内现状和需求,参考了国际医学模拟协会《2016 年医学模拟中心认证标准》、欧洲医学模拟协会《2017 年 SESAM 模拟教学机构认证标准》和教育部和卫生部(现卫健委)关于印发《本科医学教育标准——临床医学专业(试行)》的通知(教高〔2008〕9 号),以及国家卫生计生委(现卫健委)办公厅关于印发住院医师规范化培训基地认定标准(试行)和住院医师规范化培训内容与标准(试行)的通知(国卫办科教发〔2014〕48 号)的相关内容,结合了我国医学模拟教育的发展现状。同时,也注意到我国不同地区之间的差异,在遵循医学教育基本规律的前提下,未提出过多细节的规定,为各医学模拟中心的特色留下充分发展的空间。

本标准适用于应用医学模拟技术开展医学人才培养和培训的部门或机构。标准涉及 9 个领域,包括 32 条基本要求、39 条发展要求和 13 条注释。基本要求为中心应该达到的基本标准。发展要求为目前国际所倡导的医学模拟中心的较高标准,体现了医学模拟教育发展的方向,为广大中心的建设和未来发展提供参考和借鉴。

三、临床技能中心运行管理

临床技能中心建设完成后,需要频繁投入使用才能实现其价值,所以如何运营临床技能中心,就显得非常重要了。技能中心的日常管理目的就是使其在医学人才培养中发挥更好的作用,促进医学人才培养质量的提升并保障医疗安全。

临床技能中心运行管理主要是对四个主要要素的管理,也就是人员管理、项目管理、资金管理、设备管理。

临床技能中心的人员分为专兼职培训教师和管理及其他人员。临床技能中心人员运行管理可以参照企业的关键绩效指标考核法,指标的选择可以考虑以下几方面:一是考核对象的主要工作领域,并能客观反映工作质量;二是指标应为考核对象所能控制,受考核人的工作质量影响;三是尽可能地使用证明指标实现情况的客观数据,主观判断的指标轻易不选取;最后是指标数量不宜过多,只选取关键绩效指标,也就是说非关键的指标无须纳入绩效考核中来。临床技能中心人员的考核指标包括工作态度、教学时数、任务完成情况;兼职培训教师的管理考核包括教学时数、授课质量、学生评价、教学实践的总结与研究、参与教学改革情况。中心管理人员及其他人员的考核内容,主要是常规工作事项的完成情况,以及难以预测的异常情况的及时解决能力。

临床技能中心的项目考核主要考核项目数量、质量和项目进展情况;临床技能中心的项目包括课程建设项目和中心教师的承担课题项目。临床技能中心的课程项目建设分为临床基本技能训练课程、系统综合技能训练课程、基于临床情境的模拟训练课程。这三种课程是医学人才的三个递进层次,临床基本技能训练课程主要针对本科生,系统综合技能训练课程面向研究生、规培生,进修医师与中级以上人员应进行基于临床情境的模拟训练课程训练;中心教师承担的课题项目是指关于临床技能中心的建设发展、课程规划、授课方式、教材编排的一切相关的教学研究课题。

临床技能中心资金管理的内容包括资金来源、资金使用;临床技能中心资金多数是来源于财政专项补助经费、科研项目经费、医院自筹、捐赠项目经费。财政专项补助经费多是临床技能中心筹备建设时政府的一次性拨款用于临床技能中心的基本建设;临床技能中心的平时运营多是依靠医院自筹资金,包括房屋维修、水电支出、设备升级、产品维护、人员开支。多数技能中心的科研经费与捐赠项目经费只占总经费的很少一部分。

"工欲善其事,必先利其器",设备管理是临床技能中心顺利持久运营的必要保证。设备管理是对设备全过程的管理,包括早期设备的选择、设备如何正确使用、设备的定期维护与修理及设备更新改造升级的管理工作。这些都是设备的技术管理,设备的经济管理也是很重要的。这两方面管理的综合和统一,才能将临床技能中心的设备管理完好,偏重于任何一个层面的管理都不是现代设备管理的最终要求。对设备的全过程进行的科学管理,必须通过一系列的技术、经济、组织措施,即设备从产生到使用到销毁整个过程的管理。这个过程是指设备在正式使用前的一系列管理工作,设备在选型购置时,应进行充分的交流、调研、比较、招标和选型;设备使用时考虑加强技术经济论证,充分考虑售后技术支持和运行维护,选用综合效率高的技术装备;设备报废时如何处置销毁。

要保证临床技能中心的良好运行除了以上四个主要因素外,还需要以下一些条件。临床技能中心要相对独立,有明确独立的组织结构,可以隶属某个职能部门,但是人员、经费、物资、设备等有自主处置权。其运行还需要一些基本的规章制度的保障,包括临床技能中心主任职责、实验室安全管理规定、临床技能中心消毒制度、临床技能中心预约开放管理制度、临床技能中心指导教师守则、临床技能中心学员管理制度、教学质量控制与质量检查制度、临床技能中心档案管理制度、临床技能中心教师管理规定、临床技能中心设备管理办法等一些相关的管理制度。

(郑晓静)

第四节 临床教学基地建设

临床教学基地是实施临床教育计划的主要教学场所,其教学意识、师资力量、教学条件、教学环境和教学管理水平对于实现医学人才培养目标具有十分重要的意义。尽管长期以来各高等医学院校为加强临床教学基地建设进行了不懈的努力与探索，但教学资源紧张、教学意识不足、教学设施设备匮乏等问题仍广泛存在，强化临床教学基地的教学主体职能，夯实临床教学基地的内涵建设，不断优化临床教学基地的建设是当前临床教学管理者持续长久的任务。

一、临床教学基地内涵与重要性

(一)临床教学基地

临床教学基地是指医学院校的附属医院以及与举办医学教育的院校建立教学合作关系、承担教学任务的医疗机构，包括附属医院(含直属附属医院、非直属附属医院)、教学医院、实习医院和社区卫生服务机构等。临床教学基地的设置必须符合教育、卫生行政部门的有关规定，必须有足够数量的具有执业医师资格的临床带教教师。临床教学基地负责组织医学生的临床教学实践活动，为实施临床教学实践活动和完成教学任务提供必要的条件，维护临床教学实践过程中相关参与者的合法权益。

(二)临床教学基地的重要性

基于终身教育理念，医学教育三阶段的教育模式已在全球普遍形成，即院校教育、毕业后医学教育和继续医学教育。在三阶段医学教育的全过程中，临床教学对于培养合格医学人才至关重要，而临床教学基地是承担临床教学任务的重要载体，直接关系到临床教学能否达成教学目标，直接影响到医学人才培养的质量。加强高等医学院校教学基地建设是医学教育向内涵发展的需要。医学教育与临床教学基地的可持续发展相辅相成，共同促进医学教育的发展和医疗卫生服务质量的提高，对于医学教育和医疗事业的持续发展具有重要价值与意义。

临床教学基地中，附属医院是高等医学院校的直接组成部分，承担临床教学是其基本任务之一。附属医院的设置、规模、结构及其工作水平，是对高等医学院校进行条件评估的重要依据之一。国务院办公厅印发的《关于加快医学教育创新发展的指导意见》(国办发〔2020〕34号)中明确指出，夯实高校附属医院医学人才培养主阵地，教育、卫生健康、中医药部门要医教协同加强和规范高校附属医院管理，抓紧制定完善高校附属医院等临床教学基地标准，将人才培养质量纳入临床教学基地绩效考核和卫生专业技术人员医疗卫生职称晋升评价的重要内容。强化附属医院临床教学主体职能，增加对附属医院教学工作的经费投入。高校附属医院要健全临床教学组织机构、稳定教学管理队伍，围绕人才培养整合优化临床科室设置，设立专门的教学门诊和教学病床，着力推进医学生早临床、多临床、反复临床。

临床教学基地除附属医院以外，还包括教学医院、实习医院和社区卫生实践基地。教学医院必须符合下列条件：有省级政府部门认可作为医学院校临床教学基地的资质；学校和医院双方有书面协议；有能力、有责任承担包括临床理论课、见习和实习在内的全程临床教学任务；有完善的临床教学规章制度、教学组织机构和教学团队等。实习医院是经高等医学院校与医院商定，分别向学校主管部门和医院主管部门备案，与高等医学院校建立稳定教学协作关系的地方、部门、工矿、部队所属的医院，承担高等医学院校的部分学生临床见习、临床实习和毕业实习任务，是学生临床见习、临床实习、毕业实习和接受医药卫生国情教育的重要基地。

二、临床教学设施与环境建设

医学教育临床实践包括医学生的临床见习、临床实习、毕业实习等临床教学实践活动，临床教学基地负责组织医学生的临床教学实践活动,其设置必须符合教育、卫生行政部门的有关规定,各临床教学基地应加强师资、教学经费、教学设施设备和教学环境等的投入,为实施临床教学实践活动和完成教学任务提供良好的教学条件,保障医学生培养质量。

附属医院应具有设置齐全的医疗医技科室,病床总数应不低于在校学生人数与病床数1:0.5的比例,综合性附属医院应有 500 张以上病床(中医院应有 300 张以上病床),科室设置齐全,其中内、外(中医含骨伤科)、妇、儿病床占病床总数的 70% 以上。口腔专科医院应有 80 张以上病床和 100 台以上牙科治疗椅。应具有适应教学需要的师资。具有必要的临床教学环境和教学建筑面积。按全国医院分级标准,本科院校的附属医院应达到三级甲等水平,专科学校的附属医院应达到二级甲等以上水平。附属医院应保证教学病种的需要,内、外、妇、儿应设教学门诊与教学病床,专门收治教学需要病种患者;在不影响危重患者住院治疗的前提下,尽可能调整病房中的病种,多收适合教学的患者住院治疗。应为住院医师规范化培训基地,有对应管理的社区卫生服务中心。

教学医院应具备适应教学需要的病床,内、外、妇、儿各科室设置齐全,并有能适应教学需要的医技科室、教学床位、教学设备和必要的教室、阅览室、图书资料、食宿等教学和生活条件。教学医院应具有较强的兼职教师队伍。按照全国医院分级标准,教学医院应达到三级医院水平。教学医院的教师应能胜任临床课程讲授、指导实习、进行教学查房、修改学生书写的病历、组织病案讨论、考核等工作,并能结合临床教学开展教学方法和医学教育研究。

根据国家教育委员会、卫生行政部门、国家中医药管理局联合颁布的《普通高等医学院校临床教学基地管理暂行规定》的要求,附属医院、教学医院、实习医院应具备必要的临床教学设施与环境,含教学诊室、教室、示教室、阅览室、学生值班室、学生宿舍、学生食堂等教学和生活条件。根据《本科医学教育标准——临床医学专业(试行)》的要求,医学院校必须有足够的基础设施供师生教学活动使用,对基础设施定期进行更新及添加,基础设施包括各类教室及多媒体设备、小组讨论(学习)室、基础实验室和实验设备、临床示教室、教学考核设施、图书馆、信息技术设施和因特网接入、文体活动场所、学生公寓等。近年来,随着医学人才培养模式的变化,专业化管理运作的临床技能中心成为医学模拟教育的发展趋势,在临床教学中也发挥着更加显著的作用。

除教学设施与环境建设外,临床教学基地必须坚持教书育人,培养学生具有良好的医德医风;坚持理论联系实际,重视医疗卫生的预防观念和群体观念教育,确保教学质量。各类教学基地承担教学的医务人员应在品德修养、医德医风、钻研业务、尊重同道、团结协作诸方面做学生的表率。

三、临床教学基地评估标准

(一)临床教学基地面临形势

1.学生规模扩大,教学资源紧张,临床教学基地扩增

由于高等教育扩招和学医热潮的缘故,高等医学院校招生规模大,同时住院医师规范化培训、研究生、专科生的教学工作加剧了临床医学教学资源的相对匮乏。为解决临床教学资源不足的问题,高等医学院校通过加快临床教学基地规模扩张的步伐,不断增加临床教学基地数量以解决日益增长的临床教学需求同资源配置不足之间的矛盾,但各临床教学基地的教学水平良莠不齐。

2.不同类别的临床教学基地存在差别

作为医学院校的临床教学基地,教学工作是中心工作。而作为独立运行的医疗机构,医疗工

作则是主要任务,如何平衡两者之间的关系对临床教学基地的发展至关重要。一般来说,附属医院更加重视临床教学工作,其教学意识更强,教学投入更多,教学设备更加先进齐全。

3.缺乏健全的、规范的、科学的临床教学基地管理机构、规章制度及教学质量评价体系

健全的临床教学基地管理机构是临床教学管理和质量控制的基础,规范的教学规章制度是核心、科学的教学质量评价体系是关键。根据文献研究结果显示,当前我国临床教学基地或多或少存在教学管理机构不健全、规章制度不完备、教学质量评价标准不合理等问题。

4.临床教学基地教学管理人员专业化程度有待提高

临床教学基地管理人员较多为兼职医务人员或仅具有医学背景的技术人才,缺乏专业的教育教学管理经验,对教育教学管理工作投入不足,导致对临床实习学生管理缺位、不到位现象时有发生。

(二)临床教学基地评估的意义

习近平总书记强调要把人民健康放在优先发展的战略地位。高等医学院校肩负着时代重任,应主动顺应时代发展和医学教育发展的新要求,发挥临床教学基地的教学资源优势,提高教学质量,更好地服务于医学教育。研究建立临床教学基地教学质量评估指标体系,定期开展临床教学基地教学质量评估,形成有组织、有制度保障的教学质量监控机制,是医学院校临床教学质量保障的重要环节。

《国务院办公厅关于深化医教协同进一步推进医学教育改革与发展的意见》(国办发〔2017〕63号)指出,加强医学院校临床教学基地建设,制订完善各类临床教学基地标准和准入制度,严格临床教学基地认定审核和动态管理,依托高校附属医院建设一批国家临床教学培训示范中心,在本科生临床实践教学、研究生培养、住院医师规范化培训及临床带教师资培训等方面发挥示范辐射作用。高校要把附属医院教学建设纳入学校发展整体规划,明确附属医院临床教学主体职能,将教学作为附属医院考核评估的重要内容;高校附属医院要把医学人才培养作为重大使命,处理好医疗、教学和科研工作的关系,健全教学组织机构,加大教学投入,围绕人才培养优化临床科室设置,加强临床学科建设,落实教育教学任务。

通过临床教学基地评估,其目的在于了解临床教学基地的发展状况和教学质量状况,推动临床教学基地提升教学意识,不断加大教学投入、改善教学条件、规范教学管理、提高教学质量,形成学校和临床教学基地共同保障教学质量的良性循环,有利于全面提升基地临床教师教学能力和水平,进一步深化医教协同育人机制。

(三)临床教学基地评估标准

1.临床教学基地评估标准的构建原则

(1)目的性原则:指标的选取应遵从评价目的,体现被评价对象的内在本质属性,不遗漏与评价目的密切相关的关键指标,避免关系不大或无关的内容。过于复杂的指标会给临床教学基地造成较大负担,从而影响其日常教学工作,这样的评价活动很难长期坚持。

(2)全面性原则:又称系统性原则,指评价指标应尽可能涵盖各方面因素,既能够基本反映出临床教学基地开展临床教学工作的全貌,又能从教学效果、教学条件、师资建设、教学管理等不同角度体现临床教学基地的优缺点,同时保证指标条目层次分明且内容清晰。

(3)科学性原则:评价指标的制定应以临床医学本科实践教育理论和管理理论为指导,充分体现我国的教育方针,遵循教育教学客观规律,符合人才培养目标,能够全面、客观、真实地反映临床教学基地基本教学条件、教学管理和教学质量状态、水平及教学效果。

（4）导向性原则：评价指标应在充分理解临床教学质量影响要素、贯彻临床医学专业人才培养目标的基础上进行构建，应在相当程度上指引临床教学基地、临床教师的努力方向，对教学工作起着较强的引导、影响和导向作用。

（5）分类指导的原则：指标的建立要充分考虑到附属医院、教学医院、实习医院的实际情况，不能一概而论，要突出特色、突出分类指导、分类引导的思想。

（6）易操作性原则：指标体系和评价方法应充分体现简单易操作的特点，降低评价活动的难度，减少评价专家的工作量。

2.常用临床教学基地评估标准

针对教学基地的教学质量以及遴选标准的问题，国家出台了《普通高等医学院校临床教学基地管理暂行规定》，规定中对临床教学基地的划分和遴选标准做了说明，但目前尚没有统一细化的实施办法，因此根据不同专业培养计划对教学基地评估标准进行细化非常必要。

临床教学基地评估体系是一个动态的管理体系，各高校对临床教学基地的评估标准也有所侧重于不同，上海交通大学医学院（原上海第二医科大学）曾组织了全国 39 所高等医学院校协作研究设计了《高等医学院校本专科临床教学工作评价指标体系》，结合医学毕业生全球基本质量要求提出了临床教学基地教育质量保障指南，涉及宗旨与目标（建设定位、工作目标）、临床教育计划（临床课程设置、教学模式构建、课程计划实施、职业发展教育）、学生学力考核（学力评定体系、考核管理培训、结果分析反馈）、学习支持服务（接受学生、支持服务、学生代表）、教师（师资聘任政策、教学人才培养）、教育资源（教育经费、基础设施、教学床位、社区基地）、教育评价（教学质量评价体系、评价结果反馈应用、毕业质量跟踪调查）、科学研究（教学科研关系、教师科研状态、学生科研指导）、管理与行政（管理体制、主管领导、教职人员、社会互动）、改革与发展（教学改革、持续发展）等 10 个领域及 30 个亚领域，制定了明确的质量准则、特定内涵的注释，与临床教学运行的客观规律和实际基本一致，该指南分为基本标准和发展标准，既强调了临床教学基地的基本准入门槛，又体现了临床教学基地各自教学特色与持续改进的发展要求。

2021 年，教育部临床医学专业指导委员会、临床实践教学指导分委员会牵头论证设计《普通高等医学教育临床教学基地评估指标体系（初稿）》，该评估指标以《普通高等医学教育临床教学基地管理暂行规定》和《中国本科医学教育标准——临床医学专业（2016 版）》为主要依据，内容覆盖设置教学地位（教学定位、规划、建设、文化）、教学管理（领导重视、教学机构人员、规章制度、课程教材、学生管理、质量监控）、师资队伍（结构与资质、队伍建设）、教学条件（科室与学科、医院设施、经费投入）、教学实施（理论与见习、临床实习）、教学效果（专业教育、思想素质教育）、教学改革与科研（教学改革、教学科研）等教学基地临床教学工作全方位与全过程。

医学院校在实际操作中，应通过借鉴本科教学工作审核评估和临床医学专业认证过程中取得的经验，参考国内相关医学院校对临床教学基地开展评估的指标体系设置，将最新的教育理念和评估要求融入临床教学基地评估指标中，建立一套适合校情、良性循环的评估机制，将教育评估的先进理念、科学方法及良好做法贯彻到临床基地教学全过程，实现教学评估的常态化，以期达到教学质量同质化。

（四）临床教学基地评估程序

常用的临床教学基地评估实施程序包括基地申请和提交自评报告、专家评鉴自评报告和现场考察、撰写认证报告和发布结论。

1.基地申请

由基地提出评估申请,评估领导小组接到申请后做好评估安排,提前通知基地评估时间、评估依据及评估形式等。

2.基地自评

临床教学基地解读评估标准,对照评估标准撰写自评报告并提交给专家组。

3.专家考察

受聘的评估专家必须经过专业培训,深刻理解指标内涵与评估目的,一般为资深临床医学教学人员、教育管理与研究人员及医药卫生管理人员。评估专家应提前对临床教学基地自评报告进行评鉴,确定需要实地了解的问题,然后根据需要安排现场考察。现场考察是教学条件、教学状态和教学效果,考察方式主要有听取现场自评汇报、抽查理论大课或临床实践教学活动、开展临床专题教学检查、召开各类座谈会、走访有关部门或单位、学生技能测试、参观教学场所和教学设施、查阅资料等。

4.评估报告

网评或现场考察结束后,评估专家在集体讨论的基础上撰写评估报告,评估报告应指出未达标指标并提出整改建议。

(郑晓静)

第五节　临床教学管理者

近年来,随着社会经济的发展和人民生活质量的提高,医学教育事业也得到了高度重视与蓬勃发展。2020 年 9 月 17 日,国务院办公厅印发《关于加快医学教育创新发展的指导意见》,指出要进一步优化医学学科专业结构,建立科学高效的管理体制机制,以促进医学学科的交叉融合与人才培养的质量提高,更好地服务于健康中国战略和医药卫生事业。在医学教育改革的不断推进中,高等医学院校的临床教学管理工作迎来了全新挑战,开启了新的篇章。

临床教学管理,就是遵循特定的人才培养准则与临床教学目标,以科学的教育理论和管理方法为指引,充分发挥临床教学管理人员的工作积极性和能动性,针对不同层次、不同类型和不同阶段的临床教学工作进行统筹规划与协调安排,从而使临床教学中的各项资源得到合理计划、组织、领导和调控的行为。临床教学管理人员主要包括临床教学基地的书记、院长和分管副院长,下至教学管理各科室主任和科员、教辅,以及教研室主任、教学副主任和教学秘书等。根据人本管理理论,临床教学管理人员作为日常教学活动中的管理主体,其综合素质的高低直接决定了管理水平的优劣。换而言之,临床教学管理的水平,就是管理人员素质的间接体现。只有不断提高临床教学管理人员的综合素质,才能使医院管理水平、教学质量和服务能力得到提升。

一、临床教学管理人员的队伍建设现状

作为临床教学活动的计划者、组织者、领导者和调控者,与临床教师的师资力量相比,临床教学管理人员的队伍建设相对滞后,在发展过程中主要面临以下问题。

(一)整体学历层次相对较低

一直以来,多数医院秉持着以患者为中心的理念,高度重视医疗、教学和科研等相关方面的发展建设与人才引进。为了提高医疗水平、改善师资结构并抢占科研高地,多数医院制定了优渥的人才引进政策,大幅增强了本院的师资力量。临床教师的人才梯队建设日益得到重视,其学历结构已经得到了极大改善。在多数医院中,具有博士学位的临床教师数量逐年增长,其所占比重也越来越大,高层级临床教师的数量得到补充。但是,在临床教学管理者的人才梯队中,其整体学历层次相对较低。学历层次代表了一个人的知识储备,是其学习能力和文化涵养的间接体现。学历层次相对较低,不仅意味着知识储备的不足,更限制了其视野拓展与自我提升,降低了临床教学管理工作的科学性与有效性。

(二)现代教育管理人才缺乏

出于对人才培养工作的重视,各临床教学基地都加大了人力、财力、物力、信息、技术及时间等资源的投入,着力于临床教学基地基础设施的建设、发展、更新和完善,并将师资团队的业务素质和学科带头人的学术造诣放在优先发展的战略地位。然而,目前临床教学管理者多为临床兼职人员,专职的中层临床教学管理人员数量较少。各临床教学基地为临床、教学和科研等方面出众的教师提供了便利条件,积极选拔医术精湛、教学经验丰富且科研能力强的临床教师担任中层干部,部分学历高、科研能力强且思维敏锐的临床教师逐渐走向管理岗位。但这些集临床、教学、科研和管理数职于一身的双肩挑干部在工作时,往往以临床、教学和科研等方面的任务为主,对现代管理方法和管理理论等缺乏系统全面的学习和掌握,在管理工作中投入的时间和精力较少。同时,专职临床教学管理人员整体学历层次不高,知识储备较少且缺乏系统的现代教育管理理论的学习。

(三)部分人员综合素养偏低

随着大数据时代的到来,临床教学活动中经常需要借助一些现代化的多媒体设备和技术手段,这就需要教学管理人员具备一定的操作能力和计算机知识。此外,部分临床教学基地承接有国际合作办学、临床技能操作比赛与师生交流等项目,管理人员需要具备一定的外语语言能力,才能更好地胜任临床教学管理工作。而实际上从事基层临床教学管理工作的人员,多为转岗、人才配偶或职工子弟等。他们不仅难以掌握并熟练运用现代化的多媒体设备和技术,其外语语言能力也不容乐观,个人综合素养偏低,难以胜任基本的临床教学管理工作。在这些因素的综合作用下,临床教学管理工作的质量提升受到严重制约,在一定程度上影响了临床教学基地的管理效能与创新能力,间接对临床教学基地的发展和人才培养质量的跃迁造成阻碍。

二、临床教学管理人员的队伍建设影响因素

(一)"重教学,轻管理"思潮严重

在我国高等院校的发展过程中,普遍弥漫着"重教学,轻管理"的思想氛围。部分医院对临床教学管理工作的重要性认识不足,认为教师和学生才是临床教学活动的主体。而临床教学管理人员作为辅助者,其主要职能就是为临床教学活动提供服务。甚至会有人认为只有那些授课经验较少、科研能力不足的人员才会去从事管理工作。此外,随着我国高等医学院校招生规模的进一步扩增,临床教学管理人员承担的管理任务也愈加繁重。而在日常临床教学活动和临床教学基地的发展过程中,临床教学管理人员的工作较少得到重视和支持。长此以往,也会降低临床教学管理人员的职业认同,增加他们职业倦怠感,加快其职业高原的到达。对临床教学基地的教学

管理质量提升造成直接影响。

(二)教育管理能力培养不足

临床教学管理人员能力提升需要系统培训和交流学习。目前几乎没有针对临床教学管理人员的系统培训课程,只能通过会议交流和聘请教学管理专家讲座等形式学习,以期达到更新理念和提高临床教学管理知识及能力的目的。由于日常临床教学管理工作的琐碎繁杂,临床教学管理人员几乎没有时间、精力和机会走出去,来锻炼提高自己的管理水平。从中层临床教学管理者到基层临床教学管理者,都缺乏集思想政治素养、教育学知识、临床专业知识及管理业务水平于一身的现代教育管理人才。除了临床教学管理者本身应做到深入教学一线、认真执行各项工作制度、增强团队协作意识、勤思考多动脑这些基本素养之外,还要加强国家教育政策解读、现代教育技术发展、现代医学发展现状、教育心理学、教学组织形式、临床教学范式、现代临床教学途径与方法、考核评价方法、教学研究等方面知识的系统学习,切实提高临床教学管理能力,能够为临床教学改革与顶层设计谏言献策。临床教学管理的专业化和精细化发展,亟须培养一批具备高水平教育管理能力的人才来充实教学管理队伍。

(三)评价、考核与激励机制缺失

由于临床教学管理中评价、考核及激励等机制的缺失,个别高校临床教学管理人员存在思想理论素养不高、业务水平不精、创新能力不足等问题,自身综合水平与高水平大学的建设发展要求间出现错位甚至不相匹配的现象。在日常的临床教学活动中,临床教学管理人员各司其职,相互协作共同完成教学活动的计划、组织、领导和协调工作。然而,在工作的过程中,部分人员觉悟不够且工作缺乏激励,难免出现思想松懈的情况,给临床教学管理工作的整体推进带来阻碍。此外,在临床教学管理队伍中,由于评价和考核机制不健全,临床教学管理队伍人才流动性较差,容易造成管理队伍体制僵化的问题,制约了临床教学管理水平的提高。

三、临床教学管理人员所需的职业素养与岗位胜任能力

临床教学管理者要掌握现代教育管理的主要内容,主要包括临床教学活动中的教学目标、教学计划、教学过程和教学法规管理等内容。这既是临床教学管理中的核心环节,也是最基本的步骤。只有遵循现代教育理念和管理思想,紧紧围绕提高教学质量这一永恒主题,对教学活动和与其相关的人力、财力、物力、时间、技术、信息等资源进行合理有效的计划、组织、领导和调控,才能培养出综合素质高、五育并举的临床医学创新人才,临床教学才能在新形势下实现内涵式跨越发展。在医学教育改革的不断深化下,新时代对临床教学管理人员的队伍建设提出了新要求。临床教学管理人员只有不断增强自己的服务意识、服务观念和科学管理的能力,才能保证临床日常教学管理工作的有序高效运转。临床教学管理人员必须具备思想政治素养、职业道德素养、教育管理知识、组织管理能力、开拓创新能力和政策解读能力等职业素养和岗位胜任能力。

(一)良好的思想政治素养

对临床教学管理人员的思想政治素养进行培养,可以提高其个人思想层次,有助于其工作态度的端正,促使其更好地投入到临床教学管理工作中。临床教学管理人员作为临床教学工作的计划者、组织者、管理者和协调者,首先应充分了解、学习和掌握国家的有关教育方针政策,牢牢把握时代脉搏;其次,应时刻秉持以人为本、服务育人、管理育人、服务大局的教育理念,在实际工作中规范和约束自己的思想和行为,为教师和学生提供更好的支持与帮助;尤其重要的是,培养临床教学管理人员良好的思想政治素养对于促进临床教学管理工作以及良好教风、学风的形成

也有着直接的关系。

（二）高尚的职业道德素养

作为临床教学活动的管理者,临床教学管理人员应具备高尚的职业道德,对工作认真负责,廉洁奉公,充满责任感与服务意识。临床教学管理人员从事的是日常教学活动中的幕后工作,教学管理干部的工作价值难以直接体现。强烈的责任感与服务意识,是做好临床教学管理工作的必要前提和基本条件。譬如,教学计划、课程安排、学生考试、成绩分析及轮科实习管理等,每项具体工作涉及的基本数据数量庞大,如果没有较强的责任心,数据采集的准确性和效率性也就无从提起。此外,如果缺乏良好的服务意识作为工作准则,临床教学管理人员在工作中可能只是疲于应付。只有以服务教学为中心,以促进师生发展和人才培养为着力点,并努力提高自己的专业知识技能,才能促进临床教学管理工作质量的不断提高。

（三）系统的教育管理能力

临床教学管理工作要想顺利有序地推进,教学管理人员必须不断强化自身的教育管理能力,以使决策更加科学化和精确化。同时,教学管理者还要积极借鉴国内外现行有效的管理模式,并在实践中不断总结经验和教训,从而使自身的教育管理知识更加全面化、系统化和整体化。同时,临床教学管理人员还需不断获取组织行为学、心理学、社会学、管理学、人际关系学以及党政方针等方面的教育管理知识,以便增加其知识储备。此外,临床教学管理人员还需不断更新自身的教育管理知识结构体系。在改革浪潮中时刻关注社会的发展动向,掌握社会发展的潮流与趋势,然后将其引入教育管理工作中,力求做到临床教学管理工作的与时俱进。

（四）杰出的组织管理能力

在临床教学管理工作中任务琐碎繁多,如果临床教学管理人员没有杰出的组织管理能力,是无法在管理中做好沟通协调工作,也就不能达到教学管理质量整体提升的目的。同时,临床教学管理是教学基地各项管理事务中的核心环节,与各部门、科室、岗位乃至整个临床医疗系统之间均存在着某些特定联系。作为一名出色的临床教学管理人员,应具备良好的人际沟通与团队合作能力,充分发挥各部门、岗位、人员的功能和作用,对组织的人力、物力、财力、时间、信息和技术等资源进行合理有效的计划、组织、管理和调控。只有通过自身的组织管理能力使各项资源的效用得以有效发挥,才能为临床教学工作的管理提供支持与帮助。

（五）大胆的开拓创新能力

创新是引领发展的第一动力,经验主义运用在临床教学的实际管理工作中,是无法把握时代脉络、紧跟改革步伐的。临床教学基地的综合实力不仅表现为临床科研方面的探索创新,更于临床教学管理队伍的开拓创新能力中体现。安于现状,仅凭过去的陈旧思想观念来进行管理,临床教学水平永远不会得到提升。因此,临床教学也需要专家型的管理者,作为临床教学顶层设计的参与者,临床教学管理人员绝不能墨守成规,掌握临床教学规律的基础上,要密切结合临床教学工作实际,善于发现并解决临床教学和管理中所遇到的问题与困难。在临床教学管理实践中不断积累经验,大胆地开拓创新,以新思路、新理念、新方法适应日益现代化的临床教学管理工作。

（六）精准的政策解读能力

临床教学管理者主要服务于临床教学活动,应努力掌握临床医学人才培养规律,准确掌握临床教学政策和临床教学计划。在认真学习国家有关高等教育、医学教育和临床教学的文件精神的基础上,根据本单位实际情况,认真贯彻上级文件精神,并及时调整临床教学工作安排,紧跟国家高等医学教育改革步伐。高层次的临床教学管理者要在掌握思想政治素养、职业道德素养、教学管理能力、组织管理能力及开拓创新能力的基础上,应熟练掌握临床教学全过程的运行规律、临床医学知识的学习特点及医学人才的培养过程,洞悉学生学习动机和教师职业发展要求,与国家及学校的政策方针相结合。同时,临床教育管理者应在改革进程中积极开展教育教学研究,在上级的政策指引下,不断总结经验,促进临床教学质量的不断提升。

四、临床教学管理人员的能力提升路径

临床教学管理人员,是临床教学基地人才培养质量提升的核心力量,其素质优劣与整个基地的教学资源合理配置及有效使用密切相关。传统的临床教学管理人员使用及培养机制,重使用,轻培养,极大程度上影响并限制了临床教学管理人员职业素质和岗位胜任能力的提高。因此,各临床教学基地应积极创造有利条件,促进教学管理队伍的素质全面提升。首先,临床教学基地的有关负责人员在顶层设计上加强重视并及时更新管理理念;其次,临床教学基地应及时改善教学管理人员的队伍结构;再次,应加强临床教学管理的岗位培训;最重要的是,临床教学基地应建立健全考核评价与监督激励等用人机制,从而促进临床教学管理人员的职业发展和个人成长,实现临床教学管理工作的科学化、技术化和现代化,从根本上提高临床教学的管理效能。

(一)加强重视并及时更新管理理念

建设高素质的临床教学管理队伍,是提高临床教学质量的必要途径,更是坚持社会办学方针的重要保证,需要在顶层设计上加强重视并及时更新管理理念。临床教学管理是一项全面综合的管理,师资队伍与管理队伍犹如鸟之两翼、车之两轮。临床教学基地应该加强对临床教学管理工作的重视程度,将临床管理人员队伍建设与师资队伍建设放在同等重要的地位,为临床教学管理工作创设良好的环境。随着科技的发展和大数据时代的到来,社会的每个方面都在发生着日新月异的变化,加强人才培养质量是临床教学论的永恒主题。教育的现代化依赖于教育思想和教育管理的科学化与现代化。临床教学管理者应认真学习并深入贯彻国家有关文件精神,与国家政策和医学教育发展理念保持一致,不断更新教育管理理念。在工作中,以现代教育管理思想为指引,才能使临床教学管理适应新时代下科技化、信息化、学习化社会高速发展的需要。在临床教学管理理念上,要体现追求受教育者全面发展的素质教育思想,也要体现推动社会和知识经济发展的创新教育思想,更要体现临床教学基地从单一知识传递功能向文化传承、人才培养、科研创新、经济产业、社会政治等多元功能转化的思想。

(二)改善教学管理人员队伍结构

临床教学管理兼具行政管理和教育研究的双重职能。教学管理应该刚柔并济,既应包含刚性的行政管理理念,也要融入以人为本的柔性管理理念。临床教学管理干部需要具备一定的理论知识和管理才能,才能更好地胜任岗位工作。而实际上,临床教学管理人员的队伍中,其整体学历层次相对较低,且其日常工作琐碎繁忙,缺乏时间和精力对教学管理进行深入的改革探索和理论研究。而临床教学管理是一门科学,管理人才的选拔是提高临床教学管理质量的应有之义。因此,临床教学基地应选用具备一定教学管理经验和能力,且对临床教学管理工作充满热情和责任感的优秀人才,努力建设一支学历结构合理、综合素质优良、富有工作活力的高水平临床教学管理人才梯队。

(三)加强临床教学管理岗位培训

随着高校教育改革的纵深推进,临床教学管理干部不仅需要熟练地处理日常教学事务,还需要把握临床、教学和科研的前沿动态,努力提高自身的综合素养和现代管理能力,从而使自己成

为适应新时代竞争的临床教学管理工作者。临床教学基地应制订合理的教学管理人才梯队培养计划,建立并完善临床教学管理人员的培训制度。同时,也要为临床教学管理人员提供科研创新培训的机会,让他们在实践工作中对临床教学管理进行理论和实证方面的研究。此外,临床教学管理人员也要从自身出发,积极树立自主学习、终身学习的思想观念。努力掌握管理学、组织行为学、教育学、心理学、社会学、公共关系学及人际沟通、决策分析等方面的教育管理知识,以实现自我知识体系的迭代更新。在具体的实施过程中,临床教学基地在制定教学管理人员的培训计划时,首先应紧紧围绕教育教学改革和人才培养发展的需求,为每一个临床教学管理干部提供参加培训的机会;其次要不断提高临床教学管理岗位培训的质量,不断革新培训方法,适当拓宽培训途径,为临床教学管理人员的职业发展和个人成长提供保障与平台。

(四)推进临床教学管理纵深改革

高等医学教育属于精英教育,是一种多学科交叉融合的教育模式,更是医学教育连续统一体的中心环节。临床教学管理者应以三全育人理念为指引,坚持“全员、全过程、全方位”的育人原则,为临床教学活动提供多元主体参与、全过程规划布局、多环节共同促进的管理服务。同时,临床教学管理者应遵循临床医学教育的发展规律,以医学教育“三个回归”为价值遵循,从根本上促进临床教学管理的纵深改革。首先应回归人文,强调“育人为本、德育为先”的管理理念,更加重视医学人文精神的培育。在临床教学管理的过程中,强调兼具医学伦理的生命文化浸润和岗位胜任能力培养,充分调动临床教职工的工作热情,积极树立学生正确的学习动机。其次应回归“三基”,促进医学生基础理论、基本知识和基本技能的掌握。在教学管理中,以国家执业医师考试为目标导向,以《中国本科医学教育标准——临床医学专业(2016版)》为指引方针,对临床教学目标和内容进行调整、修改和完善,重视医学生职业行为、临床思维、人文精神、医患沟通以及医疗法规知识的学习。第三是回归临床,就是要将临床教育贯穿至医学人才的培养全过程,倡导医学生早临床、多临床并反复临床。在教学活动的组织安排中,强调情境式教学,积极探索理论与实际相融合的创新机制。

(五)建立健全考核评价与监督激励等用人机制

在传统的临床教学管理人员用人系统中,某些管理队伍存在着机制僵化、年龄老化、思想陈旧等弊端,实际管理工作难以实现开拓创新,不利于公平、公正、公开的竞争环境创设。考核评价是教学管理工作中不可或缺的核心环节,应加强对临床教学管理人员德、能、勤、绩、廉的综合考评,根据临床教学管理的工作实际建立胜任力评价模型,促使教学管理人员产生自主学习的动力和勇于创新的能力。同时,应建立并完善行之有效的监督激励机制,对于素质高、能力强的基层临床教学管理人员,应努力为其提供综合全面的培养,为其职业发展创造有利条件。而年龄偏大、综合能力已经无法胜任临床教学管理工作的人员,应及时对其进行合理的安排调度。只有这样,才能建立适应临床教学实际的管理和发展体系,实现管理模式的开放式螺旋上升和人才的合理配置、培养和使用。

临床教学管理作为临床教学活动的辅助活动和必要安排,对于临床教学活动的有序运行和人才培养质量的稳步提升具有不可或缺的作用。在未来,我们仍需在改革和实践中不断探索创新,做好临床教学的管理工作,更好地服务于国家战略、社会需要和人民关切。

(郑晓静)

第六节　临床教学质量保障

　　临床教学工作是医学院校的主旋律,提高临床教学质量是永恒的主题,临床教学工作的质量和水平决定了医学人才培养质量的高低。为实现培养目标,运用系统理论的概念和方法,把质量管理各个阶段、各个环节的职能组织起来,对人才培养活动实行体制化、结构化、持续化的监控,对教学过程进行评价和诊断,形成一个任务、职责、权限明确又互相协调、互相促进,能够保证和提高教学质量的、稳定的、有效的质量管理系统,在保证临床教学质量方面起到关键的作用。

一、临床教学质量保障定义与起源

　　教学质量在教育理论和教育实践过程中仍然是一个较为模糊的概念,不同的教育理念导致对教学质量的不同理解和把握。美国当代著名的教育家、心理学家布卢姆对"教学质量"的定义是:如何向学生提供线索或指导;学生参与(外显地或内隐地)学习活动的程度;以及如何给予强化以吸引学生学习。由此可见,教学质量指的是教学对学生达到预期教育结果的促进程度,包括学习活动是否合理、恰当,是否考虑了学生的特征(如年龄、先前知识、动机等),涉及众多的教学因素,特别是教师对学生和内容的处理,对学习任务和活动的有组织地处理。"保障"是指直接或间接影响教学质量的所有因素,涉及学校工作的方方面面,甚至还包括校外(社会)办学环境和条件。教学质量保障就是把对教育教学产生重要影响的所有因素有机地联结起来,形成一个能够保障和提高教育教学质量的稳定、有效的整体,并对整个教育教学过程、教学效果以及教学管理实施监控、评价和及时调控的活动过程。其目的是通过对教学质量生成过程的分析,寻找保障教学质量的关键控制点,运用制度、程序、规范、文化等实施控制,从而实现教学质量的持续改进与提高。高校教学质量保障体系是指学校为实现培养目标,运用系统理论的概念和方法,把质量管理各个阶段、各个环节的职能组织起来,对人才培养活动实行体制化、结构化、持续化的监控,对教学过程进行评价和诊断,形成的一个任务、职责、权限明确又互相协调、互相促进,能够保证和提高教学质量的,稳定的、有效的质量管理系统。根据实施高等教育质量保障的主体不同,我国的高等教育质量保障体系分为宏观的体制层面和微观的院校层面。宏观的体制层面也称外部质量保障体系,由国家建立。微观的院校层面也叫院校自我约束体系(内部保障体系),教学质量内部保障体系建设的主体是高校,客体是构成体系的制度、程序、规范、文化等涉及诸多的方面。

　　人力资本理论提出后,迅猛发展的高等教育使得教育质量出现滑坡现象,招致社会各界的批评和指责,高等教育的信誉开始出现危机。为了提高教学质量,恢复高等教育的社会信任和保持学术自由,各国纷纷开始研究如何提高规模扩大后的教学质量保障问题。美国加州大学伯克利分校的马丁·特罗教授在《美国高等教育民主化》一文中,首次提出了"大众高等教育"这一概念。他根据适龄青年入学率的不同,将高等教育的发展过程划分为"精英""大众""普遍"三个阶段,并提出了具体的量化指标。全面质量管理是企业为了保证和提高产品质量综合运用的一整套质量管理思想、体系、手段和方法,是以质量为中心的现代管理方式。全面质量管理理论的出现使得高等教育质量研究逐渐集中到高等教育质量保障体系的建立与机制的比较研究方面。西方国家等教育质量管理体制改革发展成为以建立系统化、制度化的质量保障机制为目标的高等教育质量保障运动。即在全面质量管理理论的基础上,充分运用各种监督、评价、反馈等手段,通过规范化的制度和程序来保证质量的持续提高。

国内的教学质量保障的研究,按照学者们切入点的不同,大致分为下几种。

(1)基于系统科学理论:依据系统科学理论,把高校内部教学质量保障作为一个开放系统,将质量保障的内容分为输入、过程和输出三部分。该理论体现的也是全面质量管理的思想。

(2)要素分析法:影响教学质量的因素包括经济社会环境和学校内部诸多因素,高校内部教学质量保障的主要内容有教学计划管理、教学过程管理、教学工作评价管理等,并阐述了教学质量保障的运行机制(包括竞争机制、激励机制、创新机制和约束机制)、体系结构(包括教学保障组织结构、教学评价体系结构、教学管理制度结构、教学环境结构、教学条件结构和教学信息结构),以及教学质量内部保障体系的组织层次及职责。

(3)全面质量管理思想引入我国高校教学质量内部保障体系的研究中,阐述了全面质量管理的内涵、特征及对现代高等教育管理的影响,对企业与高教质量管理进行了比较,分析了在高校实行全面质量管理的必要性和可行性。运用全面质量管理思想对教学质量内部保障体系的研究大多根据各校实际情况,没有什么本质区别。

临床教学是培养医学生的关键环节,其教学质量很大程度上决定了医学毕业生的专业技术水平。世界医学教育联合会公布了《本科医学教育全球标准》后,中国紧跟国际趋势,开始医学教育国际标准的"本土化"研究工作。教育部成立了医学教育认证专家委员会和临床医学专业认证工作委员会。教育部和卫生行政部门联合颁布《本科医学教育标准——临床医学专业(试行)》,从此拉开了医学教育专业认证的帷幕。国内外医学教育质量标准的出台和医学教育认证的实施,对医学教育质量提出了新的挑战和要求。国内一些医学院校在构建临床教学内部质量保障体系方面进行了一定的探索和实践。

二、构建临床教学质量保障体系的必要性

(一)高校教育体制改革的需要

在教育领域实施全面质量管理,是西方主要发达国家尤其是 90 年代以来在教育管理方面的一项重要改革措施。美国著名质量管理大师戴明博士的质量管理思想对教育领域实施全面质量管理产生了极为重要的影响。他提出的戴明循环(又称 PDCA 循环)即计划、执行、检查、总结和"14 要点"为越来越多的教育理论家不断探讨以便使用用于教育领域。教学质量保障体系的建立和完善是高校体制改革的重点和难点,也是时代赋予高校的历史使命。

(二)高校提高教学质量的需要

教学工作是学校的中心工作,提高教学质量是学校永恒的主题。《教育振兴行动计划》中提出实施"高等学校教学质量与教学改革工程"。高等学校教学工作是学校的主旋律,提高教学质量是学校永恒的主题,教学工作的质量和水平决定了人才培养质量的高低。我国进入 WTO 后外国教育机构的加入使我国教育市场竞争日益加剧,迫使教育要在人才质量上树立一个人才质量观,以教育取胜。医学教育还必须向全球医学教育最低基本要求这种注重结果的医学教育发

展。临床医学教育是高等医学教育的重要组成部分，在经历了坎坷曲折的 50 年后，还存在着许多与社会实际不相适应的地方。因此，为了保证教学质量，培养合格人才，必须建立完整的教学质量保障体系。

(三)努力创造高品质生活的需要

创造高品质生活必须着力满足人民群众对美好生活的需要，让人民群众拥有更多的获得感、幸福感和安全感。完善临床教学质量保障体系，培养更多的合格临床医学专业人才，才能解决人民群众就医难、看病贵的问题，病有所医，进一步提升各族群众的幸福感，提升人民群众的健康水平，最终打赢扶贫攻坚战，使低收入人群达到"两不愁三保障"，满足人民群众衣食住行等基本需求。只有用一流的心态，建立和完善一流的高标准的临床教学质量保障体系，合理配置资源，才能培养出一流的高质量的临床医学专业人才，才能满足医疗卫生系统攻坚计划，高质量推进公共卫生服务体系攻坚计划，高品质抓好基层服务卫生体系攻坚计划，全方位全周期保障人民健康。

三、构建临床教学质量保障体系理念

(一)全面树立科学的高等教育质量观

"树立科学的质量观，把促进人的全面发展，适应社会需要作为衡量教育质量的根本标准"，这是《国家中长期教育发展改革和发展规划纲要》的基本要求。高等教育质量应包含内外两个方面因素，一是要促进人的全面发展(学生的发展水平)，二是要适应和满足社会需要的程度。对于高等院校而言，人才培养是其根本任务，按照高等教育质量观要求构建以学生全面发展为本的教学质量保障体系，对影响教学质量的主要因素实施有效监控，不断改进质量，才能提升人才培养质量、培养更多社会需要的人才。

(二)树立全面的教学质量管理理念

全面质量观、全过程质量管理和全员参与的"三全"质量管理理念，可作为高校内部教学质量保障体系建设的指导思想。一是高校的质量管理不是一个部门的事情，而是学校内部所有部门之间相互联系、相互配合、相互完成的，各部门、各岗位都应围绕"教学质量"这一中心发挥各自的质量职能，绝不能独立地对某一部门、某一环节、某一要素进行管理，应该从全校、全系统的高度思考；二是教学是由教师、学生、教学资源、教学环境、教学内容等诸多方面组成的一个完整的功能系统，因此，教学质量的高低就取决于教学过程中各因素的质量及各因素相互作用的质量，教学质量管理的执行要贯穿到教学质量的全程(教学质量的产生、形成和实现过程)，因此教学质量保障应建立在对教学全过程各环节的监控上。三是高等院校的教学质量活动与学校内部所有成员的活动有关，所以，教学质量保障体系应建立在校内广泛的支持和参与之上，充分利用多元化的评价方式对影响教学过程的因素进行全方位、多角度的监控和评估。教师、学生、院系领导、职能部门、毕业生、用人单位、家长等均可作为评价的主体，参与教学质量的评价和交流反馈中来，形成全员参与、良性互动的网络系统。

四、构建临床教学质量保障体系原则

(一)以人为本的原则

教育的核心理念就是突出"以人为本"，临床教学质量保障体系建设涉及教师、学生和管理者等众多人员,这就需要按照"教学以学生为本,办学以教师为本"的理念构建临床教学质量保障体系,体系构建既要强化教师和学生在教学质量保障体系中的重要地位,又要充分发挥教与学两个方面的积极性、能动性、主动性。

(二)整体性系统性原则

人才培养工作是一个复杂的系统工程,对它进行检测、评估的教学质量监控同样也是由多种要素、多种过程构成的复杂的体系。教学质量保障体系由校内外若干相互联系、相互作用的系统结合形成一种稳定的结构形式,各个系统之间通过制度、教学过程等相互联系、相辅相成、紧密相连、各司其职,是一个多维闭合系统。因此,系统的构建既要注重教学效果终结性评定,又要建立科学化、管理规范化的运行机制,还要关注教学过程中数据、信息采集分析,强化信息及时反馈与控制,才能最大程度发挥系统整合效应的功能。

(三)持续改进的原则

质量的持续改进是全面质量管理的目标和灵魂。教学质量保障体系构建同样要遵循管理学中有关持续改进理念,对影响教学质量的各因素进行控制,构建纠错和预警机制,需要不断强化和改进过程控制,才能不断提高教育教学质量。

五、临床教学质量保障体系基本框架

临床教学质量保障体系的构建是一个多维、动态的系统工程,不同院校构建的教学质量体系也略有差异和不同,结合实际教学管理经验,临床教学质量保障体系由六大子系统构成:临床教学管理保障系统、教师教学质量保障系统、教学运行过程质量保障系统、学生学习质量保障系统、教学信息的收集与处理系统、教学质量的评估与反馈系统。

(一)临床教学管理保障系统

临床教学管理保障系统是整个体系的核心,是系统施控的主体,一般应由学校管理组织(学校领导、教学管理部门、学生管理部门、各学院)、专家组织(教学指导委员会、学术委员会、专家组)、监控组织(教学质量办、评估办、各教学单位、教研室、部分教师、专家组、学生等)、保障组织(有关人财物和条件保障部门、学生管理人员等)等构成,各组织之间按照分工相互协作,在整个体系内部行使教学质量保障职责。健全组织结构是保障教学质量的根本保证,从整个系统来看,为了使整个系统运行顺畅,设立相应的部门机构或委员会,在其权限范围内制定相关的实施方案、制度、标准、要求等,组织实施教学过程质量监控,完善教学条件保障等。

(二)教师教学质量保障系统

在教学工作中,教师是主导、是关键。师资队伍的质量对提高教学质量和学校的发展起着相当重要的作用。

1.明确教师岗位资格

根据《中华人民共和国高等教育法》第四十七条,"高等学校的教师应当是已取得高等学校教师资格;教师必须具有的基本素质要求,即思想政治素质、业务素质和能力素质",在实施教学计划中,保证高级教师授课占一定比例,保证具有研究生学历的青年教师占一定比例。

2.教师授课资格准入

理论课授课教师一般学历应在本科以上并且具有教师资格,应具备一定的见习课带教经验,由科室、教研室二级备课并经专家课前讲评通过,才有资格上讲台。

3.优秀教师选拔与培养

医院应把青年教师的培养工作分为常规和重点两个方面。常规培养是指岗位培训、继续教育、外语培训,出国考察、学术交流及在职学历培养等。重点工作具体体现在中青年教师的选拔、培养上。建立"优青"培养制度,对优秀青年教师的培养应落实培养计划、培养措施、考核制度、导师责任、领导分工;在聘任、出国进修、院基金、国内外学术交流及进入教学岗位优先。对博士研究生毕业的教师要给予一定的院科研启动基金支持。

4.授课教师岗位培训

每年安排一定数量教学经验丰富的老教师开设示范性教学课,让青年教师感受老教师的风采;为脱颖而出的青年教师开设公开课,欢迎中青年教师参加观摩,从中汲取营养;设岗位培训课程,如"怎样上好一堂课""授课的技巧""教案的书写"等,使新教师对授课的过程、要求全面了解,提高自身的备课、授课质量,等等。

(三)教学运行过程质量保障系统

该系统是整个教学质量保障体系运行的核心,根据教学质量标准、各项教学管理制度对教学各个环节、项目等进行检查、评估,搜集教学各环节的数据、信息,形成教学各类分析报告等。教学过程监控的内容大体有人才培养方案制定、教师课堂教学效果评价、各类实践教学的评价、教学质量的分析,专业评估、课程评估、教学改革专项检查,学生素质评价、毕业生就业及发展评价等。学校层面的教学过程监控及评价一般由教学质量监控评价部门组织实施,各二级学院教学质量监控评价人员对各学院教学质量监控负责。

(四)学生学习质量保障系统

1.学生评教

在临床教学活动中根据课程目标组织教学并定期进行评价,将学生评教贯穿于整个课程学习及实践过程之中,通过教学质量评价反馈机制和学习支持系统来对质量评价后的教师和学生进行查漏补缺,辅助他们提高教学质量和学习质量,从而保障师生的输出质量。

2.考试考核

以理论考试和技能考核相结合、形成性考核与终结性考核相结合为出发点,形成全面考核临床实践教学效果的方式、方法。构建多元化全方位的评价模式。

3.临床督导

督导专家定期或不定期深入课堂、病房,对教师的授课与病房见习带教进行全面的监督,对提高临床教学质量起到决定性作用。一般分为日常督导、定期督导与指定督导。

4.教学检查

进行教学基地临床教学评估与毕业实习质量评估,检查各基地及医院各科室带教情况,包括临床教学材料及抽查学生临床技能,其结果作为学生质量及先进科室评比依据。

(五)教学信息的收集与处理系统

教学质量保障体系最终目的是了解整个教学质量的状态信息,分析教学工作中出现的质量偏差,及时向领导、教师、学生进行反馈,并采取有效措施改进和提升教学质量。因此,教学质量信息收集与处理系统是整个体系最关键环节。只有随时掌握教学质量状态的信息,建立有效的教学质量信息反馈处理机制,并对存在的问题进行有针对性的整改,才能提高教学质量。教学信息主要由教学质量监控评价部门收集后,通过各类通报、简报、会议、总结、反馈单、报告等将教学中存在的问题及时汇总反馈给学校领导、教学管理部门、相关职能部门、各二级学院、教研室、相关教师等,指出存在问题并督促予以落实整改,为形成学校教学质量监控评价的长效机制奠定基础,也达到了全员参与的目的。

(六)教学质量的评估与反馈系统

构建综合的教学质量评估体系,加强对教学质量的监控,有计划、有步骤地对教学质量进行评估,是保证人才质量的有力措施,也是保证教学效果的良好方法。加强对教学质量的跟踪调查和分析,是教学质量评估的一项重要措施,对学生的入学、学业、毕业直至工作以后的情况进行跟踪调查,既能系统地、全面地得到学校内部和外部教学质量的信息反馈,又能积累各种教学质量的数据,以便进行数据分析和统计处理,使教学质量管理科学化。该系统一般包括入学成绩评估、教学计划评估、课堂教学质量评估、课程考试质量评估、主讲教师配备评估、毕业设计(论文)质量评估以及毕业生质量跟踪调查评估等。

高校教学质量评价中的信息反馈是教学质量评价与学生发展之间的桥梁,桥梁的畅通与否直接决定评价功能的体现。建立教学质量评价反馈机制,通过良性的信息反馈系统,迅速准确地向有关部门和教师本人反馈评价结果,能帮助教师清楚了解自身的教学状况,正确认识自身的教学水平,发现和分析自身存在的问题和不足,从而逐渐提高教学水平。

六、临床教学督导

(一)建立临床教学督导制度的目的和意义

(1)教学督导是现代教育制度不可缺少的重要组成部分,是衡量一个国家、地区教育管理水平高低的重要标志。对高等教育教学进行督导,建立健全督导制度,是提高教学质量和实现教学目的的有力措施。加强教学督导是学校加强教学管理、规范教学过程、深化教学改革、提高教学质量的重要措施和手段。通过教学督导,既可以给师生施加无形的压力,增强教师教书育人的责任感,激发学生学习兴趣,提升教学质量,又可以将通过督导而获取的信息及时反馈给分管教学部门,便于其及时掌握师生实际情况,还可以通过教学督导的沟通和协作加强学校内部的联系,促进部门之间相互支持与校园的和谐发展。临床学院的教学督导是有效搭建学校教学部门、临床教师及学生的桥梁,是实现学校教育目标的根本保障。

(2)医学教育突出特点是理论和实践相结合,培养临床思维,临床实践尤为重要,然而当前紧张的医患关系制约着医学教育发展,急迫需要转换教育模式,需要教学督导专家出谋划策,以适应新形势下的临床教学要求。此外随着不断扩招,临床专业需要多家医院共同承担教学任务,然而医院间教学水平参差不齐、教学条件千差万别、教学理念显著差异,更需要借助督导的力量促进医院间教学工作协调一致,从而保障学生得到同质化临床教学。

(二)临床教学督导制度的运行

教育部、卫生行政部门联合颁布《本科医学教育标准——临床医学专业(试行)》,第二部分本科临床医学专业教育办学标准的"教育评价"内容中明确指出:成立教学质量监控评估中心,设立学校教学委员会、校级教学督导委员会与二级院系教学督导组;制定教学环节质量标准和监控制度,领导干部、行政管理人员、教师、学生、教学督导专家积极参与评教、评学、评管等教育评价活动,对教学各环节进行监控。

临床教学的督导核心在于"督学、督教、督管",督教是对教师教学过程的各环节进行教学督导;督学是对学生学习过程进行多方位督导;督管是对育人环境的管理进行督导,检查育人管理工作质量。其发挥的积极意义不仅对最终产生的临床教学效果实行有效的持续跟踪管理,且实时监控临床教学各环节与过程是否完成既定教学目标,是否实现人才培养的目的。目前,临床教学已形成校、院二级各有侧重、相互补充、齐抓共管的全方位督导组织。

1.校级督导

校级督导侧重宏观全局的教学督导,围绕重点工作开展抽查,做系统分析;根据当前学校的教学热点,开展专项督导工作,形成调研报告向学校建言献策。如:促进教学改革(培养模式改革、教学模式改革、课程模式改革、考试模式改革)、规范临床教学管理(督导教学质量、督导分散见习)、参与教师培训、督导临床重要赛事等。

2.院级督导

院级督导侧重微观个性化的教学督导,协同校级督导开展工作,同时根据学院具体情况自行制定督导内容,并接受校级督导的检查。院级督导,每学期围绕课堂教学、见/实习、教学查房、试卷、教案、教学档案、教研室教研活动、课程建设等一系列工作有重点地进行检查评估,为教学提供意见和建议。

教学督导是高等医学院校保障教学质量的重要手段,能够有效强化临床学院及教研室的教学意识,培养和提高临床教师的教学水平,端正教学态度,保障教学质量。

七、临床教学质量保障体系持续改进

(一)加强教学投入,保证教学质量

教学投入是教学质量保障体系运行的基础,主要对提升教学质量提供相关的条件保障,其职能是为提高教学质量提供人、财、物和教学设施、教学环境等方面的保障。教学投入应包括以下控制要素:教学经费投入、师资队伍建设、教学设施和条件的保障和教学环境的保障等,这其中师资队伍建设是重中之重,校舍、实验室、图书资料、运动场所等教学设施等条件是保障教学顺利运行的前提。

1.教学基础资金投入

要提高临床教学质量,医院每年收益的一定比例要投入临床教学建设,确保医疗和教学同步发展。一方面,医院加强教学基础资金的投入,增加教学用房,加大教学仪器设备的投入,不断满足临床医学技能训练的需求,临床医学实践教学仪器设备的投入既要满足临床医学专业的学生规模,满足临床医学实践教学目标定位和人才培养目标,不断提高临床医学实践教学仪器设备的使用率。另一方面要加大临床医学实践教学经费投入,要精准投入,不断提高临床医学生的生均实验经费、生均实习经费,保障临床医学生实践技能不断提高。注重实训教材建设,规范实训教学过程及各项临床常用操作程序、手法,提高实训教学效果。

2.教学人力资源投入

不断加强临床医学教学队伍建设,多渠道、多形式大力引进和培养高层次、高学历临床医学教学人员,不断提升临床医学教学队伍的整体素质;医院要从教学意识、教学思维、教学水平等各个方面加强临床教师的综合带教能力。

3.临床教学激励投入

医院要以发展的眼光看待临床教学,将临床教学作为医院职称晋升和聘任的条件之一,

在平时计算绩效时,将临床带教工作量计算入内,同时发放课时津贴,提升临床带教老师的积极性。

(二)持续质量改进,完善保障体系

完善临床医教学质量保障体系:一是加强临床教学管理,既要加强临床医学学生的日常管理,更要加强学生毕业实习的严格管理;既要加强临床医学教学过程管理,更要加强临床医学教学的质量管理。二是要加强对临床教学的督导,既要加强临床教学教师的督导,更要加强各职能处室对临床教学的督导;既要加强临床教学教师在教学督导反馈中存在的问题解决和落实,更要加强管理干部在临床教学中听课、看课反馈中存在问题的解决和落实。三是建立和完善临床教学评估机制,制定专业负责人制度,定期开展临床教学、临床医学实践课程、临床医学教学基地和实验室评估,制定临床医学专业年度教学基本状态数据常态监测制度,定期开展临床教学教师、临床医学学生和用人单位的满意度调查,并将调查结果运用于临床医学实践教学过程中,不断持续改进,提高临床医学教学质量。

（郑晓静）

第四章　毕业后医学教育管理

第一节　医学教育体系和毕业后医学教育

医学是一门特殊的科学,医师是一种特殊的职业,医学教育的管理必须严格而规范。严格来说,医学教育体系是一种终身教育体系,院校教育解决的是职业的门槛问题,而毕业后教育解决的是职业成就问题。我国现行的医学教育培养机制存在多个层次,有专科、本科、硕士、博士之分,多层次医学人才培养对于特定历史时期快速解决医疗卫生资源不足问题起到了历史性作用,但随着当今社会经济和医疗卫生事业的发展需求,医学教育正处于全球科技革命、健康中国战略、医教协同发展三大机遇交汇处,面临着前所未有的机遇与挑战。优化医学教育体系结构,健全医教协同育人机制,增强医学人才培养与社会需求之间的契合度,是当今医学教育的首要任务。

毕业后医学教育是医学教育体系的重要组成部分,是院校教育的延续,是医学人才培养、专业知识和技能培训的重要阶段。毕业后医学教育包括住院医师培训和专科医师培训,其中住院医师规范化培训在我国已经实现了从局部探索到全面实施,进入到优化完善和提升阶段。专科医师规范化培训是在住院医师规范化培训基础上,继续培养能够独立、规范地从事疾病专科诊疗工作临床医师的必经途径,在国际医学界有广泛共识和长期实践。我国部分地区和医院也进行了有益的探索。遵循医学教育规律和人才成长规律,可衡量的、基于结果推动的胜任力导向医学教育是毕业后教育的改革创新举措。

一、医学教育体系

(一)医学教育体系内涵

医学教育是卫生事业发展的基础,教育质量直接关系到医药卫生人才的培养质量和卫生人才队伍的整体素质,关系到健康中国目标的全面实现。当代较为完整的医学教育体系包括基本教育(院校教育)、毕业后教育和继续教育三个部分。经过多年的探索,目前我国已经基本确立并完善医学院校教育、毕业后医学教育、继续医学教育三阶段连续统一的临床医学人才培养制度。在重视院校医学教育质量的同时,健全和完善毕业后医学教育制度,强化对医学毕业生的规范化培养,并大力发展以新理论、新知识、新技术和新方法为重点的继续医学教育工作,不断完善医学终身教育体系。

(二)毕业后医学教育在医学教育体系中的重要作用

毕业后医学教育作为高等医学教育的重要组成部分,在提高临床医学人才职业素养、培养临床专业技术能力上发挥着重要作用。根据《世界医学教育联合会本科医学教育全球标准》,毕业后医学教育是指医师在完成本科医学教育后在专家指导下进行培训,进而获得独立医疗实践能力的阶段。国内外医学教育实践充分证明:毕业后医学教育是医学毕业生成长为合格临床医师的必经之路,是培养同质化临床医师、加强医疗卫生人才队伍建设、提高医疗卫生工作质量和水平的治本之策。

党的十八大以来,我国医学教育蓬勃发展,为卫生健康事业输送了大批高素质医学人才。为进一步实施健康中国战略的新任务、满足世界医学发展的新要求,我国医学教育还存在人才培养结构亟须优化、培养质量亟待提高、医药创新能力有待提升等问题。此外,医学教育学制多样,培养质量参差不齐,医学院校办学质量、师资水平差异较大,学科结构有待调整等,都需要不断研讨与完善。

二、毕业后医学教育制度在医学教育发展中的地位

毕业后医学教育的对象是住院医师和专科医师。当今的毕业后医学教育发展趋势为以胜任力为导向的医学教育。建立统一的培训标准、培养高水平师资、建设完善的培训机构及保障体系是毕业后医学教育高质量推进的关键环节。

国家对毕业后医学教育制度建设高度重视。《中共中央国务院关于深化医药卫生体制改革的意见》明确指出,要建立住院医师规范化培训制度。2011年,卫生行政部门印发《医药卫生中长期人才发展规划》,提出要实施医师规范化培训工程。虽然面临诸多挑战与困境,基于多部门的政策推动,国家卫生计生委等7部门印发《关于建立住院医师规范化培训制度的指导意见》,住院医师规范化培训制度在我国实现了从局部探索到全面实施的历史性飞跃,标志着我国探索近百年的住院医师规范化培训制度正式建立,在中国医学教育史上具有里程碑意义。国家卫生计生委等8部门印发《关于开展专科医师规范化培训制度试点的指导意见》,按照"试点起步、逐步推开"的原则,逐步建立专科医师规范化培训制度,形成完整的毕业后医学教育制度。

住院医师规范化培训持续深入推进,专科医师规范化培训着手开展试点,毕业后医学教育制度建设正进入爬坡过坎的关键时期,相应的制度和措施在医学教育发展中起到了基础、保障与提升的重要作用。

(一)住院医师规范化培训制度

住院医师规范化培训是毕业后医学教育的重要组成部分,是培养合格临床医师的必由之路,被实践证明符合医学教育规律和医学成才成长规律。相对成熟的住院医师规范化培训制度对于培养合格的临床医学人才起到了重要作用,成为保障医疗服务水平和医疗安全、提升医疗服务质量的有效手段。基于我国社会经济的发展需求和提升公共卫生和基本医疗服务水平的要求,国家进一步加强住院医师规范化培训制度的建设。通过严格规范的培训,促使我国临床医师队伍整体水平的提高和同质。

世界主要国家和地区均建立了住院医师培训制度,我国也在积极了解、探索适合我国国情的住院医师培训制度建设。北京协和医院自建院伊始,开始实施住院医师规范化培训,建立住院医

师、总住院医师制度,包括专科轮转、24 小时值班制、三级查房和教学查房制度等。经过不断的探索和近百年实践,我国住院医师培训在体系建设、培训制度、评估方式、师资培训及课程改革等方面成效显著;在财政支撑等保障政策等方面亦有积极尝试。

我国已出台了正式开展住院医师规范化培训(简称"住培")的政策,并在其后将"医教协同"作为医学教育的核心理念,大力推进了专业学位研究生培养和住培并轨,我国的住培得以进入新的局面。2014 年,为贯彻落实《关于建立住院医师规范化培训制度的指导意见》,国家卫生和计划生育委员会组织制定了《住院医师规范化培训管理办法(试行)》,以进一步规范培训实施与管理工作。迄今为止,我国的住院医师培训制度已建立并完善相应规范和标准,在一些医学院校和医疗机构取得很好成效,但仍存在地区之间发展不平衡,质量和效果参差不齐,存在质量亟待优化、配套政策待完善、缺少师资激励机制等问题。此外,我国的专业学位研究生培养和住院医师培训归属不同部门管理,二者的有机衔接、深入融合和统一管理仍需进一步探索。

(二)专科医师规范化培训制度

专科医师规范化培训是毕业后医学教育的另一重要组成部分,是在住院医师规范化培训基础上,继续培养能够独立、规范地从事疾病专科诊疗工作临床医师的必经途径,在国际医学界有广泛共识和长期实践,我国部分地区和医院也进行了有益的探索。

卫生部印发了《临床住院医师规范化培训试行办法》,将住院医师培训分为各 2～3 年的两个阶段进行,其中第二阶段即类似于专科医师培训,部分地区和医学院校开展了相关的探索工作,对提高临床医师的技术水平和服务质量发挥了重要作用。国家卫生和计划生育委员会立项开展《建立我国专科医师培养和准入制度研究》的课题研究,制订了临床 18 个普通专科、内科和外科下的 16 个亚专科培训标准、基地认定标准等。专科医师培训试点工作开始启动,先后在 19 所高校、100 家医院的 1 112 个专科基地开展了试点。

教育部等 6 部门颁发《关于医教协同深化临床医学人才培养改革的意见》,要求积极探索临床医学博士专业学位人才培养模式改革,推进临床医学博士专业学位研究生教育与专科医师规范化培训有机衔接,在具备条件的地区或高等医学院校,组织开展"5＋3＋X"(X 为专科医师规范化培训或临床医学博士专业学位研究生教育所需年限)临床医学人才培养模式改革试点。国家卫生和计划生育委员会等 8 部门发布了《关于开展专科医师规范化培训制度试点的指导意见》,正式确立了"5＋3＋X"的专科医师培养模式,明确了培训对象、培训时间等。国家卫生和计划生育委员会、国务院深化医药卫生体制改革领导小组办公室、国家发展和改革委员会等 8 部委联合印发《关于开展专科医师规范化培训制度试点的指导意见》,明确提出:遴选有条件的专科启动专科医师培训试点工作,推进与医学博士专业学位研究生教育有机衔接,即推进"5＋3＋X"改革试点工作。

专科医师规范化培训(简称"专培")目前在我国仍属于试点探索阶段,尚缺少成熟的专科医师培训体系。由于医学教育学制的复杂性,如五年制、八年制、研究生、博士生等,不同学制与住培、专培的有机衔接和统一仍需进一步探索和实践,建立具有我国医学教育特色的专科医师规范化培训体系。

毕业后医学教育的实践还面临很多问题,在住院医师规范化培训制度在全国实施的基础上,需加快建设与之紧密衔接的专科医师规范化培训制度,对深化医药卫生体制改革,完善医教协同加强医师培养体系,乃至整体提升临床医疗水平和质量有重大意义。

三、毕业后教育在医学人才培养中的重要性

(一)毕业后教育对于人才培养的重要意义

医学人才培养,需遵循医学教育和医学人才成长规律,基于目标,优化方法,提升实践。李克强总理在全国医学教育改革发展工作会议中强调:人才是卫生与健康事业的第一资源,医教协同推进医学教育改革发展,对于加强医学人才队伍建设、更好保障人民群众健康具有重要意义。作为国家制度,住院医师规范化培训制度具有普适性、规范性等特征,是国家对临床医学人才培养提出的刚性要求。毕业后医学教育的完善与实施有助于优化毕业后教育医学人才培养结构和培养质量。

(二)毕业后教育探索与实践

1.以胜任力为导向的医学教育

近年来,国际医学教育领域专注于毕业后医学教育的医师胜任力导向主题研究。自21世纪初期,医学教育模式经历重大革新;从基于结构和过程的医学教育转化为可衡量的、基于结果推动的胜任力导向医学教育。胜任力导向医学教育在相关文献中的定义:运用结构化的核心胜任力架构,以结构为导向来设计、实施与评价的医学教育方式。胜任力导向医学教育是围绕能力或预定义的能力组织的,作为课程的结果,其采用了经过重新定义的能力及其发展概念,并被认为具有改变当代医学教育的重大潜质。胜任力导向的医学教育训练已引起全球医学界的关注与投入。美国毕业后医学教育认证委员会推进胜任力框架及其评估的实施,并提供两项评估工具:里程碑计划和置信专业活动。里程碑计划为胜任力的评价提供了可操作性的框架;置信专业活动概念的引入,旨在弥合能力与临床实践之间的差距。美国毕业后医学教育体系已发展出分布在五个层次的六大核心胜任力体系,我国也在积极借鉴美国、加拿大等国家的先进经验,并探索适合我国国情和医师培养实际需求的胜任力框架及其评价体系。

北京协和医院联合国内6家顶尖教学医院共同成立了"中国住院医师培训精英教学医院联盟"(简称"精英教学医院联盟")。"精英教学医院联盟"启动了针对内地毕业后医学教育,特别是住院医师规范化培训的自我评估工作。按照联盟的工作计划,结合国际医学教育专家的指导,开展了各医学院校毕业后医学教育的自我评估工作,即客观多维度评估、学习国际经验、寻找自身差距,旨在提出改进措施、提高住培质量,为国家相关部门政策的制定和完善提供参考。

在国家卫生健康委的支持下,基于自我评估工作,凝练专家共识,由北京协和医院牵头,精英教学医院联盟共同制定了适用于中国住院医师培训核心胜任力框架的联盟共识。根据框架共识,住院医师核心胜任能力包括六个方面,框架共识还对每项胜任力提出3~4项子要求。职业素养包含职业道德、敬业精神、人文素养和系统改进能力。知识技能包含理论知识、临床技能和临床思维。患者照护包括临床决策、患者管理和患者教育。沟通合作包含医患沟通、团队合作、领导能力和管理能力。教学能力包括临床带教、医学科普和跨专业教育。终生学习包括自我提高、循证医学、审辩式思维和学术研究。住院医师胜任力框架共识为中国要培养什么样的医学人才指明方向。医学教育质量是人才培养的重要抓手,适合全国推广。基于胜任力框架共识的胜任力评价体系及内容,以及配套的课程设置、师资培训等均为改革的重要内容。中国医师协会将基于核心胜任力框架共识推进住培基地认定标准、住培内容与标准修订,完善培训质量考评指标体系、住培基地评估指标体系等。

2.探索毕业后医学教育与临床医学博士后制度的深度融合,创新发展,优化培养质量

为满足国家医学教育创新的发展需要,以及人民群众对医疗服务需求的快速增长,加速培养更多基础扎实、技术精良、综合素质高的临床医师,作为国家住院医师规范化培训示范基地,北京协和医院积极探索创新临床医学人才培养模式,在住院医师规范化培训的基础上,向国家人力资源和社会保障部申请并获批了"临床医学博士后培养项目",旨在培养高层次复合型医学精英人才,为国家医疗卫生人才发展提供重要的后备力量与优质的师资保障。项目要求对临床医学博士毕业生(八年制及专业或学术型临床医学博士)进行三年强化住院医师规范化培训和教学、科研培训,全面培养个人的临床、科研及教学能力。本项目要求学员在完成现有"国家住院医师规范化培训方案"和"北京市住院医师规范化培训方案"的基本要求和各项考核的基础上,紧密围绕"核心胜任力"接受相关学科专业制定的更高强度的临床培训。在强化临床知识与技能培养的基础上开展科研训练,并择优海外交流。以培养具有更高职业素养,更强临床诊疗、科研和教学、国际交流能力的医学精英人才为目标。项目注重个性化、复合型人才培养,整合优化教学资源,结合各专业科室特色,积极探索进阶式分层培养模式。逐步优化导师制与全面评估反馈,整体培训注重"形成性评价"与"终结性评价"相结合,利用多站式临床技能考核(OSCE)、Milestone 360 度评估及个人汇报等形式对临床博士后进行全面评价。同时对学员进行一对一反馈,确保培训与指导更加及时、有效,临床、科研和教学能力训练全程有指导。

为进一步加强高层次创新型医学人才队伍建设,2020 年 3 月,全国博士后管委会就做好临床医学博士后研究人员培养工作给出如下主要指导意见:①明确培养目标。临床医学博士后研究人员的培养,以培养高水平创新型、复合型临床医学拔尖人才为目标,以高水平医院和研究型大学联合培养为主要途径,坚持医学研究与临床实践相结合,规范化培训与博士后研究相融合,一流平台、一流导师和一流博士后相结合,着力培养具备扎实基础理论,创新能力和研究能力突出,能够站在临床医学理论和实践前沿,发现和解决临床医学重大和疑难问题,取得原创性成果的一流人才。②适度扩大招收数量。允许参加住院医师规范化培训、专科医师规范化培训的在职人员从事临床医学博士后研究工作。

通过临床医学博士后项目的探索,在实践中积极推进课程改革、师资培训、考核评估等毕业后医学教育的关键环节,在如下方面还需着力探讨推进:①提高入口生源质量,在做强培训基地建设的前提下,优化培养方案和职业发展路径。②推进"8＋3"一体化课程改革,优化基础与临床融通整合,优化课程体系和教学方法改革。③探索师资培训体系建设,优化带教质量。④加强与国际高水平大学、科研机构的交流合作,培养具有国际视野的高层次拔尖创新医学人才。⑤加强医学伦理、科研诚信及思政教育;强化公共卫生及急重症诊疗培训。⑥强化现代信息技术与医学教育教学的深度融合,探索智能医学教育新形态,探索融合式医学教育技术与手段。

(郑晓静)

第二节　专科医师培训工作制度概述

专科医师规范化培训是毕业后医学教育的重要组成部分,是在住院医师规范化培训基础上,继续培养能够独立、规范地从事疾病专科诊疗工作临床医师的必经途径,在国际医学界有广泛共

识和长期实践。我国部分地区和医院也进行了有益的探索。当前,住院医师规范化培训制度已在全国实施,抓紧构建与之紧密衔接的专科医师规范化培训制度,是深化医药卫生体制改革的重要举措,对于医教协同完善我国医师培养体系、整体提升临床医疗水平和质量、满足人民群众日益增长的医疗需求、打造健康中国具有重大意义。

国家卫生健康委员会遴选有条件的专科启动试点工作,总结经验,完善政策,在总结评估的基础上逐步推开,开展专科医师规范化培训是按照深化医药卫生体制改革的总体部署,适应临床医疗工作对专科医师队伍发展建设需求来进行的。坚持面向临床、整体设计的原则,开展制度试点;坚持政府主导、多方参与的原则,建立体制机制;坚持以点带面、逐步普及的原则,确保专科医师规范化培训制度试点工作平稳有序开展。遵循医学教育规律和人才成长规律,立足中国国情,借鉴国际先进经验,有效衔接住院医师规范化培训,统一标准、强化胜任力导向,确保培训质量。

一、专科医师规范化培训的建设历程

专科医师在临床实践中进行知识、技能训练的培训形式最早于 19 世纪后期起源于德国,而后美国于 19 世纪末引进德国的培训形式,并在此基础上逐步建立了比较规范的住院医师培训制度,专科医师培训制度也随之逐步建立并推行。我国专科医师规范化培训的历史演变。卫生部印发了《临床住院医师规范化培训试行办法》,将住院医师培训分为各 2~3 年的两个阶段进行,其中第二阶段即类似于专科医师培训,部分地区和医学院校开展了相关的探索工作,对提高临床医师的技术水平和服务质量发挥了重要作用。国家卫生和计划生育委员会立项开展《建立我国专科医师培养和准入制度研究》的课题研究,制订了临床 18 个普通专科、内科和外科下的 16 个亚专科培训标准、基地认定标准等。专科医师培训试点工作启动后,先后在 19 所高校、100 家医院的 1 112 个专科基地开展了试点。北京、广东、四川等作为试点省,浙江、江苏等地区的部分医院开展了专科医师培训试点工作。前期的探索工作不仅促进了住院医师规范化培训制度的建立,也为推出专科医师规范化培训制度试点提供了重要的实践依据。

国家卫生和计划生育委员会等 7 个部门发布了《关于建立住院医师规范化培训制度的指导意见》,经过两年的实践后,国家卫生和计划生育委员会等 8 个部门发布了《关于开展专科医师规范化培训制度试点的指导意见》,正式确立了"5+3+X"的专科医师培养模式,明确了培训对象、培训时间等。

国家卫生和计划生育委员会等 8 个部委发布了《关于建立专科医师规范化培训制度试点的指导意见》,拉开了我国建立专科医师规范化培训制度的帷幕。神经外科、呼吸与危重症医学和心血管病学 3 个专科率先启动专科医师规范化培训制度试点。中国医师协会对 3 个试点专科培训基地遴选结果进行公示,标志着专科医师规范化培训工作正式进入实质性试点阶段。

继续深入推进心血管病学、呼吸与危重症医学、神经外科等 3 个先导专科试点,进一步探索完善教育培训与配套保障措施和组织管理制度;同时,新增老年医学、重症医学、普通外科学、新生儿围产期医学、小儿麻醉学、口腔颌面外科学等 6 个专科,拓展试点工作,进一步对接住培、完善模式、提高效能、增强行业与社会认可度,力争到 2020 年在全国范围初步建立专科医师规范化培训制度,形成较为完善可行的组织管理体系、培训体系和有效的政策支撑体系,形成完整的毕业后医学教育制度,培养一批高素质的合格临床专科医师。

二、专科医师规范化培训的组织管理

开展专科医师规范化培训试点工作的医疗机构(医院)称为培训基地。承担试点专科医师规范化培训任务的科室称为专科基地。

(一)管理架构

1.国家组织管理层面

国家卫生健康委科教司主要负责全国专科医师规范化培训工作的政策制订、规划、指导。中国医师协会承担全国专科医师规范化培训基地评估、督导检查、平台建设、师资培训等事务性工作。

2.省级组织管理层面

各省(市、自治区)卫生健康委科技教育处统一领导全省专科医师规范化培训工作,落实国家政策,制订本省措施。

3.市级、县(区)组织管理层面

落实国家和省级卫生健康部门有关专科医师规范化培训的方针、政策,对其所辖区域开展专科医师规范化培训工作。

4.培训基地组织管理层面

落实专科医师规范化培训的方针、政策,加强和规范培训基地建设,不断提升培训基地的管理能力与水平,保障专科医师规范化培训科学、有序、顺利开展。

5.专科基地组织管理层面

专科基地负责人统筹规划专科医师规范化培训工作。成立教学小组,落实培训计划、入科教育、日常考核、出科考核、年度考核,定期检查评价专科医师师资带教工作,确保培训质量。

(二)培训基地

(1)落实"一把手"负责制,建立毕业后医学教育委员会、职能管理部门、专科基地三级管理体系。专培试点工作应与住院医师规范化培训工作统筹安排,在组织管理、人员配备、培训实施、师资管理、质量评价、政策保障等方面实行住培和专培一体化管理。培训基地应接受省级卫生健康行政部门的监督管理和政策支持,以及中国医师协会的业务技术建设和日常管理工作的指导。

(2)培训基地应建立完善的培训管理制度,对重大问题进行专题研究,配齐选强管理人员,合理配置临床教学资源;加强过程质量监督,完善保障措施,健全激励机制和评价体系;加强对专培工作的人力、财力、物力投入,不断改善培训条件,确保培训对象待遇,提高指导医师的带教积极性。

(3)培训基地依据《专科医师规范化培训基地标准(2019年版)》《专科医师规范化培训内容与标准(2019年版)》,开展培训对象招收、入院教育、轮转培训、过程考核、结业考核及院级督导等活动。

(4)培训基地应加强师资队伍建设,强化师资培训和交流学习,不断提高师资教学意识和教学能力。建立健全指导医师遴选、培训、考核、评价与退出机制,对指导医师实行动态管理。培训基地应当将带教数量和质量作为指导医师职称晋升、岗位聘用、评优奖励以及绩效工资分配的重要依据。专科基地指导医师应先参加中国医师协会统一组织的试点专科师资培训,培训考核合格后由中国医师协会统一颁发师资培训证书,持证上岗带教。

(5)培训基地统一协调组织管理。党办、院办、医务、护理、人事、财务、后勤等部门应配合专培管理部门做好待遇、后勤、执业注册变更等各项保障工作,为培训对象创造良好的工作、学习、生活条件。建立顺畅的沟通反馈机制,及时了解培训对象的需求,帮助培训对象解决困难。

(三)专科基地

(1)加强专科基地建设与管理,为专科医师规范化培训提供必要的保障措施和必备的培训资源。

(2)将专科医师规范化培训工作纳入毕业后医学教育一体化管理。专科基地实行科室主任负责制,在专科基地主任统筹下,应设置教学主任和教学秘书岗位,成立专培教学小组负责组织协调,全面落实完成各项培训任务。

(3)专科基地依据培训细则要求制订年度教学计划、轮转计划,督促指导(带教)医师、培训对象及相关人员落实。组织招收考核与录取工作,承担入科教育、临床培训及过程考核等。

(4)专科基地将专培任务完成情况作为科室考核的重要指标。在进行绩效工资内部分配时,将指导医师承担的专培带教任务数量与质量纳入绩效考核,持续改进和提高师资教学能力。

三、专科医师规范化培训的培训内容

(一)培训目标

专科医师规范化培训是在住院医师规范化培训的基础上,为医疗卫生机构培养具有良好的职业道德、扎实的医学理论知识和临床技能、缜密的临床思维、能独立规范地承担本专科常见多发疾病和疑难重症诊疗工作的高素质临床专科医师。主要体现在以下四个方面。

1.职业素养

热爱祖国,热爱医学事业,自觉遵守各项卫生法律法规和规章制度。具有良好的人文素养,弘扬敬佑生命、救死扶伤、甘于奉献、大爱无疆的职业精神,坚持以患者为中心的理念。真诚守信、廉洁公正、精进审慎,为患者提供高质量的医疗卫生服务。

2.专科诊疗能力

熟练掌握本专科及相关专科临床医学理论知识和临床诊疗要点,具有疾病预防的观念和科学的临床思维能力,能做出合理医疗决策、规范完成本专科临床技术操作,能解决本专科常见多发疾病和疑难重症的诊疗问题。

3.沟通合作能力

具备良好的人际沟通能力,能与患者及其家属进行有效沟通,制订适宜的诊疗方案。能与其他医务人员团结合作,协调和利用各种卫生资源,为患者提供合理的医疗保健服务。

4.教学科研能力

追求卓越,具备自主学习和不断提升的能力,胜任指导下级医师的临床教学工作,掌握临床研究基本理论和方法,能承担临床研究。

(二)培训内容

专科医师规范化培训以培养岗位胜任力为核心。依据本总则和相应专科培训细则实施。培训内容包括医德医风、政策法规、人际沟通交流、专业理论知识、临床实践能力等,重点提高临床规范诊疗能力,兼顾临床教学和科研能力培养。

1.理论学习

(1)公共理论:包括医德医风、政策法规、相关人文社科知识等,重点学习相关卫生法律法规、规章制度和标准,医学伦理学、医学心理学、医患沟通,重点和区域性传染病地方病防治、突发公共卫生事件预防控制和突发事件紧急医疗救援、预防医学、循证医学,临床教学、临床科研的有关知识。

(2)专业理论:包括本专科和相关专科的临床医学理论知识,能融会贯通正确运用于临床诊疗实践。

2.临床实践

在上级医师的指导下,在临床实践中学习本专科和相关专科常见多发疾病以及疑难重症的病因、发病机制、临床表现、诊断与鉴别诊断、处理方法和临床路径;指导下级医师制订专科诊疗方案,承担会诊与住院总医师工作,达到《专科医师规范化培训内容与标准(试行)》相应专科培训细则的要求。

(三)培训方式

1.培训年限

各专科根据本专科人才成长规律和培训目标设置培训年限,一般为2~4年;根据实际,有的专科培训时间可为1年。在规定时间内未按要求完成培训任务或考核不合格者,经个人申请、专科医师规范化培训基地同意(单位委派培训对象还需经委派单位同意),培训时间可适当顺延,顺延时间原则上不超过2年。顺延期间不享受财政补助,培训相关费用由个人承担。

2.培训方法

理论学习以有计划的自学为主,集中面授、远程教学、学术讲座等方式为辅。临床实践能力培训,主要采取在本专科和相关科室临床岗位轮转的方式进行。培训对象通过参加临床诊疗实践以及基地组织的模拟培训、技能操作专项训练、教学查房等多种临床教学实践活动完成培训任务。科研能力培训主要在专科基地统筹安排下,学习有关科研理论知识和技能,参加在研课题研究,培养临床研究思维和论文撰写能力。

(四)培训管理

为了强化过程管理,改革培训管理路径。由主管部门纵向直接管理转变为多部门、多基地纵横网状管理。由单学科管理转变为多专科基地团队协同管理。在专科医师过程管理中实行"双导师"联合带教制。

培训基地进行培训质量管理,定期组织开展教学培训质量跟踪检查,掌握培训计划执行情况,总结分析培训工作,确保培训效果。

1.开展入院教育

入院教育由培训基地依据培训需求,针对新进入基地的培训对象统一组织实施岗前培训。入院教育由专培管理部门牵头组织,相关部门共同参与完成,包括培训基地概况、培训基地管理、人事管理、待遇保障、医德医风、医疗法规、医疗规范、医疗文书书写规范、院感防控、医学人文与沟通技巧、电子病历系统操作流程、电子轮转手册填报以及专培管理要求等内容。培训对象参加入院教育后,方可进入专科基地进行培训。

2.开展入科教育

入科教育由专科基地主任负责,教学主任、教学秘书具体组织实施。入科教育应依据《专科医师规范化培训细则(2019年版)》的要求,对培训对象统一集中组织,所有培训对象必须参加。入科教育内容应包括专科基地及轮转科室概况、师资带教安排、培训内容、轮转及考核、专科相关技能及电子轮转手册填报流程与要求等。

3.严格科室轮转

专科基地应依据培训细则制订轮转计划,不得随意更改。确需修改轮转计划,需经专科基地负责人审批备案。科室和个人必须按照轮转计划进行培训,不得缩短培训时间,不得减少培训内容。

4.组织教学活动

专科基地开展临床教学活动,包括教学查房、小讲课、病例讨论、门诊教学、模拟教学、手术带教、学术交流等,体现分层进阶式培训。应建立教学活动评价制度,对培训内容、培训方式、教学效果、学习效果等开展评价,不断改进。

5.严格信息填报

培训对象应依据相应专科培训细则要求,及时准确的填报电子轮转手册,指导医师及时审核填报内容。专培管理部门监督电子轮转手册填报情况,电子轮转手册填报情况作为培训对象参加结业考核资格审核的重要依据。

6.评价反馈机制

专科基地应开展360度评价。建立有效的评价反馈机制,定期听取指导医师及培训对象意见,并做好评价结果的应用。加强质量控制,组织开展专培教学改革研究,探索培训方法和培训模式,持续改进教学工作。

四、专科医师规范化培训的质量管理

(一)专科医师的考试考核

专科医师规范化培训考试考核是检验学员培训质量和培训效果的有效手段。同时,考核结果也是培训基地和专科基地总结经验、发现问题、监督整改、指导培训的重要依据。

1.考核项目

专科医师规范化培训考核包括过程考核和结业考核。

过程考核是对培训对象在培训期间临床能力水平与素质的动态评价,由培训基地依照各专业规范化培训内容和标准,严格组织实施,并在培训基地、专科基地及所辖三级学科轮转科室共同配合下完成。

过程考核主要包括日常考核、出科考核、年度考核,内容涉及医德医风、临床职业素养、出勤情况、专业理论治疗、临床实践能力、培训指标完成情况和参加业务学习情况等方面,重点考核临床规范诊疗能力,适当兼顾临床教学和科研素养。

专培结业考核工作在省卫生健康委全面领导下,由省考试中心、培训基地、专科基地共同配合完成。对通过专科医师规范化培训结业考核的培训对象,颁发统一制式的"专科医师规范化培训合格证书"。

2.考核内容

严格依据国家卫生健康委发布的《专科医师规范化培训内容与标准(试行)》进行考核。鼓励培训基地在执行国家统一标准的基础上,创新性开展专培考核方法改革。

3.考核方式

建立形成性评价和终结性评价相结合的多元化考核方式。

形成性评价是对专科医师的学习过程进行的评价,对其学习过程中的表现、所取得的成绩以及所反映出的情感、态度、策略等方面的发展作出评价。其目的是激励专科医师学习,帮助其有效调控自己的学习过程。包括对《专科医师规范化培训记录手册》和《专科医师规范化培训考核手册》填写的评价,日常工作的评价,病历检查、临床操作技能评估、迷你临床演练评估量表、360度评价等。

终结性评价是指在教学活动结束后为判断其效果而进行的评价。其目的是对专科医师阶段性学习的质量做出结论性评价。包括理论考试、临床实践技能操作评分等。

4.考核结果

(1)学员过程考核合格并取得执业医师资格证方可申请参加结业考核。出科考核全部合格方可参加年度考核,年度考核合格方可参加结业考核。对日常考核、出科考核、年度考核等考核不合格者,基地有权终止、取消其培训资格,并逐级报备。

(2)考核内容严格依据原国家卫计委发布的《专科医师规范化培训内容与标准(试行)》制订。考核合格者获得全国统一制式的《专科医师规范化培训合格证书》。

(3)对在专培考核中弄虚作假者,或累计2次以上无故不参加出科考核或年度考核者,或无故不参加省卫生健康委员会组织的结业考核者,给予终止培训,取消结业考核资格处理。

(二)专科基地的质量控制

1.加强院级评估

院级评估是由培训基地定期组织的,对所有专科基地培训工作的全面检查,由培训基地负责人负责,专培管理部门具体落实,注重住培、专培一体化督导。评估专家成员应包括培训基地管理人员(院领导)、教学管理人员和专科师资等。

2.院级评估内容

培训基地可根据每次评估主题内容,组建若干评估小组。评估内容可通过对委派单位、面向社会招收培训对象、就业单位等开展质量跟踪调查,分析总结;评估过程通过查阅资料、教学活动检查、现场访谈等环节,全面了解专科基地培训情况,发现问题,查找原因;评估反馈应通过现场交流、书面交流等形式向被评估对象及时反馈,提出整改要求,并将整改内容作为日常督导和下次评估的重点。

3.专科基地自评

自评是由专科基地主任负责,由教学主任和教学秘书组织开展的针对本专科基地的自我检查与评估。自评应每季度组织1次。自评形式可为日常巡查、定期检查、抽查与互查,组织开展调查问卷、座谈会、随机访谈、现场检查等活动。自评内容包括制度落实、日常培训、教学活动、日常管理与考核、带教情况等。

4.检查结果应用

培训基地专培管理部门应及时收集检查结果,注重检查结果的分析、反馈以及整改措施落实。对督导小组、专科基地自评中无法解决的问题,及时提交院级毕业后医学教育委员会予以解决。检查结果应与轮转科室教学管理人员、指导医师、培训对象的绩效考核、评优评先、职称晋升、岗位聘用等挂钩。

(三)培训基地的监测评估

为保障培训对象待遇和提高人才培养质量,中国医师协会与培训基地签订《专科医师规范化培训制度试点培训基地责任书》,明确培训基地承担专科医师培训的责任与义务。

中国医师协会建立专科医师规范化培训监测评估机制,对培训基地加强检查指导,实行动态管理,对基地和培训对象建立退出机制。

国家评估是由中国医师协会组织开展的综合评估、住培与专培一体化评估。评估结论为合格、基本合格、限期整改和取消基地资格。

接受飞行检查。由中国医师协会指派专家,对培训对象投诉情况进行现场核实。对问题严重的培训基地进行行业内或社会公开通报。

(郑晓静)

第三节　住院医师规范化培训制度的建立历程及现状

完善的住院医师培训体系是现代医学发展的必然结果。现代住院医师规培制度起源于欧洲,在美国最先建立并成熟。北京协和医院率先建立了国内住院医师培训制度,引领了国内临床医学的毕业后教育。卫生部发布了《临床住院医师规范化培训试行办法》,我国在住院医师规培的制度建设取得突破。卫生部和人事部联合颁布了《继续医学教育规定(试行)》,标志着我国住院医师培训体系和国际接轨。教育部、卫生部发布了《关于实施临床医学教育综合改革的若干意见》,并将"5+3"确定为我国住院医师规范化培训的主要模式。经过100年的探索,北京协和医院的住院医师培训形成了自身体系,展现了特色,并产生了示范和引领效应。

医师是一个需要终身接受教育的职业,其成才的道路较为漫长,可具体分为医学院教育、毕业后医学教育和继续医学教育3个阶段。形象来说,医学院教育只能产生"半成品"医师,经过住院医师规范化培训后成为"制成品",继续医学教育则让医师"终生保质"。今天,住院医师培训质量已成为影响国家医疗质量和人民健康水平的重要因素。从历史上看,完善的住院医师规范化培训制度是现代医学发展的必然结果,最初发轫于欧洲,后传入美国。美国约翰·霍普金斯大学引入了德国医学教育模式,在北美率先建立起住院医师培训项目,并于20世纪初加以改革和完善,使之成为现代医师培养体系不可或缺的一环。北京协和医学院以约翰·霍普金斯大学为模版,建立了国内住院医师培训制度。我国住院医师培训虽然起步较晚,但近年来发展迅速,逐渐向国际标准看齐。

一、住院医师规范化培训制度历史沿革与政策回顾

(一)国外住院医师规范化培训发展史

19世纪,德国柏林大学的 Langenbeck 教授率先提出住院医师培训,其核心思想是要求年轻医师受训期间必须24小时都住在医院里面,这也是住院医师这一名称等由来。统一的住院医师培训制度,突破了传统的师徒培训模式,强调对医学毕业生进行系统训练,极大地推动了现代医学的发展。同一时期,美国也有了住院医师培训的雏形。南北战争时期(19世纪中叶),部分美国内科医师在医学院毕业后先在各临床科室轮转1~2年,然后才开始专注于内科。Flexner 于1910年发表的医学教育报告深刻改变了现代医学教育的现状。受此影响,1914年美国医学教育和医院协会(American Medical Association Council on Medical Education and Hospitals,AMA-CME)考核了各医院的教学质量,并发布了一个批准进行实习的医院名单,包含603家医院的3 095个职位。1913—1919年,AMA-CME 正式发布了实习医师和住院医师培训的全美标准。1928年,AMA-CME 颁布了"批准进行住院医师培训和专科培训的要素"。此后,美国医学逐步

向专科化方向发展,先后建立了一系列私立专科委员会。作为第一个专科委员会,美国眼科协会于 1917 年成立。1933 年,美国医学专科协会正式成立。至 1936 年,旗下已经成立了 10 家专科委员会。1940 年,美国医学教育协会、美国内科委员会(American Board of Internal Medicine, ABIM)和美国内科医师协会(American College of Physicians,ACP)合作成立了内科毕业生培训委员会,这是对内科住院医师培训全国认证的早期尝试。

受第二次世界大战的影响,战后西方国家包含住院医师在内的医师数量迅速增加。以美国为例,1945 年美国医师数量达 50 000 人,如果算上护士和部队医务兵,医护人员的总人数达到700 000 人,是 1939 年美国军队总人数的 3 倍。在数量增加的同时,保证医疗质量成为重要问题,规范化住院医师变得刻不容缓。受美国医学教育体系传播和推行的影响,住院医师培训制度获得全球医学界的普遍认可。1950 年代,欧洲出现了"终身教育"的思潮,受此影响毕业后医学教育应运而生。到了 1970 年代,主要西方国家均已基本建立起规范的毕业后医学教育制度。作为其中的代表,美国毕业后医学教育规模最大,相对比较系统和严密,成为各国学习和参考的对象。

21 世纪初,世界卫生组织(WHO)、世界医学教育联合会(WFME)及国际医学教育专门委员会(IIME)等国际医学组织经过多年的交流和酝酿,积极倡导和推动毕业后医学教育发展。2003 年 1 月,世界医学教育联合会(WFME)颁布了《毕业后医学教育国际标准》,全世界毕业后医学教育出现了国际化、标准化、系统化发展的趋势。一般将毕业后医学教育分为初级培训阶段和高级培训阶段,前者对应住院医师培训,后者则对应专科医师培训。随着毕业后医学教育的发展,医师培训的初级阶段与高级阶段之间的衔接越来越紧密,甚至出现了互相渗透、前后统一的趋势,二者之间的界限趋于模糊。

(二)我国住院医师规范化培训的历史和政策回顾

我国的住院医师规培历史最早可追溯至 1921 年,当时北京协和医学院在国内率先实行"24 小时住院医师负责制"和"总住院医师负责制"。这个模式深受美国约翰·霍普金斯医学院思想和经验的影响,对我国住培体系的建立具有奠基意义。中华人民共和国成立后,我国医学教育经历了曲折而又坚韧的发展历程。1962 年,卫生部要求各医学院校遴选优秀毕业生,到各附属医院接受为期 2 年的住院医师培训。1979 年,卫生部重拟《高等医学院校附属医院住院医师培养考核试行办法》,明确规定我国高等医学院校本科毕业生进行两个阶段的培养,第一个阶段为期 2 年,第二个阶段则不短于 3 年,简称"2+3 模式"。

1993 年,卫生部颁布了《临床住院医师规范化培训试行办法》,标志着我国住院医师规培领域取得突破。该办法将两个阶段的培训时间变更为第一阶段、第二阶段,两个阶段均为 2~3 年,并首次要求两个阶段应当包括二级学科轮转、专科培训、总住院医师工作,以及预防医学工作(6 个月以上)等。该办法首次规定了"科主任负责,科室其他医师集体指导"的住院医师培训模式,还明确提出在规培第二阶段可以采取专人指导的教学方式,从而成为住院医师"导师制"的雏形。1995 年,卫生部颁布了《临床住院医师规范化培训大纲总则》,其中包含《住院医师规范化培训实施细则》,进一步将培训时间明确规定为第一阶段 3 年、第二阶段 2 年的"3+2"模式,同时规定只有完成第一阶段所有项目和内容并通过考核者才可以进入第二阶段的培训。

针对各专科培训的不同要求,2000 年卫生部和人事部联合颁布了《继续医学教育规定(试行)》,将培训模式由过去的 5 年改为"3+X"模式,即先进行以医学二级学科(内科、外科、妇产科等)为基础的临床培训,为期 3 年,然后再申请各三级学科的亚专科培训,具体培训时间根据三级学科的实际情况而各有不同。这一模式既体现了住院医师培训强调基础的要求,也体现了不同学科之间的差异性,标志着我国住院医师培训体系开始和国际标准接轨。2006年,卫生部在全国1 100多个基地的34个专科开展住院医师规培试点,取得了初步经验。但由于各地社会经济发展水平和卫生体系建设差异较大,配套政策不完善,激励机制不足,故培训效果参差不齐。

二、住院医师规范化培训现状与目标

(一)各国住院医师规培的现状

美国住院医师培训体系中,质量监控和资质认证由两家行业组织进行,即美国毕业后医学教育认证委员会(ACGME)和美国医学专科委员会(ABMS)。ACGME主要负责制定各专科的培训计划和目标,考核住院医师培训效果,确定各专科和亚专科的认可标准。ABMS主要是考核和评价业已取得住院医师培训合格证书的医师,决定是否授予其专科医师资格证书。美国医学生在毕业前必须通过全美医师执照考试(USMLE)的第一阶段和第二阶段考试,之后才可申请加入住院医师培训项目。培训包括第1年的实习期培训(PGY-1)和若干年的专科培训。医学毕业生获得住院医师培训资格后,首先在经过认证的医院接受PGY-1。完成后可参加USMLE的第三阶段考试,通过后方可取得医师执照,然后申请加入专科培训。ACGME的各专业委员会制定全国统一的专科住院医师培训目标、内容和考核标准。各专业的培养年限依据专业的特点而不同,通常在3~7年。例如普通内科需要3年,普通外科需要5年,而神经外科则需要7年。完成住院医师培训后,如果通过ABMS的考试,即可获得专科医师资格证书和"专科医师"称号。

英国的住院医师培训体系有别于美国,但具体管理工作也是由行业协会主导,医疗机构执行。其中,毕业后医学教育委员会(CPME)负责研究和制定专业培训计划,确定培训机构资质和职位。英国各地还设置毕业后教务长(postgraduate dean,PD),一般由大学和地方卫生局任命,其任务是负责本地区的毕业后医学教育工作。住院医师培训项目和岗位均需由各专科学会和地区PD批准。英国毕业后医学教育包括3个培训阶段,即第1年的注册前住院医师(PRHO),第2~3年的高级住院医师(SHO),第4~6年的注册专科医师(SPR)。英国医学总理事会(GMC)则负责所有医师认证和注册。医学生毕业后必须达到GMC规定的实习医师标准,才能进入第1年PRHO培训。经过1年实习,达到GMC制订的正式医师标准方可注册成为执业医师。然后再继续完成第2~3年及第4~6年的专科医师培训,通过专科医师培训管理局(STA)考核,才能成为专科医师。

整体来看,美国住院医师培训模式是行业高度自治,培训结果追求培训质量的同质性,而英国毕业后医学教育模式是政府与行业共同参与,但各自职能的划分尚有一定的模糊和争议。亚洲地区的住院医师培训受英美两大体系的影响较大,同时也有一定的自身特色。例如东南亚、印度、中国香港主要受英国影响,而日本、韩国、新加坡、中国台湾地区则借鉴甚至移植了美国的培训模式。这些不同国家和地区的住院医师教育体系有较大差异,但也有一定的共性,包括:①要求医师具有博士学位,同时又区分专业学位和科学学位,二者有不同的培养目标和要求;②建立了全国(地区)统一、规范的培训体系和管理机制,保证了人才培养的均质性;③有制度或法规体系等支撑条件;④在与国际接轨的同时也体现了自身特色,适合本国(地区)医师培训的要求;⑤政府宏观引导,行业协会主导,医疗结构执行。社会经济水平发展程度越高,行业协会发挥的作用越明显。

(二)我国住院医师规培的现状与目标

在前期探索和实践的基础上,我国住院医师规培逐渐驶入快车道。教育部、卫生部发布了

《关于实施临床医学教育综合改革的若干意见》,提出要适应医药卫生体制改革的总体要求,逐步建立"5+3"(5年医学院校教育+3年住院医师规范化培训)为主体的医学人才培养体系。紧接着,卫生部等部门印发《关于建立住院医师规范化培训制度的指导意见》,真正将"5+3"确定为我国住院医师规范化培训的主要模式。我国住院医师规培作为国家制度正式形成。在实际医学教育流程中,对完成"5+3"的住院医师而言,接下来他们所要面对的则是原先"3+X"中"X"所代表的专科医师规范化培训。因此,此时的医学教育模式是趋向于"5+3+X"。

另外值得注意的是专业学位研究生培养和住院医师规培的"并轨",这是我国当前医学教育体系的一大特色。《关于实施临床医学教育综合改革的若干意见》正式提出建立住院医师规范化培训与临床医学硕士专业学位研究生培养有效衔接的制度,被称为"并轨"。《关于建立住院医师规范化培训制度的指导意见》开始探索推进并轨的具体措施,并逐步落实。国家6个部门发布《关于医教协同深化临床医学人才培养改革的意见》,要求深入推进住院规培与学位教育衔接。同年,国家卫生和计划生育委员会在全国遴选了559家住培基地,各地认定的培训基地总数达8 500个。当年新招收住院医师5.5万人,超额完成年度招收计划。国务院学位委员会发布《关于印发临床医学、口腔医学和中医硕士专业学位研究生指导性培养方案的通知》,详细规定了两大体系并轨的方案,标志着"并轨制"的全面铺开。2015年全国招收住院医师约7万人,较上年增加约40%,全科等紧缺专业招生也取得突破。上海、四川、山东等先期启动住培体系建设的地区已有住院医师进入专科工作,并得到用人单位的好评。国家三部委发布《关于加强医教协同做好临床医学硕士专业学位研究生培养与住院医师规范化培训衔接工作的通知》,进一步从组织层面上规划了教育与卫生政府部门、医学院校、住院医师培训基地等在"并轨制"实施过程中的主体责任,强化了住院医师规范化培训与临床医学硕士专业学位研究生教育的有机衔接。

我国人口庞大,社会经济发展不充分,医疗资源分布不均,各级医院医师数量不均,受教育水平与临床能力又参差不齐。我国的规培制度的建立及发展相对发达国家起步晚,进展慢,因此从局部试行、全面展开到最终完善还有很长的路要走。我国建立的住培制度既是为了培养专业的临床医师,也是为了平衡各地区医疗水平,符合我国医疗发展的目标。我国的住院医师规培制度既注重受培训者个人,也重视医疗环境和基本条件。对于医师个人,原国家卫计委提出的规培目标是为各级医疗机构培养和输送具有高尚的职业道德、扎实的临床专业知识、良好的人际沟通与团队合作能力、能独立承担本专业常见多发疾病诊疗工作的临床医师。其主要包括四方面的内容:政治思想、职业道德、专业能力、教学与科研。近年来,对于医师人文素养培养也日益得到重视。在重视临床培训的同时,也要充分关注医学人文教育,包括正确的职业角色定位,树立端正的医德医风和尊重患者、关怀患者的医学人文精神。住院医师是医师成长路上的起步阶段,强调人文素养显得尤为重要。

(郑晓静)

第四节　住院医师规范化培训管理体系

规范高效的管理与合格的基地、优秀的师资、标准的培训是保证住院医师培训质量的关键。健全的组织管理机构,完善的管理规章制度,规范的组织管理流程和严格的考核质控与反馈机制是做好住培管理工作的基石;职能部门、专业基地和轮转科室要各司其职,分层负责。

一、住院医师规范化培训的组织管理体系

住院医师规范化培训由国家卫生健康委员会统筹,各省级卫生行政部门组织并依托本省内培训基地具体落实。培训基地实行一把手负责制,采取培训基地(医院)、职能部门、科室三级管理模式。各级安排专人管理,不断加强培训制度建设,持续做好住培过程管理,确保培训质量。

(一)培训机构

1.医院毕业后医学教育委员会组成

一般由培训基地(医院)院长担任主任,主管副院长担任副主任,成员包括培训主管部门负责人、相关职能部门负责人、专业基地/轮转科室负责人、培训专家及住院医师代表等。其职责包括确定医院住培工作目标和基地建设发展规划;制定住培配套政策和相关制度方案、督导和检查住培工作运行情况,保证培训质量;协调医院相关部门和科室,为住培工作提供支持和保障;定期召开培训工作会议,研究解决住培相关问题。

2.培训管理部门

(1)主管部门一般设在教育处或科教科,亦可为专门设置的毕业后医学教育办公室。负责住院医师的日常组织与管理,完善相关培训制度,督导检查各专业基地培训开展情况和培训档案建设情况,并进行年度检查和评估。人员包括教育处处长或科教科科长以及住培管理专职人员。

(2)相关职能部门按照国家和省市卫生健康委员会相关规定,培训基地(医院)相关职能部门包括党团组织、人事部门、医政部门、财务部门、后勤部门等,应积极配合培训主管部门,共同做好培训管理工作。

3.专业基地与轮转科室负责住培工作的具体实施

实行主任负责制,设置教学主任岗位,同时需配备教学秘书。

(二)培训制度

培训基地(医院)应在国家和省市住培制度框架下,结合本基地实际,制定本基地住培相关规章制度,并要与时俱进,及时进行修订和完善。

(1)培训基地(医院)管理制度内容涵盖培训基地建设、组织管理、师资队伍建设、培训过程管理、考核评价、奖惩措施、档案管理、保障措施等。

(2)专业基地/轮转科室管理制度内容涵盖专业基地住培组织管理、人员职责、培训方案、师资培训、临床带教、教学活动、考核评价、奖惩措施、档案管理等。

二、住院医师规范化培训全过程管理

(一)招录

1.招录计划

专业基地根据基地认定时核定的住院医师容量和在培住院医师数量,结合本专业基地培训床位数、收治患者数、门急诊量、师资带教能力和当年本科生、研究生、进修生等各层次教学任务等多方面因素提出当年招生计划,同时适当加大紧缺专业住院医师招生力度。培训基地在考虑各专业基地培训质量和多个专业基地学员交叉培训等影响因素的基础上,核定本单位各专业基地的招生计划,上报省级卫生行政部门审批。

2.招录通知

省级卫生行政部门审批各培训基地招生计划后,在省级住培管理系统发布年度住培招录通知及招录计划;培训基地按录取批次在网站公布本基地招录考试通知或通过其他方式通知报考本基地的住院医师,内容应包括时间、地点、考核形式、需携带的相关材料等。

3.招录考试

培训基地组织各专业基地对申请参加培训的住院医师进行招录考核,培训基地在各志愿录取时间内完成系统内录取。

(1)考试形式:笔试、面试与技能操作考核相结合,考查住院医师的综合能力。

(2)考试内容:专业知识、临床技能、综合素质等。

(3)考核小组:由专业基地选派 3 名及以上高级职称、有住院医师带教经验的指导医师及培训基地管理人员组成。

(4)录取原则:根据招录考核成绩及招生计划,择优录取。

4.培训年限认定

培训年限一般为三年。对有临床实践经历的拟录取学员,按照国家和省级卫生行政部门的住培年限认定办法,根据学员提供的临床实践经历材料,结合招录考试临床综合能力测评结果,确定培训年限。培训年限经培训基地、专业基地和住院医师三方认可后确认录取,并由培训基地报省级卫生行政部门核准。

5.学员报到

学员按规定时间到培训基地报到并办理入院手续。

(1)签署培训协议:培训基地应于规定时间内与培训学员签订培训协议,培训协议应包含培训基地与培训学员的基本信息,培养年限及双方的权利与义务;同时培训基地安排自主培训人员与劳务派遣公司(要求该劳务派遣公司已与培训基地签订劳务派遣协议)签订劳务合同,劳动合同到期后依法终止,培训对象自主择业。

(2)建档:培训基地根据系统报名和录取情况,梳理学员基本信息和相关证明材料,建立住院医师个人档案。

(3)办理相关证件和手续:培训基地协助学员办理工资卡、胸卡、饭卡、门禁卡、学分卡、图书馆借阅证,发放工作白衣,开通网络权限,安排住宿等。

(4)办理执业变更手续:已取得《医师执业证书》的住院医师,应及时办理执业地点变更。

(5)发放培训手册或系统使用方法培训:向学员发放相应专业的《登记手册》,向专业基地发放相应专业、相应数量的《考核手册》。已经开展系统填报和考核的省市需进行系统填报和考核方法的专项培训。

若已录取学员因各种原因未能按时报到,培训基地应及时向上级主管部门反馈并在系统中修改为相应状态。

(二)入院前教育

新来院住院医师须参加岗前培训并通过考核,方可进入专业基地进行培训。岗前培训由主管部门组织,相关职能部门和临床医技科室共同配合完成。

1.制定岗前培训计划

培训基地应在新学员报到前,由培训主管部门制定岗前培训计划;培训内容应涵盖但不限于培训基地介绍和住院医师岗位综合能力培训方面。培训时间一般 1～2 周,最短不少于 5 天。

2.入院前教育

一般由培训基地(医院)教育处和人事处作为主管部门负责岗前培训的组织和管理,各职能部门和临床、医技科室紧密配合。岗前培训的具体实施包括:培训准备、培训安排、课程设计、教师遴选、集体备课、培训教材、培训形式、培训场地、培训设施、培训管理、考试考核及档案管理等。

(1)充分准备:岗前培训授课教师由培训主管部门、专业基地及相关处室提前商定、遴选;根据本省市住培基地管理规范拟定培训课程,经医院毕业后教育委员会审批后向授课师资下达教学任务书并及时完成集体备课;提前准备培训所需场地、设施设备及相关教材和讲义等。

(2)通知和管理:提前通知授课教师和学员,每次课前再次确认教学环境准备,做好学员签到,考勤管理以及考核成绩登记。

(3)培训形式:培训形式多元化,包括但不限于理论授课、操作演示、模拟训练;座谈交流、团队户外拓展;互动教学、视频教学;沟通情境模拟训练、经验分享等。

(4)考试考核:岗前培训应设立考核环节,了解培训效果,考核不通过者应补考。

(5)总结反馈:对考核成绩进行整理和分析,考核结果及时向学员及专业基地反馈;通过问卷调查等方式,了解学员对岗前培训组织、内容、授课教师的满意度,以及学员的收获和意见建议。

(6)档案管理:整理收集岗前培训课件和培训资料,及时归档。

3.岗前培训的内容

岗前培训的内容设计要符合针对性、实用性和及时性原则,包括但不限于基地介绍和住院医师岗位综合能力培训。

(1)培训基地介绍:一般由医院各职能部门分别介绍。院党办介绍医院的发展历程、服务理念、战略目标及文化等;人事处介绍工作职责、考勤要求、年度考核等;教育处介绍医院教学整体情况、住培相关政策和具体要求等;医务处介绍执业医师资格考试和注册;社工部介绍医疗风险防范;医院感染管理处介绍医院感染控制;科研处介绍科研现状、如何开展科学研究等;图书馆介绍文献检索方法、数据库、图书证办理流程等;信息处介绍 HIS 系统和病历系统使用;宣传处介绍宣传管理、宣传平台,宣传纪律等;总务处介绍火灾扑救、交通安全、安全防护等。

(2)住院医师岗位综合能力培训:美国 ACGME 及其他发达国家和我国台湾地区20多年来对住院医师核心能力评价已形成了一套较为完善的指标体系,对我国住院医师核心能力评价指标体系的建设具有较好的借鉴意义。2018 年国家卫生健康委员会颁布了中国住院医师培训精英教学医院联盟《住院医师核心胜任力框架共识》,包括六个方面:职业素养、知识技能、患者照护、沟通合作、教学能力、终生学习。住院医师岗位综合能力培训一般围绕此六项核心能力开展。①职业素养:职业道德、敬业精神、人文素养和系统改进能力。②知识技能:理论知识、临床技能和临床思维等。③患者照护:临床决策、患者管理和患者教育等。④沟通合作:医患沟通、团队合作、领导能力和管理能力。⑤教学能力:临床带教、医学科普和跨专业教育。⑥终生学习:自我提高、循证医学、审辩式思维和学术研究。

(三)临床轮转

住院医师完成岗前培训并通过考核后,进入专业基地进行轮转培训。

1.制订轮转计划

轮转计划由各专业基地制定并负责落实。

(1)轮转计划应按照各专业培训标准的要求和培训人员数量,科学合理地进行编制。年限减免的住院医师,依据"填平补齐"的原则确定轮转计划。

（2）轮转计划应明确所需轮转科室、转科时间、入科及出科时间,每个科室的培训时间不得随意缩减或延长,轮转顺序的调整应服从专业基地的整体安排。

（3）轮转计划应及时向学员和相关轮转科室公布,培训基地定期督查轮转计划的落实情况。

2.学员入科

学员按照轮转计划规定时间到相应轮转科室报到。

（1）入科登记:科室教学秘书为新入科报到的住院医师做好入科登记。未按时入科报到的学员,应在24小时内上报培训主管部门。

（2）入科教育:入科教育由轮转科室指定教学秘书或其他人员完成。入科教育内容包括但不限于:①科室情况介绍(学科特点、学术特色、科室人员、师资结构等),熟悉科室环境、科室规章制度、工作安排和工作流程、劳动纪律、值班要求等;②培训及考核要求、学术活动安排(教学查房、病例讨论、小讲课等)、医疗文书书写注意事项、突发应急事项的处理等。③具有专科特色的临床基本技能操作。

（3）安排指导医师:专业基地/轮转科室负责人根据住院医师培训要求为培训学员安排指导医师。学员入科后,应主动与指导医师交换联系方式,保持沟通。

3.基于医疗实践的培训

住院医师以在专业基地和轮转科室的实践中学习为主。以下要求以临床科室病房日常工作为基础,医技科室可参考执行。

（1）医疗实践基本要求:培训期间,住院医师必须参加临床实践。专业基地和轮转科室按照培训标准要求安排住院医师管理床位、完成规定的病例病种和技能操作。

（2）接诊患者:接诊患者是临床实践工作的基础,是采集信息的重要手段,是医患沟通的重要环节,是培养临床思维的重要途径。住院医师接诊患者分为病房和门急诊等不同场所。指导医师对新上岗的住院医师,要按照病房和门急诊接诊患者的具体要求认真带教直至规范熟练为止。

（3）病历书写:病历集中反映了住院医师对疾病诊疗的临床思维过程,也是培训效果的直接体现。同时病历作为具有法律效力的重要医疗文件,也是提高医疗水平,保证医疗质量的重要文书。住院医师根据规范要求手写大病历,指导医师及时进行修改,医院和科室要充分重视住院医师病历书写培训与质量控制。

（4）临床实践技能培训。①专业技能培训:专业基地和轮转科室按照培训标准要求,明确住院医师在专业范围内应掌握的临床技能操作项目,如内科的心电图、外科的手术技能等。住院医师在初次进行某项操作时,指导医师要详细讲解和示范,在指导医师督导下完成一定例数并确认合格后,方可独立操作。不能达到实践技能操作要求的住院医师,应及时对其进行针对性辅导。培训标准中要求的临床技能操作,若因病例偏少或难度较大不能满足培训,指导医师应及时向上级医师反映,寻找适宜的培训方法给予补足。②辅助检查培训:专业基地和轮转科室可根据临床工作需要联系相应医技科室,进行辅助检查操作方法和结果判读等培训,以提高住院医师合理有效运用辅助检查的能力。对于心电图、影像读片等大部分专业都需要掌握的辅助检查内容,也可由培训基地统一组织培训。

（5）教学查房和临床病例讨论。①教学查房:包括住院医师查房、主治医师查房、主任医师查房和科室大查房,解决临床诊疗相应问题,且须按规定要求和频次执行。②临床病例讨论:包括疑难病例、术前病例、死亡病例及多学科病例讨论等。临床病例讨论须明确主讲人资质;对指导医师进行病例讨论(案例教学)培训;督导检查病例讨论的准备、实施情况和教学效果;保证规定频次;有条件的基地可组织评比等。

（6）教学培训活动:是针对住院医师所开展的门急诊实践、临床教学查房、专题培训等。①门急诊医疗实践:各专业基地根据本专业特点和培训标准要求,安排门急诊实践。使住院医师在带教老师的指导下,掌握本专业常见多发病的诊治。提倡培训基地创造条件,开设教学门诊。②临床教学查房:临床教学查房是在医疗查房的基础上,按照培训要求,结合具体病例、密切联系临床实践,运用多种形式、有的放矢进行的临床教学活动,其重点在于临床知识的运用和诊疗能力的培养。专业基地和轮转科室均须建立并执行临床教学查房制度,并按规定要求和频次组织实施。③专题培训和学术活动:a.专业讲座,由培训基地、专业基地和轮转科室根据培训标准要求,制定讲座计划,确定讲座内容,并严格落实。b.小讲课,指导医师结合临床工作实际,充分利用碎片化时间进行相关知识的讲解。c.学术活动,基地定期举行学术活动,要求住院医师参加。住院医师要结合学术活动主题,主动进行文献复习,提高自身科研能力。d.带教能力培训,高年住院医师可结合临床工作安排,承担对见习医师、实习医师和低年住院医师的教学责任。专业基地和轮转科室要对其进行带教内容、带教方法等的培训和指导。e.其他培训活动,如住院医师报告会、人文沟通培训、职业精神培养等。

(四)培训评价

培训评价是指对住培参与者分阶段进行评估,旨在及时发现问题,及时调整和改进,保证培训质量。按人员可分为住院医师、指导教师、管理人员等;按单位可分为培训基地、专业基地、轮转科室等。

1.评价主体

评价主体是参与制定政策、设计培训方案和实施培训活动的单位和个人,包括各级管理人员、专业基地/轮转科室负责人、教学秘书、指导医师、住院医师、护理人员、患者和家属以及送出单位等。评价主体角色分为评价者和被评价对象,在不同的评价中角色可以互换。

2.评价标准

国家或省市制定的培训基地或专业基地评估指标体系;针对不同评价对象和评价目标编制的评价指标。评价标准应注意科学性和可行性,定量和定性相结合,真实客观反映实际情况。

3.评价方式

包括日常巡查、定期检查、抽查和互查;调查问卷;座谈会、随机访谈;现场考查;查阅相关资料等。

4.评价实施

评价者根据评价标准,选择合适的评价方式对被评价者进行全面客观评价的过程。评价组织者要对评价过程进行指导和质控,及时总结分析。各种评价资料应妥善保管和归档。

5.评价反馈

可采取口头、书面等多种形式。目的是让被评价对象知晓评价结果,特别是问题和不足,有的放矢的进行改进和提高。

(五)考试考核

考试考核是指挥棒,引导规范化培训的发展方向。国家卫计委在全国层面推行实施住培制度,并提出了住培考核实施办法,对住培考试考核提出了明确的要求。文件指出住培考核包括过程考核和结业考核两部分。

1.过程考核

是对培训对象在培训期间临床能力水平与素质的动态评价,主要包括日常考核、出科考核和年度考核。内容涉及医德医风、临床职业素养、出勤情况、临床实践能力、培训指标完成情况和参加业务学习情况等方面。由轮转科室/专业基地和培训基地负责完成。

(1)日常考核:日常考核是在医疗实践培训过程中对培训对象进行的考核,由专业基地或轮转科室根据培训标准,组织指导医师完成。①考核内容:包括职业素养、考勤、临床实践能力、培训指标完成情况和参加业务学习情况,以及形成性评价开展等情况。②考核形式:可采用"Mini-CEX(迷你临床演练评估)""DOPS(直接观察操作法)"等方式进行。③考核反馈:日常考核属于形成性评价范畴,须就考核结果和努力方向对住院医师进行反馈,并给予针对性的培训和指导。

(2)出科考核:出科考核是指在住院医师完成某一科室轮转时,在出科前由轮转科室组织考核小组对其进行的有目标、有计划、有时限、有质量的综合评价。住院医师在各科室轮转结束时,均应进行出科考核。①考核内容:医德医风、培训时间及培训完成情况、临床综合能力等。②考核形式:笔试、口试、多站考核及360度评估等。③考核结果:对于整个培训过程而言,出科考核属于形成性评价,考核后的总结和反馈对住院医师临床综合能力是一次重要的提升过程;对于当前轮转科室而言,出科考核又属于终结性评价,评估住院医师在本科室的培训效果,决定其是否可以出科。住院医师出科考核合格,方能进入下一个科室轮转;出科考核不合格者,择期补考,补考仍不合格者,应延长培训或重新培训。④考核总结和反馈:专业基地或轮转科室应对出科考核结果进行分析并对住院医师进行充分的反馈。

(3)年度考核:年度考核通常是由培训基地和专业基地共同组织实施的阶段性评价。①考核内容:一般包括专业基础知识和临床综合能力考核等。②考核方式:可根据专业特点,设计考核方法和形式,可为笔试、口试、技能操作、多站式考核等。③考核结果:年度考核不合格者应择期补考,补考仍不合格者应延长培训时间。④总结反馈:专业基地应对考核结果进行分析总结,及时向住院医师反馈。

2.结业考核

结业考核是衡量培训整体效果的终结性综合评价,由国家卫生健康委员会和省级卫生行政部门组织实施,分为专业理论考核和临床实践能力考核两部分。各专业基地住院医师参加结业考核的通过率,作为评价专业基地培训质量的重要内容之一。

(1)结业考核报名:在结业考核报名前由培训基地和省级卫生行政部门进行资格审查,通过者方能报名参加结业笔试和结业临床实践能力考核。

(2)结业考核实施:结业笔试由国家卫生健康委员会委托中国医师协会统一组织实施;结业临床能力考核目前由各省市统筹在其认定的考核基地实施。由国家统一组织实施的结业临床能力考核正在试行和探索中。

(3)结业考核结果:通过考核者可获得由国家统一颁发的《住院医师规范化培训合格证书》,未通过考核者按要求参加下一年度结业考核。

(六)培训保障

培训保障是指培训基地为保障住培顺利进行所必须提供的支撑条件,是住培顺利进行的基础,需要基地(医院)培训主管部门和其他相关部门通力合作。主要包括党团组织、人事管理、医政管理、财务管理、后勤管理、档案管理等。

1.党团管理

医院应设立住院医师党团组织,负责对住院医师党员、团员的教育、管理、监督和服务,开展党团活动,做好党费、团费收缴工作等。

2.人事管理

培训期间,住院医师的人事管理由培训基地和就业单位(单位人)或劳务派遣单位(社会人)共同负责,日常管理主要由培训基地和专业基地负责。培训期间就业单位或劳务派遣公司为其提供人事档案管理、基本工资、基本福利和国家规定的社会保障等;绩效工资遵循同工同酬原则,在严格考核下由培训基地参照所在科室同级住院医师的标准发放,并对全科、儿科等急需紧缺专业培训对象予以适当倾斜。

3.医政管理

医政管理是指培训基地医政部门负责住院医师在培训期间的医师资格考试报名、执业注册、执业地点变更和处方权授予等医疗行为的管理。

4.财务管理

财务管理是指培训基地财务部门根据上级政策和医院文件对住培相关的项目经费进行依法依规管理。住培项目经费实行独立核算、专款专用,任何单位和个人不得截留、挤占和挪用。各项经费使用要严格执行财务预算,按照规定的支出项目、标准、报批流程使用,保证支出凭证的真实和完整。

5.后勤管理

医院相关职能部门支持和配合主管部门完成住院医师工资卡、胸卡、饭卡、学分卡、门禁卡、图书借阅证、工作服、网络权限、住宿等的办理。

(七)档案管理

住培档案是在住培过程中直接形成的、各种形式的、具有保存价值的原始记录。档案的形成应尊重事实,注意日常工作积累,留下关键工作记录,体现工作质量循序渐进。科学、系统、规范的档案既是教学规律的基本要求,也是衡量教学质量和管理的重要标志。

1.目的意义

保存培训基地和专业基地的历史记录;见证培训基地、指导医师和住院医师的成长历程;总结经验并不断完善。

2.管理原则

统一领导,分级管理;及时归档,真实可靠;整齐规范,方便查询;适时总结,精简优化;完整安全,完善传承。

3.管理内容

包括基地基本条件、组织机构、规章制度、管理机制、师资队伍建设、培训实施、质量监控、考试考核、教学改革研究等。

4.管理形式

可以是纸质档案、电子档案或系统档案。

5.注意事项

培训基地应重视住培档案管理工作;建立档案管理制度和三级管理模式;加强管理人员培训,提高档案管理质量;推进住培档案信息化建设,积极研发和建立科学统一、高效简洁、上下兼容的住培管理平台;提高档案资源的二次利用率,提高管理效率;保障人员配置,优化档案管理环境。

住培制度建设还在不断完善,管理也需要与时俱进。各培训基地在住院医师规范化培训管理实践中不断改进和提升,必将逐步走向规范化、同质化、精细化和高效化。

(郑晓静)

第五节　住院医师规范化培训师资队伍建设

住院医师规范化培训简称"住培",是医学毕业后教育的重要组成部分,对提高我国各级医院的住院医师诊疗水平起着非常重要的作用。早在北京协和医院建院之初,正值美国亚伯拉罕姆·福勒克斯纳调查报告推动的美国医学教育改革之后,就已经移植了严格、规范并与国际接轨的住院医师培训制度,成为当时亚太地区医学教育现代化的模板。中华人民共和国成立初期,国内也有多家医学院校遵循了当时国际上较为严格的培训标准培养住院医师,也曾有过世界知名的师资阵容。但彼时标准和规范常常局限于院校范围,在缺少顶层统筹设计和创新推动的情况下,绝大多数医学院校的培训制度已渐渐不能适应国际和国内不断发展的医学教育形势要求。国家卫生和计划生育委员会等七部门联合出台了《关于建立住院医师规范化培训制度的指导意见》,要求各省(区、市)须基本建立住培制度,所有新进医疗岗位的本科及以上学历临床医师,全部接受住培。这一意见的出台标志着我国住培制度建设正式启动,从而结束了长期以来我国缺少统一、规范的住院医师培训制度的情况。现在随着住培基地建设的快速发展,住培工作正在全国范围迅速推广。高质量的住培师资队伍建设是保证临床住院医师培训水平,提高医疗质量与安全,以及进一步培养更高层次医师的基石所在。

一、师资遴选

住培是医学生毕业后医学教育的重要组成部分,对于提高住院医师诊疗水平和同质性极为重要。随着住培制度在国内各省市的持续推进,有效提高住培质量已经成为住培工作建设的重点。越来越多的研究证明,教师质量是影响学员培训质量的最重要因素。住培师资队伍整体水平的高低与培训质量密切相关,而严格师资遴选是保障师资和住培质量的基础。

目前国际上医学教育发达的国家,会对住培师资的能力有比较系统和完善的评价内容和遴选标准要求。美国的毕业后医学教育认证委员会(accreditation council for graduate medical education,ACGME)是一个由医师自发组织的非政府、非营利机构。其将医学教育者分为直接开展教学者和参与教学发展及监督者,根据角色不同,对能力有不同要求。同时基于住院医师的核心胜任力要求,对住培师资也提出了六大核心胜任力和四大专业能力要求。胜任力这个概念最早由哈佛大学教授戴维·麦克利兰正式提出的,是指能将某一工作中有卓越成就者与普通者区分开来的个人的深层次特征,它可以是动机、特质、自我形象、态度或价值观、某领域知识、认知或行为技能等能显著区分优秀与一般绩效的个体特征。由于对住培医师的培养目标是培养和发展其岗位胜任力,培养其拥有必备的知识、技能和态度,帮助其提高发现问题和解决问题的能力,从而能胜任未来所从事的临床诊疗工作。因此住培师资的胜任力要求也应基于住培医师的培养目标。美国住培师资核心胜任力包括有临床带教能力、以学员为导向能力、社会交际能力、榜样和专业精神能力、个人教学实践的反思与进步能力，以及基于系统的教与学能力。四大专业能力则包括了课程设计与实施能力、评价与学术能力、领导能力和指导能力。而遴选准入制度也会紧扣核心胜任力要求，紧密结合医院院校的个体化需求，拟定明晰、公开的细则条款。聘任和再评估过程也是设置专门的委员会进行，秉承公正公开的原则。

国内医学教育的师资遴选起步标准并不低。在北京协和医学院建院之始，招募和选拔优秀教师就被列为最重要的关键点之一。并为此大大提高了薪酬标准以吸引更多国外医学专家加入当时的教学团队。"文革"复校以后，即使在教职人员相对匮乏之时，也依然对临床教师有较为严格的遴选标准，比如需要理论授课教师和带教老师均具备丰富的临床经验，其中理论授课教师年资最低为被聘任的副主任医师；临床医师开始带教工作前进行统一的教师资格培训；新理论授课教师准入评价时必须进行预讲，如预讲不能获得学系教学主任以及科室内教学核心组的一致通过则不能成为授课教师等。既往还曾经有过因为候选人授课时口音重而未能通过准入评估的情况。也是由于始终坚持对师资的高标准和严要求，才使得协和住院医师始终保持了极高的成才率。但由于暂时缺少顶层统一规划和推动，国内大多数医学院校师资遴选和准入仍缺少统一规范的管理制度，往往各省市、各院校的准入制度都严宽不一，相差甚远。这一点很大程度与当地原有师资水平状况有关。如果准入标准和要求笼统而宽泛，缺乏细化的衡量标准，就会缺少可执行性。目前国内多数住培基地仍以学历、职称、工作年限、科研或教学文章产出等指标为可量化的准入条件。如北京、辽宁、四川等部分地区要求带教师资需具备本科及以上学历，中级及以上专业职称，以及经过岗前培训并持有合格证书才能受聘。但也有少数基地的受聘师资并未经过正规的教学方面培训，因此难以保证住培质量。

现阶段，由于国内部分住培基地的师资队伍仍处于建设初级阶段，人员严重不足，不仅缺乏遴选准入后对其教学实践能力的考察，也没有师资资格的再认定，因此并不利于师资队伍的可持续成长。多数基地目前仍只能将继续教育学分和职称晋升作为再认定的替代方法，这与国外发达国家相对成熟的再认定制度还有很大差距，因此尚需要基地管理者更进一步的发展完善。未来应探索符合国情及各地区住培基地实际情况的师资遴选、准入及再认定模式。这一点虽然在现阶段看来需要耗费较大量的人力成本，但随着住培基地师资队伍的壮大，对师资的整体要求提高，师资遴选的竞争机制的引入将会是保障师资队伍整体质量的重要基础。正如美国ACGME董事会前主席Jordan Cohen博士所述：美国经历100多年不断的改进才建立起现行的、但仍然远未达到完美的住培制度，中国住院医师培训体系的完善与建设也将是一个漫长征途，而在这一漫长征途中，医学教育问题的解决方案一定是建立在中国特殊国情基础之上的，但要最大程度保障为民众培养出合格的医师。

二、师资培训

随着科技与医学的发展，医学知识的更新呈指数级快速增长。教学能力与终身学习的能力已成为对医师的核心胜任力要求。医学的教学和培训已潜移默化在每一天的临床工作之中。任何一个医师，无论是否担任专职教学工作，都有必要具备自主学习的能力，以及掌握符合成人学习理论的教学方法。而如果要成为一名合格的医学教育者，则需要经过系统的师资培训。

ACGME目前对所有医学院教职员工的共同要求原则就是参与委员会组织的教师培训计划，提高教学成效，促进学术活动。教职员工必须常规参与有组织的临床病例讨论、查房以及文献报告会。而国内，曾成功移植了约翰·霍普金斯医学培养体系的北京协和医院，甚至更加坚持了临床带教基本功培训的渗透。不仅有对青年教师培训的规定动作，也让培训体现在了所有日常临床工作当中，比如各种教学查房、专科查房、巡诊等活动。协和医院的内科大查房自建院之初开始执行，目前已坚持每周一次近百年，一直是协和医院最为活跃的学术活动之一。因此也有了"熏"出来的协和优秀住院医的说法。在国内，各家医院师资队伍的培训工作仍处在积极探索和实践中。但作为各家医院教师团队的核心教师成员，均有义务共同建立和维护一个能开展活跃研究属性的学术环境，才能持续不断提升师资队伍的水平。目前中国医师协会已成立了毕业后医学教育部，主要承担全国住培师资的培训任务。为推动师资培训工作，在对住培基地实施综合评估中，也将师资培训列入评估指标，要求各省和住培基地开展相应级别的师资培训工作，以保障师资接受培训的机会。但和医学教育发达国家相比，不可否认，目前国内师资培训仍存在很大问题。首先，以美国为例，在 ACGME 整体规划下，师资培训分为医学教育协会层面的培训、住培或专培基地层面的师资培训以及从医学生培养阶段即开始强调的临床工作中的教学能力培养。同时，如前所述，针对项目主管、导师、骨干师资等均有相应的培训规划和方案，层次清楚，针对性强。反观国内，在目前阶段，虽然全国多个协会和住培基地都先后设计和开展各种师资培训，但这些培训缺少顶层整体规划和设计，对培训目标和对象定位不清，培训内容重复性较大，常与住培师资的具体需求不完全相符。因此，未来亟待各省市有计划地逐步统一卫生行政部门、行业协会和医学院校的培训政策，完善师资培训体系的顶层设计。把师资培训与住培基地的准入、聘任、奖惩和再认定等工作有机结合。以培养师资胜任力为核心，以受训对象的管理或者教学需求为目标，有序组织有针对性、实用性的培训工作。随着师资队伍的发展，逐渐细化分层分类培训的要求，对培训对象、内容、方式和频次等作出规范化要求。提升师资整体能力。

师资培训的核心目标是提升师资岗位胜任力，因此提升教学理论、教学管理水平、教学方法以及职业素养等都是师资培训的重要内容。目前较为常见的临床教学培训方式有课堂教学、床旁教学、基于问题的学习及模拟教学等。国内的师培培训起步较晚，住培基地师资多数为临床医师兼职，缺乏系统地教学方法培训，医学教育经验缺乏。自 20 世纪中期，随着成人学习理论的广泛研究以及行为心理学研究成果在教育中的应用，国外的师资培训也越来越开始注重教学理论的培训。只有真正了解行为、认知、心理学等相关规律对学习的影响，才能掌握现代医学教育方法。如何培养受训学员自主学习能力已逐渐成为教育的核心。对于住培基地管理者或者负责人，培训重点应是接受先进的教学项目管理经验和最新的医学教育理论，从而能够摆脱过去单纯以被动灌输式为主的教育模式影响，逐步推动住培基地的科学管理，以及医学教育的学术影响力。对于骨干师资而言，不应忽略非临床医学能力的培训。如何设计和评估教学项目，如何提高住院医师的职业素养，如何培养住院医师的领导力，如何提高沟通交流能力等都应包含在住培师资培训的进阶内容当中。而对于准入前或者初阶师资的培训则应侧重于临床教学技巧和教学评估方法。诸如门诊教学方法，床旁教学技巧，如何开展基于问题学习，如何进行评估和反馈，临床小讲课的授课技巧等。

北京协和医院在对住培基地的管理规定中，对师资培训有明确的规定和要求。根据级别和职责的不同，不同类别师资需要达到相应的目标和培训要求。如诊断学带教医师，需要提前脱产1个月，全面进行诊断学手法和知识点的梳理，培训考核合格后才能开始带教工作。刚开始承担教学工作的青年教师，则有青年教育学者项目等提升其教学理论水平和教学技巧。而对于承担一定管理工作的高年资教师，则有诸如海外教育学者计划项目，定期选派，学习先进的教学项目管理经验。应该指出的是国内曾经有过相当一段时间由于对教学的重视程度不足，导致国内对医学教育研究和创新人才的培养工作已经一定程度滞后于国际先进之列。因此,由北京协和医院牵头,联合北大医院、华西医院、湘雅医院等六家国内教学医院共同成立"中国住院医师培训精英教学医院联盟",积极分享国内外优质教育教学资源,着眼与国际接轨,建设住培师资高标准、高起点的培训平台。希望率先打造精英团队,实现医学教育的质变,再自上而下推广经验,惠及国内各区域住培基地培训的发展。

师资培训评价是及时有效发现培训问题和新的培训需求,逐步推进和完善住培基地师资培训的重要手段。一般目前国际上通常采用柯氏四级培训评估模型来对教学项目的效果进行评价。主要是包括了对培训项目的满意度和接受度,在教学相关知识和技能等方面的收获,受训者教学行为的改变,以及最终住培基地教学整体质量和住培学员的能力提升等多个维度。对培训项目的满意度和接受度评估虽然简单易得,但受影响因素较多,评估结果的应用相对有限。师资在培训中习得的知识和技能,以及在教学行为上的改变,多数都是通过师资自我评价或者住培学员评价等方式进行。而对教师能力改变的长期评价,以及对整个住培基地教学质量或住培学员受训质量提升的评估,均需要住培基地做好设计和规划,长期科学全面做好评估工作才能完成。

三、师资评价与考核

住培师资评价与考核是依据对住培师资的要求和标准,通过运用科学可行的方法,对住培师资的工作要素、带教过程、带教效果进行价值判断的活动。师资评价与考核是住培师资体系建设的核心环节。其核心目的在于通过全面、客观的评价,为住培师资准入、聘任和奖惩制度的公平落实提供可靠的依据,激励和引导住培质量的提高,保障和促进住培师资队伍的可持续性发展。

目前医学教育发达国家,如美国的住培师资评价,主要秉承"以住培医师为中心"的理念。通过作为第三方的 ACGME 进行考评,重点在于住培医师对师资的主观评价和客观培训效果的考核。国内的住培师资制度起步相对较晚,虽然已经建立了基于授课能力,职业素养或者岗位胜任力的评价机制,并通过考评逐步落实和发挥其导向、激励、监督、反馈等功能。北京协和医院更引入了更为全面、完整的 360 度评价考评系统,无论对师资还是住院医师,都能让被评者更为准确地了解自身的优点和不足,从而督促有效的改进提升,也为进一步的奖惩机制提供了科学依据。但不得不说目前多数基地仍处于早期的摸索过程,评价和考核措施存在诸多不足。其中最重要的就是整个考评机制不健全,缺乏科学性。很多住培基地并不了解如何设置考评指标,同时由于不重视师资评价,使得考评流于形式。考评结果不仅无法成为公正、公平奖惩制度的基础,也常常因为评价目的不清晰,考评指标不完善,从而难以进行进一步的分析应用。不仅影响了住培师资的教学积极性,也制约了师资整体能力的提升发展。

住培师资评价和考核体系建立应围绕住培基地建设的主要核心思想,遵循教育教学基本规律、具备导向性、客观性、可操作性等原则。其包含的要素包括考评目标、考评方式、考评指标、考评周期、考评结果分析,等等。与教学目标一样,考评的目标是为了让住培带教师资看到自身成绩与不足,促进个人职业发展。另一方面考评结果也是住培师资准入聘用、职称晋升、薪酬分配、评优评先及奖惩落实的客观依据,从而公平公正地促进住培师资可持续性发展。考评的方式则需要针对不同专业,不同层次的住培医师需要达成的预定目标而设定。构建合理的考评指标需要与目标密切相关。一套完善的评价指标应由一系列具体的、可测量的和可操作性的指标内容构成。应是针对一系列的住培教学过程或主要内容设计,尽可能做到符合教育教学规律、师资成长规律以及住培基地的教学实际条件。考评周期与教学活动周期有关,是根据评价与考核的目标需求、内容和方式而确定的频次或时间间隔。考评结果的分析与应用是评价与考核中最重要，也是目前国内住培基地最忽略的环节。科学而全面的考评结果分析是调动住培基地师资积极性和主动性，促进住培基地教学持续改进的重要基础。

四、师资奖惩

科学的师资奖惩措施是有效激发带教师资积极性，规范和保障住培基地师资队伍建设，进而逐步促进住培质量提升的重要管理手段。也同样是目前快速发展的住培基地建设中的一个亟待加强和完善的环节。

奖惩机制的科学构建涉及了心理学及管理学理论的应用，其中比较广为人知的是美国心理学家马斯洛在 1943 年发表的《人类动机的理论》一书中提出的需求层次理论。该理论指出人的需求可分为五个层次，这五个层次的需求，从低到高依次是生理上的需要、安全上的需要、情感和归属的需要、尊重的需要和自我实现的需要。未满足的需求能够影响行为，成为推动继续努力的内在动力。因此在住培师资奖惩制度的设计时必须充分考虑住培师资的需求层次，通过设计具有相应匹配度的奖惩措施，来更好地激励和约束住培师资的带教行为。

国内的住培制度起步较晚，相应的奖惩机制不完善是影响师资带教积极性及规范性的重要因素之一，也是影响住培质量进一步提高的关键。目前在各个省市的住培基地的师资管理办法中，大都将考核评价结果与津贴、绩效、职称晋升、评优评先以及进修学习等相挂钩，但存在以下问题。

(一)奖惩制度不够系统和完善

很多基地的奖惩制度只有原则指导，并没有实操细节。甚至有些制度操作难度较大，缺少相关部门的联动配合下，难以落实，导致在现实工作中形同虚设。

(二)住培工作在绩效考核中的权重设定缺乏科学性

多数住培基地从管理层面尚不能细致客观量化住培工作，因此无法科学有效进行住培绩效评估。部分住培基地会将教师年资高低，职称职位甚至医德师德作为主要考核指标，从而造成竞争机制缺乏，无法有效调动住培师资的积极性。部分基地主要以带教师资的教学成果以及科研成果为量化指标，从而导致了住培基地内部差异较大，造成相当一部分住培师资对需要长期付出却缺少产出的教学工作积极性不高。也有部分基地主要由兼职临床医师组成，因此绩效与相同时间投入的其他回报存在不成正比的情况，无法体现优劳优得，多劳多得的导向作用。

(三)奖惩方式相对简单

目前很多基地的薪酬发放标准相对较低，虽然部分可能与绩效奖金或者晋升挂钩，但所占比例同样不高，往往在程度上难以实际达到正向激励或者惩罚的效果。同时，部分国内住培基地的政策稳定性和连贯性较差，对住培师资的激励制度缺乏有效的长期规划，不能有效结合个人职业发展的内在动机与追求，因此无法真正达到提升师资积极性的作用。

针对目前国内住培师资奖惩制度的现状，我们需要充分立足现有基础，从政策制度制定、物质奖惩、荣誉激励、个人能力和职业发展激励等多方面积极推进住培基地制度的完善。建议从以下几方面进行。

(1)推动多部门联动，落实基地管理制度的建设完善。联合人事、教育、财务等多个部门，明确住培工作在整体医、教、研工作中的定位，落实相关职能部门与住培工作的管理政策衔接，构建严谨有可操作性的住培奖惩制度条例。让各项制度有监督，有落实。同时加强制度宣讲，让相关管理人员和住培师资都能知晓和重视住培奖惩制度,从而让相关职能部门给予及时配合和支持,让奖惩制度推动住培基地良性竞争机制的形成,切实让住培师资产生压力和动力,发挥奖惩制度的激励和约束作用。

(2)科学设置激励与惩罚在绩效中的权重,充分反映住培基地工作重要性。教学育人工作与临床和科研工作相比,有其特殊之处。做好教学往往需要大量隐性时间投入,却往往不能有易于量化的产出指标对付出进行评估。这也是目前无法科学有效进行住培绩效评估的主要原因。目前国内多数大学附属医院的住培基地师资往往同时在临床和科研工作中有兼职情况,一旦医学教育岗的薪酬制定无法统筹兼顾医教研三者的协调关系,则很可能会弱化住培基地工作的地位,影响住培师资的整体积极性。同时住培基地也应兼顾医学院校其他医学教育岗位,以及工作团队中不同支持辅助部门的激励与奖惩制度的协调关系,不能顾此失彼。

(3)重视荣誉及个人职业发展激励,激发师资内在驱动力,维护师资队伍可持续发展。住培基地师资队伍的建设往往基于相关各医学院校的本科生教育及继续教育师资队伍的基础。为了加强师资团队对住培工作的认同与重视,提高工作积极性和责任心,除了物质经济奖励对积极性的调动外,还应加强住培基地的文化和价值观建设。建立公平合理的评优评先制度,肯定和表彰先进教师的责任感与对教学的奉献精神,使其享有职业认同感和获得感。另外,为不同阶段的住培教师设计清晰、可持续的进阶发展路径,以适应住培教师职业成长的需求。

（郑晓静）

第五章 医院人力资源管理

第一节 医院人力资源管理的概念和理论

一、医院人力资源管理基本概念

(一)医院人力资源

1.人力资源的概念

人力资源最早是由美国当代著名管理学家彼得·德鲁克(Peter F.Drucker)于1954年在其《管理的实践》(The Practice of Management)一书中提出的。彼得·德鲁克认为,相比于其他资源,人力资源具有特殊性,包括生物性、能动性、时效性、智力性、再生性和社会性等。对于人力资源的概念,我们可以从广义和狭义两方面去理解:广义上讲,人力资源是一定范围内的人口中具有劳动能力的人的总和,是能够推动社会进步和经济发展的具有智力和体力劳动能力的人的总称;狭义上讲,从组织层面看,人力资源是有助于实现组织目标的,组织内外所有可配置的人力生产要素的总和。

人力资源是所有资源中最宝贵的资源。作为一种特殊的资源,人力资源具有极大的可塑性和无限的潜力。人力资源的最大特点是能动性,这是人力资源与其他一切资源最根本的区别。人力资源的活动总是处于经济或事务活动的中心位置,决定其他资源的活动。因此,人力资源在经济活动中是唯一起创造性作用的因素,它影响着一个组织的发展、进取和创新。IBM公司创办人毕生说:"就算你没收我的工厂,烧毁我的建筑物,但留给我员工,我将重建我的王国。"在现代西方的管理中,随着管理理论和模式的变革,人力资源成为最重要的战略资源,"以人为本"的管理思想得到了越来越多的认同。

2.医院人力资源的概念及其特点

医院人力资源是指为完成医院各项任务,在医疗、护理等各种活动中所投入的人员总和。医院开展的各项医疗活动,离不开人力、物力、财力、信息等这些基本要素的投入,这些要素的相互结合、相互作用,共同影响甚至决定医院的发展。其中人力是最重要、最核心的资源,人的主动性、创造性及技术水平的发挥,是医院活力的源泉和发展的基础。

相比于其他行业的人力资源,医院人力资源具有社会责任重大、知识技能高度密集、团队协作性强等特点。

(1)社会责任重大:医院人力资源直接面对人群和病患,提供诊疗保健服务,涉及人们的生老病死,其服务水平和服务质量的优劣关系亿万人民的健康,关系千家万户的幸福。承担着对社会、对公众救死扶伤的责任和义务。与人民群众切身利益密切相关,社会关注度高,是重大的民生问题,关系到人民群众对社会事业的满意度,关系到社会公平正义的维护和稳定。

(2)工作具有高风险性:医院人力资源工作过程中会面对很多已知和未知的风险,很多工作带有救急性质,不可拖延。面对重大传染病疫情、危害严重的中毒事件、自然灾害或灾难事故引发的险情、恐怖袭击、放射性物质泄漏事件等突发卫生事件,危急时刻医务人员需要挺身而出,工作强度和压力超乎寻常。所面对的每个患者,病情变化、身体质素、恢复程度等不确定因素较多,医务人员在对病情的判断上难免会发生偏差。同时,社会上有些人对这种高风险性缺乏足够的认识,有些医务人员还会受到患者及家属的辱骂、殴打,甚至受到行政处分和法律追究。

(3)从事知识技能高度密集型的劳动:医院人力资源成长过程较长,需要接受扎实的基础理论学习和临床实践训练。一名医学生要成长为一名合格的医师,一般需要接受5～10年的院校学习和1～5年的实践培训。在从事临床工作之后,还需要接受各种继续医学教育和培训。经过长期培养出来的医务工作者,其专业知识、技术必定具有较高的专业性。医院人力资源所提供的服务种类繁多,因为人类所面临的疾病危害的种类多,诊断和治疗的方法相对更多。医务人员的劳动以付出技术为主要特点,在为患者服务中,每个环节都渗透着技术,患者的康复凝聚着技术和知识的结晶。这些技术和知识正是上述理论学习和实践积累的成果。

(4)医务劳动的团队协作性强:医院人力资源一方面必须对种类繁多的服务提供完善的技术规范,另一方面又必须针对每一个不同的个体辨证施治。诊疗工作的完成需要不同专业群体的高度协调,同时不允许有任何模糊或者错误。例如在开展手术时,需要有外科医师、麻醉师、手术室护士及病房护士等组成工作组,团结协作、密切配合。没有团队协作精神,手术无法顺利开展。因此,医院工作中更强调临床、护理、医技,以及医院管理等各类人员之间的相互支撑和密切配合。

(5)医务人员具有实现自我价值的强烈愿望:医务人员作为知识型人才,通常具有较高的需求层次,更注重自身价值的实现。为此,他们很难满足于一般事务性工作,更渴望看到其工作的成果。医师通常会认为患者的康复结果才是工作效率和能力的证明。医师在其工作中愿意发现问题和寻找解决问题的方法,并尽力追求完美的结果。也期待自己的工作更有意义并对医院工作和社会健康有所贡献,渴望通过这一过程充分展现个人才智,实现自我价值。

(6)道德潜质要求高:由于医疗市场的复杂性及医务人员技术垄断性,医患双方存在严重的信息不对称,发生道德风险的现象很普遍,主要表现为:为追求最大化的经济利益,提供超过患者需求的医疗服务;为最大程度减少责任和医疗纠纷,对患者采取"保护性医疗";对患者知情权尊重不够,缺乏足够的、耐心的解释和沟通等情况。患者存在的上述风险,可以通过提高医务人员的道德品质来规避。医务工作的宗旨是"救死扶伤,实行人道主义",对医务人员的道德潜质提出了更高的要求。

(二)医院人力资源管理

1.医院人力资源管理的概念和内涵

人力资源管理是指运用现代科学方法,对与一定物力相结合的人力进行合理的培训、组织和调配,使人力、物力经常保持最佳比例,同时对人的思想、心理和行为进行恰当的指导、控制和协调,充分发挥人的主观能动性,使人尽其才、事得其人、人事相宜,以提高绩效,实现组织目标。通常一个组织的人力资源管理工作主要涉及以下几个方面:制订人力资源战略计划,岗位分析和工作描述,员工的招聘与选拔,雇佣管理与劳资关系,员工培训,员工工作绩效评估,促进员工发展,薪酬与福利设计,员工档案保管等。

医院人力资源管理就是为了更好地完成医院的各项任务而充分发挥人力作用的管理活动,是人力资源有效开发、合理配置、充分利用和科学管理的制度、法令、程序和方法的总和。医院人力资源管理贯穿于医院人力资源活动的全过程,包括人力资源的预测与规划、工作分析与设计、人力资源的维护与成本核算、人员的甄选录用、合理配置和使用,还包括对人员的能力开发、教育培训、调动人的工作积极性、提高人的科学文化素质和思想道德觉悟等。

2.医院现代人力资源管理的特点

长期以来,医院人事管理沿袭计划经济体制下的集中统一管理制度,参照管理行政机关人员的管理模式。这种传统的人事管理忽视员工的主观能动性和自我实现的需求,是一种操作性很强的具体事务管理。随着社会经济发展,影响健康的因素越来越复杂,广大人民群众医疗卫生服务需求日益增强,传统的医院人事管理制度存在的弊端逐渐暴露,已不能适应医药卫生体制改革和医疗卫生事业发展的需求,建立适应现代医院建设和管理要求的现代医院人力资源管理模式势在必行。作为管理学一个崭新和重要的领域,现代医院人力资源管理具有以下特点。

(1)强调"以人为本",坚持医院内部成员参与管理的原则:现代医院人力资源管理强调对"人"的管理,以人力资源为核心,使"人"与"工作"和谐有效地融合,寻找人、事相互适应的契合点,旨在人适其所、人尽其才。医院管理者坚持"以人为本"的思想,主动开发人力资源、挖掘潜能,"用事业凝聚人才、用精神激励人才",最大限度地激发员工的工作积极性和创造性。同时,树立医院内部成员的主体意识,明确他们的主体地位,吸纳员工代表参与医院管理,努力促进管理者与被管理者之间和谐的合作关系,使人力资源与医院发展呈现一种双向互动的关系,实现员工成长与医院发展的"双赢"。

(2)注重战略性,建立战略性人力资源管理体系:现代医院注重战略性、适应性的管理,从战略层面对医院的人力资源活动进行设计、开发和管理,建立一整套战略性人力资源管理体系。医院人力资源管理者应着眼于未来个人和医院的发展,关注如何开发人的潜在能力,采用战略眼光和方法进行组织、实施和控制;充分分析内部人力资源的需求情况、供给状况,医院外部机遇和挑战等信息,制定出科学合理的人才发展规划;建设和完善人才梯队,有目的、有计划、有步骤地引进和培养满足医院发展需要的各类人才;完善管理,设计不同的职业生涯模式,满足医务人员的职业追求;通过尽早的职业生涯规划管理和组织设计,使医务人员对医院和社会的贡献达到最大。

(3)树立人力资源是"资源"而非"成本"的观念:传统人事管理将人视为一种成本,而现代人力资源管理把人看作一种充满生机与活力、决定医院发展和提升医院水平的重要资源。因此,医院在开展管理时,要摈弃人力投入是成本的旧观念,以人员保护、开发和增值作为工作重点,以投资的眼光看待在培养人才、吸引人才,以及使用人才方面的投入,不断提升医务人员的价值,促进他们积累医疗经验、扩充医疗知识、提高医疗技术。在开展培训时,要由传统的外部安排的课堂培训方式,向注重个人内在需要的灵活学习方式转变,使人才的知识转化为医疗服务能力,提高他们解决实际问题的能力。由于人力资源具有能动性和可创造性的特性,人力资源"投资"将成为医院发展最有前途的"投资"。

（4）倡导"主动式管理"：医院传统的人事管理主要是按照国家卫生、劳动人事政策和上级主管部门发布的劳动人事规定、制度对职工进行管理，仅在"需要"时被动地发挥作用，而在对医院发展和职工的需求等方面，缺乏主动性和灵活性，对医务人员的管理缺乏长远规划。现代人力资源管理强调要发现人才、培养人才、使用人才，使每个人都工作在最适合自己的岗位上，做到"人—岗"匹配，同时创造一种积极向上、团结敬业的医疗卫生工作环境，提高医院工作效率。现代人力资源管理，通过实施医院的人才培养，把握医院人才信息并及时进行反思和修正，来达到确认和发掘每一位职工的潜力，促进医院发展的目的。

（5）开展"动态管理"：医院传统人事管理多为行政性工作，是以执行、落实各项规定和控制人员编制为目标的计划性静态管理。医院职工的职业基本上从一而终，管理模式单一，管理方法陈旧。现代人力资源管理更强调参与制定策略、进行人力资源规划、讲究生涯管理等创造性动态管理工作，逐步建立起包括招聘机制、培训机制、考核机制、激励机制、奖惩机制等动态管理体系，在保持医疗队伍相对稳定的同时，建立起真正的激励与约束机制。打破干部终身制，竞争上岗、择优聘用；畅通人员进出渠道，一方面减员增效，一方面积极引进人才，形成优胜劣汰的竞争局面。创造出一种"人员能进能出、职务能上能下、待遇能高能低"的动态管理模式，促进医务人员潜能的发挥和自身素质的提高。

二、医院人力资源管理现状

改革开放 30 年以来，事业单位人事制度改革不断深化。同样，医院人事制度也在不断改革与创新，医院人力资源的招聘选拔、评价使用、培训开发等方面取得了明显成效；医院领导干部的选拔任用和岗位规范、医务人员综合评价制度、岗位绩效工资制度，以及人才流动与稳定等制度在各地的不断探索中，积累了很好的实践经验。

（一）我国医院人力资源数量与结构

我国医院人力资源包括卫生技术人员、其他技术人员、管理人员及工勤技能人员四大类，其中卫生技术人员包括执业医师、执业助理医师、注册护士、药师（士）、检验技师（士）、影像技师（士）等，其他技术人员是指从事医疗器械修配、宣传等技术工作的非卫生专业技术人员，管理人员是担任医院领导职责或医院管理任务的人员，工勤技能人员是指承担技能操作和维护等职责的工作人员。

改革开放以来，我国医院人力资源总量稳步增长。至 2009 年，全国医院人员总数为 3 957 727 人，其中卫生技术人员 3 199 904 人，占总量的 80.85％；其他技术人员 153 335 人，占总量的 3.87％；管理人员 237 488 人，占总量的 6.00％；工勤技能人员 367 000 人，占总量的 9.27％。若按不同类型医院划分，综合医院共有 2 958 150 人，占 74.7％；中医医院 518 460 人，占 13.1％；中西医结合医院 42 901 人，占 1.08％；民族医院 11 316 人，占 0.29％；专科医院 424 229 人，占 10.72％；护理院 2 671 人，占 0.07％。

随着数量的增长，医院人力资源的整体素质也在不断提高。2009 年，医院各类卫生技术人员中，66.2％的人员处于 25～44 岁年龄段，51.3％的人员拥有 10～29 年的工作经验，大学本科及以上学历的占到 31.8％，中级及以上专业技术职称的卫生技术人员占到 39.4％。体现了医院卫生技术队伍"年轻化、知识化、专业化"特点。

(二)医院人力资源管理现状

医院人力资源管理是为了更好地完成医院的各项任务而充分发挥人力作用的管理活动,是人力资源规划开发、合理配置、充分利用和科学管理的制度、法令、程序和方法的总和。概括而言,医院人力资源管理活动主要包括如下几个环节:招聘与选拔、培训与开发、评价与使用、绩效管理、薪酬管理及人才流动与稳定机制建设等。

医院人力资源的招聘与选拔是指根据医院人力资源规划和工作分析的数量和质量要求,通过一定渠道获取并甄选医院所需的合格人才,并安排他们到所需岗位工作的过程。目前,80%以上的医院均实行了聘用制管理,医院补充新员工的最主要途径也是公开招聘,并且选拔的主要方式是面试和知识技能测试。随着现代医院人力资源管理理念的进步,医院在人员的招聘与选拔中也不断探索引入一些新的方法和技术,测评手段日益多样化。

医院人力资源的培训与开发是指在医院发展目标与员工发展目标相结合的基础上,有目的、有组织、有计划、有系统地对员工进行教育和训练,达到提高人力资源整体素质、开发人力资源潜能、提高人力资源效率、加强医院服务水平的目的。随着社会经济的发展、人民生活水平不断提高,人们的文化素质和法律意识都有了很大的提高,这从客观上对医院的技术和服务提出更高的要求。只有顺应环境的变化,在培训内容上除了提升医院员工知识、技能外,还要有针对性地开发,注重员工的潜能,才能使员工及医院更好地适应环境的变化。

人力资源评价是指通过各种量表、观察评定、业绩考核、面试等多种手段测评人才素质的活动。医院人力资源评价将人力资源评价活动限定于特定的组织——医院之中,因此,医院人力资源评价既包括人力资源评价一般的特性和内容,也包括在医院中组织人力资源评价所包含的特殊要求和性质。目前我国医院对人员的评价主要集中在工作质量、工作数量、服务对象的满意度和出勤情况等。另外,"胜任力"评价是近几年在医院人力资源评价中研究较多的课题之一。胜任力的内涵包括五个层次,由低到高、由表及里,主要包含知识、技术、自我认知、特质、动机。"胜任力"评价最大的优势在于不仅可以从与绩效相关的知识、技术、人格、态度、能力等特征全面地评价人力资源,还可以从人力资源深层次的动机、特质、自我认知、态度或价值观、某领域知识、认知或行为技能等可以被测量或计数的素质上,区分优秀与一般绩效的医院员工。

绩效管理是人员任用和奖惩的依据,具有激励、导向、沟通、协调等方面的作用。随着疾病谱和医学模式的转变,社会对医疗卫生服务需求不断增长,医疗卫生服务的工作模式、服务提供内容和方式等不断变化,医务人员的工作过程往往难以直接监控,公共卫生、医疗卫生等个体工作成果难以精确衡量等特征都使得价值评价体系变得复杂而不确定。完整的绩效管理包括绩效计划制订、过程监督、绩效评价、绩效反馈等环节,并形成一个循环过程。从组织层面来说,绩效管理就是通过计划、实施、监督、检查、奖惩等来引导员工实现组织绩效目标和提升组织绩效水平;从个人层面来说,则表现为通过共同努力实现员工能力的综合发展和绩效的不断提升。因此,绩效管理是管理者和员工双方就目标及如何实现目标而达成共识,并协助员工成功实现目标的管理方法。绩效管理不是简单的任务管理,也绝不能将绩效管理等同于绩效评价。可喜的是,越来越多的医院管理者正在关注这些问题,一些医院已经在开展绩效管理的尝试和探索。随着医院内外环境的变化,管理实践的不断深入,对医院绩效管理的理解会越来越深刻,这无疑会推动医院绩效管理的实施与完善。

薪酬是(医院)人力资源开发和管理中至关重要的内容,对医院来说,薪酬是医院吸引和留住员工的基本手段;对员工来说,薪酬与员工的切身利益密切相关,直接影响员工的工作态度和绩效,进而影响医院的整体效益。随着事业单位人事制度改革的不断推进,医院也经历了多次薪酬制度改革。目前,事业单位正积极推进收入分配岗位绩效工资制,总体目标是建立符合事业单位特点、体现岗位绩效和分级分类管理的收入分配制度。

(三)医院人力资源管理存在的问题

一是"人才本位"意识需进一步加强,医院人力资源管理队伍总体素质不高。德鲁克认为,在当今世界,管理者的素质能力决定着企业的成败。医院管理者的素质、能力同样决定着医院的发展。目前,我国医院管理队伍大多是临床专业技术人员,缺乏系统的管理学知识训练和实践,传统的人事管理模式缺乏科学性、开创性。人文关怀不足,不注重医院与员工的共同发展。人的主观能动性、归属感、成就感和自我实现的需要往往被忽视。

二是人力资源管理职能落后。人力资源管理中只见"事"、未见"人",以"事"为中心,强调"事"的单一方面、静态的控制和管理,将人作为管理的对象,注重人对事的适应性,极少关心人的内在需求变化,忽视人的可激励性和能动性,抑制了其内在潜能的发挥。首先,医院对于人才的需求与计划控编存在矛盾,医院用人自主权受到一定的限制;在人力资源招聘工作中缺乏规划和岗位分析等前期准备工作;招聘考核方法、人才测评手段等显得比较单一、落后,亟待更新改进。对人力资源的培训大多仍停留在对员工知识、技能层面的培训,对于员工潜能的开发尚需进一步加强。尤其是如何加强医院管理者的培训与开发,打造一支"职业化"的医院管理队伍,成为当前的重要课题。受传统经济体制的影响,目前我国大多数医院对职工采取的都是同样的评价方法,绩效考核非常明确,只是为了分配而进行,绩效管理制度往往被定位为分配制度。评价的方法多是工作结果为导向的绩效评价,即为医务人员设定一个最低的工作成绩标准,然后将考核对象的工作结果与这一标准相比较。不利于针对性地进行培训发展。所以,这种以工作结果为导向的绩效评价越来越显露出不足。第一,在多数情况下,医务人员最终的工作结果除了取决于个人的努力,同时也取决于医疗卫生环境等多种因素。第二,结果导向的绩效评价容易加剧个人之间的不良竞争,甚至可能导致员工不择手段的倾向,不利于彼此之间的协作及医院的长期绩效提升。第三,结果导向的绩效评价方法在为员工提供绩效反馈方面的作用不大,尽管这种方法可以告诉员工其工作成绩低于可以接受的"标准",但是它却无法提供如何改进工作绩效的明确信息。目前的薪酬制度以职务、职称定薪维度单一,薪酬结构不合理等。

三、医院人力资源管理改革与发展

(一)医院领导体制改革

医院领导体制是医院内部领导和管理系统诸要素相互关系的协调运作及其工作制度、工程程序和工作规范。原人事部、卫生部等《关于深化卫生事业单位人事制度改革的实施意见》明确规定:"卫生事业单位实行并完善院(所、站)长负责制。要建立和完善任期目标责任制,明确院(所、站)长的责、权、利。要充分发挥党组织的政治核心和监督保证作用,依靠职代会实行民主管理和民主监督,建立有效的监督保障机制。实行产权制度改革的试点单位,经批准可探索试行理事会(董事会)决策制、监事会监管制等新型管理制度。"

20世纪80年代以来,我国医院普遍推行了院长负责制,对促进医院改革和发展发挥了重要作用,也得到了广大干部职工的普遍认可。改革开放以来的实践已充分证明,实行院长负责制有利于医院的管理和发展,应当坚持和完善院长负责制。但在实行院长负责制中也存在一些问题,需要进一步明确党政领导干部的责权,研究明确党委会和行政会议研究问题的内容和分工,形成权力与责任相统一的机制,建立健全有效的监督和问责机制,发挥职代会的监督作用,建立科学的领导干部任职标准,并加强考核制度,促进院长负责制的健康发展。通过制定院长任期目标责任制等方式,确保其管理的主动性、积极性和创造性的发挥。同时完善监督机制,保证院长在其职责范围内,有效行使权力,合理配置资源。

同时,根据医药卫生体制改革需要,探索完善医院法人治理结构,探索理事会或董事会决策制、监事会监管制等新型管理体制,形成有责任、有激励、有约束、有竞争、有活力的医院管理体制。

(二)医院人事制度改革

中组部、人事部、卫生部《关于深化卫生事业单位人事制度改革的实施意见》明确了卫生事业单位人事制度改革的指导思想、目标原则和主要任务。

实行聘用制。按照公开招聘、择优聘用、平等自愿、协商一致的原则,医院与职工通过签订聘用合同,明确医院与被聘人员的责、权、利,保证双方的合法权益。根据各类不同人员的特点实行相应的聘用办法,打破行政职务、专业技术职务终身制,实行由身份管理向岗位管理的转变。在聘用人员中,对优秀人才和技术骨干可采用不同的聘用办法,实行不同的聘期,给予较高的聘用待遇,相对稳定一批技术骨干。还可根据工作需要采取专职与兼职相结合的方式,聘用部分兼职技术骨干。根据医疗工作的特点,制定兼职管理规定,加强对兼职人员的管理。

进行科学合理的岗位设置。岗位设置要坚持按需设岗、精简高效的原则,充分考虑社会的需求、医院的发展、人才结构和人才培养等多种因素。可根据工作需要,确定一部分关键岗位。要明确岗位责任、任职条件、聘用期限,做到职责明确,权限清晰,条件合理。根据主管部门制定的岗位设置原则及专业技术职务结构比例要求,依据自身承担的任务,自主决定高、中、初级专业技术岗位的设置。岗位设置要有利于学科的发展及社会对医疗服务的需求。

医院管理人员实行职员聘任制,逐步建立符合医疗机构行政管理特点的岗位序列和体现管理人员能力、业绩、资历、岗位需要的工资待遇。医院中层以上管理干部实行任期目标责任制,可以采用直接聘任、招标聘任、推选聘任、委任等多种任用形式,推行任前"公示制"。

卫生专业技术人员实行专业技术职务聘任制。要以深化职称改革、推行执业资格制度为切入点,实行从业准入制,逐步建立和完善与社会主义市场经济体制相适应的科学的卫生专业技术人才管理机制。按照评聘分开、强化聘任的原则,实行专业技术职务聘任制,逐步建立符合行业特点的社会化人才评价体系。

医院中的工勤人员实行合同制。对于工勤人员要在加强职业技能培训,规范工人技术等级考核,提高素质的基础上,根据其职业工种、技能等级、实际能力等条件,可采用竞争上岗、择优聘用、定期考核等办法,规范工勤人员进、管、出环节。

建立和完善岗位考核制度。对聘用人员进行全面考核,并把考核结果作为续聘、晋级、分配、奖惩和解聘的主要依据。根据医疗卫生专业技术人员的工作特点,制定以业绩为基础,由品德、知识、能力、服务等构成的考核指标,建立健全适合各类不同人员的简便、易操作的考核评价体系。

建立解聘、辞聘制度。通过建立解聘、辞聘制度,使医院能按照规定的程序解聘职工,职工也可以按照聘用合同辞聘,畅通人员出口,增加用人制度的灵活性。对服务质量、服务态度较差,但又不够解聘条件的人员,可实行诫勉制度,限期改正,到期不改的,予以解聘。

对新进人员实行公开招聘制度。医院需要补充人员时,要公布缺员岗位的用人条件和职责,实行公开招聘。招聘采取考试与考核相结合的方式,择优聘用。应聘卫生技术岗位必须具备相应的专业学历或规定的资格条件,非卫生专业技术人员不得参加应聘进入卫生技术岗位工作,已在卫生技术岗位的必须转岗。在实行聘用制中,对新进人员采取新人新办法,实行人事代理制。

(三)医院分配制度改革

医院工资分配制度的改革要按照按劳分配和生产要素参与分配的原则,结合卫生工作知识密集、脑力与体力结合、高风险等特点,在逐步推进管理体制改革的条件下,进一步搞活内部分配,扩大各医院的分配自主权,根据按岗定酬、按任务定酬、按业绩定酬的精神,建立起重业绩、重贡献,向优秀人才和关键岗位倾斜,自主灵活的分配激励机制。

探索新的分配机制。积极开展按生产要素参与分配的改革试点,研究探索技术、管理等生产要素参与分配的方法和途径。根据不同岗位的责任、技术劳动的复杂和承担风险的程度、工作量的大小等不同情况,将管理要素、技术要素、责任要素一并纳入分配因素确定岗位工资,按岗定酬。拉开分配档次,对于少数能力、水平、贡献均十分突出的技术和管理骨干,可以通过一定形式的评议,确定较高的内部分配标准。

(四)医院人力资源流动配置改革

运用市场机制,调整医疗卫生人力资源结构,促进人员合理流动。有条件的地区可根据实际情况,按规定申请建立卫生人才交流服务中心,积极配合医院等卫生事业单位人事制度改革,为卫生专业人员和其他卫生工作人员在行业内或行业间流动提供服务。

医院可将未聘人员向卫生人才交流服务中心申请托管,由人才交流中心、医院和托管人员签订协议,明确三方责任及有关事项,对未聘人员集中管理,以减轻医院的冗员负担。

(杜克东)

第二节　医院人力资源分级分类管理

随着社会的进步和科学技术的不断发展,人们对卫生服务方面的需求也在逐步提高,医院的医疗活动与医院管理的内容和范围也日益丰富和拓展,对医院人员发展与管理提出更高的要求。

法制化管理。随着社会的发展,我国政府在大力加强医疗卫生机构建设的同时,卫生人员的管理也逐渐走上法制化管理的轨道。1994年,国务院正式颁行了《医疗机构管理条例》,对医疗机构的管理进入以国家法律强制保障实施其管理权的法制管理新阶段。1998年《中华人民共和国执业医师法》和2008年《护士条例》的颁布明确了医师、护士执业注册的条件,规定了其享有的权利和应履行的义务,强化了医疗卫生机构的职责,以及发生违法行为时应承担的法律责任,从而达到保证医疗质量和医疗安全的目的。此外,《医疗事故处理条例》《侵权责任法》等一系列文件相继出台。

专业化发展。现代医学的发展,临床科室的专业分化越来越细,不断形成新分支,并具有各自的特色,同时高科技成果和医疗技术的不断涌现,引入到医院的诊疗过程中,尤其以基因、干细胞技术为代表的生命科学技术,这些都促进了新学科、新专业的形成,卫生技术人员的专业化日趋明显。此外,随着计算机技术的飞速发展,信息技术的运用,医用设备的引进,医院管理人员的职业化,后勤人员的社会化,体现了医院对其他技术人员、管理人员、工勤技能人员更加专业的要求。

整体观与协作化发展。医院人员在专业化分工基础上更趋向整体观、协作化的发展。一方面，人体是有机整体，疾病的发生、发展、转归受生物、社会、心理等因素影响。在疾病的诊治过程中，要求我们不能孤立地仅针对某一症状或机体某部位的疾病去考虑，必须整体综合各种致病因素等机体自身相互作用产生的结果去考虑，才能正确地认识疾病，作出准确的诊断，进行全面有效的治疗。另一方面，主要提供医疗服务的卫生技术人员与提供支持的非卫生技术人员，各支队伍之间必须紧密协作，才能保证医院的良好运转，提高医疗服务质量。

关注健康促进。随着医学模式的转变，医院将由单纯医疗型向综合保健型发展。在对患者进行技术服务的同时，通过健康教育、健康咨询等健康促进手段，提高人们的自我保健能力，从而促进患者康复。因此，对于医院应首先转换医务人员观念，让其重视健康促进工作，在提供医疗技术服务的同时，通过健康教育、行为干预等综合措施，提高广大群众的健康水平。其次，增加诸如健康教育、日常保健、心理咨询等与健康相关专业人员的设置与培养。此外，通过培训等手段，提高医院人员的健康促进服务能力。以此提高医院医疗质量和服务质量，促进医院核心竞争力的提高。

强调职业道德建设。医德规范是医务人员进行医疗活动的思想和行为准则，职业道德的好坏，直接反映医疗卫生单位的道德风貌，也反映出整个社会的文明程度。职业道德下降，会导致医疗质量下降，医患矛盾加剧。为此，卫生部《关于建立医务人员医德考核制度的指导意见（试行）》对医务工作者应树立良好的医德医风，严格遵守医德规范，想想者之所想、急患者之所急、帮患者之所需，细心诊治、热情服务、为患者解除病痛等方面提出了规范性要求。各医疗机构要建立医德考核制度和医师医德档案，加强医务人员医疗作风和职业道德建设与管理。

一、医院人力资源构成类别及等级

（一）医院人力资源岗位类别

《中共中央国务院关于进一步加强人才工作的决定》和《国务院办公厅转发人事部关于在事业单位试行人员聘用制度意见的通知》要求，在事业单位推行聘用制度和岗位管理制度。试行事业单位岗位设置管理制度，是推进事业单位分类改革的需要，是深化事业单位人事制度改革的需要，也是改革事业单位工作人员收入分配制度的紧迫要求，对于事业单位转换用人机制，实现由身份管理向岗位管理的转变，调动事业单位各类人员的积极性、创造性，促进社会公益事业的发展，具有十分重要的意义。

卫生事业单位岗位分为管理岗位、专业技术岗位、工勤技能岗位 3 种类别。3 种类别的岗位结构比例，根据其社会功能、职责任务、工作需要和人员结构特点等因素综合确定。专业技术岗位为主体岗位，主体岗位之外的其他两类岗位，应保持相对合理的结构比例。具体结构比例为：管理岗位占单位岗位总量的 10% 左右；专业技术岗位一般不低于单位岗位总量的 80%；工勤技能岗位一般不超过单位岗位总量的 10%。医院人力资源构成相应分为 3 类：管理人员、专业技术人员、工勤人员。

1.管理人员

管理岗位指担负领导职责或管理任务的工作岗位。管理岗位的设置要适应医院管理体制、运行机制、增强单位运转效能、提高工作效率、提升管理水平的需要。

管理人员指担负领导职务或主要从事管理工作的人员，包括医院党政领导班子成员和职能部门、处室工作人员。党群管理包括党委办公室、总支、支部、工会、共青团、妇女工作、宣传、统战、纪检、监察等部门专职工作人员。行政管理包括院长办公室、人力资源处（科）、医务处（科）、护理部、科教处（科）、门诊办公室、规划财务处（科）、信息统计、安全保卫、总务后勤、医学工程等方面的管理人员。

2.专业技术人员

专业技术岗位指从事专业技术工作，具有相应专业技术水平和能力要求的工作岗位。专业技术岗位的设置要符合专业技术工作的规律和特点，适应发展社会公益事业与提高专业水平的需要。医院专业技术岗位按工作性质和岗位数量分为卫生专业技术岗位和辅助系列（其他）专业技术岗位。

（1）卫生专业技术岗位：卫生专业技术人员是医院的主体，是实现医院功能、完成医疗任务的基本力量。根据专业性质，卫生专业技术人员分为医、护、药、技4类。医，是指依法取得执业医师资格或者执业助理医师资格，经注册在医院执业的各级医师，包括临床科室和其他相关科室有执业资格的医师；护，是指经执业注册取得护士执业证书，依法从事护理活动的各级护理人员。药，是指医院的药剂人员，包括各级中药、西药师。技，包括临床检验、理疗、影像、营养、病理等科室以技能操作为主的卫生技术人员。

（2）辅助系列（其他）专业技术人员：辅助系列（其他）专业技术人员是指医院内以从事其他非卫生专业技术工作的工程技术、医疗器械修配、科研、教学、财会统计、审计、图书及档案等工作的专业技术人员。

3.工勤技能人员

工勤技能岗位指承担技能操作和维护、后勤保障、服务等职责的工作岗位。工勤技能岗位的设置要适应提高操作维护技能，提升服务水平的要求，满足单位业务工作的实际需要。

按照事业单位改革方向，后勤服务等工作应逐步实现社会化，已经实现社会化服务的一般性劳务工作，不再设置相应的工勤岗位。

（二）医院人力资源岗位等级设置

根据岗位性质、职责任务和履职条件，对医院管理岗位、专业技术岗位、工勤技能岗位分别划分通用的岗位等级。管理岗位分为10个等级，即一至十级职员岗位。专业技术岗位分为13个等级，包括高级岗位、中级岗位和初级岗位。高级岗位分7个等级，即一至七级；中级岗位分3个等级，即八至十级；初级岗位分3个等级，即十一至十三级。工勤技能岗位包括技术工岗位和普通工岗位，其中技术工岗位分为5个等级，即一至五级。普通工岗位不分等级。另外，根据医院实际需要，按照规定的程序和管理权限可以确定特设岗位的等级。

1.管理人员

卫生事业单位管理岗位名称使用干部人事管理部门聘用（聘任、任命）的职务名称。管理岗位的最高等级和结构比例根据事业单位的规格、规模、人员编制和隶属关系，按照干部人事管理有关规定和权限确定。管理岗位实行职员制，分为10个等级。省以下卫生事业单位管理岗位分为8个等级，按现有厅级正职、厅级副职、处级正职、处级副职、科级正职、科级副职、科员、办事员依次分别对应管理岗位三至十级职员岗位。不同职级的职员根据不同工作年限获得相应的职务等级工资。

2.专业技术人员

专业技术岗位的最高等级和结构比例按照事业单位的功能、规格、隶属关系和专业技术水平等因素,根据现行专业技术职务管理有关规定和行业岗位结构比例指导标准确定。专业技术岗位分为13个等级。其中高级岗位分为一至七级。正高级专业技术岗位包括一至四级,副高级岗位包括五至七级;中级岗位八至十级;初级岗位十一至十三级,十三级是员级岗位。卫生专业技术岗位设置数量一般不低于专业技术岗位设置总量的80%。

(1)卫生专业技术人员:正高级卫生专业技术岗位名称为特级主任医(药、护、技)师岗位、一级主任医(药、护、技)师岗位、二级主任医(药、护、技)师岗位、三级主任医(药、护、技)师岗位,分别对应一至四级专业技术岗位。

副高级卫生专业技术岗位名称为一级副主任医(药、护、技)师岗位、二级副主任医(药、护、技)师岗位、三级副主任医(药、护、技)师岗位,分别对应五至七级专业技术岗位。

中级卫生专业技术岗位名称为一级主治(主管)医(药、护、技)师岗位、二级主治(主管)医(药、护、技)师岗位、三级主治(主管)医(药、护、技)师岗位,分别对应八至十级专业技术岗位。

初级卫生专业技术岗位名称为一级医(药、护、技)师岗位、二级医(药、护、技)师岗位和医(药、护、技)士岗位,分别对应十一至十三级专业技术岗位。

(2)辅助系列专业技术人员:辅助系列专业技术岗位名称已在印发的事业单位岗位设置结构比例行业指导标准中明确的,按照相应规定确定;没有明确的,岗位名称参照卫生系列岗位名称格式确定。

3.工勤技能人员

工勤技能岗位的最高等级和结构比例按照岗位等级规范、技能水平和工作需要确定。工勤技能岗位包括技术工岗位和普通工岗位,其中技术工岗位分为5个等级,即一至五级,依次分别对应高级技师、技师、高级工、中级工、初级工。普通工岗位不分等级。

二、专业技术人员管理

医院专业技术人员包括卫生专业技术人员和其他专业技术人员。医院的人员构成中,卫生专业技术人员包括医、药、护、技4类,是完成医疗、预防、保健任务的主要力量,占医院人员的80%以上,这支队伍建设的好坏直接关系医院医疗服务质量、核心竞争力形成及医院发展的成败。医院管理者应结合医院实际情况,加强医院卫生专业技术人员的管理,提高队伍的整体素质和竞争力。

(一)医院专业技术人员任职条件

医院专业技术岗位的基本任职条件按照现行专业技术职务评聘有关规定执行。其中高、中、初各级内部不同等级岗位的条件,由单位主管部门和事业单位按照有关规定和本行业、本单位岗位需要、职责任务和任职条件等因素综合确定。实行职业资格准入控制的专业技术岗位,还应包括准入控制的要求。

1.政治条件

热爱祖国,拥护中国共产党的领导和社会主义制度,遵守宪法和法律,贯彻执行党的路线、方针、政策和卫生工作方针,恪守职业道德,认真履行岗位职责,积极承担并完成本职工作任务,全心全意为人民服务,为社会主义卫生事业作出积极贡献。

2.卫生专业技术人员业务条件

(1)医(药、护、技)士。①具备规定学历、资历,中专毕业见习一年期满。②了解本专业基础理论和基本知识,具有一定的基本技能。③在上级卫生技术人员指导下,能胜任本专业一般技术工作。④经考核,能完成本职工作任务并通过全国中初级卫生专业技术资格考试。

(2)医(药、护、技)师。①具备规定学历和任职年限:中专毕业,从事医(药、护、技)士工作5年以上,经考核能胜任医(药、护、技)师职务;大学专科毕业,见习一年期满后,从事专业技术工作2年以上;大学本科毕业,见习一年期满;研究生班结业或取得硕士学位者。②熟悉本专业基础理论和基本知识,具有一定的基本技能。③能独立处理本专业常见病或有关的专业技术问题。④借助工具书,能阅读一种外文或医古文的专业书刊。⑤经考核能胜任医(药、护、技)师职务并通过全国中初级卫生专业技术资格考试。

(3)主治(管)医(药、护、技)师。①具备规定学历和任职年限:取得相应专业中专学历,受聘担任医(药、护、技)师职务满7年;取得相应专业大专学历,从事医(药、护、技)师工作满6年;取得相应专业本科学历,从事医(药、护、技)师工作满4年;取得相应专业硕士学位,从事医(药、护、技)师工作满2年;取得相应专业博士学位。②具有本专业基础理论和较系统的专业知识,熟悉国内本专业先进技术并能在实际工作中应用。③具有较丰富的临床和技术工作经验,以熟练地掌握本专业技术操作,处理较复杂的专业技术问题,能对下级卫生技术人员进行业务指导。④在临床或技术工作中取得较好成绩,从事医(药、护、技)师工作以来,发表具有一定水平的科学论文或经验总结等。⑤能比较顺利地阅读一种外文或医古文的专业书刊,经考试合格。⑥通过全国中初级卫生专业技术资格考试。

(4)副主任医(药、护、技)师。①具备规定学历和任职年限:具有大学本科以上(含大学本科)学历,从事主治(主管)医(药、护、技)师工作5年以上;取得博士学位,从事主治(主管)医(药、护、技)师工作2年以上。②具有本专业较系统的基础理论和专业知识,熟悉本专业国内外现状和发展趋势,能吸取最新科研成就并应用于实际工作。③工作成绩突出,具有较丰富的临床或技术工作经验,能解决本专业复杂疑难问题,从事主治(管)医(药、护、技)师工作以来,在省级以上刊物上发表过有较高水平的科学论文或经验总结等。④具有指导和组织本专业技术工作和科学研究的能力,并作出重要成绩。⑤能指导中级卫生技术人员的工作和学习。⑥能顺利地阅读一种外文或医古文专业书刊,经考试合格。

(5)主任医(药、护、技)师。①具备规定学历和任职年限:具有大学本科以上(含大学本科)学历,从事副主任医(药、护、技)师工作5年以上。②精通本专业基础理论和专业知识,掌握本专业国内外发展趋势,能根据国家需要和专业发展确定本专业工作和科学研究方向。③工作成绩突出,具有丰富的临床或技术工作经验,能解决复杂疑难的重大技术问题,从事副主任医(药、护、技)师工作以来,出版过医学专著、或在省级以上刊物上发表过有较高水平的论文或经验总结等。④为本专业的学术、技术带头人,能指导和组织本专业的全面业务技术工作。⑤具有培养专门人才的能力,在指导中级技术人员工作中作出突出成绩。⑥经考核,能熟练地阅读一种外文或医古文的专业书刊。

对虽不具备规定学历和任职年限,但确有真才实学、业务水平高、工作能力强、成绩突出、贡献卓著的卫生技术人员,可破格推荐晋升或聘任相应的卫生技术职务。

主任医(药、护、技)师中专业技术一级岗位是国家专设的特级岗位,其人员的确定按国家有关规定执行,任职应具有下列条件之一:①中国科学院院士、中国工程院院士。②在自然科学、工程技术、社会科学领域作出系统的、创造性的成就和重大贡献的专家、学者。③其他为国家作出重大贡献、享有盛誉、业内公认的一流人才。

主任医(药、护、技)师中专业技术二级岗位是省重点设置的专任岗位,不实行兼职。其任职应具有下列条件之一：①入选国家"百千万人才工程"国家级人选、享受国务院政府特殊津贴人员、国家和省有突出贡献的中青年专家。②省内自然科学、工程技术、社会科学等领域或行业的学术技术领军人物。③省级以上重点学科、研究室、实验室的学术技术带头人。④其他为全省经济和社会发展作出重大贡献、省内同行业公认的高层次专业技术人才。

3.辅助系列（其他）专业技术人员业务条件

辅助系列专业技术人员业务任职条件按照相应行业指导标准中规定确定，参见国家相应专业技术人员任职条件。

（二）医院卫生技术人员职务评聘管理

加强卫生专业技术职务评聘工作是卫生事业单位人事制度改革顺利实施的重要保障，是调整优化卫生专业技术人才结构的重要措施。

1.专业技术职务评聘分开制度

为进一步推进职称制度改革，加大卫生专业人才资源开发力度、努力营造鼓励优秀人才脱颖而出的良好氛围，建立健全竞争激励的用人机制。按照"个人申请、社会评价、单位使用、政府指导"的职称改革方向，在卫生行业实行专业技术资格评定（考试）与专业技术职务聘任分开的制度。卫生事业单位专业技术职务实行"评聘分开"是指专业技术职务任职资格的评定与专业技术职务聘任相分离，专业技术人员工资福利待遇按聘任的岗位（职位）确定。实行按岗聘任，在什么岗位便享受相应的待遇。

实行评聘分开制度后，专业技术人员可根据相应专业技术资格的条件，经过一定的程序、途径向相应评价、考试机构申报专业技术资格；单位根据专业技术职务岗位的需要，自主聘任具备相应资格的专业技术人员担任专业技术职务。专业技术人员获得的专业技术资格不与工资待遇挂钩，但可作为竞聘专业技术职务的依据之一；专业技术人员聘任专业技术职务后，可享受相应的工资待遇。

2.专业技术职务资格的获得

专业技术人员可通过以下途径获得专业技术资格。

（1）初定：未开展专业技术资格考试的系列，符合国家有关文件规定、并具有国家教育部门承认的正规全日制院校毕业学历且见习期满的人员，经所在单位考核合格后，初定相应级别的专业技术资格。

（2）评审：未开展专业技术资格考试的系列，符合国家及省有关文件规定条件的人员，经相应级别的专业技术资格评审委员会评审，获得相应级别的专业技术资格，并领取专业技术资格证书。

（3）考试：符合国家专业技术资格考试或卫生执业资格考试报考条件，参加考试并取得合格证书，获得相应级别的专业技术资格。

2000年人事部、卫生部联合下发了《关于加强卫生专业技术职务评聘工作的通知》，逐步推行卫生专业技术资格考试制度，卫生系列医、药、护、技各专业的初、中级专业技术资格逐步实行以考代评和与执业准入制度并轨的考试制度。高级专业技术资格采取考试和评审结合的办法取得。

2001年，卫生部、人事部印发了《临床医学专业技术资格考试暂行规定》《预防医学、全科医学、药学、护理、其他卫生技术等专业技术资格考试暂行规定》及《临床医学、预防医学、全科医学、药学、护理、其他卫生技术等专业技术资格考试实施办法》等文件，建立了初、中级卫生专业技术资格考试制度,初、中级卫生专业技术资格实行以考代评,通过参加全国统一考试取得。全国卫生专业技术资格考试于 2001 年正式实施,考试实行"五统一":全国统一组织、统一考试时间、统一考试大纲、统一考试命题、统一合格标准。考试科目分基础知识、相关专业知识、专业知识、专业实践能力 4 个科目进行。考试合格者颁发人事部和卫生部用印的卫生专业技术资格证书。

3.专业技术职务聘任

医院实行评聘分开应在科学、合理的岗位设置,制定专业技术职务岗位说明书、专业技术人员聘后管理及考核细则,建立专业技术职务聘任委员会的基础上进行。专业技术职务聘任委员会负责单位的专业技术职务聘任工作。

医院应在政府卫生、人事部门规定的专业技术职务岗位限额内,按照德才兼备、公平竞争的原则进行专业技术职务聘任工作,单位与受聘人员要签订聘任合同。对聘任上岗的专业技术人员,要按照岗位职责和合同规定的内容,定期进行考核。考核结果应及时归入专业技术人员档案,作为专业技术人员续聘专业技术职务的重要依据。

当前,卫生技术人员按技术职务可分为:高级技术职务,包括主任医(药、护、技)师、副主任医(药、护、技)师;中级技术职务,包括主治(管)医(药、护、技)师;初级技术职务,包括医(药、护、技)师、医(药、护、技)士。

(1)初级技术职务:包括以下几项。

1)医师(士):临床医学专业初级资格的考试按照《中华人民共和国执业医师法》的有关规定执行。参加国家医师资格考试,取得执业助理医师资格,可聘任医士职务;取得执业医师资格,可聘任医师职务。

2)护师(士):2010 年 5 月 10 日,卫生部、人力资源社会保障部联合出台《护士执业资格考试办法》,规定"具有护理、助产专业中专和大专学历的人员,参加护士执业资格考试并成绩合格,可取得护理初级(士)专业技术资格证书;护理初级(师)专业技术资格按照有关规定通过参加全国卫生专业技术资格考试取得。具有护理、助产专业本科以上学历的人员,参加护士执业资格考试并成绩合格,可以取得护理初级(士)专业技术资格证书;在达到《卫生技术人员职务试行条例》规定的护师专业技术职务任职资格年限后,可直接聘任护师专业技术职务"。

3)药师(士)、技师(士):根据《预防医学、全科医学、药学、护理、其他卫生技术等专业技术资格考试暂行规定》要求,参加药学、技术专业初级技术资格考试的人员,应具备下列基本条件:①遵守中华人民共和国的宪法和法律。②具备良好的医德医风和敬业精神。③必须具备相应专业中专以上学历。

取得初级资格,符合下列条件之一的可聘任为药、技师职务,不符合只可聘任药、技士职务:①中专学历,担任药、技士职务满 5 年。②取得大专学历,从事本专业工作满 3 年。③取得本科学历,从事本专业工作满 1 年。

(2)中级技术职务:根据《临床医学专业技术资格考试暂行规定》和《预防医学、全科医学、药学、护理、其他卫生技术等专业技术资格考试暂行规定》要求,取得中级资格,并符合有关规定,可聘任主治医师,主管药、护、技师职务。

参加临床医学专业中级资格考试的人员,应具备下列基本条件:①遵守中华人民共和国的宪法和法律。②具备良好的医德医风和敬业精神。③遵守《中华人民共和国执业医师法》,并取得执业医师资格(只针对医师)。④已实施住院医师规范化培训的医疗机构的医师须取得该培训合格证书(只针对医师)。

除具备上述四项规定条件外,还必须具备下列条件之一:①取得相应专业中专学历,受聘担任医(药、护、技)师职务满 7 年。②取得相应专业大专学历,从事医(药、护、技)师工作满 6 年。③取得相应专业本科学历,从事医(药、护、技)师工作满 4 年。④取得相应专业硕士学位,从事医(药、护、技)师工作满 2 年。⑤取得相应专业博士学位。

(3)高级技术职务:高级资格的取得实行考评结合的方式,具体办法由各省(市)卫生、人事部门制定。申报高级资格学历和资历基本要求如下。

1)副主任医(药、护、技)师:①具有相应专业大学专科学历,取得中级资格后,从事本专业工作满7年。②具有相应专业大学本科学历,取得中级资格后,从事本专业工作满 5 年。③具有相应专业硕士学位,认定中级资格后,从事本专业工作满 4 年。④具有相应专业博士学位,认定中级资格后,从事本专业工作满 2 年。

2)主任医(药、护、技)师:具有相应专业大学本科及以上学历或学士及以上学位,取得副主任医(药、护、技)师资格后,从事本专业工作满 5 年。

符合下列条件之一的,在申报高级专业技术资格时可不受从事本专业工作年限的限制:①获国家自然科学奖、国家技术发明奖、国家科技进步奖的主要完成人。②获省部级科技进步二等奖及以上奖项的主要完成人。

(三)医院医护专业技术人员执业注册管理

1998 年 6 月 26 日,第九届全国人大常委会第三次会议通过了《中华人民共和国执业医师法》(以下简称《执业医师法》)。2008 年 1 月 23 日,国务院第 517 号令颁布了《护士条例》。《执业医师法》《护士条例》对医师、护士的执业注册、权利义务、医疗卫生机构的职责及相关法律责任等内容给予了明确规定。

1.医师执业管理

自 1999 年 5 月 1 日《执业医师法》正式施行以来,医师必须依法取得执业医师资格或者执业助理医师资格经执业注册,才可以在医疗、预防、保健机构中按照注册的执业地点、执业类别、执业范围执业,从事相应的医疗、预防、保健业务。

(1)医师资格的取得:国家实行医师资格考试制度。医师资格考试制度是评价申请医师资格者是否具备执业所必备的专业知识与技能的一种考试制度,分为执业医师资格考试和执业助理医师资格考试,每年举行一次,考试的内容和方法由卫生部医师资格考试委员会制定,国家统一命题。医师资格考试由省级人民政府卫生行政部门组织实施,考试类别分为临床、中医(包括中医、民族医、中西医结合)、口腔、公共卫生 4 类。考试方式分为实践技能考试和医学综合笔试。医师资格考试成绩合格,取得执业医师资格或执业助理医师资格。

(2)医师执业注册:国家实行医师执业注册制度。医师经注册后,可以在医疗、预防、保健机构中按照注册的执业地点、执业类别、执业范围,从事相应的医疗、预防、保健业务。未经医师注册取得执业证书,不得从事医师执业活动。《执业医师法》和《医师执业注册暂行办法》对医师执业注册的条件、程序、注销与变更等均作出了明确规定。

全国医师执业注册监督管理工作由卫生部负责,县级以上地方人民政府卫生行政部门是医师执业注册的主管部门,负责本行政区域内的医师执业注册监督管理工作。取得执业医师资格或者执业助理医师资格是申请医师执业注册的首要和最基本的条件。

《执业医师法》还规定:执业助理医师应当在执业医师的指导下,在医疗、预防、保健机构中按照其执业类别执业;在乡、民族乡、镇的医疗、预防、保健机构中工作的执业助理医师,可以根据医疗诊治的情况和需要,独立从事一般的执业活动。

(3)医师定期考核:《医师定期考核管理办法》和《关于建立医务人员医德考评制度的指导意见(试行)》要求对依法取得医师资格,经注册在医疗、预防、保健机构中执业的医师进行2年为一周期的考核,考核合格方可继续执业。

2.护士执业管理

护士执业应当经执业注册取得护士执业证书。护士经执业注册取得《护士执业证书》后,方可按照注册的执业地点从事护理工作。

(1)护士执业资格考试:护士必须通过"护士执业资格考试"才可以进行护士执业注册。2010年5月卫生部、人力资源社会保障部联合下发了《护士执业资格考试办法》,护士执业资格考试实行国家统一考试制度。统一考试大纲,统一命题,统一合格标准。护士执业资格考试原则上每年举行一次,包括专业实务和实践能力两个科目。一次考试通过两个科目为考试成绩合格。为加强对考生实践能力的考核,原则上采用"人机对话"考试方式进行。

(2)护士执业注册:申请护士执业注册,应当具备下列条件。①具有完全民事行为能力。②在中等职业学校、高等学校完成国务院教育主管部门和国务院卫生主管部门规定的普通全日制3年以上的护理、助产专业课程学习,包括在教学、综合医院完成8个月以上护理临床实习,并取得相应学历证书。③通过国务院卫生主管部门组织的护士执业资格考试。④符合国务院卫生主管部门规定的健康标准,具体要求为:无精神病史,无色盲、色弱、双耳听力障碍,无影响履行护理职责的疾病、残疾或者功能障碍。

护士执业注册有效期为5年。护士执业注册有效期届满需要继续执业的,应当在有效期届满前30天,向原注册部门申请延续注册。

(四)医师护士的权利与义务

《执业医师法》对执业医师在医疗过程中的权利、义务及执业规则作出了明确规定,是医师从事医疗活动的基本行为规范。

1.医师权利

医师在执业活动中享有下列权利。

(1)在注册的执业范围内,进行医学诊查、疾病调查、医学处置、出具相应的医学证明文件,选择合理的医疗、预防、保健方案。这是医师为履行其职责而必须具备的基本权利。医师有权根据自己的诊断,针对不同的疾病、患者采取不同的治疗方案,任何个人和组织都不得干涉或非法剥夺其权利。同时,我们也必须明确,不具备医师资格或超出其注册范围的不得享有此项权利,虽取得医师资格,但未被核准注册的也不得享有此项权利。

(2)按照国务院卫生行政部门规定的标准,获得与本人执业活动相当的医疗设备基本条件。这是医师从事其执业活动的基础和必备条件。

(3)从事医学研究、学术交流,参加专业学术团体,即医师有科学研究权。医师在完成规定的任务的前提下,有权进行科学研究、技术开发、技术咨询等创造性劳动;有权将工作中的成功经验,或其研究成果等,撰写成学术论文,著书立说;有权参加有关的学术交流活动,以及参加依法成立的学术团体并在其中兼任工作;有权在学术研究中发表自己的学术观点,开展学术争鸣。

(4)参加专业培训,接受继续医学教育。医师有权参加进修和接受其他多种形式的培训,有关部门应当采取多种形式,开辟各种渠道,保证医师进修培训权的行使。同时,医师培训权的行使,应在完成本职工作前提下,有组织有计划地进行,不得影响正常的工作。

（5）在执业活动中，人格尊严、人身安全不受侵犯。医师在执业活动中，如遇有侮辱、诽谤、威胁、殴打或以其他方式侵犯其人身自由、干扰正常工作、生活的行为，有权要求依照《治安管理处罚法》等规定进行处罚。

（6）获取工资报酬和津贴，享受国家规定的福利待遇。医师有权要求其工作单位及主管部门根据法律或合同的规定，按时、足额地支付工资报酬；有权享受国家规定的福利待遇，如医疗、住房、退休等各方面的待遇和优惠，以及带薪休假。

（7）对所在机构的医疗、预防、保健工作和卫生行政部门的工作提出意见和建议，依法参与所在机构的民主管理。医师对其工作单位有批评和建议权；有权通过职工代表大会、工会等组织形式及其他适当方式，参与民主管理。

2.医师义务

根据《执业医师法》第22条的规定，医师在执业活动中应当履行下列义务。

（1）遵守法律、法规，遵守技术操作规范。

（2）树立敬业精神，遵守职业道德，履行医师职责，尽职尽责为患者服务。

（3）关心、爱护、尊重患者，保护患者的隐私。

（4）努力钻研业务，更新知识，提高专业技术水平。

（5）宣传卫生保健知识，对患者进行健康教育。

3.护士的权利

根据《护士条例》的规定，护士享有以下权利。

（1）护士执业，有按照国家规定获取工资报酬、享受福利待遇、参加社会保险的权利。任何单位或个人不得克扣护士工资，降低或取消护士福利等待遇。

（2）护士执业，有获得与其所从事的护理工作相适应的卫生防护、医疗保健服务的权利。从事直接接触有毒有害物质、有感染传染病危险工作的护士，有依照有关法律、行政法规的规定接受职业健康监护的权利；患职业病的，有依照有关法律、行政法规的规定获得赔偿的权利。

（3）护士有按照国家有关规定获得与本人业务能力和学术水平相应的专业技术职务、职称的权利；有参加专业培训、从事学术研究和交流、参加行业协会和专业学术团体的权利。

（4）护士有获得疾病诊疗、护理相关信息的权利和其他与履行护理职责相关的权利，可以对医疗卫生机构和卫生主管部门的工作提出意见和建议。

4.护士的义务

根据《护士条例》的规定，护士应履行以下义务。

（1）护士执业，应当遵守法律、法规、规章和诊疗技术规范的规定。

（2）护士在执业活动中，发现患者病情危急，应当立即通知医师；在紧急情况下为抢救垂危患者生命，应当先行实施必要的紧急救护。护士发现医嘱违反法律、法规、规章或者诊疗技术规范规定的，应当及时向开具医嘱的医师提出；必要时，应当向该医师所在科室的负责人或者医疗卫生机构负责医疗服务管理的人员报告。

（3）护士应当尊重、关心、爱护患者，保护患者的隐私。

（4）护士有义务参与公共卫生和疾病预防控制工作。发生自然灾害、公共卫生事件等严重威胁公众生命健康的突发事件，护士应当服从县级以上人民政府卫生主管部门或者所在医疗卫生机构的安排，参加医疗救护。

（五）其他专业技术人员管理

1.医院其他专业技术人员现状

随着社会的进步和科学技术的不断发展，医院的功能在不断地扩展，医院内其他技术人员在医院中所起到的保障性和创造性的地位日益重要。医院内其他专业技术人员的门类较多，各医院的配备也有较大差异，其重要性往往与他们的岗位特点又密切相关。近年来，医院其他专业技术人员数量呈现递增趋势，每年平均以4.7%的速度递增。截至2008年，全国医院共有其他技术人员14.5万人，约占医院人员数的3.9%。相对于医师、护士等卫生专业技术人员，其他技术人员在医院内所占的比例相对较少，但在医院总体工作中却占有不容忽视的位置和作用。

2.其他专业技术人员

（1）工程技术人员：医学工程技术人员在医院中的主要任务包括对医院设施、建筑、装备等进行规划、选择、维护、管理等工作，以保证医院各种现代化装备与设施的正常运行。

随着现代医学与工程技术的相互结合、相互渗透，大量高新科技已在许多医用电子仪器设备上得以广泛应用，诊疗过程对医疗设备的依赖使医疗设备正成为疾病诊疗的重要因素，甚至是必要条件，同时先进的医疗设备也已成为医院现代化的重要标志之一。医院的医学工程技术人员已不再是传统意义上的设备维修者，而是成为诊疗过程的保障者，医学工程技术人员在诊疗过程中的作用日益重要。这就要求医院医学工程技术人员一方面要掌握医疗设备的性能和使用，另一方面还要掌握一定的医学知识，这样才能积极配合医师的诊疗，进一步提高医疗水平。所以，医学工程技术人员不仅要具有扎实的工程知识和技术，还要了解医疗设备的新进展，以及与医学诊疗方法的关系。因此配备一支精干、基础知识扎实、技术全面的医学工程技术队伍，对于医疗设备的维护和保障对于医院的运转和医疗水平的提高至关重要。

（2）信息技术人员：目前，我国医院信息化建设已经经历20年的历程，医院信息化已成为医疗活动必不可少的支撑和手段。信息管理系统涉及医院的"患者出入转管理""收费管理""电子病例管理""电子处方"等数十个业务管理系统，很难想象，没有计算机和网络，医院的门诊和住院业务该如何处理。信息技术人员对于医院信息化起着关键作用，但相对于医师、护士，其还是一支新兴的队伍，如何去选拔、配备，技术水平要求如何等一系列问题仍需医院去面对。因此，医院管理者应关注这支队伍，完善相应标准和管理办法，建设一支满足医院信息化需求的信息技术队伍。

（3）医院财务人员：随着改革的深入，尤其是医药卫生体制改革的逐步实施，医院经济运行环境发生着巨大变化。医院财务人员作为医院管理队伍的重要组成部分，除承担日常财务管理工作之外，还承担着为医院的经济决策提供科学、可行的参考意见的职责，这不仅关系到医院财务的正常运转，更关系到医院的生存和可持续发展。而传统的财务人员已难以满足当前医院发展的需要。2009年4月出台的《中共中央、国务院关于深化医药卫生体制改革的意见》（以下简称医改意见），对于建立规范的公立医院运行机制方面明确提出："进一步完善财务、会计管理制度，严格预算管理，加强财务监管和运行监督。"在医院管理人员职业化发展的背景下，总会计师岗位的设立变得更加紧迫与现实：①由总会计师主抓医院的财务管理，可发挥专才管理的优势，强化医院财务管理工作，完善医院财务监督机制，提高财务人员的整体素质。②建立总会计师制度可进一步健全和完善医院内部管理控制制度，也便于统一协调与财务管理相关的多部门的工作，提高管理效率，明确管理责任。③总会计师的加入有利于优化医院领导班子的素质结构，使医院经营管理决策更加科学合理。④设置总会计师制度是医院职业化管理的要求，也是医院由"专家管理"向"管理专家"过渡的有效途径。

　　(4)医院图书、档案管理人员:图书、档案管理各自独立而关系又十分密切,均是对医学情报信息进行搜集、加工、整理、存储、检索、提供利用的过程。在这个过程中,它们所采取的方法和手段有不少比较相似:档案信息资源加工、输入输出的过程就是将档案转化为一次、二次、三次文献,满足读者阅读需要的过程,这与图书馆的文献信息资源的收集、整理和提供过程大同小异。在现代化科学管理方面,如电子计算机、现代化通信技术、文献缩微技术、光学技术、数字化技术,以及防灾系统等的应用,医学图书馆实现网络化,医学文献信息资源共建共享,医学档案馆也在向这方面努力。

　　医院图书馆属专业图书馆,它是医院文献信息交流的中心,是为医疗、科研、教学和管理等各项工作收集、储存、提供知识信息的学术性机构。它的服务对象是医院的医、教、研人员。其藏书及文献资料均以医学专业为主,兼顾相关学科、前沿学科及综合学科。医院图书馆在推动医学科学发展和医院现代化建设中起着重要作用。在"信息"爆炸的当今社会,要对浩如烟海的医学文献进行有效的开发、交流和利用,特别需要一支业务水平高、思想素质好的图书馆现代化专业队伍。

　　21世纪是信息和网络科技时代。医院管理信息化、规范化已成为医院发展的必然趋势。随着医院管理向科学化、现代化和标准化发展,档案工作已成为医院管理的重要组成部分。在科技进步日新月异、知识创新空前加快的时代,对档案人员的综合素质提出了越来越高的要求,造就一支具有坚定理想信念、掌握现代科技知识和专业技能、胜任本职工作、富有创新能力的档案干部队伍,已经成为医院管理工作的当务之急。

　　在信息时代,医院档案管理机构的社会角色将发生重大改变,其功能将由传统的以档案实体管理为中心转变为以档案信息管理为中心,借助互联网实现档案信息资源共享。因此,档案人员不仅要有较强的档案管理业务知识,同时,在未来的一段时期,正确地运用和管理电子文件、电子归档系统的开发和应用、网上发布档案资料信息,为社会提供方便快捷的档案信息服务,将成为档案人员的主要学习内容。

　　随着医疗卫生体制和社会医疗保险制度改革的不断深入,对医院档案管理工作提出了新的要求。医院档案管理工作如何去适应新的挑战和机遇,更好地服务于医疗、教学、科研等工作,是新时期面对的新任务、新课题。

三、医院管理人员管理

(一)医院管理人员概述

　　医院管理人员从事着医院的党政、人事、财务等管理工作,在整个医院的运转中发挥着举足轻重的作用。我国现有23.4万名医院管理人员,占医院人员数的6.3%。但人员结构方面中存在着"五多五少"特征,即低层次学历的多,高层次学历的少;医学专业的多,管理专业的少;愿意从事医疗工作的多,愿意从事管理工作的少;领导层兼职的多,专职的少;靠经验管理的多,靠科学管理的少。医院管理人员的现状已经成为制约我国医院发展的瓶颈之一。

　　医院管理人员按照医院的管理层级分类,医院管理人员可分为三个层次:第一层次为决策层,主要指由医院行政和医院党委组成的医院领导班子;第二层次为管理层,主要指医院办公室、党委办公室、人力资源部、医务部、科教部、规划财务部、护理部、门诊部、总务部、党支部、工会、团委等中层管理部门人员;第三层次为操作层,主要指医院各业务科室的科主任、护士长、党支部、工会分会、团支部等组织。

(二)任职条件

医院管理人员应遵守宪法和法律,具有良好的品行、岗位所需的专业能力或技能条件,适应岗位要求的身体条件。管理岗位一般应具有中专以上文化程度,其中六级以上管理岗位一般应具有大学专科以上文化程度,四级以上管理岗位一般应具有大学本科以上文化程度。各等级岗位还应具备以下基本任职条件。

(1)三级、五级管理岗位,须分别在四级、六级管理岗位上工作 2 年以上。

(2)四级、六级管理岗位,须分别在五级、七级管理岗位上工作 3 年以上。

(3)七级、八级管理岗位,须分别在八级、九级管理岗位上工作 3 年以上。

(三)管理人员职能

医院领导层是医院管理的核心,是医院的决策者、行动的指挥者、行为结果的责任者。中层职能部门是决策层与执行层的传动结合部、是决策层与主要业务子系统信息集散、整合的枢纽,是领导层的参谋和助手,是领导联系基层群众的纽带,各职能部门负责人和其下属的管理人员既为领导当好参谋,执行管理决策,承担从事具体的管理任务,又为业务部门和员工提供具体的服务。

医院领导者根据国家卫生工作方针、卫生事业发展规划和国家有关政策承担领导职责。同时通过授权与分权,组织中层职能部门负责人和一般管理人员参与,履行以下职能。

1.规划与计划

规划和计划是管理过程的初始环节,是引导机构发展战略思考的结果,是对发展前景的科学预测与设计。领导者通过规划确定机构的发展目标,以及实现目标的途径和方法,并围绕发展目标全面运筹所在卫生机构的人、财、物、信息等资源。

2.组织与授权

组织职能包含对有形要素和无形要素的组织。其中有形要素包括建立相适宜的内设机构及其职责、任务,选拔适宜的人员担任相应的职务并授予相应的职权;确定业务技术工作的架构;配置仪器、设备、设施;建立各项规章与工作制度等。无形要素包括明确的工作职责划分和合理的分权与授权;建立追求共同目标、理想的内部关系;建立相互间的默契配合,思想与意志的沟通渠道,以及协调一致的、有效运行的发展机制。无形要素是机构生存和发展的灵魂所在。

3.决策与指挥

领导者必须对机构发展的目标、策略和对重大事件的处理作出决定,对如何行动提出主张,指导具体计划的实施,调动各内设机构的力量,为实现规划目标而共同努力。指挥的重点是实现对人员和公共关系的最佳整合,使机构达到高效有序运行,在提供良好卫生服务的同时,做到服务与发展互相促进,实现机构的持续发展。

4.统筹与协调

统筹与协调包括内部协调和外部协调两个方面,内部协调是指机构的各内设部门、人员和任务在不同管理层次、不同管理环节上的协同和配合,以实现计划目标和确保各项服务活动的良性运转。在部门协调中,强调团结合作、各尽其职、顾全大局的原则;在进行人员活动协调时,强调服从大局、公平公正、人尽其才的原则;在任务协调时,讲求分清主次、突出重点、统筹兼顾的原则。外部协调系指对机构外在环境的协调,包括对上级、相关部门和单位的沟通联络,争取对本机构发展的支持与合作,求得本机构良好的发展环境。外部协调的原则是抓住机遇、积极主动、求同存异、利益共享。

5.控制与激励

主要是指对机构计划执行情况的检查、评估与调整的过程。控制是管理者主动进行的、目的明确并与绩效考量密切相关的一种重要的管理行为。内容包括标准的制订、执行情况的监督评价、计划的调整等。

(四)医院管理人员的职业化发展

随着市场经济的发展和医药卫生体制改革的不断深化,以及经济全球化和我国"入世"后面临的新形势,科学化管理显得越来越重要。医院在日趋激烈的竞争中能否求得生存,其关键在于是否拥有一批职业化的具备现代管理素质的领导者。2009年3月17日《中共中央、国务院关于卫生改革与发展的决定》中明确提出:"规范医院管理者的任职条件,逐步形成一支职业化、专业化的医疗机构管理队伍"。专业管理人才将逐渐走向医院的管理岗位,医疗机构管理者职业化将成为必然。

1.转变观念、提高认识,加快医院职业化管理队伍建设

对医院职业化管理队伍的培养是当务之急,因此,首先应得到各级卫生行政主管部门的高度重视,要在政策上予以扶持,在舆论上广泛宣传。要将之提高到战略的高度,特别需要与政府人事部门共同设计和贯彻,将选拔医院管理干部的标准提高到管理专家的标准上来,这是加快医院管理队伍职业化进程的前提。

2.完善制度,规范医院管理人员的管理

(1)建立管理岗位职员制度,在待遇方面作相应的提高,达到稳定医院管理队伍,提高医院管理者素质的目的。在申报和晋升过程中充分考虑已在岗的管理工作者在医院管理上已作出的成绩和达到的水平。同时将管理意识渗透到医院管理者和业务员工的思想中,鼓励有识之士和有志青年加入管理队伍中来。为加快管理队伍职业化的进程营造良好的环境。

(2)探索适应现代医院要求的职业管理者选聘制度。综合运用资格认证、资产所有者推荐、董事会聘用、民主选举和公开招聘等方式、方法来选择经营者。引入竞争机制,实行优胜劣汰。医院要根据管理职能合理进行岗位设置,实行聘任制,改革目前管理人员由上级行政机关和主管部门任命委派的选任方式,建立公平、公开、公正的竞争机制,打破行政职务、专业技术职务的终身制;对一般管理人员实行职员制,制定职务条例,规范职员的聘用和管理。

(3)建立完善医院管理岗位任职条件,按岗位任职条件选聘管理岗位人员。采取一系列的措施,选拔优秀的卫生管理专业毕业生充实管理干部队伍,也可以从临床医学专业人员中选拔政治素质好,办事公正,组织管理能力强的干部队伍,强化培训,提高自身素质,增强管理能力,促进优秀管理人才的形成。医院管理层人员的聘任,应严格按照有关法律、法规和章程的规定进行,管理岗位应设立严格的准入标准:一方面对于在岗人员,必须要求其参加管理培训,经考核合格获得任职资格后才能继续上岗;另一方面对于新招聘的管理人员,应以受过管理专业学历教育的人员为主,逐步改善管理队伍的专业结构,推进职业化医院管理队伍的建设。

(4)建立职员岗位工资等级制度。通过调整工资福利制度,允许和鼓励管理作为生产要素参与收益分配,提倡管理创新,鼓励卓有成效的管理人才。构建有效的激励机制,主要包括:建立与技术职称相对应的医院管理职称系列,细化管理人员职称晋升标准;实现多种形式的分配制度,如借鉴国际通行做法,实行医院管理者年薪制、绩效激励;确认管理者相应的学术和社会地位,满足管理者对荣誉感、成就感的精神需求。

（5）建立管理岗位职员考核制度。完善公正的考核机制,对管理人员的考核评价将对决策者起到直接导向的作用,公正科学的考核机制是筛选、调控机制的基础,科学的评价标准是既要看有无让群众满意的政绩,又要看是否干实事,还要看是否廉洁。对管理人才重要的是看主流、看潜力、看本质和发展,客观的评价方法 是着力改进业绩考核方法,即健全定期考核制度,建立考核指标体系,坚持定性和定量相结合,推行三维式立体型考核办法。

建立科学的评价体系。医院传统的绩效考核方式是从德、能、勤、绩四个角度出发来对管理人员进行评估,与对专业技术人员的考核相类似,这种考核方式存在一定的缺陷。管理人员的考核应当注重其管理能力而不是专业技术能力,对管理人员"重临床、轻管理"的错误行为要加以引导,使医院管理人员能够从医院的根本利益出发来做好管理工作。医院管理人员职业化的评估考核标准体系构架应遵循求是、务实、简便、易行的原则;以职业管理、规划培训、报酬分配提供依据为目的;采用制订计划、选择专家、实施方案、分析结果、考评结论、建立档案的流程方法,实施对医院管理人员职业道德考评、业绩评估和分级、分等、分类职业能力考核等。在考核中要保证考核主体的多元化、规范科学的考核程序、改进考核方法、制定科学的考核指标体系和评价标准,力求全面准确全方位地考核干部。

3.加强培训,规范上岗

凡是从事医院管理工作的人员,必须具有卫生专业管理学历或经过系统的医院管理专业培训,掌握医院管理的知识和技能,达到管理人员职业化的需求。否则,不能从事管理工作。根据卫生部文件要求,逐步建立医疗卫生机构管理人员持证上岗制度。卫生管理岗位培训证书应当作为医疗卫生机构管理人员竞聘上岗的重要依据。规范医院管理者的任职条件,逐步形成一支职业化、专业化的医疗机构管理队伍。

四、工勤技能人员管理

（一）医院工勤技能人员概述

在医院所有组成人员中,医护人员是直接与患者接触的第一线医疗和医技人员,他们直接负责患者的诊断、治疗和康复的所有医疗过程,医护人员的直接服务对象是患者。工勤人员通过非医疗的方法为医疗一线人员和患者提供服务,如餐饮、电梯、通信、搬运、供暖、供水、供电、安全保卫、维修、保洁、建筑等。目前,我国医院有 35 万名工勤技能人员,占医院人员总数的 9.4％。医院管理者在提高医护人员技术水平的同时,还应重视医院工勤技能人员的业务素质和思想素质的提高,注重对这支队伍的管理与建设。

（二）任职条件

（1）一级、二级工勤技能岗位,须在本工种下一级岗位工作满 5 年,并分别通过高级技师、技师技术等级考评。

（2）三级、四级工勤技能岗位,须在本工种下一级岗位工作满 5 年,并分别通过高级工、中级工技术等级考核。

（3）五级工勤技能岗位,须相应技术岗位职业技术院校毕业,见习、试用期满,并通过初级工技术等级考核。

卫生事业单位主管部门和医院要在各类各级岗位基本条件的基础上,根据国家和省有关规定,结合实际,研究制定相应各个岗位的具体条件要求。

(三)工勤技能人员的发展

1.医院后勤工作社会化外包

在医院的改革与发展中,医院后勤保障系统成为影响医院快速发展的重要因素之一。卫生主管部门也将后勤保障系统的社会化改革作为医院改革的重要任务之一。

医院人力资源的主体是临床第一线的医、教、护、技术人员,除此之外,其他人员工作性质是辅助和服务性的。实施后勤社会化外包可以有效实现后勤人员独立经济核算,使后勤人员在市场机制作用下充分发挥自己工作的积极性和创造性,提高劳动生产率。通过全方位后勤服务社会化,可以使医院管理者摆脱"大而全、小而全"的后勤工作日常烦琐杂乱的事务性干扰,潜心研究医疗质量的管理,集中精力于医教研等核心业务工作,不断提升医疗技术水平和医疗服务质量。医院后勤社会化改革必须遵循市场经济规律,对医院后勤管理模式、运行成本进行经济学的测算分析,科学评估,通过推行医院后勤社会化服务改革,减轻医院自身压力,节约医院有限资源,提高医院综合运营效益。

现代医院的发展,由传统的生物医学模式转为生理-心理-社会医学模式。医院后勤服务也从重点开展物质服务,走向以医院医疗服务活动需求为目标,创造方便、及时、优质、高效的以人为本的全方位服务。从一般简单的劳动服务,发展到复杂的技术性服务等。这就使医院后勤服务逐渐从"自身型"发展到"社会型",实行后勤服务社会化已成为当今国内外医院的共同选择。医院实行后勤服务社会化工作已取得明显实效,后勤工作也逐渐由单纯行政管理型向经营管理型转变。

2.医院技能人员的规范化管理

随着社会的进步和医疗卫生事业的发展,患者对医疗服务的要求越来越高,除传统的医师、护士等卫生专业技术人员之外,在医院中从事健康服务工作的人员也逐渐增多,如护理员(工)、药剂员(工)、检验员等,已成为医院人力资源的重要组成部分。这些人员的素质和服务技能的高低直接影响着医院的医疗服务质量。以护理员为例,良好的言行、优质的服务,将会增强患者对医院的信任度,提高医院的社会效益;良好的服务可以降低医院的陪住率,促进患者的康复。专业的护理员可以协助护士工作,把护士从烦琐的生活护理中解脱出来,更多地做好技术服务,同时也为患者和家属提供了便利,解决了后顾之忧。他们已经成为医院不可缺少的特殊群体。

为加强卫生行业工人技术资格管理,1996年卫生部、劳动部联合颁发了《中华人民共和国工人技术等级标准-卫生行业》,制订了14个工种工人技术等级标准,具体包括病案员、医院收费员、卫生检验员、西药药剂员、消毒员、防疫员、护理员、妇幼保健员、配膳员、医用气体工、口腔修复工、医院污水处理工、医学实验动物饲养工。

2009年12月卫生部等6个部委联合发布的《关于加强卫生人才队伍建设的意见》中明确提出:"对卫生行业工勤技能岗位的人员,实行职业资格证书制度,加快卫生行业技能人才培养"。鉴于其工作的重要性和对医院发展的影响,医院管理者应加强管理,采用科学的手段评价、培训医院技术工人,实现队伍的标准化、规范化发展。

(杜克东)

第六章 医疗保险管理

第一节 医疗保险概述

社会保障是世界上各个国家都在实施的一项社会政策,也是一个国家社会经济制度的重要组成部分。而医疗保障制度作为社会保障制度的重要组成部分,是保障社会成员健康,保障劳动力资源,从而促进经济发展的重要社会制度。进入新世纪,我国在全国范围内逐步建立了以城镇基本医疗保险和新型农村合作医疗制度为核心的多层次医疗保障体系。本章内容阐述了医疗保险的相关概念,社会医疗保险基金的运行,以及定点医疗机构管理的相关制度。

社会保障中的医疗保障制度,特别是医疗保险制度涉及面广、内容复杂、运行难度大。医疗保险作用的发挥是通过医疗保险机构、被保险人群、医疗服务提供机构及政府之间的一系列复杂的相互作用过程来实现的。

一、医疗保险基本内容

(一)社会保障

社会保障源于"社会安全"一词,是指国家依法强制建立的、具有经济福利性的国民生活保障和社会稳定系统,是社会经济发展到一定阶段的必然产物。社会保障制度是社会政治经济制度的重要组成部分,也是社会经济发展的安全网和社会矛盾的缓冲器。

现代社会保障制度的产生是在德国,其标志是一系列社会保险相关法律的出台。美国颁布了历史上第一部《社会保障法》。我国颁布了《中华人民共和国劳动保险条例》,并在《关于建立社会主义市场经济体制若干问题的决定》中,提出了养老和医疗保险的统分结合模式,并将社会保障体系概括为社会保险、社会救济、社会福利、社会互助、优抚安置、个人储蓄积累保障等内容,其中社会保险是社会保障最主要的支柱。

(二)社会保险

保险是相对于风险来说的。风险是意外事件发生的可能性,是一种客观存在的、损失的发生具有不确定性的状态,是保险产生的前提。人类常常会遇到自然灾害、意外事故及自身生、老、病、死、自然规律带来的各种各样的风险,而疾病风险就是其中之一,是关系到人类基本生存权益的特殊风险,造成的损失将影响到个人、家庭、集体、社会。保险是一种经济补偿制度,它以合同的形式集合众多受同样风险威胁的人,按损失分摊的原则预先收取保险费,建立保险基金,用以补偿风险发生后给被保险人所带来的经济损失。

保险根据标的,分为财产保险和人身保险;根据保险的保障范围,分为财产保险、责任保险、保证保险和人身保险;根据保险的实施方式,分为强制保险和自愿保险;根据风险转嫁形式,分为原保险、再保险和共同保险;根据保险人经营的性质,可分为社会保险和商业保险。

社会保险是根据国家通过立法,由劳动者个人、单位或集体、国家三方面共同筹集资金,在劳动者及其直系亲属遇到年老、疾病、工伤、生育、残疾、失业、死亡等风险时给予物质帮助,以保障其基本生活的一种社会制度。社会保险在我国分为医疗、工伤、生育、养老、失业五个险种。社会保险由国家举办,通过立法形式强制推行,是社会保障制度的最核心的内容。

(三)医疗保障

医疗保障是指国家通过法律法规,积极动员全社会的医疗卫生资源,保障公民在患病时能得到基本医疗的诊治,同时根据经济和社会发展状况,逐步增进公民的健康福利水平,提高国民健康素质。

从社会保障制度的角度来看,医疗保障属于社会保障的有机组成部分,也要惠及每一个社会成员,在制度框架上是多层次、多形式、多样化的,医疗保险是其中的一种;从医疗卫生事业的角度来看,卫生福利体系包括医疗保障制度和医疗卫生服务体系,两者既相互联系、相互交叉,又自成体系,独立运行。

(四)医疗保险

(1)广义的医疗保险指健康保险,发达国家的健康保险不仅包括补偿由于疾病带来的经济损失(医疗费用),也包括补偿间接经济损失(如误工工资),对分娩、残疾、死亡也给予经济补偿,以至于支持疾病预防、健康维护等。狭义的医疗保险是指以社会保险形式建立的、提供因疾病所需医疗费用资助的一种保险制度。一般而言的医疗保险指的是社会医疗保险。

(2)医疗保险根据保险性质的不同,可分为社会医疗保险和商业医疗保险;根据保险层次的不同,可分为基本医疗保险和补充医疗保险;根据保险对象的不同,可分为职工医疗保险和居民医疗保险等;根据保险范围的不同,可分为综合医疗保险、住院医疗保险和病种医疗保险等。

(3)医疗保险的基本原则。①强制性原则:医疗保险是由国家立法规定享受范围、权利、义务及待遇标准,强制执行的社会制度。②全员参保原则:由全社会劳动者来共同承担责任,这样抵御疾病风险的能力就大大增强。③费用分担原则:一方面,医疗保险基金由国家、用人单位和个人三方面共同筹集;另一方面,医疗费用由医疗保险基金和个人共同分担。④保障性原则:以保障人们的平等健康权利为目的。⑤公平与效率原则:指公平与效率相结合,既要体现公平,又要兼顾效率。⑥属地管理原则:我国基本医疗保险实行属地管理,在一个统筹地区内,执行统一政策,基金统一筹集、使用和管理。

(五)医疗保险法律法规

医疗保险的法律制度是医疗保险事业的重要组成部分,是医疗保险制度得以实施的重要保证。

1.相关概念

医疗保险法是调整在医疗保险中形成的各种社会关系的法律规范的总称。医疗保险法律关系是国家医疗保险法律确认和保护的具有权利和义务内容的具体的社会关系,是医疗保险制度

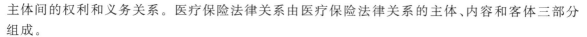

主体间的权利和义务关系。医疗保险法律关系由医疗保险法律关系的主体、内容和客体三部分组成。

医疗保险合同是指医疗保险经办机构与参保单位所订立的一种在法律上具有约束力的协议。基本医疗保险服务协议是我国社会医疗保险经办机构与定点医疗机构或药店签订的一种服务协议，即是一种服务"合同"，具有行政合同和经济合同的双重特性。

2.关于我国医疗保险法律的探讨

《中华人民共和国宪法》中明确规定："中华人民共和国公民在年老、疾病或者丧失劳动能力的情况下，有从国家和社会获得物质帮助的权利。国家发展为公民享受这些权利所需要的社会保险、社会救济和医疗卫生事业。"《中华人民共和国社会保险法》已于2011年7月1日起正式实施，其中明确规定国家建立基本医疗保险、生育保险、工伤保险等社会保险制度，以保障公民在疾病、生育、工伤等情况下从国家和社会获得物质帮助的权利。但对于医保经办机构的性质、医疗保险协议的性质及协商和纠纷解决机制无尚未立法，亟待以法律形式明确，以建立与现行法律相衔接的程序法律规范，保障关系民生的重大问题能够有效解决，建立和谐的社会关系。

(1)我国医疗保险法律关系的界定探讨。我国的医疗保险法律关系应具有一般法律具有的共性，即指引人们的社会行为，调整社会关系中人们之间的权利和义务联系，是社会内容和法律形式的统一。医疗保险法律关系也应具有部门法律关系自身的特殊性，主要表现在：①医疗保险法律关系所涉及的社会活动内容局限在医疗保险的范围之内。②医疗保险法律关系的主体涉及医、保、患三方，客体涉及财产权、行政权、经营自主权、知情权、隐私权、名誉权。③医疗保险法律关系的内容涉及医疗保险的权利和义务。④医疗保险法律关系是一种多重的法律关系，具有行政法律关系、民事法律关系和社会法律关系的特征。⑤医疗保险法律关系的调整方式可以有法律调整、行政调整和社会机构调整。

(2)我国医疗保险法律关系的主体和客体探讨。我国医疗保险法律关系的主体应包括国家行政机关、经办机构、定点医疗机构和药店、参保单位、集体和参保人员。客体应包括医疗保险基金和财政预算资金的财产权，经办机构、医疗机构和用人单位的自主经营权，参保职工的财产权、隐私权、医师的名誉权，以上各方的知情权。

(3)我国医疗保险法律关系的内容探讨。我国医疗保险法律关系的内容应是各主体的具体权利和义务：①国家行政机关在医疗保险法律关系中的权利主要体现在制定法律法规、政策措施，认定定点医疗机构和定点药店的资格，制定药品、诊疗和服务设施目录等标准，开展医疗保险监督检查等方面。其义务主要体现在推行医疗保险制度，通报医疗保险基金运行情况，提供医疗保险政策咨询和工作指导，进行行政执法等方面。②医疗保险经办机构在医疗保险法律关系中的权利主要体现在依法征缴医疗保险费，用医疗保险合同管理定点医疗机构和药店，管理和支付医疗保险基金等。其义务主要体现在执行和宣传医疗保险政策，组织单位、集体和个人参加医疗保险，按时征缴医疗保险费，提供医疗保险服务，防范医疗保险基金欺诈行为，接受财政、税务、审计等部门的监督等。③定点医疗机构在医疗保险法律关系中的权利主要通过医师行使处方权，通过医疗服务收取医疗费用，进行医疗鉴定、开具有关证明等；定点药店的权利主要体现在药师和经营人员进行药品销售。定点医疗机构的义务主要体现在提供门诊和住院治疗，记载和保管病历档案，接受参保人员咨询等；定点药店的义务主要是提供购药服务。④参保单位、集体在医疗保险法律关系中的权利主要是为职工或人群参加医疗保险；参保人员的权利主要体现在享受医疗保险待遇，对医疗服务和医疗保险政策的知情权。参保单位、集体在医疗保险法律关系中的义务主要是筹集和缴纳医疗保险费；参保人员的义务主要体现缴纳个人应付的医疗保险费,支付个人承担的医疗费,配合医务人员进行检查和治疗等。

（4）我国医疗保险法律关系的运行探讨。医疗保险法律关系的运行,在制度层面应构建完整的医疗保险体制,形成良性的制度运行机制；在法律层面应制定一系列的法律、法规、政策,建立一支熟悉医疗保险法律的司法和行政执法队伍；在管理层面应实现医疗、财务、信息技术等业务人员的专业化管理。

3.医疗保险中的纠纷与处理

医疗保险中的纠纷按其性质不同可分为行政纠纷和民事纠纷两类:①医疗保险中的行政纠纷一般有医疗保险管理机构的行政处罚或行政强制措施不服而产生的纠纷；为符合法定条件申请医疗保险资格或申请定点医疗机构资格,而医疗保险管理机构拒绝申请或不予答复而引起的纠纷；医疗保险管理机构没有依法给付保险金的纠纷；医疗保险管理机构违法设置义务而产生的纠纷；医疗保险管理机构关于平等主体之间各种纠纷事实的认定以信赔偿问题的行政裁决不服而引起的纠纷。②医疗保险中的民事纠纷一般有保险承办机构与约定医疗机构之间签订了医疗保险合同,因一方不履行合同而引起的纠纷；医疗单位与接受医疗服务的参保人之间因医疗服务质量或医疗费用等原因引起的纠纷；医疗保险承办机构与用人单位及被保险人之间在合同履行方面引起的纠纷；单位与被保险人之间因医疗保险产生的纠纷。

医疗保险纠纷的处理途径。①社会调整:在医疗保险中,指由社会仲裁机构或第三方机构建立由医疗卫生、社会保障、药品监督、物价管理等部门专家组成的医疗保险争议调解组织,对经办机构、医疗机构、药店和参保职工之间的医疗保险争议进行调解和仲裁。②行政调整:有行政裁决和行政复议。行政裁决指行政管理机构依照法律法规的授权,对于行政管理活动密切相关的特定民事纠纷进行裁定与处理行为。在医疗保险中集中表现在被保险人与约定医疗机构之间因医疗服务质量或医疗费用而产生的纠纷。行政复议指公民、法人或其他组织不服行政主体的具体行政行为,依法请求上一级行政机关或法定复议机关重新审查,并做出决定的活动。在医疗保险中,指约定医疗机构、用人单位和被保险人等管理相对人认为医疗保险管理机构的具体行政行为侵犯其合法权益,向该管理机构的上一级主管部门申请重新审查并做出决定的行为。③司法裁决:即诉讼,是国家司法机关在当事人和其他诉讼参与人的参加下,用裁判或以其他方式解决案件而进行的活动,具有最终裁决的法律效力。可分为民事诉讼、行政诉讼和刑事诉讼三种类型。在医疗保险中,指通过司法程序,对医疗保险法律关系中的违法行为进行调整。

二、医疗保险系统

医疗保险系统是一个以维持医疗保险的正常运转和科学管理为目的的,主要由被保险人及其单位、医疗保险机构、医疗服务提供机构等要素组成的,以规范医疗保险费用的筹集、医疗服务的提供、医疗费用的支付为功能的有机整体。

医疗保险系统的形成有一个从简单到复杂的过程。随着社会经济与医学的发展,系统中的各方相互作用,相互影响,从而使医疗保险系统不断地趋于完善,构成了由医疗保险机构、被保险人、医疗服务提供者和政府组成的现代医疗保险系统。

(一)医疗保险系统在社会系统中的位置及相互关系

政府以经济、法律、行政等手段介入到医疗保险系统,并把它纳入整个社会保障系统中,政府处于医疗保险各方的领导地位,医疗保险管理必须是多个部门的参与,主要涉及人力资源和社会保障、医疗保险、财政、物价、税务、医药、金融等职能部门,其中社会保障和医疗保险是主要的管理部门。就社会分工来看,财政部门管理医疗保险基金,物价部门对供方价格实行管理,医药、医疗保险部门负责医药、医疗保险协调管理,银行等金融机构则提供金融服务,而政府领导层则负责协调相关部门在医疗保险系统中充分发挥各自的作用。

(二)医疗保险系统各方

1.政府

由于政治、经济、文化、体制、医疗保险模式等多种因素的影响,政府对医疗保险的管理有不同的方式,但一般有计划型、市场型、中间型三种管理模式。计划型管理模式的主要特点是政府承担医疗保险的责任,保险的公平性、均衡性、普及性得以保证,保险费用易于从总量上得以控制。但保险各方的积极性和效率下降,政府要为不断上涨的医疗费用负责而不堪重负。市场型管理模式下,政府只做宏观规划,医疗保险基本由市场调节,会出现公平性下降、费用难以控制等问题。中间型管理模式下,政府一方面要在市场之外进行宏观调控,同时要用计划手段进行适当的控制,甚至对医疗保险的某些部分直接参与。许多国家在总结多年的经验后,都在逐步向中间型管理模式靠拢。

2.医疗保险机构

医疗保险机构指具体负责医疗保险费用的筹集、管理、支付、监督等业务的机构,又称为医疗保险方。根据医疗保险机构独立经营的程度高低,社会医疗保险机构可以分为三类。

(1)政府机构型。这类医疗保险机构的运行基本按照政府计划规定办事,主要目标是保障政府计划的落实,可视为政府的派出机构,其机构成员类似于国家公务人员。经营效果主要依赖于行政管理水平,经营活动几乎没有风险。这类医疗保险机构在各国医疗保险机构中较少,如加拿大、中国的医疗保险机构。

(2)独立经营型。这类医疗保险机构在经营方面基本独立,包括组织人事、财务安排、经营决策等都可以自行决定,只是在总体上按照政府有关医疗保险的法规执行,并接受国家有关部门的监督。在财务经营方面自负盈亏,可以发展,也可以倒闭。商业保险公司经办的医疗保险多属于这种类型,如美国、荷兰等国的医疗保险机构。

(3)中间型。世界上许多国家的医疗保险机构属于中间型。这类机构一方面接受政府统一的计划安排,另一方面又有相对独立的经营权,如在决定保险范围、保险费率和经营方式拥有一定程度的自主权。居民可自由选择保险机构,保险机构之间存在着一定的竞争。因此,既可以在实施医疗过程中保证社会公益性,又可以通过保险机构间的竞争保持较好的效率和效益,是一种较为合理的机构模式。

3.被保险方

在我国被保险方通常指参保单位或参保人。综合多个国家医疗保险政策,对被保险方可以从以下几个角度进行分类。

(1)按经济收入分类。一般划分为高、中、低三类。中等收入的人群是大多数,一般保险政策是针对他们而定。对于低收入人群,往往采用政府资助保险费的办法参加保险。

(2)按年龄分类。许多国家把65岁以上的老年人作为特殊保护对象,由国家负担保险金,支付医疗费。商业保险往往按不同年龄段收取保险金额。

(3)按职业进行分类。即不同职业的人群享有不同的保险政策。我国常见的职业人群有企事业单位的职工、国家公务员、特殊人群(如离休人员)、灵活就业人员、城镇居民、农民等。

（4）按健康状况进行分类。对患有一些特殊疾病的人群，如残疾人、传染病患者、癌症患者等，由国家出资承担保险费、医疗费。

4.医疗服务提供方

在医疗保险制度中，医疗服务提供方指经医疗保险统筹地区劳动保障行政部门审查，并经社会保险经办机构确认的，为城镇职工医疗保险参保人员提供指定医疗服务的医疗机构及其医务人员。我国医疗保险实行定点医疗制度，即为参保职工提供医疗服务的医疗机构分为定点医疗机构和定点药店。

（三）医疗保险系统中各方的关系

在现代医疗保险系统中，四个基本构成方围绕着医疗费用的补偿问题相互作用，相互影响，这一系统中各方的关系实质上是一种经济关系，其表现在以下四个方面。

1.医疗保险机构与被保险方

医疗保险机构向被保险方收取保险费、确定医疗服务范围、组织医疗服务、确定医疗费用的补偿水平。在这一环节中，医疗保险机构通过确定医疗服务范围，满足被保险人的健康需求。

2.被保险方和医疗服务提供方

被保险人向医疗服务提供方选择自己所需的医疗服务，并支付需自付的费用。在这一环节中，一般采取个人账户和费用分担的方法，使被保险方自我约束，审慎选择所需的医疗服务种类和服务量，以达到控制费用的目的。

3.医疗服务提供方与医疗保险机构

医疗保险机构向通过一定的形式向医疗服务提供方支付医疗费用，同时对医疗服务的质量进行监督。在这一环节中，医疗保险机构通过改变支付方式约束医疗服务提供方的行为，同时采取一些外部监督措施，以达到既保证医疗服务质量又能有效地控制医疗费用的目的。

4.政府与各方

政府与各方的关系主要体现在政府作为管理方对医疗保险系统的其他三方：保险方、被保险方和医疗服务提供方的行为进行监督和管理。政府一般通过法律、政策、行政和经济手段等来调节和保障三方的利益。

（四）医疗保险管理体制

医疗保险管理体制是组织领导医疗保险活动的管理原则、管理制度、管理机构和管理方式的总和。医疗保险管理体制一直是各国推行社会医疗保险最关键、最敏感的因素，它在很大程度上决定着医疗保险资源的使用效率，决定着参保人员得到的医疗服务数量和质量。医疗保险的管理是通过一定的管理模式实现的，主要是指医疗保险行政与业务管理的组织制度，包括各级医疗保险管理机构的主体、职责权限的划分及其相互间的关系。由于各个国家政治、经济、文化和历史背景的不同，医疗保险的管理体制也不尽相同，从世界范围来看，各国医疗保险管理体制概括起来有以下三种模式。

1.政府调控下的医疗保险部门和卫生部门分工合作模式

这种模式下，政府不直接管理医疗保险，只制定强有力的法律框架，并通过某个主管部门进行宏观调控；在政府法律的框架内，各机构拥有自主权。医疗保险部门由许多相对独立的公共机构组成，负责筹集和管理资金、支付费用；卫生部门负责提供医疗服务。这种模式以市场调节为主，医保、医疗双方各自独立、互相协商，通过签订和执行医疗服务合同发生经济关系，为参保人提供医疗服务。这种模式一般见于社会医疗保险实施前医疗市场就已相当发达的西方国家，主要是欧洲国家,如德国、法国。20世纪90年代以来我国实行的社会医疗保险基本上也是这种模式。

这种模式的优点是社会医疗保险制度与市场经济有机结合,既保证社会稳定,又促进经济发展;比较灵活,可以根据医疗保险需求调整资金筹集,并通过支付制度的改革调整资源供给;医疗保险与医疗服务职责分明、独立核算、相互制约,有利于卫生资源合理利用;患者择医自由度高,对服务质量满意度高。但是,实行这种模式需要比较发达的医疗服务市场、比较完善的支付制度,同时还需要政府较强的监督和调控。

2.社会保障部门主管模式

社会保障部门主管模式的特点是社会保障部门统一制定有关政策;所属社会保险组织不仅负责筹集和管理医疗保险基金,还组织提供医疗服务,也从社会上购买一部分医疗服务。这种模式多见于医疗资源比较缺乏且分布不尽合理的发展中国家。实行这种模式的关键是要协调好社会保障所属医疗系统与卫生行政部门所属医疗系统的关系,防止资源配置不当,造成浪费;并要调整好对医疗机构的补助和工作人员的工资,调动医疗机构和工作人员的积极性。

这种模式能够较快地促进卫生系统的发展,有效地提供初级卫生服务,摆脱缺医少药困境,有利于控制医疗保险费用,并可通过本系统内部的资源调整来满足医疗需求的变化。拉丁美洲和其他发展中国家一般采用这种模式。其缺陷是社会保障部门所属医疗机构与卫生行政部门的职能容易重复,不利于行业管理和实行区域卫生规划;主要依靠的是部门内部人员和设施,不能充分利用社会上已有的医疗资源;医院设施归医疗保险机构所有并受其支配,行医自主权受到限制;参保人只能在医疗保险系统内部的医疗机构看病,择医自由受到某些限制。

3.卫生行政部门主管模式

卫生行政部门主管模式的特点是国家的医疗保险计划和政策通过卫生行政部门来贯彻实施,卫生行政部门既负责分配医疗资源,又负责组织提供医疗服务。由国家财政资助的医疗保险制度一般采用这种模式,如英国、加拿大、瑞典等,我国的公费医疗和新型农村合作医疗制度也属于这种模式。

这种模式将福利与卫生结合起来,在提高医疗保险资源经济效率和加速实现卫生保健目标方面有许多优点:有利于实行行业管理和区域卫生规划,让有限的卫生资源得到充分利用;以预算制和工资制为主要补偿和支付方式,利于成本控制;有利于预防与治疗相结合;被保险人能够平等地享受医疗服务。但是实行这种模式,医疗保险水平和医疗卫生事业的发展受政府财政状况的影响较大,需要有较强的监督机制才能保证被保险人获得适当的、满意的医疗服务,还需要有完善的预算分配制度,既加强费用控制,又调动卫生行政部门的积极性。

(五)我国社会医疗保险机构的性质和职能

在我国,社会医疗保险机构是政府隶属下的事业单位,社会医疗保险机构所从事的医疗保险是一项社会公益事业,所承担的医疗保险范围是基本医疗保险,不以盈利为目的,其事业经费不能从社会医疗保险基金中提取,而由各级财政预算解决。社会医疗保险机构代表政府执行医疗保险的各种方针政策,是具有一定自主经营权的非营利性的事业单位,同时也是按照国家有关医疗保险的政策法规运作,并接受政府的监督。各个统筹地区的社会医疗保险机构要根据当地不同的经济发展水平,以"以收定支,收支平衡"的原则自主确定医疗保险实施方案。

社会医疗保险组织机构通过业务活动将医疗保险费的提供者和医疗服务的提供者联系起来,将传统的医患双边关系变成了医、保、患的三方关系,其职能是有效地开展医疗保险业务,保证医疗保险系统的正常运转,包括筹资、支付、管理、服务、监督等方面。

1.筹集医疗保险基金

征收方式主要有征税方式和征费方式。主要包括制定保险基金的筹集原则、方式和程序;做好统筹单位的建档工作;一些有关指标的测算和预算;选择有效的资金筹集方式;组织缴纳保险费;对医疗保险市场的调查研究等。

2.组织医疗卫生服务

包括定点医疗机构的资格审查;确定医疗卫生服务的范围和种类;提供接受医疗卫生服务的程序和方式等。

3.支付医疗保险费用

选择和确定付费方式;审核定点医疗机构提供服务的情况;支付款项的账务处理;医疗费用的控制等。

4.监督医疗服务提供方和参保人

对服务提供方的监督包括对服务范围和种类的监督,对服务价格、收费的监督及服务水平和质量的监督;对参保人的监督包括对参保人道德风险、各种违反保险条例的欺诈行为进行的监督。

5.管理和运营医疗保险基金

催收欠缴的单位与个人,保证基金及时入账;基金纳入专户管理,专款专用;建立健全医疗保险经办机构的预决算制度、财务会计制度和审计制度,加强核算和管理;加强基金的运营管理、风险管理,保证基金的保值和增值;加强对基金的社会监督等。

6.参与制定有关医疗保险的法律、法规和政策

医疗保险组织机构是医疗保险的直接实施部门,最了解整个医疗保险的运行情况,很多医疗保险措施是由其制定的,国家要制定有关医疗保险的法律、法规时,也需要医疗保险组织机构的参与。

(六)我国医保经办机构的管理内容

1.法律管理

医疗保险法律管理是由国家法律确认的方式,使医疗保险制度主体间的权利和义务关系明确,即医疗保险各方在医疗保险的缴费、支付、基金监管中所发生的权利和义务关系明确。这种关系通过国家强制力保证,不仅是社会医疗保险管理的基础,更是社会医疗保险运行的根本保证。

2.行政管理

主要指社会医疗保险的计划、组织、协调、实施、立法、控制和监督检查等通过国家行政机构实施。社会医疗保险的保障对象、经费来源、享受条件、给付标准、管理方式、管理机构等都必须以国家立法为依据公布实施。社会医疗保险法一经国家公布,政府主管部门就要积极组织实施并监督检查;具体经办机构要认真做好诸如登记、收支、统计、分析等具体细致的技术操作工作,保证社会医疗保险制度的正常运转。

3.基金管理

主要包括医疗保险基金的筹集、支付和运用等方面的财务管理。要建立健全一套统一的、科学的财务制度、会计制度、审计制度和报表报告制度,并要严格执行。如在我国,社会医疗保险的现收现付和补偿给付财务管理形式与工伤、养老失业等其他社会保险有着明显的区别,会计账目必须清楚无误,确保社会医疗保险基金的专款专用。

4.医疗保险业务管理

医疗保险业务管理涉及参保人群、医疗服务提供者、医疗保险管理机构及政府等多方。医疗

服务管理又对医疗、药品、护理等专业化程度要求很高，这是医疗保险管理的复杂性所在，是社会医疗保险管理的核心内容。社会医疗保险管理机构不直接向参保人提供医疗服务，而必须通过医疗服务机构进行，因而，在医疗保险运行过程中，提供高质量的医疗服务管理成为社会医疗保险的最为主要的内容，对其管理显得十分重要。从某种意义上说，对医疗服务的监督和管理的好坏直接关系到社会医疗保险制度运行结果的好坏。

5.信息管理

医疗保险信息管理是以医疗保险的基金运动规律和医疗保险服务质量为核心的管理，它对社会医疗保险运行和政策评估有着直接影响。医疗保险信息管理以提高医疗保险管理的效率及决策科学性为目的，因此，其主要任务在于实时、准确、完整和全面地采集医疗保险运行的信息，并对其科学加工处理，为社会医疗保险的决策和有效管理提供依据。随着社会经济的发展，知识经济的到来，信息管理在社会医疗保险的管理中扮演着越来越重要的角色，起着越来越重要的作用。

6.其他管理

主要指社会生活服务工作。社会医疗保险的社会生活服务工作包括面非常广，如随访、慰问、护理、社区调查等都属于该范畴。

(七)医疗保险的社会意义

1.有助于提高劳动生产率

医疗保险是社会进步、生产力提高的必然结果。反过来，医疗保险制度的建立和完善又会进一步促进社会的进步和生产力的发展。

2.有助于维护社会稳定

医疗保险对患病的劳动者给予经济上的帮助，维持这些人的正常生活，有助于消除因疾病带来的社会不安定因素。

3.有助于促进社会文明与进步

医疗保险是一种社会共济互助的经济形式，这种形式是建立在互助合作的思想基础上的。

4.有助于体现社会公平性

医疗保险体现了公平与效率相结合的原则，同时也是一种社会再分配的方式，所有劳动者患病后有均等的就医机会，依据其病情提供基本医疗服务。

5.有助于增强费用意识和健康投资意识

医疗保险制度实行费用分担制，有助于控制医疗费用，加强自我保健，提高医疗保障能力，有效利用卫生资源。

（赵　燕）

第二节　中国医疗保障制度的变革

一、引言

在谈医疗保障制度之前，我们先来看看两句话："人类的历史就是其疾病的历史"（瑞典病理学家福尔克·汉森）、"我们在身体上治疗患者，却往往在经济上杀死他们"（南非医师巴纳德）。

这两句话说不上是名言,但却很深刻,很有哲理。第一句话深刻地揭示了医疗卫生制度在人类社会发展历史中的重要地位,可以说人类的不断发展进步就是不断地战胜疾病、获得健康、延长寿命的过程。第二句话则揭示了我们为什么需要医疗保障。新的药品和医疗技术在不断地产生,如果没有合适的医疗保障,新的药品和技术不能被及时地应用到患者身上,这意味着我们在技术上可以治疗患者,但在经济上却无法保障这种治疗的实现。

我们再来简单回顾一下一名患者的就医过程:挂号、询诊、检查、用药,然后是住院、手术、护理等一系列行为。在这一系列行为过程中,可以看到两个供给体系,一个是服务供给,一个是资金供给。服务供给涉及看病难还是易,而资金供给则涉及看病贵还是廉。服务供给是一个庞大的体系,涉及服务机构、诊疗设施、药品的生产流通以及人力资源等方方面面,而每一个部分又包含了很多小的分支。资金供给有四种来源:第一是个人自掏腰包;第二是组织机构,也就是用人单位;第三是政府,通过税收的方式筹集公共资金;第四是社会,主要是慈善和捐赠。任何一个医疗保障系统从资金来源角度看,无非都是这四个来源,而这四个来源所占的比重不同就构成了医疗保障的不同模式。通过这两个体系我们可以看出,医疗保障所涉及的系统太多,而且相互关系错综复杂,因此医疗保障可以说是"天下第一难事"。

从经济学的供需关系来看,医疗市场的供给与需求关系难以测定,因其不同于经济学一般概念里的市场供求关系。从供方来说,医学科学技术不断进步,新的药品和诊疗手段不断出现,供方的发展永无止境;从需方来说,患者总是希望自己能够得到更好的健康保障,希望生命更加延长,对健康的期望永无止境。而且医疗市场供需双方的信息极不对称。所以在医疗服务市场里,供求关系相对于其他任何市场而言都更难测定。对于中国来说还有一个更特殊的问题——老龄化,老龄化社会使这种供求矛盾更加凸显。在西方国家,一般来说是先富后老,即先进入比较发达的社会后才进入老龄化社会,而中国由于实行计划生育国策等原因,很快进入了老龄社会,是未富先老。在医疗市场中,老年人的医疗消费大大高于年轻人,一个人生命最后6个月的医疗支出甚至可以相当于他之前几十年的医疗消费支出。因此,老龄化使中国的医疗保障问题更加突出。

二、关于医疗保障的典型模式

每一个国家都有不同的医疗保障模式,为了分析方便,可以从筹资的角度把医疗保障分为三种典型模式:英国模式、美国模式与德国模式。下面分别看这三种模式在看病难与看病贵方面的表现。

(一)英国模式

英国的医疗保障模式是在《贝弗利奇报告》主导下的国民免费医疗模式。1948年,英国通过《国民医疗服务法》建立了国民免费医疗体系(NHS),医疗服务由三级医疗机构分别提供:社区诊所、社区医院、教学医院。在英国,医和药是完全分开的,但医疗服务与资金管理一体化,医院既提供医疗服务,同时也直接提供资金保障。这种模式的好处是全面覆盖,国民就医的直接费用低廉。但其不足也非常明显,那就是效率低下,手术排队时间长。效率低下主要体现在两个方面,一是从医师的角度来看,不愿意提供更多服务,现在英国有1/3的医师是从国外引进的,医师的积极性不高;二是从患者的角度来看,手术排队的时间很长,一个手术通常都要排上三五个月。所以英国的模式效率非常低下,是典型的看病"难而不贵"。

（二）美国模式

美国倡导高度市场化和自由主义理念,在这种理念指导下,美国的公共资源只负责老年人、残疾人、贫穷者,其政府计划只覆盖25%的人群,其他更多的人则是通过私人计划,如商业保险来获得医疗保障。这种模式的好处是政府承担有限责任,节约了公共财政资源。但不足也非常明显,完全的市场运作导致其医疗费用非常昂贵,医疗资源浪费严重。据统计,美国的人均医疗费用是8 000美元,而我国2009年医疗卫生总支出共计16 000亿元人民币,人均200美元。美国即使如此高的人均医疗费用,目前仍有4 700万人没有任何形式的医疗保障,其新医改方案将覆盖其中的3 200万人。因此,美国模式是典型的看病"贵而不难"。

（三）德国

德国的医疗保障模式是在团结互助理念下实行的社会保险模式,通过法定的医疗保险覆盖88%的人群,雇主和雇员双方缴费,政府通过适当补贴来覆盖雇员无收入家属。私人保险只覆盖10%的人群。其筹资比例中法定保险占77.4%,个人自付占12.2%。德国模式最大的好处是实现了全社会共济,通过全社会共同筹资,共同分担责任,分散风险。不足之处是社会保险由400多家法定自治组织经办,由于经办机构过于分散导致谈判能力降低,保费持续上涨。所以,德国模式是看病"不难,但有点贵"。

通过对三种典型模式的分析,可以得出以下结论:第一,国际上没有一种现成的医疗保障模式中国可以照搬。中国是世界上人口最多的国家,也是最大的发展中国家,不可能照搬任何一种模式,所以中国的医疗保障只能在尊重中国的经济社会发展水平和过去医疗保障模式演进过程的基础上,建立适应中国特色的医疗保障模式。第二,各国医疗保障模式有一个共同的方向,那就是逐步地覆盖全体国民。英、德两国的模式是直接覆盖全体国民的,美国也开始研究如何把没有任何医疗保障的人群纳入医疗保障体系,奥巴马政府新医改方案的核心之一便是扩大医疗保险覆盖人群的范围。

三、我国医疗保障制度改革的主要历程

我国在计划经济时期,企业实行劳保医疗,机关事业单位实行公费医疗,农村实行农村合作医疗,这三种模式在20世纪80年代末期都走不下去了。劳保医疗的实质是单位自我保障,但任何一个企业的经营都是有周期的,总有成长期、上升期、衰退期,这是不可抗拒的规律。在企业效益比较好的时候,能够提供比较充分的保障,但当企业效益不好的时候怎么办?公费医疗模式走不下去的主要原因是因缺乏医疗保障服务管理而导致财政不堪重负,在当时,虽然我国的GDP以10%以上的速度增长,但财政在医疗保障方面的支出却以20%以上的速度在增长。由于缺乏医疗保障服务管理,造成了很多的浪费,出现了"家家都有小药箱,亲戚朋友都沾光"的现象。农村合作医疗则因缺医少药而名存实亡。

正是在这种背景下,党中央、国务院提出要进行医疗保险制度改革。1994年,国务院决定选择江苏镇江和江西九江开始进行城镇职工基本医疗保险制度改革试点。1996年,取得初步经验后,试点扩大到50多个城市。1998年,在进一步取得经验的基础上,国务院出台了《关于建立城镇职工基本医疗保险制度的决定》,标志着中国医疗保险制度改革全面推开。2002年,中央决定建立新型农村合作医疗制度,全国各地陆续开展了这一制度的试点工作。2003年和2005年,有关部门分别对农村和城市的困难人群出台医疗救助政策并进行试点。2007年国务院开始城镇居民基本医疗保险制度试点。2009年,党中央、国务院出台新医改方案,明确了公共卫生服务体

系、医疗服务体系、医疗保障体系和药品供应体系这四大体系的改革框架。

经过这一系列的改革探索,我国逐步形成比较完备的"三纵三横"医疗保障体系。从纵向看,有托底层、主干层、补充层。这个体系中,最核心的是主干层即基本医疗保险制度,其在横向上又由城镇职工基本医疗保险、城镇居民基本医疗保险和新型农村合作医疗三大制度组成,分别覆盖城镇职工、城镇居民和农村人口。主干层之下为托底层,主要是救助制度,包括农村医疗救助和城镇医疗救助,主要帮助困难人群能够进入主干层,即能够参加基本医疗保险,或者参加了基本医疗保险但个人负担依然比较重的人群的医疗保障。为了满足多层次医疗保障的需要,主干层之上还有一个补充层,其中包括企业职工补充医疗保险、公务员医疗补助、大病医疗救助、商业健康保险以及社会慈善捐助,等等。

通过一系列的改革举措,我国目前的医疗保障从制度上看比较完备,但也存在一些问题。一是覆盖面还较小。特别是关闭破产企业职工、困难企业职工、城镇居民、灵活就业人员及农民工参加医疗保险的比例还比较低。所以新医改方案提出扩大覆盖面,采取有力的措施让更多的人进入医疗保障体系,实现全民医保。二是制度建设缺乏统筹协调。虽然已经建立了不同的医疗保障制度,但这些制度都是在不同的时期由不同的部门分别制定出台的,制度的框架、待遇的标准和水平还不够协调均衡,制度之间需要更好地衔接以及进一步整合。三是"四大体系"的协同机制有待完善。新医改提出的四大体系,即公共卫生服务体系、医疗服务体系、医疗保障体系和药品供应体系,这些体系之间的衔接有待进一步完善。新医改应更加体现整体性、协调性和各个体系之间的相互配合。四是政府对医疗保障的投入不足。相对于国际上其他国家对医疗卫生、医疗保障的投入,我国对医疗卫生、医疗保障的投入占 GDP 的比重还很不足,还有进一步加大投入的空间,新医改方案将继续加大在这方面的投入。五是经办管理能力薄弱。当前医疗保险经办管理能力十分薄弱,而且如此有限的经办资源还分散在不同的部门,有的由社保部门管理,有的由其他部门管理。由于这些方面的原因,我国的医疗保障制度还需进一步发展和完善。

四、医疗保险管理的理念

制度建立之后,更多的是靠管理来落实。医疗保险制度是"三分政策、七分管理"。我国开始推行城镇职工基本医疗保险制度的时候必须首先强调医疗保险基金的平衡。当时,围绕什么是"基本医疗"展开了长达一年多的争论,最后发现基本医疗单纯从医疗技术方面无法得出结论,如果说大病算基本医疗,那么感冒算不算基本医疗?最后的结论是只能从经济手段上来划分什么是基本医疗。也就是要根据当时的经济社会发展水平来决定能够投入、筹集多少资金,根据能够筹集到的资金来决定能够保障到什么程度,这就是基本医疗。随着以人为本科学发展观的提出,特别是新医改方案的推出,医保的理念在不断丰富,我们在强调医保基金平衡的同时,更加强调怎样使医疗保障水平总体提高,包括加大政府对医疗保障的投入,更加强调怎样发挥医保对医疗服务资源的引导和调控作用。

医疗保险管理应该有三种定位:首先是参保人员利益的代表者,第二是医疗保险基金的管理者,第三是医疗服务的"第三方监管者"。其对应的责任也有三个:保障参保人员的基本医疗需求、保障医疗保险基金的收支平衡以及调控医疗服务资源。这三种定位也是有机统一的。

随着医疗保险制度的不断完善和医疗保险管理能力的不断增强,医疗保险在管理对象方面,从强调对参保人员的控制转变为强调对医疗服务提供者的控制;在管理内容方面,从更多地强调医疗保险待遇支付转变为强调医疗服务成本的控制;在管理环节方面,从事后监管转变为充分利用相关部门制定的出入院标准、诊疗规范、用药指南等加强医疗服务的全程管理;在管理手段方面,把费用结算作为管理的核心;在医疗保险的投入方面,在强调保险权利义务对等的同时,更加注重政府公共财政的投入。

五、当前医疗保险的主要任务及措施

(一)扩大基本医疗保险覆盖面

新医改将在三年内使基本医疗保障覆盖城乡全体居民,参保率提高到 90% 以上。新医改在扩大医保覆盖面方面的突破有两个:一是政府投入加大。城镇职工基本医疗保险启动之初,政府是不直接投入的,而现在是政府直接投入资金,帮助参保人员进入医疗保障体系,特别是在解决关闭破产企业职工参加医疗保险等历史遗留问题和引导居民参加基本医疗保险、引导农民参加新型农村合作医疗方面。二是目前的制度更加具有开放性和可选择性。比如,城镇居民基本医疗保险启动之初,要求符合就业年龄和有就业能力的居民,只能通过缴费参加城镇职工基本医疗保险。新医改方案明确,这些人如果参加不了城镇职工基本医疗保险,可以选择参加城镇居民基本医疗保险。对于农民工,既可以选择参加户籍所在地的新型农村合作医疗,也可选择在就业所在地参加城镇职工基本医疗保险。这样大大增加了医疗保障制度的开放性和可选择性,有利于实现全民医保。

(二)提高基本医疗保障水平

基本医疗保险将通过提高筹资标准、提高住院费用报销比例、提高医保最高支付限额、开展门诊统筹等方式提高保障水平,并逐步将常见病、多发病普通门诊医疗费用纳入保障范围。目前我国的基本医疗保障水平较低,特别体现在新型农村合作医疗上,2008 年全国新农合住院报销比例只有 38%,城镇职工基本医疗保险的住院报销比例是 70%。新医改方案计划通过三年的时间,将城镇职工基本医疗保险的住院报销比例提高到 75%,城镇居民基本医疗保险的住院报销比例提高到 60%,新型农村合作医疗的住院报销比例则要达到 50%。

(三)提高基金统筹层次

城镇职工基本医疗保险制度改革出台时,提出基本医疗保险基金要实行市(地)级统筹。但由于种种困难,允许一些地方实行县级统筹。目前全国医保统筹的地区是 2 620 个,相对分散。新医改提出到 2011 年城镇职工基本医疗保险、城镇居民基本医疗保险基本实现市(地)级统筹。

(四)提高基金使用效率

医疗保险基金管理的原则是以收定支、收支平衡、略有结余,但目前全国医疗保险基金结余偏高。新医改提出要确定年度结余和累计结余控制标准,合理控制城镇职工基本医疗保险和居民基本医疗保险基金的年度结余和累计结余,建立基本医疗保险基金风险调剂制度,进一步提高医疗保险基金的使用效率。

(五)制定基本医疗保险关系转移接续办法,建立异地就医结算机制

加强医疗保障城乡统筹规划,制定医保关系跨制度、跨地区转移接续办法,解决职工基本医疗保险、居民基本医疗保险、新型农村合作医疗和城乡医疗救助之间的衔接问题。当前首先要解决农民工等流动就业人员基本医疗保障关系跨制度、跨地区转移接续问题,探索异地安置的退休人员就地就医、就地结算办法。通过开展异地就医区域协作机制试点等办法,逐步实现"参保地管理"向"就医地管理"的转变。

(六)探索建立城乡一体化的基本医疗保障管理制度,并逐步整合基本医疗保障经费管理资源

鼓励有条件的地区整合基本医疗保险管理资源,提高管理效率,探索建立城乡一体化的基本医疗保障管理体制。结合金保工程建设,进一步完善基本医疗保险信息管理系统,实现与医疗机构信息系统的对接。

(七)积极探索建立医保经办机构与医药服务提供方的谈判机制和付费方式改革

谈判机制是实行社会保险制度国家对医药服务进行管理的重要方式之一。在医药服务市场中,供方,也就是医和药的提供方掌握更多的信息、技术、资源等优势;患者,作为独立的个人属于弱势群体,无法和医药服务的提供方进行谈判。实行社会保险之后,医保经办机构代表参保人有能力和医药服务的提供方进行谈判。新医改方案提出要建立谈判机制,当前要探索建立谈判机制的政策环境、实施主体、谈判规则及谈判能力要求,并选择部分地区开展试点。完善基本医疗保险药品目录管理办法,制定并发布药品目录。完善基本医疗保险医疗服务项目管理办法,按准入法制定国家基本医疗保险医疗服务项目目录,明确界定医疗服务基本保障范围。同时,要加大付费方式改革的力度,由单纯的按项目付费逐步探索实施按病种付费、按人头付费和总额预付等付费方式。

(赵 燕)

第三节 医疗保障制度体系支持机制

一、医保待遇保障机制

(一)完善公平适度的待遇保障机制的重要性

医疗保障是减轻群众就医负担、增进民生福祉、维护社会和谐稳定的重大制度安排。2020年,《关于深化医疗保障制度改革的意见》针对医保待遇保障机制指出,"公平适度的待遇保障是增进人民健康福祉的内在要求。要推进法定医疗保障制度更加成熟定型,健全重特大疾病医疗保险和救助制度,统筹规划各类医疗保障高质量发展,根据经济发展水平和基金承受能力稳步提高医疗保障水平。"

(二)完善医保待遇保障机制政策

《关于深化医疗保障制度改革的意见》就怎么完善医保待遇保障机制在5个方面这样说明。

1.完善基本医疗保险制度

坚持和完善覆盖全民、依法参加的基本医疗保险制度和政策体系,职工和城乡居民分类保障,待遇与缴费挂钩,基金分别建账、分账核算。统一基本医疗保险统筹层次、医保目录,规范医保支付政策确定办法。逐步将门诊医疗费用纳入基本医疗保险统筹基金支付范围,改革职工基本医疗保险个人账户,建立健全门诊共济保障机制。

2.实行医疗保障待遇清单制度

建立健全医疗保障待遇清单制度,规范政府决策权限,科学界定基本制度、基本政策、基金支付项目和标准,促进医疗保障制度法定化、决策科学化、管理规范化。各地区要确保政令畅通,未经批准不得出台超出清单授权范围的政策。严格执行基本支付范围和标准,实施公平适度保障,纠正过度保障和保障不足问题。

3.健全统一规范的医疗救助制度

建立救助对象及时精准识别机制,科学确定救助范围。全面落实资助重点救助对象参保缴费政策,健全重点救助对象医疗费用救助机制。建立防范和化解因病致贫返贫长效机制。增强医疗救助托底保障功能,通过明确诊疗方案、规范转诊等措施降低医疗成本,提高年度医疗救助限额,合理控制贫困群众政策范围内自付费用比例。

4.完善重大疫情医疗救治费用保障机制

在突发疫情等紧急情况时,确保医疗机构先救治、后收费。健全重大疫情医疗救治医保支付政策,完善异地就医直接结算制度,确保患者不因费用问题影响就医。探索建立特殊群体、特定疾病医药费豁免制度,有针对性免除医保目录、支付限额、用药量等限制性条款,减轻困难群众就医就诊后顾之忧。统筹医疗保障基金和公共卫生服务资金使用,提高对基层医疗机构的支付比例,实现公共卫生服务和医疗服务有效衔接。

5.促进多层次医疗保障体系发展

强化基本医疗保险、大病保险与医疗救助三重保障功能,促进各类医疗保障互补衔接,提高重特大疾病和多元医疗需求保障水平。完善和规范居民大病保险、职工大额医疗费用补助、公务员医疗补助及企业补充医疗保险。加快发展商业健康保险,丰富健康保险产品供给,用足用好商业健康保险个人所得税政策,研究扩大保险产品范围。加强市场行为监管,突出健康保险产品设计、销售、赔付等关键环节监管,提高健康保障服务能力。鼓励社会慈善捐赠,统筹调动慈善医疗救助力量,支持医疗互助有序发展。探索罕见病用药保障机制。

(三)完善医保待遇保障机制举措

2020年,《关于深化医疗保障制度改革的意见》提出要完善公平适度的待遇保障机制。2021年,《国家医保局财政部关于建立医疗保障待遇清单制度的意见》印发,其中的《国家医疗保障待遇清单(2020年版)》提出规范决策权限,逐步清理和规范与清单不相符的政策措施;规定了基本制度、基本政策框架、基金支付范围和其他不予支付的范围,要求在国家规定范围内制定住院和门诊起付标准、支付比例和最高支付限额。医保待遇清单制度的建立在整个"十四五"期间及其今后对提高我国医保制度可持续性具有重要的意义。2021年,国务院办公厅印发的《关于建立健全职工基本医疗保险门诊共济保障机制的指导意见》,明确将门诊费用纳入职工医保统筹基金支付范围,促进医保制度更加公平可持续。

医疗保障制度的基本原则是保障基本、公平适度,这个原则也是增进人民健康福祉的内在要求。2021年,国务院办公厅印发《"十四五"全民医疗保障规划》,提出了"十四五"时期要建设公平医保、法治医保、安全医保、智慧医保、协同医保的发展目标。对于公平医保,《规划》从参保公平、筹资公平、待遇公平、服务公平等方面作出相应安排。比如,提出建立健全待遇清单制度,推进基本医疗保障规范统一,提高统筹层次,均衡个人、用人单位和政府三方筹资责任,推动待遇保障范围和标准与经济发展水平相适应,逐步缩小制度间、人群间、区域间保障差距,促进医疗保障再分配功能有效发挥。此后,各省相继印发医疗保障"十四五"规划,各医保部门对待医保待遇保障机制给予高度重视。总的来说,各省完善医保待遇保障机制举措主要在医疗保障待遇清单、门诊共济保障机制、住院保障、基本医保统筹层次等方面。

以山东省为例,"十三五"期间,山东省全面推进全省医疗保障事业改革发展,重点领域改革取得创新突破,医疗保障待遇显著提升。山东省组建省、市、县三级医疗保障部门,保障制度进一步健全,保障水平进一步提高。数据显示,山东省 2020 年底全省参加基本医疗保险人数 9 697.8 万人,较"十二五"末增长 5.0%;全省医保基金总收入 1 585.1 亿元、总支出 1 457.1 亿元,居民基本医保人均筹资标准 830 元,分别较"十二五"末增长 62%、71.3% 和 66%。疫情期间,山东省实施阶段性降低职工医保费率和缓缴困难中小微企业医保费政策,促进了疫情期间企业复工复产。山东省"十四五"规划明确完善医疗保障待遇机制,主要举措有以下 6 点。

1.统一基本医疗保险待遇清单制度

按照提高底线、控制上线、缩小差距的原则,稳步解决医疗保障发展不平衡、不充分矛盾。2021 年建立省级医疗保障待遇基本清单,严格执行医疗保障基本政策、基金支付范围和标准,稳妥清理超出医疗保障待遇清单授权范围的政策,防止过度保障和保障不足,促进公平统一。建立重大政策调整备案机制,规范各级政策决策权限,未经批准不得出台超出清单授权范围的政策。建立健全全省医保待遇清单执行情况监控机制。

2.合理确定基本医疗保险待遇保障水平

坚持职工和居民分类保障、待遇与缴费挂钩,健全基本医保待遇调整机制。巩固基本医疗保险住院保障水平,合理设置不同级别医疗机构住院费用报销比例,促进分级诊疗制度实施。建立门诊共济保障机制,改革职工基本医保个人账户,全面实施普通门诊统筹,提高门诊慢特病保障水平,稳步缩小地区间居民普通门诊报销差异,到 2025 年,普通门诊报销额度在"十三五"末基础上平均提高 50% 左右,门诊慢特病医保支付比例不低于 65%。

3.规范补充医疗保险制度

稳步提高职工和居民大病保险待遇水平,提升重特大疾病保障能力。改革大病保险承办机制,完善承办商业保险机构盈亏动态调节机制。规范完善职工大额医疗费用补助、公务员医疗补助、企业补充医疗保险制度。

4.完善医疗救助制度

科学确定救助对象、范围和标准,与山东省社会救助数字平台进行对接,实现医疗救助对象精准识别。规范医疗救助保障范围,完善重点救助对象参保缴费补助政策,稳步提高年度医疗救助限额,建立预防和化解因病致贫返贫长效机制,巩固拓展医疗保障脱贫攻坚成果,与乡村振兴战略有效衔接。强化基本医保、补充医保、商业保险和医疗救助制度衔接,梯次减负,提升困难人员大病医疗费用综合保障水平。加强医疗救助和临时救助、应急救助、慈善救助等社会救助政策协同,筑牢民生托底保障防线。

5.稳步推进长期护理保险制度试点

适应经济发展水平和老龄化发展趋势,全面推行职工长期护理保险,开展居民长期护理保险试点,优化长期护理保险筹资结构,健全完善不同失能等级和护理模式管理服务标准体系,发挥国家长期护理保险试点重点联系省份的优势,打造长期护理保险齐鲁样板。2021 年职工长期护理保险实现全覆盖,2025 年实现居民长期护理保险实现全覆盖。

6.完善重大疫情医疗救治费用保障机制

建立特殊群体、特定疾病医药费豁免制度和医保基金应急预付制度,在突发重大疫情时,实施医保基金应急预付,实行先救治、后付费,确保定点救治医疗机构不因资金问题影响救治。对特殊群体、特定疾病有针对性的免除医保目录、支付限额、用药量等限制性条款,实施医疗保障、政府补助、医疗机构减免等综合保障措施,减轻群众后顾之忧,确保患者不因费用问题影响就医。

二、医保支付机制

(一)建立管用高效的医保支付机制的重要性

《中共中央、国务院关于深化医疗保障制度改革的意见》指出,医保支付是保障群众获得优质医药服务、提高基金使用效率的关键机制。要聚焦临床需要、合理诊治、适宜技术,完善医保目录、协议、结算管理,实施更有效率的医保支付,更好保障参保人员权益,增强医保对医药服务领域的激励约束作用。

(二)建立管用高效的医保支付机制政策

《中共中央、国务院关于深化医疗保障制度改革的意见》在以下3个方面就医保支付机制提出了具体措施。

1.完善医保目录动态调整机制

立足基金承受能力,适应群众基本医疗需求、临床技术进步,调整优化医保目录,将临床价值高、经济性评价优良的药品、诊疗项目、医用耗材纳入医保支付范围,规范医疗服务设施支付范围。健全医保目录动态调整机制,完善医保准入谈判制度。合理划分中央与地方目录调整职责和权限,各地区不得自行制定目录或调整医保用药限定支付范围,逐步实现全国医保用药范围基本统一。建立医保药品、诊疗项目、医用耗材评价规则和指标体系,健全退出机制。

2.创新医保协议管理

完善基本医疗保险协议管理,简化、优化医药机构定点申请、专业评估、协商谈判程序。将符合条件的医药机构纳入医保协议管理范围,支持"互联网+医疗"等新服务模式发展。建立健全跨区域就医协议管理机制。制定定点医药机构履行协议考核办法,突出行为规范、服务质量和费用控制考核评价,完善定点医药机构退出机制。

3.持续推进医保支付方式改革

完善医保基金总额预算办法,健全医疗保障经办机构与医疗机构之间协商谈判机制,促进医疗机构集体协商,科学制定总额预算,与医疗质量、协议履行绩效考核结果相挂钩。大力推进大数据应用,推行以按病种付费为主的多元复合式医保支付方式,推广按疾病诊断相关分组付费,医疗康复、慢性精神疾病等长期住院按床日付费,门诊特殊慢性病按人头付费。探索医疗服务与药品分开支付。适应医疗服务模式发展创新,完善医保基金支付方式和结算管理机制。探索对紧密型医疗联合体实行总额付费,加强监督考核,结余留用、合理超支分担,有条件的地区可按协议约定向医疗机构预付部分医保资金,缓解其资金运行压力。

(三)改进医疗保障支付机制举措

1.医保目录动态调整

《中共中央、国务院关于深化医疗保障制度改革的意见》发布后,我国医保目录每年都根据群众实际情况进行了相应调整。

(1)2020版医保目录与2019版医保目录的区别:2020版医保目录新增产品119个,谈判成功率为73.46%。谈判成功的药品平均降价50.64%。相比于2019版医保目录,2020版医保目录调出29种旧药,主要包括临床价值不高且可替代,或被撤销文号的药品。新增119种好药,包括癌症及罕见病等重疾用药、糖尿病等慢性用药。此外,新冠肺炎的相关治疗药品也全部纳入医保目录,新增了17种抗癌药以及7种罕见病药品,让更多重症、罕见病患者的生命得以延续。

(2)2021版医保目录与2020版医保目录的区别:2021版共计74种药品新增进入目录,

11 种药品被调出目录,调整后,国家医保药品目录内药品总数为 2 860 种,其中西药 1 486 种,中成药 1 374 种。中药饮片为 892 种。表现为紧盯临床合理用药需求,着力弥补基本用药保障短板,调整紧盯国家重大公共卫生事件用药需求,高度重视新冠肺炎治疗药品的保障工作,及时将相关治疗用药纳入支付范围,以实际行动助力疫情防控;通过引导药品适度竞争、调出药品或目录内药品再降价,腾出来的基金空间用于购买性价比更高的药品,实现同治疗领域内药品的替代升级,同时将一批罕见病用药纳入目录,极大缓解了患者经济负担。取消部分药品的支付限定,扩大受益人群,惠及的治疗领域广泛。

(3)2022 版医保目录与 2021 版医保目录的区别:2022 年 6 月 13 日,国家医保局发布《2022 年国家基本医疗保险、工伤保险和生育保险药品目录调整工作方案(征求意见稿)》以及《2022 年国家基本医疗保险、工伤保险和生育保险药品目录调整申报指南(征求意见稿)》《谈判药品续约规则(征求意见稿)》《非独家药品竞价规则(征求意见稿)》等四个文件,明确就上述四个文件对外公开征求意见。此次发布的目录调整相关文件明显与往年有较大变化,不仅在往年的基础上进一步丰富和细化了《工作方案》和《申报指南》,在继续支持新冠病毒肺炎治疗药物、创新药物的基础上,充分体现了对罕见病治疗药物、儿童用药的关注;而且首次增加了"谈判药品续约规则"和"非独家药品竞价规则"两项文件,进一步明确了不同类型品种的目录准入规则。主要体现在:增加了"鼓励仿制药品目录""鼓励研发申报儿童药品清单"和"罕见病治疗药品",充分体现了对罕见病治疗药物、儿童用药的关注,回应社会关切;明确新增品种均需同步确定医保支付标准,药品医保支付标准的覆盖面将进一步扩大,并将在药品市场价格形成机制中发挥着越来越重要的作用。

2.医保协议管理

基本医疗保险经办机构根据管理服务的需要,与定点医药机构签订服务协议并进行协议管理,是规范定点机构医药服务行为、维护参保人员基本权益、确保医保基金安全的根本管理措施和主要抓手。《中华人民共和国社会保险法》第三十一条指出,授权社会保险经办机构根据管理服务的需要,可以与医疗机构、药品经营单位签订服务协议,规范医疗服务行为。2020 年以来,国家医疗保障局先后出台了《医疗保障基金使用监督管理条例》《医疗机构医疗保障定点管理暂行办法》《零售药店医疗保障定点管理暂行办法》等法规、规章,进一步明确经办机构确立定点医药机构的条件、程序以及协议管理的具体内容及相关要求。

(1)哪些情况解除定点医疗机构服务协议:①通过伪造医疗文书、财务票据或凭证等方式,虚构医疗服务"假住院、假就诊"骗取医保基金的。②为非定点医疗机构、暂停协议医疗机构提供医疗费用结算的。③协议有效期内累计 3 次被暂停协议或暂停协议期间未按时限要求整改或整改不到位的。④被吊销《医疗机构执业许可证》或《营业执照》的。⑤拒绝、阻挠或不配合经办机构开展必要监督检查的。⑥其他造成严重后果或重大影响的违约行为。

(2)哪些情况解除定点零售药店服务协议:①伪造虚假凭证或串通参保人员兑换现金骗取基金的。②为非定点零售药店或其他机构提供费用结算的。③将医保目录范围之外的项目按照目录内项目申报医保结算的。④协议有效期内累计 3 次被暂停协议或暂停协议期间未按时限要求整改或整改不到位的。⑤被吊销《药品经营许可证》或《营业执照》的。⑥拒绝、阻挠或不配合经办机构开展必要监督检查的。⑦其他造成严重后果或重大影响的违约行为。

3.医保支付方式

(1)DRG 支付方式:DRG 是指疾病诊断相关分组,它根据患者的年龄、性别、住院天数、临床诊断、病症、手术、疾病严重程度,合并症与并发症及转归等因素把患者分入诊断相关组,制定定额支付标准。

DRG 是医疗管理领域中应用广泛的一种病例组合系统。DRG 利用诊断和操作为主要的分类轴,实践证明,它能有效降低短期住院病例的风险,因而,应用于住院服务相关费用管理和绩效管理,能够有效地提升管理的效率。

DRG 源于 20 世纪 20 年代医疗服务当中的一个实际问题,即"如何比较出医疗服务提供者的优劣,以便作出适当的选择",但要实现其目标,最大困难是不同医疗服务提供者之间收治患者的数量和类型不同,难以直接比较。随即出现"病例组合"概念,将临床过程相近和(或)资源消耗相当的病例分类组合成为若干个组别,组与组之间制定不同的权重,反映各组的特征,以便于同组之间的病例可以直接比较,不同组的病例经过权重的调整后再进行比较。其中,权重的调整,有诸多方式方法,也就是多种病例组合工具,但在医疗服务管理中应用最为广泛的当数 DRG。

DRG 分组基本指导思想是:疾病类型不同,应该区分开;同类病例由于治疗方式不同,也应区分开来;同类病例同类治疗方式,由于病例个体特征不同,也应区分开来。同时,DRG 关注的是"临床过程"和"资源消耗"两个方面,分组结果要保障同一个 DRG 内的病例临床过程相似,资源消耗相近。为此,疾病类型通过疾病"诊断"来辨别;治疗方式通过"手术或者操作"来区分;病例个体特征则通过病例的年龄、性别、出生体重(新生儿病例)、其它诊断尤其是合并症、并发症等变量来反映。

DRG 支付,第三方(如医保部门)不再按照传统的患者在院期间的实际发生费用(即按服务项目)付账,通过引导各医院减少不必要的治疗和服务项目,达到减少卫生资源的浪费和优化医疗资源配置的目的。同时,医院也可根据 DRG 组别确定各病例的标准工作量,作为工作人员的工作量考核依据,彻底改变单纯以收入为基础的工作量考核方法,弥补乃至根除收入核算、以资源为基础的相对价值比率点值、医师费核算等传统工作量核算方法的不足,有助于激励医院加强医疗质量管理,推动医院为获得更大的利润主动降低运营成本,达到控制费用的目的。

DRG 支付的意义:①有利于节省有限的卫生资源;②有利于提高医疗质量;③有利于巩固和完善我国城乡逐步完善的医疗保险制度;④有利于遏制医疗保险费用的不合理增长。

1)推进 CHS-DRG 发展的原因。CHS-DRG 是指国家医疗保障按疾病诊断相关分组,以国家主体,对全国做出安排,体现其权威性以及用于付费管理的典型特点。

推出 CHS-DRG 是新时期党中央、国务院做出的重大战略决策要求。习近平总书记指出,要健全医保支付机制,健全利益调控机制,引导群众有序就诊。李克强总理强调,发挥好医保这个第三方优势,支付方式改革是个"牛鼻子"。韩正副总理要求,深化医保支付方式改革,促进医疗资源合理配置,是医保领域的一项基础性改革。CHS-DRG 是深化医保支付方式改革的重要手段和突破口。国办发〔2017〕55 号文件要求,探索建立按疾病诊断相关分组付费体系,逐步将疾病诊断相关分组用于实际付费并扩大应用范围。

推进 CHS-DRG 是持续深化医改的必然要求。深化医改以来,我国公立医院综合改革已在持续拓展深化,取消药品、耗材加成及改革补偿机制、改革药品采购供应机制、加强医院治理、完善医保付费方式,逐步落实公立医院改革政策,引导医疗服务从以治病为中心向以健康为中心转变,以实现医疗资源利用价值的最大化,逐步解决财政投入不足、医疗服务价格扭曲、分配与创收挂钩等不合理运行机制等问题。DRG 核心是从建机制入手,以收付费为切入点进行综合性改革,充分发挥其在"三医联动"中的支付管理、预算管理、质量管理作用,引导和促进医疗服务回归改革目标。形成以 DRG 付费为主的医保支付体系,更有助于促进医疗机构改变运行机制、医疗服务资源合理配置,更好的发挥医保影响医改的基础性作用。

推进 CHS-DRG 是医疗保障制度发展的迫切需要。我国老龄化加剧,截至 2018 年末,我国老龄化率达到 18%,基本医疗保障实现全覆盖,参保率达到 96% 左右。有限的医保基金增长与人民群众不断提高的医疗保障需求之间的矛盾突出,更好的实现医保制度可持续发展,建立以 DRG 为中心的医保支付方式改革,是切入点和关键点。按疾病病情严重程度、治疗方法复杂程度和实际资源消耗水平等进行病种分组,确定各组之间的相对比价关系,促进医疗机构诊疗成本与疗效测量评价,加强不同医疗机构同一病种组间的横向比较,利用评价结果完善医保付费机制,促进医疗机构提升绩效、控制费用,实现医、保、患三方各自利益最大化,医保基金实现收支平衡,调动广大医务人员积极性,优化临床路径、规范诊疗行为、提高服务效率,促进医疗卫生事业可持续发展。

推进 CHS-DRG 已经具备良好条件。经过 20 年的发展,建立了稳定的制度体系,搭建了完善的信息系统,实现了医保数据的规范化标准化,基金运行健康平稳,有一定结余,医保管理部门具备了较强的组织能力和管理服务能力,普遍建立了相对统一的医保药品、诊疗项目和耗材编码,可以提供近 10 年的完整规范标准的医保明细数据,医保信息系统与医院 HIS 系统实现了时时对接,医疗机构综合改革逐步到位,药品、耗材、医疗服务价格等管理制度改革目标、方式明确,医院信息建设、病案编码、成本核算等配套管理制度健全,推行 DRG 收付费的改革方向取得共识,迫切需要国家标准和国家推动。

2)DRG 支付改革发展历程。

2019 年 5 月,国家医保局、财政部、国家卫生健康委、国家中医药局印发按疾病诊断相关分组付费国家试点城市名单的通知,启动 DRG 付费国家试点工作。10 月,融合国内四大主流版本专家集体智慧,发布《国家医疗保障疾病诊断相关分组(CHS-DRG)核心分组方案》,我国第一个统一版本的 DRG 问世。12 月,国家医疗保障局和北京市政府签署《关于建立完善疾病诊断相关分组付费技术标准和维护机制的合作备忘录》,成立 DRG 付费国家试点协调工作小组,设立 DRG 付费国家试点技术指导组,负责 DRG 技术标准制定、维护及宣传工作。同月,国家医保局和中华医学会合作,启动 CHS-DRG 分组临床论证工作,众多知名临床专家分学科对分组方案进行全面论证,提高了分组方案的科学性和合理性。

2020 年 6 月,《国家医疗保障疾病诊断相关分组(CHS-DRG)细分组方案(1.0 版)》发布,全国唯一用于医保付费的 DRG 技术版本形成。11 月,国家医疗保障局在湖北省武汉市召开按疾病诊断相关分组(DRG)付费国家试点城市支付改革工作会,发布了模拟运行前评估结果。

2021 年 4 月,DRG 付费医疗保障经办管理规程发布,为 DRG 付费落地工作夯实了基础。5 月,《国家医疗保障局疾病诊断想关分组(CHS-DRG)分组方案(1.1 版)》发布,为不同进度的城市提供了多样化的选择。6 月,完成第一批支付方式改革试点交叉评估。10 月,完成第二批支付方式改革试点交叉评估。12 月,30 个 DRG 试点城市陆续进入实际付费阶段。

山东省自 2019 年开展按疾病诊断相关分组(DRG)付费试点工作以来,各市积极探索实践,形成了本地行之有效的做法,取得初步成效。为深入推进山东省 DRG 支付方式改革,2022 年 8 月,山东省医保局印发了《关于印发〈山东省按疾病诊断相关分组(DRG)付费医疗保障经办管理规程(试行)〉的通知》,制定全省统一经办规程,指导各市落实国家及省 DRG 付费技术标准和经办流程,遵循国家和省明确的改革方向、步骤和路径,做好 DRG 付费改革工作。①明确区域总额预算管理。按照国家技术规范和三年行动计划要求,在经办规程中明确 DRG 付费实行区域总额预算,不再对纳入DRG付费医疗机构单设具体总控额度。②加强基金预算管理。DRG付费应整体进行单独预算单独管理。③做好经办工作协同。使DRG付费改革与按人头、按床日等其他支付方式、谈判药品"双通道"、药品耗材集中带量采购、门诊共济保障、长期护理保险等各项工作协同推进,形成正向叠加效应,放大DRG付费改革实施成效。④数据质量评价机制。医保基金结算清单数据质量是付费的基础和前提,要通过数据质量评价和通报机制,引导医疗机构持续提升数据完整性、规范性。⑤完善医疗机构系数管理。按照国家三年行动计划要求,增加"医疗机构系数"这一核心要素,拓宽DRG付费改革的延展性。充分考虑医疗机构级别、功能定位、技术能力等差异化因素,持续细化完善医疗机构系数;为后期与医疗机构协商谈判、中医医疗机构参加付费改革、推行同城同病同价等筑牢基础。⑥推行同城同病同价。选择临床路径基本统一、入组标准明确、治疗难度较低的DRG病组,设置相同的医疗机构系数,推行"同城同病同价",并逐步扩大范围,引导医疗资源有序下沉,推动分级诊疗,提高医保基金使用绩效。⑦健全支付结算体系。对定点医疗机构的DRG付费病例实行月度预结算和年终清算。并要求各市制定月度支付结算流程,在出院病例医保基金结算清单上传、数据质控、病例入组、沟通反馈、结果确定、费用结算等环节,明确具体工作事项。⑧审核稽核。强调重点审核高套分组、分解住院、转移住院费用、服务不足、推诿重患等违规行为,健全完善与DRG付费相适应的费用审核体系。⑨开展DRG付费专项考核评价。将与DRG付费相关的指标,如组织管理、制度建设、服务质量、数据质量、费用控制、参保人满意度等纳入DRG专项考核,同步纳入整体履约考核评价体系。⑩定期开展DRG运行监测。定期开展DRG运行监测,在医保基金支出、审核监管指标、医疗服务能力、医疗服务效率、收治病种结构、病种费用结构、个人负担率等方面,分析DRG付费对医保基金、医疗机构、参保人带来的影响,持续健全完善经办管理配套措施和考核评价机制。一般应每季度进行评价,年度清算完成后进行年度评价。⑪公开相关指标。针对部分市相关指标不透明,造成医疗机构付费改革主动性不足、积极性不够的问题,明确医保部门必须向医疗机构公开病组、权重、系数等核心要素指标,费率、平均住院日、例均费用等运行参数,充分发挥医疗机构主动控制医疗成本的作用。以公开透明促进公平公正,引导医疗机构公平、有序竞争。⑫争议处理机制。在DRG付费工作流程、付费标准等方面,加强与医疗机构协商谈判,妥善处理争议问题。对确因收治危重症、急抢救、合理使用新药新技术等造成病例费用与病组(种)付费标准有较大差异的,要通过特病单议、除外支付等方式予以合理补偿,充分调动医疗机构积极性。

3)DRG支费方式的应用对提高我国医院管理水平也有一定的意义,简单来说,有以下几点。①单病种管理通过平均住院日数、医疗安全指标等进行严格的标准控制,从而保证医疗质量;②可以总结出病种与收费标准,控制医院欠款率;③在患者住院期间使用单病种付费来控制医疗成本,使医疗费用趋于合理化,促进医院经营管理;④通过加强成本核算、强化医师管理、降低药占比等来控制单病种费用,从而提高医院自身的竞争力。

具体来说,DRG支费方式可以使医院:①缩短住院时间。②促进分级诊疗,有利于病情较轻患者到二级医院、社区医院就诊。从而促进分级诊疗的开展,切实解决"看病难"的问题。③控制住院费用。DRG能有效控制疾病诊治成本和医疗费用,是当前国际上公认利多弊少的一种支付方式,也是目前被大力推广普遍使用的支付方式,它同时能够反映疾病诊断、病情、患者基本信息以及医疗服务中所投入的医疗资源和医疗技术。DRG-PPS相对于单病种付费应用更加广泛,按DRG价格标准作为医疗保险机构向医院预付费用的依据,医院在提供相应的医疗服务前就能预知医疗资源消耗的最高限额,由此可以大大控制医院资源的过度消耗和费用增长。④提高病案首页质量。病案首页囊括了住院病历中的核心信息,是影响 DRG 分组的重要部分,病案首页填写质量直接影响 DRG 分组的质量和最终的结果。反过来,通过 DRG 绩效管理平台可以评价病案首页质量,发现其中的问题,为病案首页质量的持续提高做好保障。⑤保证医疗安全。DRG管理平台指标体系中将死亡率分为低风险死亡率、中低风险死亡率、中高风险死亡率、高风险死亡率四个级别。死亡风险评分分别为 1 分、2 分、3 分和 4 分。低风险患者死亡原因很多为临床过程差错所致,是一个能较敏感反映医疗质量的指标。医院质控人员每月对死亡病例进行分类分析,将被列入低风险组的死亡病例反馈给科室,并提交医院医疗质量与安全委员会进行深度病例讨论,责任医师向委员会做病例汇报,医疗质量与安全委员会进行死亡病例评估,从中发现问题,以提高住院医疗服务的安全性,最大程度减少低风险组死亡例数。⑥控制抗生素、耗材使用。与时间消耗指数、费用消耗指数相似的有抗生素消耗指数和耗材消耗指数,该值越高,说明消耗的抗生素和耗材较多。运用具体、客观的数值达到控制抗生素、耗材使用的目的。

(2)DIP 支付方式:按病种分值付费是利用大数据优势所建立的完整管理体系,发掘"疾病诊断＋治疗方式"的共性特征对病案数据进行客观分类,在一定区域范围的全样本病例数据中形成每一个疾病与治疗方式组合的标化定位,客观反映疾病严重程度、治疗复杂状态、资源消耗水平与临床行为规范,可应用于医保支付、基金监管、医院管理等领域。在总额预算机制下,根据年度医保支付总额、医保支付比例及各医疗机构病例的总分值计算分值点值。医保部门基于病种分值和分值点值形成支付标准,对医疗机构每一病例实现标准化支付,不再以医疗服务项目费用支付。DIP 主要适用于住院医疗费用结算(包括日间手术、医保门诊慢特病医疗费用结算),精神类、康复类及护理类等住院时间较长的病例不宜纳入 DIP 范围。DIP 的适应性及可扩展性可探索应用于普通门急诊付费标准的建立,也可以应用于医疗机构收费标准的改革。

DIP 的病种分组包括主目录和辅助目录,主目录由核心病种和综合病种组成。主目录是在"疾病诊断"和"治疗方式"两个维度进行匹配,形成病种组群。病种组合的细化使每个组内的数据特征趋同,最大限度还原临床实际。但在排列中一定会出现长尾现象,即在对病种组合按照所包含的病例数量从大到小进行排列时,一定病例数量以下的病组组合数量很多,如果一并纳入病种组合数量,会影响支付的效率。所以,经过测算,将每个病种组合所含病例数 15 例作为一个临界值,15 例以上的病种组合组成核心病种,15 例以下的组成综合病种。

核心病种目录直接计算权重值,用作支付。综合病种组,则再次进行聚类,达到核心病种目录标准后,再计算权重值,用作支付。

由于疾病的不确定性,患者的个体差异,医师行为的差异等诸多因素会造成同一疾病的资源消耗不同,以分组单一维度进行分组,会给"上有政策,下有对策"留出空间,比如交叉互补、组别高套、诱导住院、风险选择、分解住院、抑制需求等,最终使得医保支付难以取得预期成效。

1)DIP 支付方式意义。DIP 在主目录病种分组共性特征的基础上,建立反映疾病严重程度与违规行为监管个性特征的辅助目录。即在统一标准体系下对疾病收治、诊疗行为的过程合规性进行快速识别、科学评价,与主目录关联,对其中对应分级目录的支付费用进行校正,促进对医疗费用的精确预算、精细管理与精准支付。辅助目录是对与主目录权重值出现偏差的一种纠正措施。

2)DIP 支付改革发展。2020 年 10 月,国家医疗保障局发布《关于印发区域点数法总额预算和按病种分值付费试点工作方案的通知》,正式启动区域点数法总额预算和按病种分值付费试点。11 月,国家医疗保障局发布 71 个国家级试点城市名单;在广州市举办区域点数法总额预算和按病种分值付费培训会,对 DIP 技术要点进行了培训,并研讨了试点工作要求及专家机制;国家医疗保障局发布《国家医疗保障按病种分值付费(DIP)技术规范》和 DIP 兵种目录库(1.0 版)。12 月,国家医疗保障局发布 2021 年度 DIP 国家技术指导专家库。

2021 年 2 月,完成国家预分组,指导 71 个试点城市进行地方分组。3 月,国家医疗保障局在 2021 年医保支付方式改革试点推进会上明确表示,71 个城市要在 2021 年分批进入实际付费,稳步推进试点阶段任务。4 月,在北京召开 DIP 技术指导组专家与试点城市研讨会,从地方分组、测算方案、模拟测算、风险预判及应对等方面梳理实际付费的实施要点。6 月,国家医疗保障局组织开展第一批医保支付方式改革试点交叉调研评估,对 71 个 DIP 试点城市的中期工作进度进行督导。7 月,国家医疗保障局发布《按病种分值付费(DIP)医疗保障经办管理规程(试行)》,为 DIP 付费落地工作夯实基础。10 月,国家医疗保障局组织开展第二批医保支付方式改革试点交叉调研评估,对试点城市终期实际付费工作情况进行评估。11 月,国家医疗保障局召开《DIP 技术规范》专家研讨会,组织部分 DIP 国家专家,围绕"大数据分析及利用、分组策略与目录库、付费标准和配套政策、监管与改革效果评价"4 个专题对完善技术规范进行深度研讨,71 个 DIP 试点城市全面实现实际付费。

山东省在 2019 年推荐青岛纳入国家 DRG 试点的同时,选取济南、枣庄、烟台、威海、日照、临沂、聊城、菏泽 8 市同步开展 DRG 省级试点。2020 年,将淄博、东营、潍坊、济宁、泰安、德州、滨州 7 市纳入国家 DIP 试点,数量全国最多,已成为全国首个实现 DRG 和 DIP 付费两种支付方式改革区域全覆盖的省份。2021 年底,山东省所有试点城市的试点医疗机构全部启动实际付费。山东省 DRG/DIP 支付方式改革试点初见成效,试点医疗机构诊疗服务质量和医疗资源使用效率等核心指标持续向好,次均住院费用普遍下降,患者就医负担减轻,基金使用效能提升,引导供给侧发生内因转变的机制初步建立,实现了"医、保、患"三方共赢。山东省在《关于做好全省 2022 年城乡居民基本医疗保障工作的通知》指出,要在 2022 年,全省 DIP 付费基本实现全覆盖。

(3)DRG/DIP 支付方式改革三年行动计划:2021 年 11 月,为深入贯彻落实中共中央、国务院发布的《关于深化医疗保障制度改革的意见》,加快建立管用高效的医保支付机制,国家医疗保障局在总结试点工作取得初步成效的基础上,加快推进 DRG/DIP 支付方式改革全覆盖,制定了三年计划。

1)总体目标:到 2024 年底,全国所有统筹地区全部开展 DRG/DIP 付费方式改革工作,先期启动试点地区不断巩固改革成果;到 2025 年底,DRG/DIP 支付方式覆盖所有符合条件的开展住院服务的医疗机构,基本实现病种、医保基金全覆盖。完善工作机制,加强基础建设,协同推进医疗机构配套改革,全面完成以 DRG/DIP 为重点的支付方式改革任务,全面建立全国统一、上下联动、内外协同、标准规范、管用高效的医保支付新机制。

2)工作任务:聚焦抓扩面、建机制、打基础、推协同四个方面,分阶段、抓重点、阶梯式推进改革工作,加快扩面步伐,建立完善机制,注重提质增效,高质量完成支付方式改革各项任务。①抓扩面:实现四个全面覆盖。抓统筹地区全面覆盖。在 2019-2021 年试点基础上,按 2022 年、2023 年、2024 年三年进度安排。以省(自治区、直辖市)为单位,分别启动不少于 40%、30%、30%的统筹地区开展 DRG/DIP 支付方式改革并实际付费。鼓励以省(自治区、直辖市)为单位提前完成统筹地区全覆盖任务。抓医疗机构全面覆盖。统筹地区启动 DRG/DIP 付费改革工作后,按三年安排实现符合条件的开展住院服务的医疗机构全面覆盖,每年进度应分别不低于

40％、30％、30％，2024 年启动地区须于两年内完成。抓病种全面覆盖（原则上达到 90％）。统筹地区启动 DRG/DIP 付费改革工作后，按三年安排实现 DRG/DIP 付费医疗机构病种全面覆盖，每年进度应分别不低于 70％、80％、90％，2024 年启动地区须于两年内完成。鼓励入组率达到 90％以上。抓医保基金全面覆盖（原则上达到 70％）。统筹地区启动 DRG/DIP 付费改革工作后，按三年安排实现 DRG/DIP 付费医保基金支出占统筹区内住院医保基金支出达到 70％，每年进度应分别不低于 30％、50％、70％，2024 年启动地区须于两年内完成。鼓励超过 70％的基金总额预算覆盖率。②建机制：建立完善四个工作机制。通过 DRG/DIP 付费改革，建立医保对医疗机构管用高效的支付管理和激励约束机制，是支付方式改革的出发点和落脚点，也是支付方式改革的应有之义。各地在推进改革过程中，应牢牢抓住机制建设这个核心，利用三年左右的时间，突出建立和完善四个机制，不断推进医保支付方式改革内涵式、精细化发展。完善核心要素管理与调整机制。突出病组（病种）、权重（分值）和系数三个核心要素，建立完善管理和动态调整机制，并不断完善各项技术标准和流程规范。加强病组（病种）管理，以国家分组为基础，结合本地实际，维护和调整病种分组，使之更加贴近临床需求，贴近地方实际，更利于开展病种费用结构分析；加强病组（病种）权重（分值）管理，使之更加体现医务人员劳动价值，更加体现公平公正；加强医疗机构系数管理，有效体现医疗服务技术含量，促进医疗服务下沉，促进分级诊疗，大幅提高医疗服务资源和医保基金使用绩效。健全绩效管理与运行监测机制。加强医保基金使用效率效果评价考核，不断提高有限医保基金使用绩效。各地要基于 DRG/DIP 付费改革，加强医疗服务行为的纵向分析与横向比较，建立医保基金使用绩效评价与考核机制，并充分利用考核评价成果建立激励约束机制，真正发挥医保支付"牛鼻子"作用。按照 DRG/DIP 付费国家医疗保障经办管理规程要求，围绕 DRG/DIP 付费全流程管理链条，构建"国家-省-市"多层次监测机制，加强数据分析，优化工作流程，提升信息化水平，建立管用高效的监测体系。形成多方参与的评价与争议处理机制。各地要建立相应技术评价与争议处理机制，形成多方参与、相互协商、公开公平公正的医保治理新格局，要立足当地实践，建立完善争议问题发现、研究解决和结果反馈机制，加强专业专家队伍建设、评议机制建设，支撑病种、权重（分值）和系数等核心要素动态调整，形成与医疗机构集体协商、良性互动、共治共享的优良环境。建立相关改革的协同推进机制。各地要相应完善总额预算管理机制，大力推进病种分值付费等区域总额预算管理，减少直至取消具体医疗机构年度绝对总额管理方式；要协同推进按床日付费、按人头付费机制改革，加强各种支付方式的针对性、适应性、系统性；在 DRG/DIP 政策框架范围内，协同推进紧密型医疗联合体"打包"付费；探索中医药按病种支付的范围、标准和方式，支持和促进中医药传承创新发展；要建立与国家医保谈判药品"双通道"管理、药品医用耗材集中带量采购等政策措施的协同推进机制，形成正向叠加效应。同步加强支付审核管理，完善基金监管机制，促进医疗机构强化管理，规范医疗服务行为。③打基础：加强四项基础建设。支付方式改革是一项系统工程、战略任务，必须加强基础支撑。要牢牢抓住专业能力、信息系统、技术标准和示范点四项建设任务，夯实基础，确保支付方式改革行稳致远。加强专业能力建设。国家、省（自治区、直辖市）、统筹区分级开展分管领导、处（科）负责人和业务骨干培训。要规范培训内容、丰富培训形式，保证培训规模，确保培训质量。要建立干中学、学中干的良性互动机制，完善交叉评估交流与集中调研机制，国家医保局每年组织 1～2 次交叉调研评估活动。国家和省（自治区、直辖市）要加强指导，分级组织开发培训课件，培养相对固定、讲解能力强的培训人员。实施双百计划，国家医保局每年培训省级骨干 100 人（含省级医保局分管领导、医药处负责人、业务骨干各 1 人）；地市业务骨干 100 人（新启动改革地区各1人)。各省级医保局负责加强本省域支付方式改革培训。加强信息系统建设。国家医保局依托全国统一的医保信息平台制定 DRG/DIP 相关信息系统标准和规范,着重保障 DRG/DIP 系统的统一性、规范性、科学性、兼容性以及信息上下传输的通畅性,发布全国统一的 DRG/DIP 功能模块基础版。按照国家标准规范和基础版本,各地结合本地实际设置 DRG/DIP 功能模块的规则、参数,并做好与国家平台的对接、传输、使用、安全保障等工作。各统筹地区要在启动改革第一年完成相应功能模块落地应用,并持续完善。加强标准规范建设。国家医保局组织力量,开发和完善 DRG/DIP 付费改革技术标准和经办流程规范,明确改革方向、步骤和路径,明确各个阶段、各个环节的工作重点、主要内容、注意事项、建设标准等。省级医保部门按国家医保局统一要求,完善本省域范围内技术标准和经办流程规范,指导督促各统筹地区落地落实;强化协议管理,在协议中明确 DRG/DIP 付费预算管理、数据质量、支付标准、审核结算、稽核检查、协商谈判、考核评价等要求,对定点医疗机构在 DRG/DIP 付费中发生的违约行为进行重点关注并提出具体处理办法;不断提高本省份各统筹地区改革质量和效率,提高付费方式改革标准化、规范化水平。加强示范点建设。国家医保局在前三年试点基础上,通过试点城市自愿申报,评选 DRG/DIP支付方式改革示范点。示范点要发挥典型示范、辐射带动作用,在落实标准规范、完善工作机制、开展精细化管理等方面,引领改革向纵深发展。开展示范医院建设,调动定点医疗机构推进支付方式改革的积极性。省级医保部门要加强对本省(自治区、直辖市)国家示范点建设的指导和督导,组织统筹地区开展示范医院建设,开展示范医院申报、评选、宣传等工作,发挥典型示范作用。④推协同:推进医疗机构协同改革。支付方式改革直接作用对象是定点医疗机构,要最大程度争取医疗机构的理解、配合和支持,促进医疗机构推进相关配套改革,保证 DRG/DIP 付费改革在医疗机构顺利落地,并得到多方认可,实现预期改革目标。要引导和协调医疗机构重点推进编码管理、信息传输、病案质控、内部运营机制建设等四个方面的协同改革,做到四个到位。编码管理到位。全面推进标准化是医保部门的重大战略任务,也是 DRG/DIP 付费改革的重要支撑。要确保国家 15 项医保信息业务编码在定点医疗机构的全面落地,重点优先实现医保疾病诊断和手术操作、药品、医用耗材、医疗服务项目编码的落地应用,并使用医保标准编码,按照《医疗保障基金结算清单填写规范》上传统一的医保结算清单。信息传输到位。医疗机构及时、准确、全面传输 DRG/DIP 付费所需信息是支付工作开展的基础。各统筹地区要指导、督促辖域内医疗机构对标国家标准,组织力量校验医保结算清单接口文档及各字段数据来源,梳理医保结算清单数据项的逻辑关系和基本内涵,做细医保结算清单贯标落地工作,落实 DRG/DIP 付费所需数据的传输需要,确保信息实时传输、分组结果和有关管理指标及时反馈并能实时监管。病案质控到位。病案管理是 DRG/DIP 分组的核心。要引导医疗机构切实加强院内病案管理,提高病案管理质量。各统筹地区可以支持和配合定点医疗机构,开发病案智能校验工具,开展病案质量专项督查,提高医疗机构病案首页及医保结算清单报送的完整度、合格率、准确性。医院内部运营管理机制转变到位。支付方式改革的主要目的,就是要引导医疗机构改变当前粗放式、规模扩张式运营机制,转向更加注重内涵式发展,更加注重内部成本控制,更加注重体现医疗服务技术价值。各统筹地区要充分发挥 DRG/DIP 支付方式改革付费机制、管理机制、绩效考核评价机制等引导作用,推动医疗机构内部运营管理机制的根本转变,在促进医院精细化管理、高质量发展的同时,提高医保基金使用绩效。

三、筹资机制

(一)医疗保障筹资机制的重要性

在医疗保障事业发展中,医疗保障筹资起着举足轻重的作用,对保证社会医疗保障制度的正常运转和提高人们的健康水平具有重要意义。世界各国医疗保障实践证明,医疗保障筹资的充足性是保证社会医疗保障制度正常运行的前提。

1.医疗保险筹资是医疗保险制度运行的基础

医疗保险制度目标的实现是通过医疗保险筹资的收支管理来实现的。

2.医疗保险筹资是提高医疗保障水平的必要条件

医疗保险保障范围的扩大和保障水平的提升都离不开稳定的筹资。

3.医疗保险筹资是合理负担医药卫生费用的需要

医疗保险缴费可以使参保者更加深入地体会制度的运行,提高费用节约意识。

医疗保险基金筹资是保障医疗保险制度可持续发展的前提和基础,是医疗保险制度的核心内容。医疗保险筹资不仅关系到医疗保险制度的可持续发展,同样也关系到广大人民群众的切身利益。一方面,医疗保险基金来源于参保人的缴费;另一方面,医疗保险基金决定了参保人享受医疗保险待遇的水平高低。因此,医疗保险筹资是涉及民生的重大问题之一,是人民群众最关心的,与人民群众关系最直接的、最现实的利益问题。在经济新常态背景下,只有建立与经济发展水平相适应的、可持续的筹资机制,确定适度的费率水平,才能确保医疗保险制度稳定、可持续运行,也才能有效发挥医疗保险扩大再生产和促进经济发展的作用。

(二)医疗保障筹资机制目前面临的问题

职工医保方面,单位和个人实际负担比失衡,职工医保单位和个人的实际负担比为 3.5∶1,远高于大多数国家雇主和雇员各负担 50% 的做法;居民医保方面,政府负担比例过高,保险的性质淡化;职工医保退休人员不缴费但花费医疗费太高,占到全部参保人员的 60% 左右;职工医保个人账户占用医保基金比重过高,统筹基金筹资率偏低,慢病和门诊大病仍缺乏保障。

在新时代形势下,我国基本医疗保险制度筹资体制仍面临筹资责任失衡、统筹层次低、个人账户效率低诸多问题,因此,确定合理的筹资水平是我国基本医疗保险在新时代亟待解决的首要问题。

(三)医疗保障筹资过程

医疗保障筹资是社会医疗保险制度的经济基础和首要环节。医疗保障筹资是国家为保障参保人获得基本医疗服务的权益,由社会保险经办机构或税务部门按照国家有关规定,在特定的统筹区域内,按一定的比例或额度向保障对象征缴医疗保险费的行为过程,包括多个基本要素,具体有筹资主体、筹资机构、筹资方式、基金构成、基金积累方式和筹资水平六大要素。

1.筹资主体

医疗保险筹资主体是指"谁来缴费",也即医疗保险制度的资金来源。城镇职工基本医疗保险的缴费主体为用人单位和职工个人,且按一定比例分担缴费责任;城镇居民的医疗保险的筹资主体包括政府和居民个人,且以个人缴费为主,政府给予适当补助;新型农村合作医疗的缴费主体主要包括三方——个人、集体和政府,个人缴费、集体扶持和政府资助三方共同承担。

2.筹资机构

筹资机构是指"谁来收费",也即医疗保险基金的征收部门。

3.筹资方式

医疗保障筹资方式是指"如何收费",也即医疗保险征缴部门向筹资对象征收费用的方式。医疗保险的筹资方式主要分为定比筹资和定额筹资两种,定比筹资是以一定的筹资金额为基数按比例缴费;定额筹资是以规定金额作为筹资金额。按照国际惯例,与就业有关的医疗保险是以上年度职工工资为缴费基数的,属于定额筹资。根据基本医疗保险的灵活性和可操作性要求以及考虑到用人单位的财务状况,用人单位可以在上年度工资总额的 60%～300% 之间进行选择。从缴费标准来看,城镇职工基本医疗保险的筹资标准为用人单位负担职工工资总额的 8%,个人负担本人工资收入的 2%。而城镇居民基本医疗保险和新型农村合作医疗则根据不同的人群划分了不同的缴费标准,并根据不同的地区、不同的经济发展水平以及不同人群的缴费水平,各级政府相应地予以补助。

4.基金构成

保险基金构成是指"资金如何使用",也即征缴基金的划分形式。通过医疗保险基金的划分,可以明确医疗保险基金的使用范围。城镇职工基本医疗保险基金主要由统筹基金和个人账户两部分构成,即所谓的"统账结合"模式。其中,职工个人缴纳的保险费用全部计入个人账户。而用人单位缴纳的基本医疗保险费分为两部分,一部分用于建立统筹基金,另一部分则划入个人账户,划入个人账户的具体比例一般由市级政府根据个人账户的支付范围和职工年龄构成等因素确定。个人账户只能用于支付职工个人医疗费用,可以结转使用和继承,职工本人工作调动,个人账户应随工作关系一并划转,继续使用。个人账户由社会保险经办机构统一筹集和管理,亦可由社会保险经办机构委托银行代管。与之不同的是,城镇居民基本医疗保险不设个人账户,缴纳的医疗保险费用全部纳入统筹基金。而新型农村合作医疗由于制度设计之初效仿城镇职工的统账结合模式,设立了个人账户或家庭账户,从目前的发展形势来看,个人或家庭账户将会逐步减少金额或予以取消。职工医保缴费基数是职工本人的工资,每月扣缴(一般每月一两百元),居民医保的基数是城镇最低生活保障,一年缴一次(一般地区一年一百多块钱),二者在缴费基数上相差很大。

5.基金积累方式

基金积累方式是指"资金何时使用",也即筹集的医疗保险基金是当前使用还是今后使用的问题。根据积累程度的不同,医疗保险基金积累方式包括现收现付制、完全积累制和部分积累制三大类。

6.筹资水平

医疗保险筹资水平是指"缴多少",也即医疗保险的筹资标准。医疗保险机构根据医疗保险制度的保障水平以及各方面因素综合确定医疗保险筹资水平。在我国职工医疗保险制度中,筹资水平通过费率来确定。费率也称为缴费比例,是指缴费额占职工缴费工资基数的比例。我国城乡居民基本医疗保险制度中,筹资水平直接通过缴费额来确定。

(四)筹资机构管理

1.筹资管理机构发展

医疗保险筹资的管理包括医疗保险筹资政策的制定和医疗保险保费的征收两个环节。我国基本医疗保险的筹资政策的制定和保费的征缴原来都是由实施医疗保险制度的部门完成的,城镇职工基本医疗保险和城镇居民基本医疗保险的筹资管理机构为人力资源和社会保障部,新型农村合作医疗的筹资管理部门为卫生部门。整合之后的城乡居民基本医疗保险的筹资管理机构国家并没有统一规定,大部分省份由人力资源和社会保障部门管理,也有省份由卫生部门管理,也有省份由财政部门管理,这也造成了城乡居民基本医疗保险筹资管理机构不统一的局面,不利于基本医疗保险制度的发展。

随着医疗保险制度的改革发展,医疗保险的筹资管理机制日益完善,形成了统一的筹资管理机构和征缴机构。2018 年 3 月,我国进行国务院政府机构改革,新成立了国家医疗保障局,将原本属于人力资源和社会保障部的城镇职工和城镇居民基本医疗保险、生育保险职责,国家卫健委的新型农村合作医疗职责,国家发改委的药品和医疗服务价格管理职责和民政部的医疗救助职责,统一划归到国家医疗保障局,从而实现了医疗保险征缴管理机构的统一。2018 年 6 月,党的十九届三中全会做出《关于社会保险费征收体制改革的决定》,明确将基本养老保险费、基本医疗保险费、失业保险等各项社会保险费交由税务部门统一征收,要求 2019 年 1 月 1 日正式实施。社会保险费征收体制的改革是完善我国社会保险管理体制和治理方式的重大变革,对实现医疗保险资金安全和可持续增长提供了保障,同时也为降低医疗保险费费率创造了条件。

2.医疗保险筹资管理机构统一带来的影响

(1)一定程度上缓解我国基本医疗保险筹资的压力:医疗保险管理机构的统一,能够促进医疗保险基金的筹集和管理更加精细化和高效化,进而提升职工基本医疗保险和城乡居民基本医疗保险基金的管理和使用效率,从而缓解经济新常态背景下基本医疗保险筹资增长幅度有限的压力,缓解人口老龄化背景下医疗保险基金支出增长幅度大的难题,进而平衡医疗保险基金的供需矛盾。

(2)有利于统一医疗保险的筹资政策:提高基本医疗保险的统筹层次,增强医疗保险制度的公平性。目前,我国大部分地区的基本医疗保险以市级统筹为主,有的地区还处于县级统筹。较低的统筹层次势必导致医疗保险基金的管理分散,增加了管理成本和管理风险,也降低了医疗保险基金的运行和使用效率,不利于医疗保险基金的统筹调剂。国家医疗保障局的成立能够消除医疗保险基金分散管理的格局,将各项医疗保险基金统一管理能够提升医疗保险基金使用效率,统一的医疗保险管理信息系统能够大幅降低医疗保险制度运行成本,从而为将来制定统一的医疗保险缴费政策奠定基础。

(3)为降低基本医疗保险的筹资水平提供可能。新成立的国家医疗保障局不仅具有管理医疗保障制度的职责,国家还赋予其对医疗卫生服务价格和药品价格管理的权限,也就是说医疗保险基金的收入和支出的价格水平在国家医疗保障局实现了统一管理,非常有利于控制医疗保险基金的支出。通过构建科学合理的医疗服务价格体系,统一的医疗保险筹资管理机构能够对药品价格、医疗服务等实现更加直接有效的管治,加大对当前存在的过度医疗、过度检查等医疗保险道德风险现象的监管和惩治力度,进而一定程度上控制医疗保险费用的不合理支出,提高医疗保险基金的有效使用,增加医疗保险基金的结余。与此同时,我国建立了基本医疗保险药品谈判机制,通过谈判降低部分专利性强、价值高的医疗保险药品的价格,既使参保人享受到更高的医疗保障水平,也可以减少医疗保险基金的支出。医疗保险基金支出的减少反过来正为基本医疗保险筹资水平的下降提供了空间。

(4)社会保险缴费负担只减不增。包括医疗保险在内的各项社会保险统一由税务部门征收,只是征缴机构的变化,并不会增加职工和单位的缴费负担。税务部门按照国家法律和地方政府的征缴政策进行征收管理,不会改变社会保险的缴费政策和筹资水平。因此,在政策不变的前提下,单位和个人的筹资水平不会发生变化,缴费负担也不会因征缴机构的变化而增加。

（5）有助于提高医疗保险费的征缴效率。社会保险征缴机构的转变能够有效提升征缴效率和征缴能力，能够避免部分企业存在的不按实际缴费基数缴费、不给员工全员参保、拖欠医疗保险费等现象的发生，进而提高医疗保险的征缴总额。社会保险征缴机构的改革的目标就是构建具有职责清晰、征管流程规范、便民高效的社会保险费征缴体制，进而实现社会保险基金的安全、均衡和可持续增长。

（6）有利于做实社会保险缴费基数。社会保险费征缴改革之前，个人所得税和社会保险费的征缴分别由税务和社会保障部门负责，社会保险缴费基数申报不实、管理征收的效率低等问题长期存在；统一了社会保险的征缴机构之后，实现了缴纳社会保险费和缴税的数据信息共享，有利于核实企业的社会保险缴费基数是否准确，进而更好地做实社会保险缴费基数。

（五）怎么完善医疗保险筹资机制

中共中央、国务院发布的《关于深化医疗保障制度改革的意见》强调合理筹资、稳健运行是医疗保障制度可持续的基本保证。要建立与社会主义初级阶段基本国情相适应、与各方承受能力相匹配、与基本健康需求相协调的筹资机制，切实加强基金运行管理，加强风险预警，坚决守住不发生系统性风险底线。

1.完善筹资分担和调整机制

就业人员参加基本医疗保险由用人单位和个人共同缴费。非就业人员参加基本医疗保险由个人缴费，政府按规定给予补助，缴费与经济社会发展水平和居民人均可支配收入挂钩。适应新业态发展，完善灵活就业人员参保缴费方式。建立基本医疗保险基准费率制度，规范缴费基数政策，合理确定费率，实行动态调整。均衡个人、用人单位、政府三方筹资缴费责任，优化个人缴费和政府补助结构，研究应对老龄化医疗负担的多渠道筹资政策。加强财政对医疗救助投入，拓宽医疗救助筹资渠道。

2.巩固提高统筹层次

按照制度政策统一、基金统收统支、管理服务一体的标准，全面做实基本医疗保险市地级统筹。探索推进市地级以下医疗保障部门垂直管理。鼓励有条件的省（自治区、直辖市）按照分级管理、责任共担、统筹调剂、预算考核的思路，推进省级统筹。加强医疗救助基金管理，促进医疗救助统筹层次与基本医疗保险统筹层次相协调，提高救助资金使用效率，最大限度惠及贫困群众。

3.加强基金预算管理和风险预警

科学编制医疗保障基金收支预算，加强预算执行监督，全面实施预算绩效管理。适应异地就医直接结算、"互联网＋医疗"和医疗机构服务模式发展需要，探索开展跨区域基金预算试点。加强基金中长期精算，构建收支平衡机制，健全基金运行风险评估、预警机制。

以山东省为例，《山东省医疗保障事业发展"十四五"规划》中，指出要在"十四五"期间，健全完善多层次医疗保障体系，优化医疗保障筹资机制，居民医保保持财政补助、个人缴费稳定在2：1以内。巩固提高统筹层次，2021年底全面实现市级统收统支，积极探索建立省级统筹管理机制。

四、基金监管机制

医疗保障基金监管机制是指由国家行政监管机构、专职监督部门及社会公众等主体为防范和化解风险，根据国家法规和政策规定，对社保基金经办机构、运营机构或其他有关中介机构的管理过程及结果进行的评审、认证和鉴定。医疗保障基金使用监督管理实行政府监管、社会监督、行业自律和个人守信相结合。医疗保障基金使用坚持以人民健康为中心,保障水平与经济社会发展水平相适应,遵循合法、安全、公开、便民的原则。

(一)基金监管的意义

1.确保基金的安全与完整

保证基金的安全是各国监管机构的重要目标。无论从基金的收支过程还是从基金具体运营操作来看,都潜伏着巨大的风险,因此,必须对基金实行严格的监管,严格杜绝基金被侵占、挪用,建立起基金风险的"防火墙"和"隔离带",维护公众对社会保障基金的信心。

2.实现基金保值增值

社会保障基金的保值增值是提高基金的供给能力和保障水平的客观需求,如基金不能保值增值,社会保障的初衷便难以实现。因此,要实现基金保值,争取基金增值,同时要保持基金使用的高效率,杜绝浪费,从而确保基金能够满足保障对象待遇给付的需要,避免发生支付危机,就必须对社保基金运行过程实行有效监管。

3.维护劳动者的合法权益

维护劳动者的合法权益是社会保障基金监管的根本宗旨,特别是社会保险基金。这是国家依照法律法规强制建立的,保障劳动者在年老、失业、疾病、伤残、生育时的基本生活需要的专项基金,俗称劳动者的"血汗钱""保命钱"。社会保险基金的征缴程度、发放情况直接关系着千千万万参保职工现在的和未来的切身利益。由于社会公众难以充分了解基金的管理运营状况,其利益往往容易受到侵害,这就要求基金监管机构代表参保人员,对基金运行进行严格监管,规范管理行为,以切实维护劳动者的合法权益,维护社会稳定。

(二)基金监管的原则

1.法制性原则

立法机构要明确监管对象的权利、义务、标准,规定监管机构的法律地位、监管权威、监管职责、行为标准,同时对监管机构与其他机构之间的关系进行清晰界定,使社会保障基金的监管有法可依,依法监管。

2.独立性原则

社会保障基金监管机构依照法律法规独立行使监督管理权,与监管对象、其他机构既要合作,又要划清职责界限,其他单位和个人不得阻挠和干预监督机构工作,确保监管的严肃性、强制性、权威性和有效性。

3.安全性原则

社会保障基金监管机构在履行职责时要坚持安全性原则。坚持安全第一,防范风险,一切从国家、人民的利益出发,保护国家利益,切实捍卫国民合法的社会保障权益。

4.公正性原则

社会保障基金监管机构在履行职能的时候,必须坚持客观、公正和公开的原则。以事实为依据,以法律为准绳,严厉打击各种违法违纪行为。同时要注重提高监管的透明度,接受社会大众的监督。

5.审慎性原则

社会保障基金的监管机构要按照基金运营的安全性、效益性、流动性等原则合理设置有关监管指标,认真进行评价和预测,对社会保障基金运营过程中产生的问题慎重分析,最大限度地控

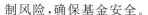

制风险,确保基金安全。

6.综合性原则

社会保障基金的监管机构要建立科学的监管体系,坚持综合监管,将质的监管与量的监管相结合,运用法律的、经济的、行政的手段,多角度、全方位地进行监管。

(三)医疗保障基金监管发展

2009年,《关于深化医药卫生体制改革的意见》的出台,标志着我国医疗保障制度建设的快速发展,医保基金监管体系从初建、发展到逐步完善。2009年新医改以来,国家逐步出台医保基金内部控制、审计监督、社会监督等机制,着重发挥社会监督、新闻媒体舆论的力量。

随着2018年新一轮的机构改革,为了打破医疗保障基金监管碎片化的格局,国家组建国家医疗保障局,整合原卫计委、人社部、民政部和发改委相应的职能职责,承担全国范围内医疗保障领域的监督管理工作。

2019年6月,国家医保局出台《关于开展医保基金监管"两试点一示范"工作的通知》,启动医保基金监管方式创新试点,加快建设基金监管长效机制。加强医保基金监管是国家医保局工作的重点工作,也是难点工作。

2020年出台的《关于深化医疗保障制度改革的意见》和《关于推进医疗保障基金监管制度体系改革的指导意见》中指出,要依法合法合规监管,兼顾公平公正原则,开创政府与社会基金监管新格局。将基金监管能力与绩效管理、改革创新相结合。两个《意见》的出台,对加强医保基金监管理论研究与实践探索创新提出了新的命题。

(四)医疗保障基金监管方式

1.日常监管

日常监管主要通过专项治理行动、日常巡查、双随机检查、约谈整改等方式,对定点医疗机构实行监管。国家医保局成立以来,每年常态化开展全国范围内的打击欺诈骗保专项治理行动。日常监管主要处理手段包括追回医保基金、处理定点医药机构和参保人员。

2.协议监管

2015年,国务院取消基本医疗保险定点零售药店资格审批和定点医疗机构资格审批权限,定点医药机构行政监管被协议管理取代。协议管理制度的优势在于双方通过协议模式,约定更优的性价比来提供医药服务,满足参保人员的基本医疗需求的同时,给定点医药机构带来相对好的收益。协议模式下的医疗服务和药品价格,参照招投标的程序,由需方和供方按照当前市场需求曲线确定标准和价格。协议监管方式的主要优点是监管成本的降低和效率提升,行政主体可以要求行政相对人按照协议要求主动提供监管信息。

3.信息化监管

医保信息化建设给医保基金监管带来了诸多便利,信息系统的建设提升了监管的标准化、规范化水平,对医保基金的使用行为产生连续性监测。

(五)医疗保障基金监管主体

医保基金使用主体主要包括医疗保障经办机构、定点医药机构和参保人员;医保基金监管主体除医疗保障行政部门外,还包括与此项工作有关的各部门等。《医疗保障基金使用监督管理条例》第九条还特别提出"国家建立健全全国统一的医疗保障经办管理体系,提供标准化、规范化的医疗保障经办服务,实现省、市、县、乡镇(街道)、村(社区)全覆盖",为强化具体负责基金使用管理的医疗保障经办机构建设提出了要求。

（六）医疗保障基金监管各方责任

《医疗保障基金使用监督管理条例》指出，医疗保障经办机构要健全业务等管理制度、做好协议管理（包括建立协商谈判机制）、信息公开、基金拨付等工作；定点医保机构要按规定提供医药服务并建立医保基金使用内部管理制度等；参保人员在就医、购药过程中也要遵守医保相应规定，不得获得非法利益。

（七）医疗保障基金监管要求

《医疗保障基金使用监督管理条例》对医疗保障行政部门在基金监管中的责任和权力做了明确规定：一方面，医疗保障行政部门需加强服务协议管理和与有关部门的信息交换和共享、创新监管方式，并根据基金监管需要开展专项检查和部门联合检查；另一方面，在实施监督检查时，明确了医疗保障行政部门可进入现场检查等多项具体措施，并可依法委托符合法定条件的组织开展相应执法工作。

（八）医疗保障基金监管重点和处理方法

医保基金使用监管的重点行为和与之对应的惩戒措施是《医疗保障基金使用监督管理条例》明确的重要内容。《医疗保障基金使用监督管理条例》第三十六条至第四十一条，分别对医疗保障经办机构、定点医药机构和参保人员的违规违法行为及其惩戒办法做了规定。其中，需依法处理的各类情形，均是各种易发、多发违规违法行为，需要基金使用主体引以为戒；各类情形对应的处理办法，为基金监管方提供了明确的执行依据。

《医疗保障基金使用监督管理条例》明确了是对医保基金使用过程中的监督管理。明确了以人民健康为中心，为全体参保人提供与经济社会发展相适应的保障水平，依法监管。

（九）医疗保障基金监管督查流程

（1）进入现场检查。

（2）询问有关人员。

（3）要求被检查对象提供与检查事项相关的文件资料，并作出解释和说明。

（4）采取记录、录音、录像、照相或者复制等方式收集有关情况和资料。

（5）对可能被转移、隐匿或者灭失的资料等予以封存。

（6）聘请符合条件的会计师事务所等第三方机构和专业人员协助开展检查。

（7）法律、法规规定的其他措施。

（十）骗保等违法行为惩处措施

（1）对医疗保障经办机构违法的，责令改正、责令退回、罚款、给予处分。

（2）对定点医药机构一般违法行为，责令改正、约谈负责人、责令退回、罚款、责令定点医药机构暂停相关责任部门一定期限的医药服务；对定点医药机构违反管理制度的，责令改正、约谈负责人、罚款；对定点医药机构骗保的，责令退回、罚款、责令定点医药机构暂停相关责任部门一定期限的医药服务、解除服务协议、吊销执业资格；造成医疗保障基金重大损失或者其他严重不良社会影响的，对其法定代表人或者主要负责人给予限制从业、处分。

（3）个人违法的，责令改正、责令退回、暂停其一定期限的医疗费用联网结算、罚款。

（4）侵占、挪用医疗保障基金的，责令追回、没收违法所得、给予处分。

（5）医疗保障等行政部门工作人员滥用职权、玩忽职守、徇私舞弊的，给予处分。

（十一）山东省医疗保障基金监管改革

2022年5月1日，山东省在国务院出台的《医疗保障基金监督管理条例》的基础上，结合山东省实际,正式实施《山东省医疗保障基金监督管理办法》,这也是山东省第一部在医疗保障基金监管方面的政府规章。《山东省医疗保障基金监督管理办法》进一步强化了医疗保障基金的筹集管理和协议约束等监管内容,对长期护理保险资金筹集、职工基本医保个人账户使用、医保支付标准的执行,以及药品、医用耗材集中带量采购的落实也作了明确规定,行成了具有山东特色的医疗保障基金监管办法,主要创新扩展了以下几个方面。

1.关于医疗保障基金的统筹层次

原来以县级为统筹单位的模式存在基金盘子小、抗风险能力弱的弊端。《山东省医疗保障基金监督管理办法》规定,基本医疗保险基金实行市级统筹,逐步实现省级统筹;医疗救助基金由政府预算统筹安排,统筹层级与基本医疗保险基金统筹层级相协调。

2.关于长期护理资金的筹集与使用

山东人口老龄化形势严峻,长期失能人员的基本生活照料和与之密切相关的医疗护理服务需求较大。山东是全国长期护理保险试点重点联系省份,16市全部纳入国家试点范围,数量全国最多。《山东省医疗保障基金监督管理办法》规定建立长期护理资金多渠道筹集机制,对提出长期护理需求申请的参保人员,经评估认定符合条件的,可以由签订服务协议的护理机构提供护理服务。

3.关于集中带量采购

山东全面实行药品、医用耗材集中带量采购政策以来,累计节约医药费用近 134.7 亿元,患者医药费用负担大幅减少。《山东省医疗保障基金监督管理办法》规定,定点医药机构应当按照国家和省有关药品、医用耗材集中采购的规定,规范药品、医用耗材采购行为,及时结算支付货款,并完成集中带量采购中选产品约定采购量。

4.关于医保定点协议管理

医疗保障定点服务协议是具有医疗保障特色的重要管理手段,是维护医保基金安全的重要环节。《山东省医疗保障基金监督管理办法》规定,医疗保障经办机构应当通过协商谈判,与定点医药机构签订服务协议,约定服务内容、支付方式、支付标准、年度费用总额及激励约束措施等内容,并完善医疗保障服务定点申请、专业评估、协议签订、协议履行、协议变更、协议处理等工作流程,推行网上办理。

5.关于医疗保障支付标准

目前,国家层面尚未统一医疗保障支付标准。为此,《山东省医疗保障基金监督管理办法》规定,非公立医疗机构与医疗保障经办机构签订服务协议的,其医疗保障支付标准参照同级同类公立医疗机构医疗保障支付标准执行。

五、医疗保障供给侧改革

(一)药品集中带量采购

药品集中带量采购是按照"国家组织、联盟采购、平台操作"的总体思路,采取带量采购、量价挂钩、以量换价的方式,主要是组织医疗机构组成联盟,与药品生产企业进行谈判,达到降低药品价格,减轻患者医药费用负担的目的。

药品集中带量采购是协同推进医药服务供给侧改革的重要举措,医药服务供给关系人民健康和医疗保障功能的实现。药品集中带量采购在增进民生福祉、推动三医联动改革、促进医药行业健康发展等方面发挥了重要作用。

1.药品集中带量采购原则

(1)坚持需求导向,质量优先。根据临床用药需求,结合医保基金和患者承受能力,合理确定集中带量采购药品范围,保障药品质量和供应,满足人民群众基本医疗用药需求。

(2)坚持市场主导,促进竞争。建立公开透明的市场竞争机制,引导企业以成本和质量为基础开展公平竞争,完善市场发现价格的机制。

(3)坚持招采合一,量价挂钩。明确采购量,以量换价、确保使用,畅通采购、使用、结算等环节,有效治理药品回扣。

(4)坚持政策衔接,部门协同。完善药品质量监管、生产供应、流通配送、医疗服务、医保支付、市场监管等配套政策,加强部门联动,注重改革系统集成、协同高效,与药品集中带量采购制度相互支持、相互促进。

2.新医改后药品集中带量采购过程

(1)"4+7"城市国家药品集中带量采购试点:以往药品集中采购存在较多问题,一是量加脱钩;二是质量不齐,国内药品生产企业较多,企业规模小、较为分散,集中度也不高,营销费用大,研发投入少,仿制药质量参差不齐,难以与原研药在同一水平上竞争,部分原研药价格长期明显高于周边国家和地区;三是竞争不足,议价能力不足,同时各区域政策存在差异,影响了价格市场形成,弱化了市场竞争机制;四是缺乏协同,药品招标、采购、使用、医保支付、货款结算等措施衔接配合不够,中标药品进不了医疗机构,医院回款不及时,存在带金销售,难以协同发挥作用。

2018年11月,中央全面深化改革委员会第五次会议审议通过《国家组织药品集中采购试点方案》。2019年1月,国务院办公厅印发《国家组织药品集中采购和使用试点方案》,选择北京、天津、上海、重庆和沈阳、大连、厦门、广州、深圳、成都、西安共11个城市("4+7"城市)对通过质量和疗效一致性评价的31个仿制药进行集中采购,明确要通过完善带量采购、量价挂钩、及时结算、支付标准等政策措施,力争实现药价明显降低,减轻患者药费负担;降低企业交易成本,净化流通环境,改善行业生态;引导医疗机构规范用药,支持公立医院改革;探索完善药品集中采购机制和以市场为主导的药品价格形成机制。

具体形式为:根据每种药品入围的生产企业数量分别采取相应的集中采购方式:入围生产企业在3家及以上的,采取招标采购的方式;入围生产企业为2家的,采取议价采购的方式;入围生产企业只有1家的,采取谈判采购的方式。

与以往的药品集中招标采购相比,本次采购的特点是:①带量采购,以量换价。在试点地区公立医疗机构报送的采购量基础上,按照试点地区所有公立医疗机构年度药品总用量的60%～70%估算采购总量,进行带量采购,量价挂钩、以量换价,形成药品集中采购价格,试点城市公立医疗机构或其代表根据上述采购价格与生产企业签订带量购销合同。剩余用量,各公立医疗机构仍可采购省级药品集中采购的其他价格适宜的挂网品种。②招采合一,保证使用。通过招标、议价、谈判等不同形式确定的集中采购品种,试点地区公立医疗机构应优先使用,确保1年内完成合同用量。③确保质量,保障供应。要严格执行质量入围标准和供应入围标准,有效防止不顾质量的唯低价中标,加强对中选药品生产、流通、使用的全链条质量监管。在此前提下,建立对入围企业产品质量和供应能力的调查、评估、考核、监测体系。生产企业自主选定有配送能力、信誉度好的经营企业配送集中采购品种,并按照购销合同建立生产企业应急储备、库存和停产报告制度。出现不按合同供货、不能保障质量和供应等情况时,要相应采取赔偿、惩戒、退出、备选和应急保障措施,确保药品质量和供应。④保证回款,降低交易成本。医疗机构作为药款结算第一责任人,应按合同规定与企业及时结算,降低企业交易成本。严查医疗机构不按时结算药款问题。医保基金在总额预算的基础上,按不低于采购金额的30%提前预付给医疗机构。有条件的城市可试点医保直接结算。

政府组织药品集中采购试点的目的是实现药价明显降低,减轻患者药费负担;降低企业交易成本,净化流通环境,改善行业生态;引导医疗机构规范用药,支持公立医院改革;探索完善药品集中采购机制和以市场为主导的药品价格形成机制。

2019年2月,国家医疗保障局下发《关于国家组织药品集中采购和使用试点医保配套措施的意见》,为做好医疗保障部门落实国家组织药品集中采购和使用试点工作,规范相关配套措施,提出一系列指导意见。①在医保基金预算中明确国家组织药品集中采购和使用试点药品专项采购预算。医保经办机构在试点工作正式启动前,按照不低于专项采购预算的30%提前预付医疗机构,并要求医疗机构按合同规定与企业及时结算,降低企业财务成本。鼓励医保经办或采购机构与企业直接结算或预付药款。②做好医保支付标准与采购价的协同。非中选药品2018年底价格为中选价格2倍以上的,2019年按原价格下调不低于30%为支付标准,并在2020年或2021年调整到以中选药品价格为支付标准。鼓励非中选企业主动降价,向支付标准趋同。非中选药品2018年底价格在中选价格和中选价格2倍以内(含2倍)的,原则上以中选价格为支付标准。低于中选价格的,以实际价格为支付标准。同一通用名下未通过一致性评价的仿制药,不设置过渡期,2019年支付标准不高于中选药品价格。③完善医保支付方式,鼓励使用集中采购药品。④建立医院集中采购考核机制。

(2)"4+7"城市国家药品集中带量采购扩围:2019年9月,联盟地区药品集中采购文件正式下发,"4+7"试点正式宣布扩围。此次联盟地区包括山西、内蒙古、辽宁、吉林、黑龙江、江苏、浙江、安徽、江西、山东、河南、湖北、湖南、广东、广西、海南、四川、贵州、云南、西藏、陕西、甘肃、青海、宁夏、新疆(含新疆生产建设兵团)25个省、自治区,联盟地区"4+7"城市除外。9月底,国家医疗保障局等九部门联合下发了《关于国家组织药品集中采购和使用试点扩大区域范围的实施意见》:①25个药品品种不变。②地区范围:11个试点城市之外相关地区,以解决"4+7"带量采购后,出现的药品"价格洼地"。③以省为单位形成联盟,委托联合采购办公室,开展跨区域联盟集中带量采购。④每个通用名药品由原来的单个企业中标改为3个企业中标。⑤协议期限为1~3年。

(3)第二批国家药品集中带量采购:2020年1月,国家医保局、国家卫生健康委、国家药监局、工业和信息化部、中央军委后勤保障部联合印发《关于开展第二批国家组织药品集中采购和使用工作的通知》,提出第二批国家组织药品集中采购和使用工作不再选取部分地区开展试点,由全国各省份和新疆生产建设兵团组成采购联盟,联盟地区所有公立医疗机构和军队医疗机构全部参加,医保定点社会办医疗机构、医保定点零售药店可自愿参加。参加联盟采购的医疗机构和医保定点零售药店按要求准确报送相关药品近两年采购量等信息,由省级医保部门汇总形成本省份采购需求。联合采购办公室根据中选企业的数量按采购总需求的50%~80%确定约定采购量,实施带量采购。联盟集中采购产生结果后,即在全国范围同步实施。

第二批国家药品集中带量采购还明确集中采购和使用药品品种范围,国家组织集中采购和使用药品品种从通过质量和疗效一致性评价(含按化学药品新注册分类批准上市)的仿制药对应的通用名药品中遴选产生。扩大国家组织集中采购和使用药品品种范围,重点选择竞争较为充分的品种。考虑药品临床疗效、不良反应、批次稳定性等因素,具体遴选指标由联合采购办公室负责拟定。压实产能供应责任,相关企业须说明原料药来源和供应保障措施,根据原料药和制剂生产供应能力核算产能,并提前向联合采购办公室如实报告。中选企业须确保在采购协议期内满足所选区域中选药品约定采购量需求,并承诺因不可控因素致使供应中断后的应对措施。完善了集中采购的规则及坚持国家组织、联盟采购、平台操作的工作机制。

(4)药品集中带量采购工作常态化:2021年1月,国务院办公厅发布《关于推动药品集中带量采购工作常态化制度化开展的意见》。

明确了药品、企业和医疗机构的覆盖范围。药品按照保基本、保临床的原则,重点将基本医保药品目录内用量大、采购金额高的药品纳入采购范围,逐步覆盖国内上市的临床必需、质量可靠的各类药品,做到应采尽采。对通过(含视同通过,下同)仿制药质量和疗效一致性评价(以下简称一致性评价)的药品优先纳入采购范围。符合条件的药品达到一定数量或金额,即启动集中带量采购。积极探索"孤儿药"、短缺药的适宜采购方式,促进供应稳定。对已取得集中带量采购范围内药品注册证书的上市许可持有人在质量标准、生产能力、供应稳定性等方面达到集中带量采购要求的,原则上均可参加。参加集中带量采购的企业应对药品质量和供应保障作出承诺。针对医疗机构,所有公立医疗机构(含军队医疗机构,下同)均应参加药品集中带量采购,医保定点社会办医疗机构和定点药店按照定点协议管理的要求参照执行。

合理确定了采购量。药品采购量基数根据医疗机构报送的需求量,结合上年度使用量、临床使用状况和医疗技术进步等因素进行核定。约定采购比例根据药品临床使用特征、市场竞争格局和中选企业数量等合理确定,并在保障质量和供应、防范垄断的前提下尽可能提高。约定采购量根据采购量基数和约定采购比例确定,在采购文书中公开。鼓励公立医疗机构对药品实际需求量超出约定采购量以外的部分,优先采购中选产品,也可通过省级药品集中采购平台采购其他价格适宜的挂网品种。

完善了竞争规则。对通过一致性评价的仿制药、原研药和参比制剂不设置质量分组,直接以通用名为竞争单元开展集中带量采购,不得设置保护性或歧视性条款。对一致性评价尚未覆盖的药品品种,要明确采购质量要求,探索建立基于大数据的临床使用综合评价体系,同通用名药品分组原则上不超过2个。按照合理差比价关系,将临床功效类似的同通用名药品同一给药途径的不同剂型、规格、包装及其采购量合并,促进竞争。探索对适应症或功能主治相似的不同通用名药品合并开展集中带量采购。挂网药品通过一致性评价的仿制药数量超过3个的,在确保供应的前提下,集中带量采购不再选用未通过一致性评价的产品。

优化了中选规则。基于现有市场价格确定采购药品最高有效申报价等入围条件。根据市场竞争格局、供应能力确定可中选企业数量,体现规模效应和有效竞争。企业自愿参与、自主报价。通过质量和价格竞争产生中选企业和中选价格。中选结果应体现量价挂钩原则,明确各家中选企业的约定采购量。同通用名药品有多家中选企业的,价格差异应公允合理。根据中选企业数量合理确定采购协议期。

改进了结算方式。医疗机构应承担采购结算主体责任,按采购合同与企业及时结清药款,结清时间不得超过交货验收合格后次月底。在医保基金总额预算基础上,建立药品集中带量采购预付机制,医保基金按不低于年度约定采购金额的30%专项预付给医疗机构,之后按照医疗机构采购进度,从医疗机构申请拨付的医疗费用中逐步冲抵预付金。在落实医疗机构采购结算主体责任的前提下,探索通过在省级药品集中采购机构设立药品电子结算中心等方式,推进医保基金与医药企业直接结算。医保经办机构对医疗机构申请结算的医疗费用要及时审核,并足额支付合理医疗费用。

做好中选价格与医保支付标准协同。对医保目录内的集中带量采购药品,以中选价格为基准确定医保支付标准。对同通用名下的原研药、参比制剂、通过一致性评价的仿制药,实行同一医保支付标准。对未通过一致性评价的仿制药,医保支付标准不得高于同通用名下已通过一致性评价的药品。

截止 2022 年 12 月 1 日,据国家统计局数据显示,第七批国家集采已相继落地执行,本次集采共计 60 个品种选中,平均降幅达 48%,肝癌的一线靶向药,降幅更是高达 83%,极大地降低了肝癌患者的经济负担。

3.山东省药品和高值医用耗材集中带量采购

2020 年 9 月,山东省为深入贯彻落实中央和国务院《关于深化医疗保障制度改革的意见》(中发〔2020〕5 号),深化医药服务供给侧改革,完善药品和高值医用耗材价格形成机制,减轻群众医药费用负担,制定《药品和高值医用耗材集中带量采购实施方案》,主要政策措施如下。

(1)落实带量采购,实现以量换价:通过带量采购挤出药价水分,改善用药结构。中选结果在采购平台挂网,协议期内中选企业要按中选价格供应,直至采购周期结束。参加集中带量采购的公立医疗机构、驻鲁军队医疗机构及其他医疗机构、零售药店可委托所在市的采购联合体统一与中选企业或其选定的配送企业签订带量购销合同,按照中选价格、约定采购量进行带量采购。各有关部门和医疗机构不得以费用控制、药占比、医疗机构用药品种规格数量要求等为由限制中选药品、中选耗材的合理使用与供应保障。

(2)实行直接结算,降低交易成本:推进医保基金与医药企业直接结算,加快采购平台、医疗机构、医保结算系统数据对接,通过省、市分级结算管理,实现医保基金与医药企业直接结算货款,货款结算时间自中选品种交货验收之日起不超过 30 天。先行开展国家和省集中带量采购药品、高值医用耗材直接结算工作,逐步扩大直接结算品种范围。直接结算管理办法由省医保局另行制定。

(3)明确支付标准,促进使用中选药品:中选药品以中选价格作为医保支付标准。价格低于或等于同评审组中选价格的非中选药品,以实际价格作为支付标准。价格高于同评审组中选价格的非中选药品,各统筹地区将医保个人首先自付比例提高 10 个百分点,并逐步将医保支付标准调整为中选价格,引导参保患者和医疗机构选用中选药品。

(4)完善激励措施,调动医疗机构积极性:完善医疗机构优先使用价格适宜、通过一致性评价的仿制药的鼓励措施,建立医疗机构考核机制,提升医疗机构和医务人员参与改革的积极性;定点医疗机构集中采购结余留用的医保资金,按照综合预算原则可用于相关人员支出,激励其合理用药,优先使用中选品种。在实现医保基金与医药企业直接结算前,医保基金在总额预算的基础上,按不低于中选品种合同约定采购金额的 50% 预付给医疗机构,减轻医疗机构资金压力。

(5)压实工作责任,保障质量和供应:药品监督管理部门开展省内生产企业中选品种的监督检查和抽检,督促中选企业落实质量主体责任,依法查处涉及质量安全违法行为。工业和信息化部门督促企业落实生产供应第一责任人责任,支持企业开展生产技术改造,提高中选品种供应保障能力。公安、药品监督管理部门严厉打击非法经营药品等违法犯罪行为。人力资源社会保障部门会同财政部门合理核定公立医院绩效工资总量,财政部门加强医保基金监管,配合医保部门建立医保基金直接结算机制。市场监管部门严厉查处扰乱市场公平竞争的行为。卫生健康部门对医疗机构使用中选药品、高值医用耗材情况进行指导和监督,监测预警药品短缺信息,指导公立医院改革。医保部门组织集中带量采购、中选企业和医疗机构签订购销合同,落实医保基金直接结算等配套政策,推进建立医药价格和招采信用评价制度。省公共资源交易中心做好中选品种采购及有关情况监测。各有关部门加强信息对接,对不按协议供货、不能保障质量和供应的,相应采取退出、备选和应急保障措施,情节严重的,依法依规实施失信联合惩戒。

(二)医疗服务价格调整

1.医疗服务概念

医疗服务是指各级各类医疗机构及其医务人员运用各种卫生资源为社会公众提供医疗、保健和康复等服务的过程。提供医疗服务目的是通过为人民群众提供安全、有效、方便、价廉的医疗卫生服务,保障人民群众安全,提高劳动者的生产能力,促进社会生产力的发展。

推进医疗服务价格改革,是价格机制改革和深化医药卫生体制改革的重要任务,对推动医疗机构建立科学合理补偿机制,促进医药卫生事业健康发展具有重要作用。

2.医疗服务价格调整过程

2015年10月,中共中央、国务院印发《关于推进价格机制改革的若干意见》,明确提出了推进分类管理、理顺比价关系、改革价格项目管理、推进定价方式改革和加强监管等具体要求。将医疗服务价格改革列为价格改革重点任务,围绕深化医药卫生体制改革目标,按照"总量控制、结构调整、有升有降、逐步到位"原则,积极稳妥推进医疗服务价格改革,合理调整医疗服务价格,同步强化价格、医保等相关政策衔接,确保医疗机构发展可持续、医保基金可承受、群众负担不增加。建立以成本和收入结构变化为基础的价格动态调整机制,到2020年基本理顺医疗服务比价关系。落实非公立医疗机构医疗服务市场调节价政策。公立医疗机构医疗服务项目价格实行分类管理,对市场竞争比较充分、个性化需求比较强的医疗服务项目价格实行市场调节价,其中医保基金支付的服务项目由医保经办机构与医疗机构谈判合理确定支付标准。进一步完善药品采购机制,发挥医保控费作用,药品实际交易价格主要由市场竞争形成。

2016年7月,国家发展改革委办公厅印发《关于贯彻落实推进医疗服务价格改革意见的通知》,①要求各地高度重视医疗服务价格改革是深化价格机制改革和医药卫生体制改革的重要内容;②抓紧制定出台改革实施方案;③各地相关部门结合本地区实际,积极主动推动改革、大胆创新做好改革工作,在取消药品加成的基础上,逐步降低大型医用设备检查治疗和检验价格,规范诊疗行为,降低药品、耗材等费用,为进一步调整医疗服务价格腾出空间,加快理顺医疗服务比价关系;④认真总结并借鉴县级公立医院医药价格改革中积累的可复制可推广经验;⑤建立改革工作联系示范点制度,及时评估、总结、跟进;⑥充分利用信息化手段特别是大数据技术、医疗机构信息化平台,掌握真实数据,实施动态监控;⑦各个部门加强联动,协同推进改革;⑧价格主管部门做好督促指导工作,利用平台做好社会监督工作;⑨大力宣传医疗服务价格改革;⑩认真总结、反馈改革经验及新情况、新问题确保改革平稳推,取得实效。

2020年2月,中共中央、国务院印发《关于深化医疗保障制度改革的意见》,明确提出"建立价格科学确定、动态调整机制,持续优化医疗服务价格结构"。

2021年5月,中央全面深化改革委员会第十九次会议审议通过《深化医疗服务价格改革试点方案》,强调要规范管理医疗服务价格项目,建立符合价格规律的计价单元体系。统筹兼顾医疗事业发展需要和各方承受能力,调控医疗服务价格总体水平。探索政府指导和公立医疗机构参与相结合的价格形成机制,充分发挥公立医疗机构专业优势,合理确定医疗服务价格。建立灵敏有度的价格动态调整机制,明确调价的启动条件和约束条件,发挥价格合理补偿功能,稳定调价预期、理顺比价关系,确保群众负担总体稳定、医保基金可承受、公立医疗机构健康发展可持续。强化大数据和信息化支撑作用,加强公立医疗机构价格监测评估考核,确保价格机制稳定运行。坚持系统观念,统筹推进公立医院补偿机制、分级诊疗、医疗控费、医保支付等相关改革,完善激励约束机制,增强改革的系统性、整体性、协同性,形成综合效应。措施是:①建立目标导向的价格项目管理机制;②建立更可持续的价格管理总量调控机制;③建立规范有序的价格分类形成机制;④建立灵敏有度的价格动态调整机制;⑤建立严密高效的价格监测考核机制;⑥完善价格管理的支撑体系;⑦统筹推进配套改革;⑧组织开展试点。强化基本医疗卫生事业公益属性,建立合理补偿机制,稳定调价预期,建立健全适应经济社会发展、更好发挥政府作用、医疗机构充分参与、体现技术劳务价值的医疗服务价格形成机制。

2021年8月,国家医保局等八部门印发《深化医疗服务价格改革试点方案》(医保发〔2021〕41号),重点围绕规范管理医疗服务价格项目、加强价格总量调控、探索分类形成价格、动态调整价格水平、监测考核改革运行等5项机制开展试点探索,通过3至5年的试点,探索形成可复制可推广的医疗服务价格改革经验。

《工人日报》评,"深化医疗服务价格改革将进一步推动公立医院转向'质的提升':一是技术劳务价值的'度量衡'。通过取消药品耗材加成、集中带量采购等措施,把药品耗材的收入占比压下去,推动技术劳务为主的医疗医技学科发展。二是优化医疗资源配置的'信号灯'。例如,难度大、风险高的手术项目等复杂型项目,引入公立医院参与价格形成,定调价将更灵活、更有针对性;诊察、护理等通用型服务项目,政府加强对价格基准和调价节奏的把控。三是公立医院练好内功的'助力器'。公立医院在规范诊疗行为、控制成本和费用等方面进行改革,成为有助于打开医疗服务调价窗口、扩大调价总量的钥匙,为公立医院向改革要红利、向管理要效益增添了机制保障。"

(王 进)

第四节 医保中心职能范围与工作职责

一、职能范围

(1)制定和实施医疗保险政策。医保局负责制定和实施医疗保险政策,包括医疗保险的基本制度、基金筹集和使用、医保目录、医疗费用支付标准、医药价格管理等。

(2)监督和管理医疗保险基金。医保局负责监督和管理医疗保险基金的筹集、管理和使用,确保医疗保险基金的安全、稳定和合理使用。

(3)管理医保目录。医保局负责管理医保目录,包括药品目录、医疗服务项目目录等,制定和调整医保目录,管理医保目录的使用和实施。

(4)监督医疗服务价格。医保局负责监督和管理医疗服务价格,包括医药价格、医疗服务价格等,制定和调整医疗服务价格标准,监督医疗服务价格的执行情况。

(5)组织和实施医保信息化建设。医保局负责组织和实施医保信息化建设,包括医保信息系统建设、医保卡使用和管理等。

(6)开展医保宣传和教育。医保局负责开展医保宣传和教育,提高公众对医疗保险的认识和了解,促进医疗保险的普及和发展。

总之,医保局的职能范围主要是制定和实施医疗保险政策,管理医疗保险基金,管理医保目录和医疗服务价格,组织和实施医保信息化建设,以及开展医保宣传和教育等。

二、工作职责

承担全区医疗保险参保扩面、参保登记、基本医疗保险关系转移接续、个人账户管理服务工作;承担全区企业职工医疗保险缴费基数确定工作,牵头负责与税务等部门开展医疗保险征收信息的业务数据核对工作;承担医保服务大厅管理及相关业务指导工作;承担异地就医备案、就医管理工作。指导全区门诊慢性病资格的认定准入工作;指导门诊慢性病管理中心运行。承担受理新增门诊和住院协议医疗机构和新增协议药店的评估、备案工作。主要工作职责如下。

(1)贯彻落实国家、省、市医疗、工伤、生育保险政策法规,负责制定全区医疗保险具体业务流程和操作规范并组织实施。

(2)负责医疗、工伤、生育保险基金管理和支付,严格执行医疗、工伤、生育保险财务管理制度,确保基金的安全与完整。

(3)负责编制医疗、工伤、生育保险基金预决算草案,按时上报各类财务、统计报表。

(4)建立和完善医疗、工伤保险基金预警制度,定期对基金收支情况进行分析预测。

(5)负责确定定点医疗机构和定点零售药店,并与之签订服务协议,对其业务工作给予指导和管理。

(6)负责定点医疗机构和定点零售药店医疗费用的审核、结算和拨付工作。

(7)监督检查定点医疗机构、定点零售药店执行基本医疗保险规定和医疗服务情况,协调医患矛盾,保障参保职工利益。

(8)受理参保单位、参保职工有关医疗、工伤保险业务的查询,宣传医疗、工伤、生育保险的各项政策,为参保职工提供咨询服务。

(9)负责办理医疗、工伤、生育保险的待遇审核和支付工作。

(10)负责全区企业、行政事业单位离休干部医药统筹费的征缴、医药费用的审核、报销及管理工作。

(赵　燕)

第五节　医院医疗保险管理概述

医院是落实医疗保险政策的场所,需要为参保人员提供更加优质、高效、低耗的服务,掌握和运用医院医疗保险管理的理论与方法,探索建立科学的医院医疗保险管理体系,对我国医疗保险和医院管理的发展都有重要意义。

一、医院医保管理基本理论

（一）概念与原理

1.医院医疗保险管理的概念

医院医疗保险管理的概念和分类目前尚无统一定义。根据医院管理理论,本书给出的定义是指医院通过一定的组织机构和程序,运用管理理论和方法,对医院医疗保险的资源及活动进行计划、组织、指挥、协调、控制及监督的全部管理过程。按照学科体系划分,可以分为理论和实务两部分;按照管理层次划分,可以分为宏观管理和微观管理两个层面;按照管理内容划分,可以分为基础管理、就医管理、质量管理、结算管理、信息管理等方面。

2.医院医疗保险管理的原理

医院医疗保险管理以系统论、信息论、控制论等管理学原理为基本理论,主要应用以下原理。

（1）系统原理。医院医疗保险管理作为医院系统的子系统,执行特定的功能,有相对的独立性,又与医院内部的其他子系统（如财务、医务、信息等）及医院外部的医疗保险系统有着相互作用、相互依赖的关系,进行系统分析才能达到最佳化管理。

（2）经营和效益的原理。医院经营是将医院内部的经济管理与医疗技术和服务管理有机结合,使社会效益与经济效果相统一的经济管理活动和过程。医疗保险制度的实施,使医院必须强化经营意识,降低成本,增强效率,提高管理效能。

（3）整分合原理和责任原理。医院医保管理应首先从整体要求出发,制定管理目标,然后对目标进行分解,并明确分工,职责分明,责、权、利一致,是完成任务和实现目标的重要手段,也是调动职工的积极性、激发职工潜能的最好方法。

过程管理和持续质量改进原则:过程管理原则充分体现了"预防为主"的现代管理思想。医院医保管理应从"预防为主"的角度出发,对每一个环节都进行严格的质量控制,并强调全程的、持续的医疗保险质量管理。

信息化和数据化的原则:医疗保险系统是一个多部门、多层次、多专业的复杂系统,运行中会产生大量的数据和信息并需加工处理和交流使用,医疗保险信息系统发挥着巨大的、不可替代的作用。同时,现代化管理重视"用数据说话",寻求定量化管理的方法,运用各种统计方法和工具进行分析,提供基于数据分析的管理策略。

社会化的观点:社会化观点是一种开放式的管理思想,指在政府的统一规划下,打破行政隶属之间的界限和个体封闭式结构,将各系统组织成一个有机的体系,进行分工与协作,充分进行人、财、物和信息的交流,最大限度的发挥各系统的社会功能。医院医疗保险管理涉及医疗保险和医院管理两个大系统,需要加强交流和协作,共同做好群众的医疗保障工作。

（4）人本原理。主要有患者第一和全员参与的原则。医院医疗保险服务的相关者主要有参保患者、家属、各医疗保险经办机构等,要树立"以患者为中心"的思想,为患者提供满意的医疗服务。医院医疗保险管理需要医院各部门、各层次、各专业的职工参与,要善于运用激励效应和团队合作,保证医疗保险管理目标的实现。

（二）管理方法

医院医保管理方法是为实现医院医保管理目标,组织和协调管理要素的工作方式、途径或手段,主要有以下几种。

1.行政方法

指依靠行政权威,借助行政手段,直接指挥和协调管理对象的方法。管理形式有命令、指示、计划、指挥、监督、检查、协调等。

2.经济方法

指依靠利益驱动,利用经济手段,通过调节和影响被管理者物质需要而促进管理目标实现的方法。管理形式有经济核算、奖金、罚款、定额管理、经营责任制等。

3.法律方法

指借助法律法规和规章制度,约束管理对象行为的一种方法。管理形式有国家的法律、法规,组织内部的规章制度,司法和仲裁等。

4.社会心理学方法

指借助社会学和心理学原理,运用教育、激励、沟通等手段,通过满足管理对象社会心理需要的方式来调动其积极性的方法。管理形式有宣传教育、思想沟通、各种形式的激励机制等。

二、医院医保管理相关学科与研究方法

(一)相关学科

医院医疗保险管理学是研究医院医疗保险活动及其规律的学科,作为一门具有综合性、交叉性和应用性特点的管理学科,与许多学科有着紧密的联系,主要相关学科如下。

1.医院管理学

医院管理学不仅研究医院系统及其各个层次的管理现象和规律,也研究医院在社会大系统中的作用,其来源学科管理学、公共管理学、卫生事业管理学也均是相关学科。医疗保险必须借助于医院的医疗服务来提供保险服务;医院医保管理是医院管理的子系统,其原理和方法有一部分来自医院管理学;医院医保管理与医院管理的其他子系统有着紧密的联系。

2.医疗保险学

医疗保险学是研究医疗保险活动及其发展规律的学科,包括其来源学科保险学、社会保险学的有关学科知识,这些理论和方法是研究医院医保管理的前提条件。同时,医院医保管理的许多工作项目也是社会医疗保险业务的延伸,医疗保险的发展方向对于医院医保管理的发展具有导向作用。

3.临床医学和预防医学

临床医学是医学科学中研究疾病的诊断、治疗和预防的各专业学科的总称。医疗保险的产生和发展与疾病风险有直接的关系,疾病是影响医疗费用发生额大小的第一因素;了解各种疾病的诊疗方法和程序,是评价医疗服务合理性和医疗费用支付审核的基础。预防医学理念对制定医疗保险政策有指导作用,通过健康促进措施提高参保人群的健康水平,减少医保基金的支出,促进卫生资源的合理利用。

4.卫生经济学和卫生统计学

卫生经济学是研究医疗卫生领域中的经济现象及其规律的科学,医院医保管理与经济活动密切相关;医院医保管理中的许多问题或现象是通过大量的数据表现的,只有经过统计学的处理和分析,才能使这些数据成为有用的信息。因此,掌握经济学和统计学的理论和技术,是进行医院医保管理研究的条件。

5.信息科学

医疗保险和医院系统运行中会产生大量的数据和信息,医疗保险经办机构与医院之间要实

现数据交换和信息共享。信息科学和技术的发展应用,极大地提高了医疗保险信息处理的效率和效果,也是进行分析和预测、实现医疗保险管理科学化的重要工具。

6.法学

劳动法、保险法、卫生法等有关法律,是医疗保险制度顺利实施的重要保障,也是制定医疗保险政策和处理其法律关系的重要依据。医院医保管理者应研究和掌握相关法律、法规、规章及法学知识,提高管理水平。

7.社会学

社会学是从社会整体功能出发,通过社会关系和社会行为来研究社会结构、功能、发生和发展规律的学科。医院医保管理作为医院的一个子系统,其发展受到各种社会因素的影响;医院医保管理工作不仅与医院内其他科室打交道,更要与参保人员、医疗保险经办机构打交道。了解社会学的基本知识,可以更好地控制和利用社会因素促进医院医保管理的发展。

(二)研究方法

医院医疗保险管理在从经验管理向科学管理的转变之中,需要从学科发展的角度予以研究,并上升到一种理论的高度,这个过程中涉及研究方法的合理选择和使用,常常需要定性研究与定量研究相结合。常用的研究方法有以下几种。

1.系统方法

系统方法是以对系统的基本认识为依据,应用系统科学、系统思维、系统理论、系统工程与系统分析等方法,用以指导人们研究和处理科学技术问题的一种科学方法。系统方法以语言和数学模型为工具,遵循整体功能、等级结构、动态平衡、综合发展、最优目标原则,注重从整体与部分之间、整体与外部环境之间的相互联系、相互作用、相互制约等关系中考虑对象和研究问题。

2.比较研究

比较研究是根据一定的标准,对事物相似性或相异程度的研究与判断的方法。比较研究可分为单项比较与综合比较,横向比较与纵向比较,求同比较与求异比较,定性比较与定量比较等。

3.数理统计和经济分析方法

医疗保险运行中产生大量的数据,包括社会学、医疗、经济学等方面的信息,应用统计学方法对这些数据进行研究,才能保证管理的科学性。经济分析方法包括市场分析、成本效益分析、资金平衡分析等。

4.调查研究

医院医保管理涉及的人群和内容广泛,具体个案特征鲜明,因此调查研究方法成为一种研究的重要手段。常用的方法包括观察法、问卷调查法、访谈法、专题小组讨论、德尔菲法等。

5.关键路径法和循证医学分析

关键路径法是运筹学中常见的一种方法,针对任务或项目计算分析实现和完成它的最短的工期和成本,以发现完成任务或项目的最佳路线。循证医学分析的核心思想是,在临床医疗实践中,应尽量以客观的科学结果为证据制定患者的诊疗决策。

6.文献分析

文献分析是通过查阅有关的文献资料或记录了解情况的研究方法,具有方便、快速、成本低的特点。在医院医保管理研究中,文献分析的范围不仅是期刊、著作和教材,还包括相关的政策文件、研究报告、专项调查及公示信息等。

7.政策研究情景分析

也称为情景分析法,是一种能识别关键因素及影响的方法。政策情景分析的结果分两类,一类是对未来政策实施过程中某种状态的描述,另一类是描述政策制定及管理决策发展过程,包括未来可能出现的一系列变化。

8.SWOT 分析法

即态势分析,SWOT 四个英文字母分别代表优势、劣势、机会、威胁,运用 SWOT 研究方法,可以对研究对象所处的情景进行全面、系统、准确的研究,从而根据研究结果制定相应的发展战略、计划和对策等。

9.实验研究

医疗保险实验主要指社会科学研究中的社会实验研究,即通常所说的试点,也包括一些自然科学中的实验室研究,例如,某项医疗新技术的验证,计算机模拟实验等。我国所进行的九江、镇江医疗保险改革试点,就是典型的实验研究。

三、医院医保管理历史与发展

(一)医院医保管理发展回顾

中国医院管理,从步入科学管理到建立具有中国特色的医院管理学科体系,大体起步于20 世纪初期,形成于 60 年代,发展于 80 年代,而医院医保管理是随着医院管理和医疗保障制度的变化而形成和发展的。我国在 20 世纪 50 年代初建立了公费医疗和劳保医疗制度后,一些医院相应设置了公费医疗办公室。1952 年 8 月发布的《国家工作人员公费医疗预防实施办法》中指出,"对公费医疗预防事宜采取区域负责制,其具体组织工作由各地卫生行政机关的公费医疗预防处(科)负责办理,公立医院均有协助完成公费医疗预防任务的责任";1953 年 1 月发布的《中华人民共和国劳动保险条例实施细则修正草案》规定,"实行劳动保险的企业,已设立医疗机构者,应根据必要与可能的情况,充实设备,并应建立健全制度"。20 世纪 90 年代,随着我国改革开放的不断深入和新型的城镇职工医疗保险制度的建立,医院的公费医疗办公室也更名为医疗保险办公室。1999 年 5 月发布的《城镇职工基本医疗保险定点医疗机构管理暂行办法》中规定,定点医疗机构应配备专(兼)职管理人员,与社会保险经办机构共同做好定点医疗服务管理工作。21 世纪初,随着我国新型农村合作医疗制度的建立,各省出台了新农合定点医疗机构管理办法,其中对定点医疗机构配备专(兼)职管理人员也作出了规定,医院医保办因此又增加了新农合管理的职能,有的医院还设置了独立的新农合管理办公室。

随着时代进步和信息技术的高速发展,医院医保管理的范围和职能在不断拓展,从公费和劳保医疗到医保、新农合、商业保险等广义的医疗保险范畴,从手工报销到联网结算,从费用管理到综合的医疗管理,从一般性事务处理阶段到主动管理和加强质量控制阶段。但是由于医疗保险和新农合都实行属地管理,医保经办机构的多重性带来医疗保险政策的复杂性,各类参保人员的管理办法、享受待遇和结算方式不尽相同,使医院的管理难度加大。在全民医保的形势下,医疗保险的发展趋势应是构建一体化社会医疗保险体系,整合基本医疗保险和新农合医疗基金,实现跨区域统一结算和管理;而医院医疗保险管理的未来应是将医保管理与医疗管理相结合,建立多部门协作运行的医疗质量管理体系。

(二)医疗保险教育

我国社会医疗保险学科始于 20 世纪 80 年代,起初是作为卫生管理学、卫生经济学的一部分。

1982年开始,一些医学院校先后建立了卫生管理系或卫生管理专业,编写了教材,培养卫生事业管理和医院管理专业人员,北京大学1987年成为国内第一批社会医学与卫生事业管理硕士点。

随着我国经济体制改革和医药卫生体制改革的深入,社会医疗保险制度的建立与发展,以及商业健康保险需求的日益扩大,社会需要大批既懂医学又懂经济学和保险学等知识的复合型人才,政府机构、科研机构和高等院校对社会医疗保险研究越来越重视,人力资源与社会保障部门和一些财经或医学高等院校纷纷设立有关社会医疗保险研究或教学机构,一些高等院校开办了医疗保险专业及社会保障专业。武汉大学医学院(原湖北医科大学)于1994年在卫生事业管理领域设立医疗保险专业。同年,华中科技大学同济医学院(原同济医科大学)开始招收医疗保险方向研究生。1995年东南大学医学院(原南京铁道医学院)招收医疗保险本科生。哈尔滨医科大学、郧阳医学院等一批院校招收医疗保险专业本科生或专科生。1998年中国人民大学率先设置社会保障专业硕士点。随之各地的综合性大学或医学院校的公共卫生学院、预防医学系、社会医学与卫生事业管理系等院系相继建立医疗保险专业或研究方向,加快培养医疗保险高级专业人才的步伐,为政府部门、社会保障部门、政策研究机构、各类医疗机构、商业保险机构等培养从事医疗保险工作的专门人才。

从20世纪90年代中期,武汉、深圳、北京等地的专业人员,结合教学及医疗保险实践,编写出版了有关社会医疗保险的专著。医疗保险专业的课程涉及基础医学、临床医学、管理学、经济学、保险学等方面,独立的医学院校在数学、管理学、经济学、保险学等方面力量薄弱,因此,以拥有医学院的综合性大学开办比较合适,如果由独立的医学院校开办,可采取与财经类或综合性大学联合办学的方式。专业的培养要求应该是掌握上述相关课程的基础知识,了解国内外社会和商业医疗保险的理论及现状,具备较强的实践能力和综合分析问题的能力,以及科研和进行医疗保险管理和经营的能力。目前,与医疗保险相关的期刊有《中国医疗保险》《中国社会保障》《中国卫生经济》《中国卫生事业管理》等。

(三)医疗保险学术组织

学术组织是从事科学研究的社会团体,通过课题研究、管理咨询、培训人员等,推动学科和行业的进步及管理水平的提高。以下为社会保障和医疗保险行业的有关协会。

1.国际社会保障协会

国际社会保障协会(International Social Security Association,ISSA)是汇聚各国政府部门、社会保障管理部门和经办机构的国际社会保障领域规模最大、最具代表性的国际组织。创立于1927年,总部设在日内瓦国际劳工局内,全体会员由世界上大多数国家中管理社会保障的机构和团体组成。国际社会保障协会为会员提供信息、研究、专家咨询和平台,把改善社会保障的产出成果与加强社会保障机构的能力联系起来,以便在全球建设和促进充满活力的社会保障制度。1994年,原劳动部代表中国加入该协会,成为正式会员。此后,中国老龄协会(原老龄委)、香港职业安全卫生协会、中国社会保险学会、国家安全生产监督局等先后加入ISSA成为联系会员。

2.中国社会保险学会

中国社会保险学会是研究中国社会保险的全国性、学术性非营利社会团体。成立于2002年6月,主要由全国各省市的社会保险经办机构、劳动保障或社会保险学会、高校及科研院所等单位和个人组成。开展社会保险的基本理论和实际问题的研究,为推动社会保险各项制度改革、促进社会保险事业发展、建立健全我国社会保险理论体系和科学的社会保险体系、构建社会主义和谐社会服务。

3.中国医疗保险研究会

前身为中国社会保险学会医疗保险分会,成立于 2002 年 12 月,是由全国从事医疗保险及其相关工作的单位及个人组成的全国学术性社会团体。主要由人力资源和社会保障部直属事业单位、全国医疗保险经办机构、定点医疗机构、高校及科研院所、制药企业等单位和个人组成,一些省市办有分会。宗旨是组织会员和广大医疗保险工作者理论与实践相结合,开展医疗保险的理论研究和学术活动,推动医疗保险制度改革,促进医疗保险事业发展,建立健全我国医疗保险理论体系,为全面实现建设小康社会宏伟目标服务。发行《中国医疗保险》杂志。

4.中国医院协会医院医疗保险管理专业委员会

中国医院协会所属的分支机构,是全国性医疗机构医疗保险管理工作者的非营利性学术组织和群众性行业组织。成立于 2009 年 2 月,主要由全国各级各类医疗机构主管医疗保险工作的负责人、医保办负责人、从事医院医疗保险管理工作的人员、各级医保经办人员及研究制定医保政策的专家学者、医药企业、商业保险单位和人员组成,一些省市相继成立了分会。宗旨是落实国家建立覆盖城乡居民的基本医疗保障体系的目标,遵守和执行国家法律、法规和卫生、医保相关政策,开展有关医疗保险管理的学术活动,深化医药卫生体制改革,为人人享有基本医疗保险而服务。

（赵　燕）

第六节　医院医疗保险就医管理

定点医疗机构是医疗保险系统中医疗服务的提供者,是落实医疗保险政策的场所,也是医疗保险服务功能的延伸。医疗保险在医院的运行涉及多个环节,医院医保工作者需掌握医疗保险政策,科学制定操作流程并规范实施,处理好来自医保经办机构和参保人员的各种事务,为各类医疗保障人群就医提供良好的服务。本节讲述了医保经办机构和医院的医疗管理职能,并分别以经办机构、医院、参保人角度对常见的就医流程进行介绍。

一、医保经办机构医疗管理

我国的医疗保险经办机构是劳动和社会保障行政部门下属的公共管理机构,通常内设医疗管理部门来实现其管理和服务职能。医院医保工作者首先需熟悉各医保经办机构的医疗管理制度,才能更好地落实医保政策,建立协调机制,做好医疗保障服务。

医保经办机构医疗管理范畴较广,本书仅列出与定点医院和参保人员有关的流程示例。

（一）新准入医疗机构、药店签订协议

持单位基本情况说明等相关材料,到市人社局医保处申请定点资格→获批后持定点资格证书(或文件)与医保中心医疗管理科和信息科联系→按照管理要求完成计算机联网、医疗保险政策宣传栏制作等事宜→验收合格后,签订服务协议。

（二）增加药品和诊疗目录流程

定点医院医保科填写《医保目录修改申请表》并加盖医院公章→携带药品或一次性材料说明书、物价文件等相关材料→报医保中心医管科审核→医保中心分管领导签字→中心系统中增加相应的药品或诊疗项目→定点医院进行目录对应。

(三)门诊特定病审批程序

一般为定期组织鉴定。在定点医院医保科领取《门诊特定病鉴定表》→医师填写相关项目→定点医院医保科初审→医保科主任签字盖章→医保中心医管科窗口初审→专家鉴定组复审→医管科科长签字→发放门诊特定病就医手册→到选定的定点医院就诊并直接报销费用→定期年审。

(四)家庭病床审批流程

患者在定点医院医保科领取《家庭病床审批表》并填写相关项目→携带定点医院主治医师开具的家庭病床诊断建议书及相关材料→医院医保科主任签字盖章→医保中心医管科窗口初审→医管科科长复审→到定点医院办理家庭病床住院手续→在规定期限内按家庭病床诊疗→办理出院结算。

(五)异地就医审批流程

1.转诊转院审批流程

在定点医院(三甲医院)医保科领取《转诊申请表》→主管医师填写转诊意见→医院医保科主任签字盖章后→报医保中心医管科窗口初审→医管科科长复审→同意后转往上一级医院就诊并备齐相关材料→医保中心结算科录入费用明细→结算科报销统筹费用。

2.异地安置审批流程

由单位专管员或参保人员到医保中心申请异地安置备案→在异地选定医院的门(急)诊、住院就医→持相关材料到医保中心进行费用录入与审核→打印结算单→审批并由财务科支付。

3.异地急诊住院审批流程

异地急诊住院→医保中心电话备案→出院→持相关材料到医保中心进行费用录入与审核→打印结算单→审批并由财务科支付。

(六)生育保险费用报销流程

参保单位持本单位职工生育费用报销有关材料到医保中心→生育科审核录入→打印生育保险待遇支付结算单→参保单位盖章→结算科审核→财务科审核→通过网银支付到参保单位账户→参保单位为职工个人发放生育费用。

(七)工伤保险报销流程

参保单位持本单位职工工伤费用报销有关材料到医保中心→工伤科对用人单位申报资料进行审核录入→打印工伤保险待遇支付结算单→参保单位盖章结算科审核→财务科审核→通过网银支付到参保单位账户→参保单位为职工个人报销工伤费用。

二、医院医保科医疗管理

定点医疗机构是医疗保险系统中卫生服务的提供者,也是落实医疗保险政策的场所,与医院、医保经办机构、参保人员有关的大量事务需医院医保科来完成。医疗保险在医院的运行涉及多个环节,医院医保管理人员需掌握医疗保险政策,科学制定操作流程并规范实施,处理好来自医保经办机构和参保人员的各种事务。

(一)医院医保门(急)诊管理

1.门诊就医管理

(1)挂号。在我国当前的医疗机构运行模式下,挂号是患者门诊就医的第一个环节。随着医药卫生体制改革的不断深入,许多医院在传统的窗口挂号、即时就诊门诊模式的基础上开展了不同形式的预约就诊服务,如电话预约、网上预约、手工预约、院内自助机预约、手机短信预约及转诊预约等。同时,为了使预约诊疗与医疗保障制度有效衔接,一些省份在以全省或城市为单位的预约平台上建立了与医疗保险卡(包含银行卡功能)互通互联的挂号收费服务,患者可以使用医保卡完成挂号、就诊、交费等整个流程,实现信息互通,资源共享。医院应根据已联网的医保类型,设立不同的窗口,提高就诊效率,方便患者就医。

(2)就诊。定点医院的门诊通常有专科门诊,方便门诊、医保门诊、特需门诊等,参保人员可根据情况选择。门诊医保患者可分为门诊普通医保、门诊大病(或门诊慢性病、门诊特殊病、门诊统筹)医保、门诊公费医疗(包括离休)、门诊异地医保或新农合等患者类型。医务人员应认真核对患者身份,对于行动不便的特殊患者确需他人代诊时,应做好相关记录。接诊医师需将患者的病情、检查、治疗、用药等情况完整记录在医保手册上,并查阅以往记录,避免重复检查、重复用药。开药时使用医保专用处方,注意药量及适应证不能超限,超价处方或检查需经有关人员审批。提示异地医保或新农合患者的门诊费用报销规定需咨询当地医保或新农合管理机构。

(3)化验、检查、取药。定点医院医务人员应坚持"以患者为中心"的服务准则,按照因病施治的原则,合理检查、合理治疗、合理用药,严格掌握各项化验检查的适应证,执行当地卫生部门规定的检查化验结果互认制度和门诊处方外配制度。医保处方应分类保存,有条件的医院药房应实行进、销、存的数字化管理,杜绝以药换药等行为。参保人员要求到定点药店购药时,医院应按规定提供外配处方。优化就医流程,减少各个环节的排队等候时间,及时回报检查化验结果,为参保人员提供优质高效的服务。

2.急诊就医管理

(1)定点医院医保科和急诊科工作人员需了解医保患者急诊就医的管理规定,核实患者身份。通常参保人员患危、急、重病时可就近急诊抢救治疗,也有的医保经办机构规定需选择医保定点医院。参保人员在外地或本地非定点医疗机构救治,一般需要在规定时间内向相应的医保经办机构备案,并保存相应的就医资料和收费单据以备报销。

(2)定点医院经治医师应当按照卫生行政部门规定规范书写急诊病历,做到用药处方、检查单与急诊病历记录相符,并在医保手册上记录本次就医内容。采用电子病历的医院,应保存电子信息,以备医保管理部门监督检查。参保人员病情稳定后应及时转到普通病房治疗。

3.门诊统筹就医管理

(1)门诊统筹是门诊医疗保险的一种实现形式,将参保人员的部分门诊费用纳入医保报销,由统筹基金和个人共同负担。门诊统筹的保障方式主要有门诊通道式统筹和门诊特定病(或称门诊慢性病、门诊大病)两种模式。此外,由财政或企事业单位筹资的公费医疗(保健干部)、离休干部门诊费用通常都由相应的管理机构统筹支付,无个人账户和封顶线限制,也是各级医保管理机构和医院需加强管理的内容。

(2)承担门诊特定病初审的医务人员应提供真实、可靠、准确的疾病证明材料,鉴定专家要严格遵守医疗保险的有关规定,秉公办事,严格审批。医保科工作人员要严把初审关,准确执行医保政策,确保所送达材料的真实性和完整性,公开、公平、公正,做好政策宣传,热情为参保人员服务。

(3)定点医院可为病情稳定的医保门诊特定病、离休干部、公费医疗患者提供一站式便捷服务通道。接诊医师应规范书写门诊大病诊疗手册,定时对患者治疗情况作阶段小结,所开的化

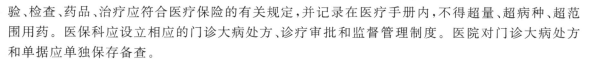

验、检查、药品、治疗应符合医疗保险的有关规定,并记录在医疗手册内,不得超量、超病种、超范围用药。医保科应设立相应的门诊大病处方、诊疗审批和监督管理制度。医院对门诊大病处方和单据应单独保存备查。

4.医保窗口管理

(1)与医保患者有关的大量事务需医保科来处理,设置医保窗口可方便参保人员,完成接待咨询、医保慢病门诊、医保审批、出入院审核等业务。

(2)医保窗口人员应熟悉窗口服务内容和流程,注意沟通技巧,加强服务理念,提高解决纠纷和与相关部门协调工作的能力。

(3)医保窗口可为参保人员现场答疑解惑,并提供多种形式的医保知识宣传渠道,如宣传栏、电子滚动屏、自助查询机、宣传单等,使各类医保患者了解就医流程,解决其就医中遇到的问题和困难。

(4)医保窗口可建立医保大病门诊绿色通道,派全科医师(或内科医师)出诊,出诊人员可相对固定,方便为门诊大病(或门诊慢性病、门诊特殊病)、公费医疗、离休干部开药和检查、治疗。患者也可持专用手册在各专科门诊就医,然后到医保窗口审核后计费。

(5)医保窗口可完成各种医保审批和审核功能。如门诊慢病、公费医疗、离休干部等患者门诊大额处方和检查的审批;异地安置、工伤、生育患者的备案与门诊治疗审核;急诊报销、外转报销、门诊慢病申请鉴定等申报材料的接收;住院患者植入材料、血制品、人血白蛋白等特殊治疗和用药的审批等。

(6)医保窗口可进行出入院审核。医保入院审核应根据病种和入院原因区别医保、生育、工伤、普通患者等不同的患者类别和费用支付渠道,按病种付费的还应注意是否走该病种的费用支付方式,在入院证和信息系统中作出相应标识。出院审核应根据出院诊断再次鉴别患者类别和费用支付方式,并审核费用情况,发现问题及时协调处理,在出院前解决。对未联网结算的参保患者相关资料进行审核盖章,方便患者回当地报销医疗费用。

医保窗口审核注意事项:①医保、新农合住院应先审核医保本、卡与住院证信息是否一致,无误后在住院证上方加盖标识章。②下列情况不能按医保入院:美容整形,各种不孕症,打架斗殴,酗酒戒酒,戒毒,自残自杀,交通事故、工伤等。外伤患者职工医保需提供单位证明、离退职人员提供单位或街道证明、学生提供学校证明。暂时未开来证明的可先办理普通住院手续,待出具证明后再办理"普通转医保"。③本市新农合入院时需持转诊表,没有的需在入院7天内补办,否则报销比例低于有转诊表的。外伤无论何原因均按自费住院,到市新农合中心审核报销。④本市新农合住院证上盖"新农合直补"章。全省其他市县新农合住院证上盖"新农合"章,并标注所在地市名称。⑤急诊转住院的患者,需急诊科先审核并在住院证上加盖"急诊转住院"图章后,本窗口才能加盖相应医保章,然后去财务窗口转医保。⑥"普通转医保(或农合)"的患者在本窗口盖章后,注意提示患者家属还需到财务窗口办理,更新电脑系统中该患者的医保(农合)信息。⑦符合市医保单病种的疾病要加盖"单病种"标识章。⑧异地来本市居住就医、工伤、生育等各种备案表、工伤治疗表,审核后加盖医保科图章。

(二)医院医保住院管理

1.医保入院管理

(1)入院审核。医保窗口应根据患者就医凭证和相关政策,进行入院前审核,确认参保人员身份与医保类型。入院审核的主要内容有:①接诊医师开入院证时,需核实医保(新农合)手册与患者本人是否相符,在诊疗手册上记录入院原因,应有明确的需住院治疗指征。对于外伤患者,应记录受伤时间、地点、原因等。②医保窗口工作人员根据身份证、医保(新农合)手册等证件,再次核实患者身份,并审核病种,在入院证上加盖相应的标识章。

(2)入院审核注意事项。①医保患者未带相关证件或证明的,可先按普通患者入院(告知科室按医疗保险患者管理),待证件齐全后尽快到医保窗口办理手续,转换成相应的医保类别。②因入院时不易判断或入院后病情有变化、出院前需重新界定支付类别的(如生育与病理产科的界定、因出入院诊断不同需判断是否按单病种结算等),应能从信息系统中更改患者类别,并冲销和重新上传费用。③发现冒名住院或提供虚假外伤证明等违规情况时,应将其医保转成普通患者类别,必要时通知医保经办机构。④对于二次返院(即同一患者出院后再次入院)的间隔时间,一些经办机构有限制条件和审批流程,如需大于 10 天,若未超过而再次入院则需符合一定的条件(如出院后病情有变化,急、危、重症等),经医保经办机构或医院审批后方可办理或转成医保手续。⑤根据我国 2011 年 7 月 1 日起施行的《社会保险法》规定,"医疗费用依法应当由第三人负担,第三人不支付或者无法确定第三人的,由基本医疗保险基金先行支付。基本医疗保险基金先行支付后,有权向第三人追偿"。但在目前的医保运行实践中,政府和各医保经办机构尚未制定具体的实施办法,如果由医保基金先行支付,医院则有违规的风险,所以需和相关的医保经办机构协商解决。

2.医保在院管理

(1)严格出入院标准。按照卫生部门的《病种质量控制标准》,掌握出入院标准,不得挂床住院、轻病住院;对于在短时期内二次返院的医保患者病历应在入院记录中说明原因,不可人为的分解住院;参保人员住院后应将医保手册放在护理站保管,临床科室核对人、本一致后方可入住,出院时归还,严禁冒名住院;科室应在患者一览卡、床头卡上加盖分类标识章以方便管理;外伤者的医保手册、证明材料、住院病历中记载的致伤原因应一致,若发现异常因及时核实解决。

(2)病历与计费管理。病历是患者就医过程中的重要记录,在一定程度上反映出医院的技术水平和服务质量,也是医保经办机构进行监督检查的主要途径之一,医院在医疗收费中执行卫生、物价部门《医疗服务项目价格》的情况,是监督考核和返还医疗费用的重要依据。因此,医疗保险对病历书写的准确性、全面性、完整性,以及医疗收费的合理性等方面提出了更高的要求。一些医院设置有"出院患者费用审核处""医保费用审核处"等机构,或医保科有专人进行病历和费用的审核或抽查。

医保病历的检查重点。是否符合出入院标准;费用、医嘱、报告单是否一致;使用药品和植入材料是否规范、限定用药是否符合要求等,即合理检查、合理治疗、合理用药、合理收费。医保患者住院病历中,主诉、现病史、既往史,以及病程记录,应详细描述病情转归、治疗方案的调整,转院治疗的患者应将前期用药情况详细记录在现病史中,以体现后续治疗的连续性及用药依据的完整性。因病情需要使用基本医疗保险目录范围以外的药品和诊疗项目时,医务人员应履行告知义务,向患者说明自费项目使用的原因、用量和金额,患者或家属同意后在《自费项目同意书》签字后方可使用。

(3)医保审批。根据不同的业务项目,医保经办机构通常设定医院医保科审批和初审两种权限。由医院医保科负责审批的项目一般有大额处方、血液制品、植入材料、特殊检查及治疗等;由医院医保科初审、医保经办机构审核的项目一般有门诊慢性病的鉴定和年审、异地外转就医的审核和费用报销;由单位医保专管员初审、医保经办机构审核的项目一般有异地安置、异地急诊、生育、工伤人员的就医审核和费用报销。医院医保科应根据各个经办机构对不同业务项目的政策规定、结合医保信息系统的操作流程,以及医院内部的业务流程,制定出科学、合理的审批制度,各级审批人员应认真审核把关,各业务经办人应将审批材料定期整理、归档备查。

(4)几种住院类型的管理:具体如下。

1)家庭病床管理:家庭病床是指符合住院条件的参保人员,因本人生活不能自理或行动不便,住院确有困难而在其家庭或社区定点医疗机构设立的病床,一般由社区定点医疗机构提供管理服务。可以申请家庭病床的情况:一是治疗型,诊断明确,可在家庭进行治疗、护理的患者;二是康复型,在出院后恢复期仍需进行康复治疗的患者;三是照顾型,包括疾病晚期,需要姑息治疗和减轻痛苦的患者,自然衰老、主要脏器衰竭、生活不能自理者;四是等待入院型,择期手术的患者可以先进行术前检查或治疗,等到病床空出,就可以直接进行治疗及手术,减少住院的时间,加快床位周转率,减少部分住院费用(如床位费、护理费、空调费等)的支出。

医保患者家庭病床管理办法:为了规范市医保家庭病床患者的管理,加强用药和诊疗管理,特制定本办法。A.市医保患者可办理家庭病床的病种有脑血管意外后遗症、恶性肿瘤晚期、骨折牵引。B.办理家庭病床时由主管医师在医保手册上详细记录病情和入院指征、治疗方案、需用药品名剂量。参保人员须持家庭病床审批表、入院证,经我院医保办和市医保中心批准后,可办理住院手续。C.家庭病床每次住院不得超过两个月,逾期需继续治疗者,重新办理有关手续。期间不得同时在其他科室住院治疗,一般不得跨科室、跨病种开药。D.市医保家庭病床由主管医师所在病区管理,主管医师需为家庭病床患者建立简单病历,内容包括入院记录、(巡诊)病程记录、长期(临时)医嘱、各种检查、化验结果、出院记录。E.取药、记账在该科室护理站进行,家庭病床建床费和巡诊费按医疗收费标准执行。F.市医保家庭病床出院病历由住院科室送病案室进行统一管理。

家庭病床服务是我国初级卫生保健的一种重要组织形式,在许多省市已纳入基本医疗保险支付范围。医保经办机构对家庭病床每一建床周期一般规定在6个月之内,确需继续治疗的,须重办登记手续。定点医疗机构对家庭病床应建立规范化管理要求,包括家庭病床建床、撤床条件,会诊、转诊条件,病案文书,查房内容和程序,医务人员工作职责,医疗风险防范措施,医保管理规定等。

2)日间病房管理:日间病房是根据常见病、多发病经简短观察治疗即可出院的特点,专为该类患者设计的短、平、快式医疗服务。日间病房是目前国外比较流行的新型治疗模式,在国内一些医院也已经开展,常见的有日间手术病房、日间化疗病房等。这种新模式能够缩短患者无效住院时间,减轻患者经济负担,提高床位使用率,有效缓解"住院难"的问题,提高医疗资源的有效利用率。

推行日间住院模式有利于医改的顺利进行,深入开展日间病房更需医保的支持。目前一些省市的医保经办机构已将日间病房费用纳入医疗保险支付范围,定点医院需协调并明确各类医保政策以确保日间模式的顺利开展。在支付方式上,有的地区按"门诊统筹"或"特殊门诊"类别报销医疗费用,有的地区按普通住院对日间病房费用进行结算。定点医院对日间病房应实行病房化管理,建立日间病房管理制度,积极探索与日间病房管理相适应的新机制。例如,建立以临床路径为指南的标准化诊治流程、患者准入制度、离院评估制度、医保报销办法等管理制度,全面保障医疗质量和医疗安全。

医保日间病床管理办法:A.手术医师确定患者适合做日间手术,开具术前检查单(包括血常规、凝血系列、肝肾离子、血糖、术前免疫、尿常规、心电图、胸片等）、住院证、手术通知单。B.患者做术前检查。出结果后,持检查结果到麻醉科门诊进行麻醉术前评估。C.患者持住院证、手术通知单、各项化验结果、麻醉评估单到日间手术部预约处预约手术。D.确定手术时间后,预约处护士通知术者并对患者进行术前宣教。E.手术当日患者按规定时间到达日间手术部病房,护士接诊,医师查看患者,签署手术知情同意书,开具术前医嘱。护士根据医嘱为患者做术前准备（备皮、皮试等）。F.术前准备完善后,进入手术室进行手术,手术结束回病房进行观察和治疗。G.次日医师进行出院评估并作出院指导,患者办理出院手续,离院。H.术后连续三天对患者进行随访指导并记录。

3）单病种管理：单病种付费是指医院对单纯性疾病按照疾病分类确定支付额度的医疗费用支付方式,其理论基础和方法学是循证医学和临床路径。单病种付费方式降低了患者的医疗费用,主要针对诊断明确、技术成熟、治疗流程和效果可控性强的外科常见病和多发病,疾病复杂多变、病种价格测算复杂等原因影响到单病种限价的持续推行。医院医保科需与医务科协作,健全落实诊断、治疗、护理各项制度,通过对患者入院诊断、手术、治疗、费用、住院日等信息的跟踪监控,根据临床路径的实施情况,为临床科室及时反馈相关信息,结合医保按病种付费制度,在确保医疗质量的前提下,合理控制医疗费用。

医保单病种管理办法：A.根据省、市医保中心的单病种支付政策,建立以临床路径为指导的单病种管理模式,制定单病种质量管理有关制度。B.职能科室提供单病种管理相关数据,指导科室建立并完善单病种诊疗方案并确定诊疗项目。医务科负责单病种质量控制;病案室负责单病种的病历首页规范管理、单病种病案统计;护理部组织制定单病种护理规范及工作流程;信息科负责单病种相关程序的改进。C.定期召开讨论会,协调相关部门和人员,解决实施过程中遇到的困难。D.定期检查考评,纳入医院绩效考核管理。E.各科室成立单病种质量管理实施小组,负责本科室工作人员单病种相关知识培训,落实单病种实施管理办法,进行单病种诊疗质量及费用控制等工作。F.单病种质量控制的主要措施：按照临床路径管理要求和医保费用指标,严格执行诊疗常规和技术规程,控制医疗费用;健全落实诊断、治疗、护理各项制度;合理检查,使用适宜技术,提高诊疗水平;合理用药、控制院内感染;加强危重患者和围术期患者管理;调整医技科室服务流程,控制无效住院日。G.单病种质量控制指标主要有：诊断质量指标,出入院诊断符合率、手术前后诊断符合率、临床与病理诊断符合率。治疗质量指标：治愈率、好转率、未愈率、并发症发生率、抗生素使用率、病死率、一周内再住院率。住院日指标：平均住院日、术前平均住院日。费用指标：平均住院费用、每床日住院费用、手术费用、药品费用、检查费用。H.定期考核限价病种的入院人数、平均住院天数、费用构成、治疗效果、患者满意度等指标,进行单病种限价效果评价。I.实施病种及费用标准（略）。

4）专科疾病管理：为合理使用医保基金,一些医疗保险经办机构对专科医院中的专科疾病实行按床日付费结算管理,如精神专科疾病。床日费医保基金支付标准按专科定点医疗机构级别或病种制定,根据物价变动等因素做适当调整。专科医院医保科应制定相应的管理办法,例如,防止虚记床日天数等违规现象;对因患躯体性疾病等原因造成医疗费用过高的特殊病例,应向医保经办机构特殊申报审核;向医保经办机构争取合理的床日费支付标准。

5）生育保险管理：在社会医疗保险制度中,生育保险与医疗保险属不同的险种,而在新农合制度中则通常为统一管理。因此,医院应根据不同的生育保险医疗费用结算有关文件,制定相应的管理办法,进行出入院流程设计和实施相应的临床路径,各级医师应严格执行相关规定,患者出院时执行相应的支付方式。

6)工伤保险管理:医院工伤管理涉及的科室有医务科、医保科、外科、康复科等。与医疗保险、生育保险类似,工伤保险管理也需根据不同的工伤保险管理机构的政策制度,制定相应的管理办法。例如,入院时注意区分医疗保险与工伤保险;是否属联网结算;提示工伤保险参保人员到相应的省、市医保工伤科履行鉴定和备案手续,确保患者正常享受工伤待遇;患者住院后,各级医师应严格执行相关规定,合理检查,合理用药。

医院工伤保险管理办法:A.住院登记,医保窗口应先对患者身份(工作证、身份证等)和工伤证明进行核实,在入院证上盖"工伤"章。由于工伤未实行联网结算,工伤患者全额交纳住院押金。B.住院科室对工伤患者身份进行核对,工伤信息记录齐全,保证工伤职工医疗资料的真实性。C.主管医师按照工伤保险目录实施治疗,确因伤情需要需使用目录外的特殊检查、医疗、用药时,由患者或家属签署自费同意书方可使用。危重抢救可先施治,但应在事后补办手续。D.严格掌握入出院标准,对于符合出院指征者应及时安排工伤职工出院,严禁挂床住院。E.因限于技术和设备条件不能诊治的工伤或职业病,可办理转诊、转院手续。由主管医师填写《转外审批表》,科主任签字,医保科盖章,报社保中心工伤科批准后方可转上级工伤定点医院。

3.医保出院管理

医保患者出院前,临床科室应注意出院带药不可超范围超量、核对医疗费用清单和医保支付方式等事项;对于未联网结算的异地医保、新农合患者,应提示其备齐费用报销材料并到医保窗口审核盖章;参保患者符合申请门诊大额疾病的,出院后复印住院病历到医保科审核申报。也可将注意事项印刷在出院证或专用宣传单上,方便患者及时查阅。

(三)医院医保转院管理

1.双向转诊

双向转诊是指在城乡基层医疗卫生机构(即患者所在地的城市社区卫生服务中心和农村乡镇卫生院)首诊的危重和疑难病症患者,及时转到具备相应条件的医院(包括城市的大医院和农村的县级医院),并将在医院经治疗病情已稳定需要康复的患者和被确诊需要长期治疗的慢性病患者及时转基层;双向转诊有时也可包括城市的大医院和农村的县级医院之间的互转。建立双向转诊制度的出发点是让一般常见病、多发病在基层卫生服务机构就可以得到解决,大病等疑难杂症在大中型医院或专科医院进行诊治,实现患者的合理分流,真正实现"小病在基层,大病在医院"的合理格局。

基本医疗保险的可持续发展也面临人口老龄化和慢性病带来的挑战,影响医保基金的安全,因此促进基本医疗保险与双向转诊有机结合,在优化卫生资源配置、促进患者合理分流、降低医疗费用、节约医保资金等方面具有重要意义,有利于医疗保障制度的改革。卫生和人社部门通过在不同级别医疗机构就诊实行不同的收费标准、起付线、报销比例等方式来引导患者,还有的地区通过确定首诊和转诊医院的方式来分流参保人员就医。在目前的实际操作中,即使在同一统筹地区内转诊转院,也需在不同的医疗机构间重新办理出入院手续。基层医疗机构和医院应根据双向转诊的标准和流程,制定相应的管理办法。

2.异地转诊

异地转诊是指当地医疗机构无能力、无设备诊治的疾病,经医保经办机构批准,转往异地更高级别医疗机构诊治的一种行为。随着社会经济水平的发展,人们对医疗服务质量和技术水平的要求也越来越高,转院已成为临床中的常见现象。目前,参保人员向统筹地区以外的医院转诊，很多无法实现联网结算，需要患者先按自费结算，出院后回当地报销医疗费用。对于省会城市大中型医院特别是三甲医院来说，既有来自本省各市县的上转患者，也有转往异地（特别是北京、上海、天津、广州等地）的本省患者，因此医院医保科应医院应根据不同医保经办机构的转诊管理制度，制定相应的管理办法。

参保人需要转诊到外地就医，一般需由主管医师提供病历摘要，提出转诊理由，填写转诊申请表，经科主任签署意见，送医保科审核并加盖公章，到医疗保险经办机构核准。转诊转院就医管理的关键是把好转诊条件关、转诊资格关和费用审核关。要求严格掌握转诊的条件，一是经当地最高水平的会诊仍未确诊的疑难病症；二是当地无设备或技术诊治抢救的危重伤患者。转诊资格必须严格控制，原则上只有统筹地区最高级别的综合和专科定点医疗机构才有提出转诊的资格。费用审核主要是要求参保人提供较齐全的材料，包括住院病历复印件、疾病诊断证明书、费用明细清单、有效收费收据和医疗保险证件等，对属于基本医疗保险统筹基金支付范围内的住院医疗费用，按当地有关规定审核报销。

三、参保人员就医管理

医疗保障能够在人们因疾病、工伤、患职业病、生育需要医疗服务和经济补偿时，向其提供必需的医疗或经济补偿，因此它不仅关系到千家万户而且关系到社会安定和经济发展。定点医疗机构是医疗保险系统中卫生服务的提供者，也是落实医疗保险政策的场所。医院医保管理者需制定各种医保流程并规范实施，为各类医疗保障人群就医提供良好的服务。

（一）参保人员门（急）诊就医

从医院医保部门管辖的医疗保障人群看，归属人力资源与社会保障部门管理的省、市医保大部分实现了属地内的联网结算，方便了参保人员，对医院的制约性也较大；而行业医保、异地医保、新农合等联网率则较低，参保人员就医报销不便，医院的相应管理也较难规范。基本医疗保险和新农合都实行属地管理，医保经办机构的多重性带来了医疗保险政策的复杂性，各类参保人员的管理办法、享受待遇和结算方式各不尽相同，使医院的管理难度加大。在全民医保的形势下，发展趋势应是构建一体化社会医疗保险体系，整合基本医疗保险和新农合医疗基金，实现跨区域统一结算。建议政府对医疗保险统筹安排、合理规划、加快信息化建设，以更有利于参保人群就医和医疗机构管理。

无论是医保还是新农合患者，对于定点医院来讲，基本上都可以分为信息系统联网和未联网两大类型。已联网的多为属地内的医保和新农合经办机构，例如，省、市医保中心和市新农合管理中心，医院与其建立了各自的信息接口系统，签订了医疗服务协议，在就医和结算等方面都极大地方便了参保人员，对医院的监督管理制约性也较强；未联网的主要为行业或单位（如电力、铁路系统）医保、异地医保、异地新农合等，参保人员就医和费用报销不便，医院的相应管理也较难规范，一般只能通过提供就医凭证和转诊表审核、病历复印、费用清单打印等方式来做好医保相关服务。

对于各类参保人员来说，到医院就诊需最先了解的是就医流程和支付政策。医院医保科可应用简单明了的流程图、通俗易懂的文字描述等进行医保宣传。

（二）参保人员住院就医

1.保健干部、省医保、市医保、市新农合参保人员

省直管单位医保（省医保、铁路医保）、市医保（职工医保、居民医保、离休干部）参保人员、省

保健干部在我院就医实行联网结算。

（1）入院。患者或家属持入院证、医保手册、医保卡在门诊大厅的医保窗口办理审核手续，然后在财务出入院窗口办理入院。中午、夜间、节假日期间医保窗口不开放时，可直接到急诊室的财务窗口办理入院手续，但需事后尽快到医保窗口补审核。

外伤患者入院时需由单位（居民医保由社区或学校）开具外伤证明，内容包括受伤原因、地点、经过，并加盖公章。车祸、工伤等有第三方责任的不能按医保入院。暂未开出单位证明的，可先办成普通住院，开具证明经审核后可办理"普通转医保"。

"普通转医保"需在入院后 24 小时内办理（节假日顺延），适用于因入院时未带医保手册（医保卡）、未开具外伤证明、急诊转住院、网络故障等原因先办成自费住院的参保人员。办理流程为持住院证、医保手册、医保卡、外伤者持外伤证明，先在医保窗口审核，然后到财务出入院窗口办理。转医保后可将入院后发生的普通费用自动转为医保费用。

（2）目前每个医疗年度内，省、市职工医保基本医疗保险统筹基金最高支付金额为 8 万元，市居民医保最高支付金额为 7 万元，省保健干部、市离休干部不设封顶线；省医保公务员医疗补助最高支付限额为 30 万元（合计 38 万元），市职工医保大病医疗保险最高支付限额为 32 万元（合计 40 万元），市居民医保补充医疗保险最高支付限额为 33 万元（合计 40 万元）。

（3）市居民医保未成年人先心病和白血病补充医疗费用支付。凡参加市居民医保的未成年人、大学生、新生儿均可享受此待遇，病种为先天性房间隔缺损、先天性室间隔缺损、先天性动脉导管未闭、先天性肺动脉瓣狭窄、第一诊断为标危或中危的急性淋巴细胞白血病、第一诊断为急性早幼粒细胞白血病。凡符合条件的参保患者，由接诊医师鉴定并填写《市城镇居民医疗保险未成年人（大学生）重大疾病审批表》，到医保办公室备案并上传相关信息，办理住院手续。出院时基本医疗费用和补充医疗费用都能联网即时结算。

（4）省保健干部、省医保、市医保患者住院期间使用植入材料、血制品、人血白蛋白，需由临床科室主管医师填写"特殊就医申请表"，附相关材料（如植入材料申请单、化验单、手术记录、病危通知书、抢救证明等相关材料），经医院医保办公室审批后才能记入住院费用中。

（5）省、市医保患者住院期间因本院条件所限或设备故障，需到外院检查治疗时，由科室开具外出检查治疗单，到医保科审核备案后，可将外检费用转入住院费用中。

（6）患者在院期间请及时核对一天清单，根据科室的通知及时补交押金，有疑问及时咨询解决。

（7）出院患者或家属持出院证、医保卡、全部押金条，到门诊大厅出院窗口办理出院结算手续，一般只需支付自付费用。市医保患者"进入大病"和"单位欠费"（以出院结算时为准）的费用由患者先行垫付，出院后到市医保中心报销。

（8）本市新农合患者可联网直报（外伤除外）。入院时持住院证、转诊表、身份证（或户口本）、新农合证在本窗口审核盖章，出院时携相关材料到病案室办理补偿材料邮寄手续，其他手续同上述出入院流程。

2.异地新农合、异地医保、托管医保、商业医保等参保人员

异地新农合、异地医保、托管医保、商业医保等与我院未联网的参保类型需按全自费结算，入院前请咨询参保地区的新农合或医保中心，看是否需提前办理转诊或备案手续，出院后带相关资料回当地报销医疗费用。

（1）入院。新农合、异地医保、托管医保、商业医保患者入院时，持医疗手册、入院证在门诊大

厅医保窗口审核,入院证上加盖相应标识图章,然后到财务入院窗口缴纳押金,办理入院。

(2)经医师诊断,符合新农合重大疾病条件的患者,应先回当地新农合管理中心办理审批手续后,持《重大疾病审批表》到医保办公室办理重大疾病门诊或住院治疗手续。我院承担的省新农合重大疾病病种:儿童急性淋巴细胞白血病、儿童早幼粒细胞白血病、儿童先心病、乳腺癌、结肠癌、直肠癌、食管癌、胃癌、肺癌、急性心肌梗死、1型糖尿病、脑梗死、唇腭裂、血友病、慢性粒细胞白血病。(儿童的年龄为0~14周岁)。

(3)儿童先心病患儿符合条件的,可向爱佑基金会申请免费治疗项目。

(4)出院。患者或家属持出院证、全部押金条,到门诊大厅财务出院窗口办理结算。

(5)准备报销材料。患者或家属持相关资料到医保窗口审核,一般需以下资料,具体以参保地区的规定为准。①费用汇总单:由住院科室护理站打印,医保窗口盖章。②转院转诊表:由参保地开出(有的地区无须此表),医保窗口盖章。③诊断建议书:由主管医师开出,在门诊办公室窗口盖章。④病历复印件:到病案室办理,可出院时预约邮寄,也可出院两周后复印。⑤出院结算单:在财务窗口办理出院结算后交患者,请妥善保存。⑥出院证:由主管医师开出。

(6)备齐相关资料后回参保地报销医疗费用。

(三)参保人员异地就医

参保人员异地就医主要有因病情需要转外地治疗,长期在外地工作、生活的异地安置,以及因出差、探亲、旅游等在异地急诊住院三种形式。如果两地之间已实现实时结算,则可以在履行有关手续后在出院时同参保本地人员一样只支付自付费用;在未实现异地联网结算的情况下,医疗费用须先全自费垫付,出院后按各医疗保险经办机构规定的结算办法和标准执行,凭单位证明、诊疗手册、住院病历复印件、诊断证明书、费用明细清单和出院发票,给所在单位医保专管员审核后统一到医保经办机构按规定报销。

随着人们经济条件和生活水平的提高,对医疗条件的需求也越来越高,加之此地区基层医疗卫生条件和水平的滞后,自愿转诊的人群增多,如果外转审批只有"本地无法医治"一种情况可转,极易引起参保人员与医院的矛盾,可建立"本地无法医治"和"自愿转诊"两种模式,自愿转诊的报销比例低于本地无法医治,这样可减少外转审核中的矛盾和医院与医保中心的压力,与时俱进,提高医保患者满意度,为参保人员提供优质服务。

(赵　燕)

第七章　财务分析与报告

第一节　财务分析的方法

财务分析是一项技术性很强的工作,其重点在于选择合适的方法并进行计算与分析。开展财务分析,需要运用一定的方法。通常使用的财务分析方法包括比较分析法、趋势分析法、比率分析法、因素分析法、本量利分析等。

一、比较分析法

比较分析法是将两个或两个以上相关指标(可比指标)进行对比,测算出相互间的差异,从中进行分析比较,找出产生差异主要原因的一种分析方法。比较分析法是实际工作中最常用的一种方法。主要包括 4 个方面。

(1)用本期的实际指标与本期计划指标比较,用以说明本期计划的完成情况和完成进度情况,并为进一步分析产生差异的原因指明方向。

(2)用本期的实际指标与上期实际指标比较,用以了解指标的发展变化情况,预计发展变化的规律和趋势,评价本期与上期财务管理状况的优劣。

(3)用本单位的实际指标与本地区的先进水平进行比较,用以说明单位的差距与不足,促进单位进一步提高财务管理水平。

(4)用本单位的实际指标与其他地区同类机构相同指标进行比较,以说明地域差异。

采用比较分析法时,应注意指标的统一性和可比性。进行对比的各项指标,在经济内容,计算方法等方面,应具有可比的共同基础。如果相比较的指标之间存在不可比因素,应先按照统一的口径进行调整,然后再进行比较。

二、趋势分析法

趋势分析法是通过比较医院连续几期的会计报表或财务指标,来分析财务指标的变化情况,并以此预测医院未来发展趋势的一种分析方法。采用这种方法可以从医院的财务账款和经营成果的发展变化中寻求其变动的原因、性质、速度等,并以此来判断医院未来的发展趋势。

(一)定基分析法

定基分析法是指连续在几期的会计数据中,以某期为固定时期(一般为第一期),指数定为100,分别计算其他各期对固定基期的变动情况,以判断其发展趋势。其中,要分析的时期称为报告期,要对比的时期称为基期。采用定基指标分析时,可以将报告期与基期进行直接对比,便于挖掘潜力,改进工作方法。定基分析法具体公式如下:

$$定基发展速度 = \frac{报告期金额}{基期金额} \times 100\%$$

$$定基增长速度 = 定基发展速度 - 1$$

表 7-1 是某医院 2019—2021 年连续三年的资产负债表,以 2019 年为基期举例,计算定基百分比,并进行简要分析。

表 7-1　资产负债表

(单位:万元)

项目	2019 年	2020 年	2021 年	定基百分比(%)		环比百分比(%)	
				2020 年	2021 年	2020 年	2021 年
流动资产	1 430	2 700	4 080	188.8	285.3	188.8	151.1
速动资产	1 000	2 100	3 400	210.0	340.0	210.0	161.9
其中:应收账款	3 500	2 600	1 700	74.3	48.6	74.3	65.4
存货	130	190	300	146.2	230.8	146.2	157.9
长期资产	5 400	5 660	5 900	104.8	109.3	104.8	104.2
固定资产	40	50	120	125.0	300.0	125.0	240.0
资产总计	10 500	11 200	12 100	106.7	115.2	106.7	108.0
流动负债	2 500	2 800	3 000	112.0	120.0	112.0	107.1
非流动负债	2 000	2 178	2 378	108.9	118.9	108.9	109.2
净资产	2 000	2 222	2 722	111.1	136.1	111.1	122.5
负债与净资产合计	10 500	11 200	12 100	106.7	115.2	106.7	108.0

从表 7-1 的数据中可以做出简要分析如下:①总资产稳定增长。②速动资产增长很快,是总资产增长的主要原因。③存货连续上升且幅度很大,说明在促销上成效不显著。④固定资产稳定增长。⑤负债逐年增加,是医院筹措资金的主要来源。⑥净资产增长较快,内部筹资已经成为单位资金筹资的一个主要来源。

由此可见,该经营单位总资产稳定增长,资金筹集方式除增加负债以外,还应努力从内部进行筹措。医院存货占用水平增加,说明在促销上还需要努力。速动资产增长很快,尤其在 2020 年,注意加强了应收账款管理问题。

(二)环比分析法

环比分析法是指在连续几期的会计数据中,每一期分别与上期进行对比,分析计算各期的变动情况,以判断发展趋势,采用环比指标分析,可以看出指标的连续变化趋势。环比分析法具体公式如下:

$$环比发展速度 = \frac{报告期金额}{上期金额} \times 100\%$$

$$环比增长速度＝环比发展速度－1$$

2020年、2021年环比发展速度如表7-1所示。根据数据计算结果分析:净资产,总资产略有增加。但是总资产增加,主要是由于固定资产增加和存货增长较快,其他各项指标环比均下降,表明该医院2021年发展略逊于2020年,需要进一步寻找原因,及时加以改进。

(三)在运用趋势分析法时应注意的问题

1.选择合适的基期

基期必须具有代表性、正常性和可比性;当出现重大政策、措施出台以后,应该根据措施出台的年份来调整基期。如医改启动的2009年,《医院财务制度》实施的2012年等。

2.趋势分析法所需要的期数

从理论上讲,趋势分析法应在3期以上。一般而言,选择的期数越多,分析结果的准确性越高;从实际工作来看,应该不少于5期左右。

3.分析过程应排除不可比因素

趋势分析法所采用的指标一般是不同时间的同一个指标。但要注意在指标计算口径上力求一致,当会计政策、财务制度等变化时,应对相关因素作适当的调整,并注意偶然事件的影响。如分析2007—2012年某三级医院医疗收入时,要注意医疗收入这个指标口径的变化。2012年以前,医疗收入仅包括门诊收入和住院收入,不包括药品收入(含门诊和住院),而2012年,随着《医院会计制度》和《医院财务制度》的修订,医疗收入的口径发生了变化。医疗收入不仅包括医疗服务收入(门诊和住院),还包括药品收入(含门诊和住院)。因此,首先要将医疗收入的口径进行调整,让其口径一致,然后才能够采用趋势分析法进行分析。

三、结构分析法

结构分析是指某一类财务项目的数据在全部财务项目中所占的百分比。例如,将医院的总收入作为总体,计算财政补助收入占总收入的比重,可以反映政府对医院的支持程度。将总收入中分别计算出医疗服务收入和药品收入所占的比重,可以反映出药品在医疗收入中的作用。这是一种非常简单但很实用的方法,也是一种便于掌握的分析方法。但是在分析中要注意总体和部分之间的构成关系。

(一)筹资结构

筹资结构是指某类筹资形式或渠道所筹集的资金在所筹全部资金中的比重。筹资结构又可以细分为自有资金和借入资金类型结构。筹资结构的计算公式为:

$$某类(种)筹资形式(渠道)所占比重＝\frac{某类筹资形式所筹资金}{全部筹资总额}×100\%$$

(二)资产结构

资产结构是指单位某类资产在资产总额中所占的比重。分析资产占用的合理性和有效性。计算公式为:

$$某类(项)资产所占比重＝\frac{某类资产金额}{资产总额}×100\%$$

(三)负债结构

负债包括流动负债和非流动负债,流动负债和非流动负债占负债总额的比重称为负债结构。由于流动负债要求在一年之内偿还,如果流动负债所占比例较高,说明单位的还款压力比较大;

如果流动负债比例较小,说明单位还款压力不大,可以通过医疗活动增加收入以偿还负债。计算公式为:

$$某类负债所占比重 = \frac{某类负债金额}{负债总额} \times 100\%$$

(四)收入结构

收入结构是指各个不同项目的收入额占全部收入的比重。计算公式为:

$$某类(项)收入所占比重 = \frac{某类收入金额}{收入总额} \times 100\%$$

$$药品收入占医疗收入比重 = 药品收入 / 医疗收入 \times 100\%$$

该指标反映医院药品收入占医疗收入的比重,反映出医院对药品收入的依赖程度,从另一个侧面也反映出就诊者的医疗费用情况。例如,本年财政补助收入占总收入(医疗收入+财政补助收入)的比例反映出政府对公立医疗机构的支持力度;药品收入(门诊药品收入+住院药品收入)占医疗收入的比例反映出药品在医疗服务中所占的比例大小。

(五)支出结构

支出结构是指各个不同项目(类别)的支出占全部支出的比重。按照修订的《医院财务制度》的规定,按性质分类,医院的支出包括人员经费、卫生材料费、药品费、固定资产折旧费、无形资产摊销费、提取医疗风险基金和其他费用。按功能分类,医院的支出包括医疗业务支出、管理费用支出、其他支出等具体的项目。计算公式为:

$$某类(项)支出所占比重 = \frac{某类支出金额}{支出总额} \times 100\%$$

以下为不同经费支出的计算公式:

$$人员经费支出比率 = \frac{人员经费}{医疗支出+管理费用+其他支出} \times 100\%$$

$$公用经费支出比率 = \frac{公用经费}{医疗支出+管理费用+其他支出} \times 100\%$$

$$管理费用率 = \frac{管理费用}{医疗支出+管理费用+其他支出} \times 100\%$$

$$药品、卫生材料支出率 = \frac{药品支出+卫生材料支出}{医疗支出+管理费用+其他支出} \times 100\%$$

人员经费支出反映医院人员配备的合理性和薪酬水平高低;公用经费支出比率反映医院公用经费支出占业务支出的比重;管理费用率反映医院管理效率;药品、卫生材料支出率反映医院药品、卫生材料在医疗业务活动中的耗费情况。

四、因素分析法

因素分析法是依据分析指标与其影响因素之间的关系,从数量上来确定几种相互联系的因素对分析对象影响程度的一种分析方法。一项指标的变动一般来讲受到多种因素的影响,因素分析法就是研究各项因素变动对指标影响程度的大小,以便了解原因,分清责任,评价医院的经营工作;同时,也可以通过因素分析,找出问题之所在,抓住主要矛盾,有的放矢地解决问题。

根据最新颁布的《医院会计制度》中会计科目设计计算药品收入时,需要将门诊收入和住院收入下的三级科目药品收入加和计算,才能够准确确定药品收入金额。

(一)因素分析法的种类

常见的因素分析法包括连环替代法和差额分析法。

1.连环替代法

这是最基本的因素分析方法。它是根据财务指标与其影响因素的依存关系,从数值上测定各因素对分析指标差异影响程度的方法。连环替代法是利用各个因素的实际数与计划数的连环替代来计算各因素的影响程度。

连环替代法的计算步骤包括:①比较分析财务指标的实际数和计划数,确定分析对象。②确定影响分析对象变动的各项因素。③对影响这项经济指标的各项因素进行分析,决定每一项因素的排列顺序。④逐项进行连环替代,计算替代结果。⑤比较各因素的替代结果,确定各因素对分析指标的影响程度。⑥对各项因素影响程度验证,检验分析结果。

假定某一财务指标 S 受 a、b、c 3 个因素的影响,且 $S = a \times b \times c$。其实际数指标与计划数指标分别如下。

实际数:$S_n = a_n \times b_n \times c_n$

计划数:$S_0 = a_0 \times b_0 \times c_0$

实际数与计划数的总差异 $S(S_n - S_0)$ 同时受 a、b、c 3 个因素的影响。

计划数指标 $S_0 = a_0 \times b_0 \times c_0$ ①

第一次替代 $S_1 = a_1 \times b_0 \times c_0$ ②

第二次替代 $S_2 = a_1 \times b_1 \times c_0$ ③

……

第 n 次替代 $S_n = a_n \times b_n \times c_n$ ④

②式－①式:$S_1 - S_0 , = (a_1 - a_0) \times b_0 \times c_0$,即 a 因素变动对 S 的影响。

③式－②式:$S_2 - S_1 , = a_1 \times (b_1 - b_0) \times c_0$,即 b 因素变动对 S 的影响。

④式－③式:$S_n - S_2 , = a_n \times b_n \times (c_n - c_0)$ 即 c 因素变动对 S 的影响。

将这 3 个因素各自的影响程度相加,即为总差异 $(S_n - S_0)$。

某医院青霉素销售情况如下,2020 年销售收入比 2019 年减少了 6 520 元,为什么? 采用因素分析法开展分析,如表 7-2 所示。

表 7-2　青霉素销售情况统计表

指标	2019 年	2020 年
销售数量(盒)	50 000	55 000
进价(元)	1.00	0.80
加价率(%)	5.0	4.5
销售收入(元)	52 500	45 980

药品销售收入计算公式:药品销售收入＝数量×进价×(1＋加价率),具体步骤如下:

第一步,2019 年销售收入＝50 000×1.00×(1＋5%)＝52 500(元)①。

第二步,逐项替代:

替换数量因素＝55 000×1.00×(1＋5%)＝57 750(元)②。

数量因素影响＝②－①＝5 250(元)。

替换价格因素＝55 000×0.80×(1+5%)＝46 200(元)③。

价格因素影响＝③－②＝－11 550(元)。

替换加价率因素＝55 000×0.80×(1+4.5%)＝45 980(元)④。

加价率因素的影响＝④－③＝－220(元)。

第三步,验证各个因素共同影响,2020年的销售收入总的下降了6 520元(5 250－11 550－220)。

结论:由于数量的增加,使药品销售额增加了5 250元,但是由于价格的下降,使药品销售额下降11 550元,由于加价率下降,使得销售额下降了220元。3个因素综合作用的结果,药品销售额总的变动下降6 520元。

2.差额分析法

差额分析法是利用各个因素的实际数与计划数的差额来计算各因素对指标变动的影响程度来计算对财务指标影响程度,它实际上是连环替代法的简化形式,在实际工作中一般都采用这种因素分析法。其基本要点是用某项因素的实际数与计划数的差额,乘以因素关系之中列在该因素前各个因素的实际数和列在计划数因素后的各因素的基数,所得出的结果就是该因素变动对分析指标的影响程度。

以某单位为例,甲产品的计划产量100件,计划单位耗用量50 kg,每千克材料计划价格8元;该产品实际产量120件,实际单位耗用量49 kg,每千克材料实际价格7元。要求采用因素分析法和差额分析法对材料费用差异进行分析。

材料费用＝产品产量×单位耗用量×材料单价

计划材料费用＝100×50×8＝40 000(元)①。

实际材料费用＝120×49×7＝41 160(元)。

两者相差:41 160－40 000＝1 160(元)。

第一次替代:120×50×8＝48 000(元)②。

第二次替代:120×49×8＝47 040(元)③。

第三次替代:120×49×7＝41 160(元)④。

②－①＝48 000－40 000＝8 000(元),说明由于产量增加,使材料费用增加了8 000元;③－②＝47 040－48 000＝－960(元),说明由于单耗下降,使材料费用减少了960元;④－③＝41 160－47 040＝－5 880(元),说明由于单价下降,使材料费用减少了5 880元;三个因素共同影响额为:8 000＋(－960)＋(－5 880)＝1 160(元)。

根据上例资料,运用差额分析法计算分析如下:由于产量变动对材料费用的影响:(120－100)×50×8＝8 000(元);由于单耗变动对材料费用的影响:120×(49－50)×8＝－960(元);由于单价变动对材料费用的影响:120×49×(7－8)＝－5 880(元)。

三个因素共同影响:8 000－960－5 880＝1 160(元)。

(二)因素分析中应注意的问题

因素分析法既可以全面分析各个因素对某项经济指标的影响,又可以单独分析某个因素对某一经济指标的影响。在财务分析中应用较为广泛。但在应用因素分析法中,应注意以下几个问题。

1.因素的关联性

因素的关联性即被分解的各个因素必须与总体指标存在着因果关系,客观上构成指标差异的制约因素。

2.计算结果的假定性

采用因素分析法计算某个因素变动的影响程度时,需假定其他因素不变,并且需假定前面的因素已变动,而后面因素未变动。连环替代顺序不同将导致计算分析结果不同,为此,财务人员在开展分析时应力求这种假定是合乎逻辑的,是具有实际经济意义的。应按照事物的发展规律和各因素的相互依存关系合理排列各因素的顺序。

3.因素替代的顺序性

替代因素时,必须遵循各因素的主次依存关系,排列成一定的顺序并依次替代,不可颠倒,否则会得出不同的结果。确定各因素排列顺序的一般原则是:先数量因素后质量因素;先实物因素后价格因素;先主要因素后次要因素。

4.顺序替代的连环性

因素分析法所确定的每一因素变动对总指标的影响,都是在前一次计算的基础上进行的,并采取连环比较的形式确定所有因素变化影响结果。因为只有保持计算过程的连环性,才能使各个因素影响数之和等于分析指标变动的差异,以全面说明分析指标变动的原因。

五、本量利分析

"本量利"分析即成本-数量-利润分析,又称收支平衡分析、盈亏平衡点分析、保本分析等。对于一个经营实体来讲,获得利润是其经营的主要动力。为了取得一定数量的利润,就要对影响利润的有关因素进行分析和研究。在价格一定情况下,影响利润的因素有两个:成本和数量。这种研究成本、数量和利润之间关系的方法,称为"本量利分析"。这是财务分析的主要方法之一。

医院在开展医疗服务的过程中,通过医疗业务活动会取得一定的收入,同时也要消耗一定的卫生资源。为了医院的维持和发展,医院也必须使所消耗的卫生资源得到应有的补偿,从而取得一定的结余。影响结余的因素有两个:卫生服务成本和卫生服务的数量,因此,也可以采用本量利分析的方法。

本量利分析的核心是假定在收费单价和费用耗用水平不变的条件下,研究结余与服务数量的关系。本量利方法的应用有 4 个假设和限制:①总成本划分为变动成本和固定成本。②单价、单位变动成本和固定成本总额不变。③在相关范围内,总收入和总成本都是线性的。④数量是影响成本的唯一因素。

(一)成本的分类

成本的分类有很多种,在进行收支平衡分析中,首先按其成本性态将成本进行划分。成本性态,是指成本总额与业务量之间的依存关系。按成本性态不同,成本可分为固定成本、变动成本和混合成本三大类。

1.变动成本

变动成本是指在特定的业务量范围内其总额随医疗服务业务量变动而正比例变动的成本。如提供医疗服务的直接人员工资、直接材料耗费等。这类成本直接受业务量的影响,两者保持正比例关系,比例系数稳定。这个比例系数就是单位业务量的变动成本,即单位变动成本。

2.固定成本

固定成本是指在特定的业务量范围内不受医疗服务业务量变动影响,一定期间的总额能保持相对稳定的成本。如固定月工资、固定资产折旧、取暖费、财产保险费等。

3.混合成本

混合成本是介于固定成本和变动成本之间,其总额既随业务量变动又不成正比例的那部分成本。即同时兼有变动成本和固定成本两种不同性质的成本项目。

(二)混合成本的分解方法

在医院管理中,为了便于制订计划和控制经济活动,必须把全部成本划分为变动成本和固定成本两类。因此,对混合成本需要采用适当的方法,将其中变动和固定的两部分成本分解出来,并分别计入变动成本和固定成本中去。分解混合成本主要包括两种方法。

1.高低点法

高低点是指有效范围内,分别确定出高点的业务量和成本,低点的业务量和成本,求出其差额,然后以成本的差额除以业务量的差额,求出单位变动成本,再求出其中的固定成本数。

以某医院为例,其患者住院的天数,高点为 10 天,低点为 5 天;水电费高点 1 000 元,低点为 700 元,则住院天数的差额为 5 天,水电费的差额为 300 元。每一住院天数的单位变动成本为:

$$单位变动成本=\frac{高低点成本差额}{高低点业务量差额}=\frac{300}{5}=60(元)$$

按低点条件分解:

$$变动成本=低点业务量×单位变动成本=5×60=300(元)$$
$$固定成本=低点混合成本-低点变动成本=700-300=400(元)$$

按高点条件分解:

$$变动成本=10×60=600(元)$$
$$固定成本=1\ 000-600=400(元)$$

通过以上计算,求出混合成本分解后的固定成本是 400 元,其余部分为变动成本 600 元。

2.最小二乘方法

利用最小二乘法的公式,将某项混合成本分解为变动成本和固定成本。

设:混合成本为 Y,业务量为 X,分解后固定成本为 a,单位变动成本为 b。在不同业务量条件下,全部混合成本 Y 为:

$$Y=a+bX$$

待定常数 a 和 b 为:

$$a=Y-bX$$
$$b=\frac{\sum(XY)-(\sum X)(\sum Y)}{\sum X^2-(\sum X)^2}$$

变动成本和固定成本的划分是相对的,有一定程度的假定性,不绝对准确。因此,在一定业务量范围内,如混合成本的数量不大,为了简化手续,根据成本的具体内容,可以全部视为固定成本或变动成本,不进行分解。在实际工作中采用哪种方法进行混合成本的分解,取决于成本本身的性质和所掌握的材料。一般来讲,最小二乘法比较精确,但要求数据质量较高。在工作中,高低点法应用更多一些。

(三)本量利计算方法

当成本归并为固定成本和变动成本两大类后,就可以进行本量利分析了。

开展本量利分析时,首先要计算单位产品的边际贡献。

单位产品边际贡献=单价-单位变动成本。

边际贡献首先用于支付固定成本,如果不够支付固定成本,医院将出现亏损。当服务量增加时,所产生的边际贡献也逐步用来支付固定成本,直到所有的固定成本都已付清。当边际贡献正好等于固定成本的时候,它的利润为零。这一点称为盈亏平衡点。

1.基本的边际贡献方程式

$$结余＝业务收入－成本$$
$$＝业务收入－(变动成本＋固定成本)$$
$$＝(业务收入－变动成本)－固定成本$$
$$＝边际贡献－固定成本$$
$$＝(业务量×单位收费水平－业务量×单位变动成本)－固定成本$$
$$＝业务量×(单位收费水平－单位变动成本)－固定成本$$
$$＝业务量×单位边际贡献－固定成本$$

2.边际贡献率方程式

$$边际贡献率＝\frac{边际贡献}{业务收入}$$
$$边际贡献＝业务收入×边际贡献率$$
$$结余＝边际贡献－固定成本＝业务收入×边际贡献率－固定成本$$

3.盈亏临界点分析

$$盈亏临界点业务量＝\frac{固定成本}{单位收费水平－单位变动成本}$$
$$盈亏临界点业务收入额＝\frac{固定成本}{边际贡献率}$$

盈亏临界点分析如图 7-1 所示。

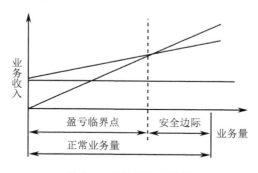

图 7-1 盈亏临界点分析

安全边际是指正常业务额超过盈亏临界点业务额的差额。安全边际率即安全边际与正常业务额的比值。安全边际率越大,发生亏损的可能性越小。

$$安全边际＝正常业务收入额－盈亏临界点业务收入额$$
$$安全边际率＝\frac{安全边际}{正常业务收入额}×100\%$$

（徐　清）

第二节　资产负债表

一、资产负债表的概念和作用

(一)资产负债表的概念

资产负债表反映医院某一会计期末全部资产、负债和净资产情况,或者说它反映的是医院在某一特定日期的财务状况,是反映医院某一时点财务状况变动结果的静态报表。具体而言,资产负债表反映医院在某一特定日期所拥有或控制的经济资源、所承担的现时义务和净资产的构成情况。资产负债表应当按照月度、季度、年度来编制。

(二)资产负债表的作用

资产负债表是会计报表中的重要组成部分。资产负债表是以"资产=负债+净资产"这一等式为理论基础,采用账户式结构,反映和填列每个项目的"期末余额"和"年初余额"。资产负债表的作用包括:①可以提供某一日期资产的总额及其结构,表明医院拥有或控制的资源及其分布情况,使用者可以一目了然地从资产负债表上了解医院在某一特定日期所拥有的资产总量及其结构。②可以提供某一日期的负债总额及其结构,表明医院未来需要用多少资产或劳务清偿债务及清偿时间。③可以反映净资产的状况,据以判断净资产增加、减少的情况及对负债的保障程度。

二、资产负债表的结构和格式

《医院会计制度》规定,医院的资产负债表采用账户式结构,报表分为左右两方,左方列示资产各项目,反映全部资产的分布及存在形态;右方列示负债和净资产各项目,反映全部负债和净资产的内容及构成情况。右方又分为上下两段,上段反映医院的负债构成情况,下段反映净资产构成情况。资产负债表左右双方平衡,即资产总计等于负债和净资产总计。符合"资产=负债+净资产"的平衡原理。

资产各项目按其流动性由强到弱顺序排列,包括流动资产和非流动资产;负债各项目按其到期日的远近或者偿付的紧迫程度顺序排列,包括流动负债和非流动负债;净资产按照项目内容排列。把流动资产排列在前,把流动资产中的速动资产排列在最前列,而固定资产、在建工程、无形资产排列在后,这样做的目的是为了反映医院近期偿债能力,提供有关方面(债权人、资金提供者等)关心资产变动和决策需要的资金状况,以满足多方面利用报表的需要。资产负债表的基本格式如表 7-3 所示。

表 7-3　资产负债表

会医 01 表

编制单位：_____　　_____年_____月_____日　　　　　　单位:元

资产	期末余额	年初余额	负债和净资产	期末余额	年初余额
流动资产：			流动负债：		
货币资金			短期借款		
短期投资			应缴款项		

续表

资产	期末余额	年初余额	负债和净资产	期末余额	年初余额
财政应返还额度			应付票据		
应收在院患者医疗款			应付账款		
应收医疗款			预收医疗款		
其他应收款			应付职工薪酬		
减:坏账准备			应付福利费		
预付账款			应付社会保障费		
存货			应缴税费		
待摊费用			其他应付款项		
1 年内到期的长期债权投资			预提费用		
流动资产合计			1 年内到期的长期负债		
非流动资产:			流动负债合计		
长期投资			非流动负债:		
固定资产			长期借款		
固定资产原价			长期应付款		
减:累计折旧			非流动负债合计		
在建工程			负债合计		
固定资产清理			净资产:		
无形资产			事业基金		
无形资产原价			专用基金		
减:累计摊销			待冲基金		
长期待摊费用			财政补助结转(余)		
待处理财产损益			科教项目结转(余)		
非流动资产合计			本期结余		
			未弥补亏损		
			净资产合计		
资产总计			负债和净资产总计		

三、资产负债表的编制方法

资产负债表的编制是以日常会计核算记录的数据为基础进行归类、整理、汇总和加工,总括反映报告期末的资产、负债和净资产构成的过程。医院资产负债表主体部分的各项目列有"年初余额"和"期末余额"两个栏目,是一种比较资产负债表。各个项目的具体填列方法归纳如下。

(一)"年初余额"的填列方法

"年初余额"栏内各项数字,应当根据上年年末资产负债表"期末余额"栏内数字填列。如果本年度资产负债表规定的各个项目的名称和内容同上年度不相一致,应对上年年末资产负债表各项目的名称和数字按照本年度的规定进行调整,填入本表"年初余额"栏内。

(二)"期末余额"的填列方法

1.数据来源

"期末余额"是指某一会计期末的数字,即中期期末或者年末的数字。资产负债表各项目"期末余额"的数据来源,一般可以通过以下几种方式取得。

(1)直接根据总账科目的余额填列。如"短期投资""财政应返还额度""应收在院患者医疗款""应收医疗款""待摊费用""固定资产原价""累计折旧""短期借款""应缴款项""应付票据""事业基金""专用基金""待冲基金""财政补助结转(余)""科教项目结转(余)"等项目。

(2)根据几个总账科目的余额计算填列。如"货币资金"项目,根据"库存现金""银行存款""零余额账户用款额度""其他货币资金"科目的期末余额合计填列;"存货"项目,根据"库存物资""在加工物资"科目的期末余额合计填列。

(3)根据总账科目和明细科目的余额分析计算填列。如"长期借款"项目,根据"长期借款"总账科目余额扣除"长期借款"科目所属的明细科目中反映的将于一年内到期的长期借款部分分析计算填列。这些项目有:"长期借款""长期应付款""长期投资"。

(4)根据有关资产科目与其备抵科目抵消后的净额填列。如"固定资产""无形资产"项目等。此外,还要注意有关项目应根据相关科目的不同方向余额,以"一"填列的情况,如"坏账准备""固定资产清理""待处理财产损益""本期结余"等项目。

2.反映内容及填列方法

根据上述原则,《医院会计制度》规定了资产负债表各项目所反映的内容及其填列方法,具体如下。

(1)"货币资金"项目:反映医院期末库存现金、银行存款、零余额账户用款额度及其他货币资金的合计数。本项目应当根据"库存现金""银行存款""零余额账户用款额度""其他货币资金"科目的期末余额合计填列。

(2)"短期投资"项目:反映医院期末持有的短期投资的成本金额。本项目应当根据"短期投资"科目的期末余额填列。

(3)"财政应返还额度"项目:反映医院期末财政应返还额度的金额。本项目应当根据"财政应返还额度"科目的期末余额填列。

(4)"应收在院患者医疗款"项目:反映医院期末应收在院患者医疗款的金额。本项目应当根据"应收在院患者医疗款"科目的期末余额填列。

(5)"应收医疗款"项目:反映医院期末应收医疗款的账面余额。本项目应当根据"应收医疗款"科目的期末余额填列。

(6)"其他应收款"项目:反映医院期末其他应收款的账面余额。本项目应当根据"其他应收款"科目的期末余额填列。

(7)"坏账准备"项目:反映医院期末对应收医疗款和其他应收款提取的坏账准备。本项目应当根据"坏账准备"科目的期末贷方余额填列;如果"坏账准备"科目期末为借方余额,则以"一"填列。

(8)"预付账款"项目:反映医院预付给商品或者服务供应单位等的款项。本项目应当根据"预付账款"科目的期末余额填列。

(9)"存货"项目:反映医院在日常业务活动中持有已备出售给患者用于治疗,或者为了治疗出售仍处在加工(包括自制和委托外单位加工)过程中的,或者将在提供医疗服务或日常管理中耗用的药品、卫生材料、低值易耗品和其他材料。本项目应当根据"库存物资""在加工物资"科目的期末余额合计填列。

(10)"待摊费用"项目:反映医院已经支出,但应当由本期和以后各期分别负担的分摊期在1年以内(含1年)的各项费用。本项目应当根据"待摊费用"科目的期末余额填列。

(11)"1年内到期的长期债权投资"项目:反映医院将在1年内(含1年)到期的长期债权投资。本项目应当根据"长期投资——债权投资"明细科目的期末余额中将在1年内(含1年)到期的长期债权投资余额分析填列。

(12)"流动资产合计"项目:按照"货币资金""短期投资""财政应返还额度""应收在院患者医疗款""应收医疗款""其他应收款""预付账款""存货""待摊费用""1年内到期的长期债权投资"项目金额的合计数减去"坏账准备"项目金额后的金额填列。

(13)"长期投资"项目:反映医院准备持有时间超过1年(不含1年)的各种股权性质的投资,以及在1年内(含1年)不能变现或不准备随时变现的债权性质的投资。本项目应当根据"长期投资"科目期末余额减去其中将于1年内(含1年)到期的长期债权投资余额后的金额填列。

(14)"固定资产"项目:反映医院各项固定资产的净值(账面价值)。本项目应当根据"固定资产"科目期末余额减去"累计折旧"科目期末余额后的金额填列。

本项目下,"固定资产原价"项目,反映医院各项固定资产的原价,根据"固定资产"科目期末余额填列;"累计折旧"项目,反映医院各项固定资产的累计折旧,根据"累计折旧"科目期末余额填列。

(15)"在建工程"项目:反映医院尚未完工交付使用的在建工程发生的实际成本。本项目应当根据"在建工程"科目的期末余额填列。

(16)"固定资产清理"项目:反映医院因出售、报废、毁损等原因转入清理但尚未清理完毕的固定资产的账面价值,以及固定资产清理过程中所发生的清理费用和清理收入等各项金额的差额。本项目应当根据"固定资产清理"科目的期末借方余额填列;如果"固定资产清理"科目期末为贷方余额,则以"一"填列。

(17)"无形资产"项目:反映医院持有的各项无形资产的账面价值。本项目应当根据"无形资产"科目期末余额减去"累计摊销"科目期末余额后的金额填列。

本项目下,"无形资产原价"项目,反映医院持有的各项无形资产的账面余额,根据"无形资产"科目期末余额填列;"累计摊销"项目,反映医院各项无形资产已计提的累计摊销,根据"累计摊销"科目期末余额填列。

(18)"长期待摊费用"项目:反映医院已经支出但应由本期和以后各期负担的分摊期限在1年以上(不含1年)的各项费用。本项目应当根据"长期待摊费用"科目的期末余额填列。

(19)"待处理财产损益"项目:反映医院期末尚未处理的各种财产的净损失或净溢余。本项目应当根据"待处理财产损益"科目的期末借方余额填列;如果"待处理财产损益"科目期末为贷方余额,则以"一"填列。在编制年度资产负债表时,本项目金额一般应为"0"。

(20)"非流动资产合计"项目:按照"长期投资""固定资产""在建工程""固定资产清理""无形资产""长期待摊费用""待处理财产损益"项目金额的合计数填列。

(21)"资产总计"项目:按照"流动资产合计""非流动资产合计"项目金额的合计数填列。

(22)"短期借款"项目:反映医院向银行或其他金融机构等借入的、尚未偿还的期限在1年以下(含1年)的各种借款。本项目应当根据"短期借款"科目的期末余额填列。

(23)"应缴款项"项目:反映医院按规定应缴入国库或应上缴行政主管部门的款项。本项目应当根据"应缴款项"科目的期末余额填列。

(24)"应付票据"项目:反映医院期末应付票据的金额。本项目应当根据"应付票据"科目的期末余额填列。

(25)"应付账款"科目:反映医院期末应付未付账款的金额。本项目应当根据"应付账款"科目的期末余额填列。

(26)"预收医疗款"项目:反映医院向住院患者、门诊患者等预收的医疗款项。本项目应当根据"预收医疗款"科目的期末余额填列。

(27)"应付职工薪酬"项目:反映医院按有关规定应付未付给职工的各种薪酬。本项目应当根据"应付职工薪酬"科目的期末余额填列。

(28)"应付福利费"项目:反映医院按有关规定提取、尚未支付的职工福利费金额。本项目应当根据"应付福利费"科目的期末余额填列。

(29)"应付社会保障费"项目:反映医院按有关规定应付未付给社会保障机构的各种社会保障费。本项目应当根据"应付社会保障费"科目的期末余额填列。

(30)"应缴税费"项目:反映医院应缴未缴的各种税费。本项目应当根据"应缴税费"科目的期末余额填列。

(31)"其他应付款项"项目:反映医院期末其他应付款金额。本项目应当根据"其他应付款"科目的期末余额填列。

(32)"预提费用"项目:反映医院预先提取的已经发生但尚未实际支付的各项费用。本项目应当根据"预提费用"科目的期末余额填列。

(33)"一年内到期的长期负债"项目:反映医院承担的将于1年内(含1年)偿还的长期负债。本项目应当根据"长期借款""长期应付款"科目的期末余额中将在1年内(含1年)到期的金额分析填列。

(34)"流动负债合计"项目:按照"短期借款""应缴款项""应付票据""应付账款""预收医疗款""应付职工薪酬""应付福利费""应付社会保障费""应缴税费""其他应付款""预提费用""1年内到期的长期负债"项目金额的合计数填列。

(35)"长期借款"项目:反映医院向银行或其他金融机构借入的期限在1年以上(不含1年)的各种借款本息。本项目应当根据"长期借款"科目的期末余额减去其中将于1年内(含1年)到期的长期借款余额后的金额填列。

(36)"长期应付款"项目:反映医院发生的偿还期限在1年以上(不含1年)的各种应付款项。本项目应当根据"长期应付款"科目的期末余额减去其中将于1年内(含1年)到期的长期应付款余额后的金额填列。

(37)"非流动负债合计"项目:按照"长期借款""长期应付款"项目金额的合计数填列。

(38)"负债合计"项目:按照"流动负债合计""非流动负债合计"项目金额的合计数填列。

(39)"事业基金"项目:反映医院拥有的非限定用途的净资产,主要包括滚存的结余资金和科教项目结余解除限定后转入的金额等。本项目应当根据"事业基金"科目的期末余额填列。

(40)"专用基金"项目:反映医院按规定设置、提取的具有专门用途的净资产。本项目应当根据"专用基金"科目的期末余额填列。

（41）"待冲基金"项目：反映医院使用财政补助、科教项目收入购建固定资产、无形资产或购买药品等物资所形成的，留待计提资产折旧、摊销或领用发出库存物资时予以冲减的基金。本项目应当根据"待冲基金"科目的期末余额填列。

（42）"财政补助结转（余）"项目：反映医院历年滚存的财政补助结转和结余资金，包括基本支出结转、项目支出结转和项目支出结余。本项目应当根据"财政补助结转（余）"科目的期末余额填列。

（43）"科教项目结转（余）"项目：反映医院尚未结项的非财政资助科研、教学项目累计所取得收入减去累计发生支出后的，留待下期按原用途继续使用的结转资金，以及医院已经结项但尚未解除限定的非财政科研、教学项目结余资金。本项目应当根据"科教项目结转（余）"科目的期末余额填列。

（44）"本期结余"项目：反映医院自年初至报告期末止除财政项目补助收支、科教项目收支以外的各项收入减去各项费用后的累计结余。本项目应当根据"本期结余"科目的期末贷方余额填列；"本期结余"科目期末为借方余额时，以"－"填列。在编制年度资产负债表时，本项目金额应为"0"。

（45）"未弥补亏损"项目：反映医院累计未弥补的亏损。本项目应当根据"结余分配"科目的期末借方余额，以"－"填列。

（46）"净资产合计"项目：按照"事业基金""专用基金""待冲基金""财政补助结转（余）""科教项目结转（余）""本期结余""未弥补亏损"项目金额的合计数填列。

（47）"负债和净资产总计"项目：按照"负债合计""净资产合计"项目金额的合计数填列。

（徐　清）

第三节　收入费用总表

一、收入费用总表的概念和作用

收入费用总表是反映医院在某一会计期间内全部收入、支出的实际情况及年末结余分配情况的会计报表。利用收入费用总表可以了解医院一定时期的业务活动成果、医疗收入的来源和各项费用的去向，了解医院收支结余的分配去向及未分配结余情况。收入支出总表采取结余计算和结余分配合二为一的形式编报，既反映医院在一定期间的业务活动成果及其来龙去脉，又反映业务活动成果的分配过程。结余的实现和结余的分配一目了然。

医院应当编制月度、季度、年度收入支出总表。在实际工作中，按月计算本期结余、编报"收入支出总表"，年度中间不进行结余分配，年度终了计算出全年损益后，据实进行结余分配。

收入支出总表与资产负债表的要素，具有密切的内在联系。资产负债表可以从静态上了解在一定时期或一定时点的财务状况，但要了解在一定时期业务活动的成果，则要依赖于收入支出总表，两者互相依存，相为钩稽，缺一不可。

二、收入费用总表的内容和格式

收入费用总表反映两个方面的内容:①医院在某一会计期间内开展业务活动所实现的全部收入与发生全部费用的情况。②医院在年末的结余分配情况或亏损弥补情况。该表结构左右分为"本月数"和"本年累计数"两部分;上下分为"收入""支出""本期结余""结余分配""转入事业基金"五大项。按照各项收入、费用及其构成,以及结余分配或亏损弥补情况分项编制而成。

收入费用总表按反映内容性质的不同,可以分为三大部分。

(1)反映医院在一定会计期间除项目收支外的收入、费用及结余情况。体现在报表的"医疗收入、医疗结余、本期结余"部分。该部分采用多步式结构,反映医院除项目收支外的收入、费用及结余情况,其本质是反映出医院维持其基本运营活动的收支补偿机制。该部分反映的基本公式为:

医疗结余=医疗收入+财政基本补助收入-医疗业务成本-管理费用本期结余

=医疗结余+其他收入-其他支出

(2)反映医院在一定会计期间的项目收支情况。体现在报表的"本期财政项目补助结转(余)""本期科教项目结转(余)"两部分。反映医院财政项目补助资金和非财政科教项目资金的本期收支及结转(余)情况。该部分反映的基本公式为:

本期财政项目补助结转(余)=本期财政项目补助收入-本期财政项目补助支出

本期科教项目结转(余)=本期科教项目收入-本期科教项目支出

收入费用总表的以上两大部分反映了医院全部的收入、费用情况。

(3)反映年末结余分配或弥补亏损情况。集中体现在报表的"结转入结余分配"部分,该部分反映某一会计年度实现的可供分配的结余及其分配情况或累计亏损的弥补情况。其中"结余分配"反映本期结余减去财政补助结转(余)和其他限定用途结转(余)后结转入结余分配的金额,"转入事业基金"反映非限定用途的待分配结余完成弥补亏损及提取专用基金后转入事业基金的结余数额。按照有关部门预算管理规定,财政基本补助结转资金不得提取职工福利基金和转入事业基金,因此,本年可供分配结余的计算公式如下:

本年可供分配结余=本期结余(指本年结余)-财政基本补助结转

按照医院财务制度和主管部门规定执行"超收上缴"政策的医院如果发生结余上缴义务的,则本年可供分配结余的计算公式如下:

本年可供分配结余=本期结余(指本年结余)-财政基本补助结转-结余上缴

医院收入费用总表主要采用多步式结构。为提供相关比较信息,便于报表使用者分析判断医院运营成果的未来发展趋势,《医院会计制度》规定年度收入费用总表应提供两年的比较数据。收入费用总表的基本格式如表7-4所示。

表 7-4　收入费用总表

会医 02 表

编制单位:　　　　　　　　　　　　年　　　　　　月

单位:元

项目	本月数	本年累计数
一、医疗收入		
加:财政基本补助收入		
减:医疗业务成本		
减:管理费用		

项目	本月数	本年累计数
二、医疗结余		
加：其他收入		
减：其他支出		
三、本期结余		
减：财政基本补助结转		
四、结转入结余分配		
加：年初未弥补亏损		
加：事业基金弥补亏损		
减：提取职工福利基金		
转入事业基金		
年末未弥补亏损		
五、本期财政项目补助结转（余）		
财政项目补助收入		
减：财政项目补助支出		
六、本期科教项目结转（余）		
科教项目收入		
减：科教项目支出		

注：医院按照财务制度和主管部门规定，发生结余上缴义务的，应当在表中"减：财政基本补助结转"行和"四、结转入结余分配"行之间增加"减：结余上缴"行。

三、收入费用总表的编制方法

（一）基本填列方法

收入费用总表中"本月数"栏反映各收入、费用及结余项目的本月实际发生数。在编制季度收入费用总表时，应当将本栏改为"本季度数"，反映各收入、费用及结余项目的本季度实际发生数。在编制年度收入费用总表时，应当将本栏改为"上年数"栏，反映各收入、费用及结余项目上一年度的实际发生数。如果本年度收入费用总表规定的各个项目的名称和内容同上年度不一致，应对上年度收入费用总表各项目的名称和数字按照本年度的规定进行调整，填入年度本表中的"上年数"栏。

表7-4中"本年累计数"栏反映各项目自年初起至报告期末止的累计实际发生数。可以根据各月数据累计加总填列。

收入费用总表各项目的填列方法可归纳为以下三类。

（1）根据总账及明细账科目的本期发生额直接或分析填列。如表中"医疗收入""财政基本补助收入""医疗业务成本""管理费用""其他收入""其他支出""财政项目补助收入""财政项目补助支出""科教项目收入""科教项目支出"等项目。

（2）只在编制年度收入费用总表时才填列的项目。如表中"财政基本补助结转""结转入结余分配""年初未弥补亏损""事业基金弥补亏损""提取职工福利基金""转入事业基金""年末未弥补亏损"7个项目。这些项目直接填列在"本年累计数"栏,有些按相关科目及明细科目发生额分析填列,有些根据相关科目及明细科目的年初、年末余额填列。

(3)根据表中项目计算填列。如表中"医疗结余""本期结余""本期财政项目补助结转(余)""本期科教项目结转(余)"项目。

(二)各项目的具体填列方法

根据上述原则,《医院会计制度》规定了收入费用总表各项目的内容及填列方法,具体如下。

(1)"医疗收入"项目:反映医院本期开展医疗服务活动取得的收入,包括门诊收入和住院收入。本项目应当根据"医疗收入"科目的贷方发生额减去借方发生额后的金额填列。

(2)"财政基本补助收入"项目:反映医院本期按部门预算隶属关系从同级财政部门取得的基本支出补助。本项目应当根据"财政补助收入——基本支出"明细科目的发生额填列。

(3)"医疗业务成本"项目:反映医院本期开展医疗活动及其辅助活动发生的各项费用。本项目应当根据"医疗业务成本"科目的发生额填列。

(4)"管理费用"项目:反映医院本期行政及后勤管理部门为组织、管理医疗、科研、教学业务活动所发生的各项费用,包括医院行政及后勤管理部门发生的人员经费、公用经费、资产折旧(摊销)费等费用,以及医院统一负担的离退休人员经费、坏账损失、银行借款利息支出、银行手续费支出、汇兑损益、聘请中介机构费、印花税、房产税、车船税等。本项目应当根据"管理费用"科目的借方发生额减去贷方发生额后的金额填列。

(5)"医疗结余"项目:反映医院本期医疗收入加上财政基本补助收入,再减去医疗业务成本、管理费用后的结余数额。本项目应根据本表中"医疗收入"项目金额加上"财政基本补助收入"项目金额,再减去"医疗业务成本"项目金额、"管理费用"项目金额后的金额填列;如为负数,以"一"填列。

(6)"其他收入"项目:反映医院本期除医疗收入、财政补助收入、科教项目收入以外的其他收入总额。本项目应当根据"其他收入"科目的贷方发生额减去借方发生额后的金额填列。

(7)"其他支出"项目:反映医院本期发生的,无法归属到医疗业务成本、财政项目补助支出、科教项目支出、管理费用中的支出总额。本项目应当根据"其他支出"科目的发生额填列。

(8)"本期结余"项目:反映医院本期医疗结余加上其他收入,再减去其他支出后的结余数额。本项目可以根据本表"医疗结余"项目金额加上"其他收入"项目金额,再减去"其他支出"项目金额后的金额填列;如为负数,以"一"填列。

(9)"财政基本补助结转""结转入结余分配""年初未弥补亏损""事业基金弥补亏损""提取职工福利基金""转入事业基金""年末未弥补亏损"7个项目,只有在编制年度收入费用总表时才填列。在编制年度收入费用总表时,该7个项目的内容及"本年累计数"栏的填列方法如下。①"财政基本补助结转"项目:反映医院本年财政基本补助收入减去财政基本补助支出后,留待下年继续使用的结转资金数额。本项目可以根据"财政补助收入——基本支出"明细科目本年发生额减去"医疗业务成本""管理费用"科目下"财政基本补助支出"备查簿中登记的本年发生额合计后的金额填列。②"结转入结余分配"项目:反映医院当年本期结余减去财政基本补助结转金额后,结转入结余分配的金额。本项目可以根据本表"本期结余"项目金额减去"财政基本补助结转"项目金额后的金额填列;如为负数,以"一"填列。③"年初未弥补亏损"项目:反映医院截至本年初累计未弥补的亏损。本项目应当根据"结余分配"科目的本年初借方余额,以"一"填列。④"事业基金弥补亏损"项目:反映医院本年以事业基金弥补亏损的数额。本项目应当根据"结余分配——

事业基金弥补亏损"明细科目的本年贷方发生额填列。⑤"提取职工福利基金"项目：反映医院本年提取职工福利基金的数额。本项目应当根据"结余分配——提取职工福利基金"明细科目的本年借方发生额填列。⑥"转入事业基金"项目：反映医院本年转入事业基金的未分配结余数额。本项目应当根据"结余分配——转入事业基金"明细科目的本年借方发生额填列。⑦"年末未弥补亏损"项目：反映医院截至本年末累计未弥补的亏损。本项目可以根据"结余分配"科目的本年末借方余额，以"—"填列。

（10）"本期财政项目补助结转（余）"项目：反映医院本期取得的财政项目补助收入减去本期发生的财政项目补助支出后的数额。本项目应当根据"财政补助收入——项目支出"明细科目本期发生额减去"财政项目补助支出"科目的本期发生额后的金额填列。

其中"财政项目补助收入"项目，反映医院本期取得的财政项目补助收入。本项目应当根据"财政补助收入——项目支出"科目的本期发生额填列。

"财政项目补助支出"项目，反映医院本期发生的财政项目补助支出。本项目应当根据"财政项目补助支出"科目的本期发生额填列。

（11）"本期科教项目结转（余）"项目：反映医院本期取得的非财政科教项目收入减去本期发生的非财政科教项目支出后的数额。本项目应当根据"科教项目收入"科目本期发生额减去"科教项目支出"科目本期发生额后的金额填列。

本项目下："科教项目收入"项目，反映医院本期取得的非财政科教项目收入。本项目应当根据"科教项目收入"科目的本期发生额填列。"科教项目支出"项目，反映医院本期发生的非财政科教项目支出。本项目应当根据"科教项目支出"科目的本期发生额填列。

四、收入支出的结转方法

收入支出可以按照两种方法进行结转，即账结法和表结法。

（一）账结法

账结法是指通过会计账户结转结余的一种方法。在账结法下，每月月末均需编制转账凭证，将在账上结计出的各收入、支出类账户的余额结转入结余科目，各收入、支出类科目每月月末结转后均无余额。结转后，结余科目贷方余额反映历年滚存至本月的结余。

账结法下，由于各月收入支出类科目均要结转入结余科目，即各月均可直接通过结余科目提供当月及本年累计的结余，可以充分医院会计收入支出核算的系统性和准确性，但增加了转账环节和工作量，所以采用该方法，需要实现会计电算化的医院。对于手工操作的基础医疗机构不适用。

（二）表结法

表结法是指通过会计报表结转结余的一种方法。在表结法下，各收入、支出类科目每月月末均不需结转到结余科目，只有在年末时才将各收入、支出类科目全年累计余额结转入"结余"科目，各收入、支出科目年末结转后无余额。

表结法下，由于各月收入支出类科目无须结转入结余科目，从而减少了转账环节和工作量，但并不影响收入支出表的编制及有关指标的利用，是一种简化的基层医疗卫生机构收入支出会计核算方法。表结法适用于日常收入支出业务频繁、金额重大且尚未采用会计电算化的机构。

五、医疗收入费用明细表

(一)医疗收入费用明细表的概念

医疗收入费用明细表反映某一会计期间内医疗收入、医疗成本及其明细项目的实际发生情况。它是医院收入费用总表的附表。报表的使用者能够从这张表中得到更详细医院收入与费用的构成情况。医院应当编制月度、季度、年度医疗收入费用明细表。

(二)医疗收入费用明细表的内容和格式

医疗收入费用明细表作为收入费用总表的附表,是对收入费用总表中医疗收入、医疗业务成本和管理费用的明细内容所作的进一步说明。医疗收入费用明细表中医疗成本包括医疗业务成本和管理费用。

医疗收入费用明细表分左右两方,左边列示医疗收入各明细项目的金额,右边列示医疗成本各明细项目的金额。

1.医疗收入的列示内容

医疗收入按形成来源不同,分为门诊收入和住院收入。按照收入性质不同,门诊收入分为挂号收入、诊察收入、检查收入、化验收入、治疗收入、手术收入、卫生材料收入、药品收入、药事服务费收入和其他门诊收入;住院收入分为床位收入、诊察收入、检查收入、化验收入、治疗收入、手术收入、护理收入、卫生材料收入、药品收入、药事服务费收入和其他住院收入。

需要注意的是,各项医疗收入均应按照扣除分摊的医保结算差额后的净额列示。

2.医疗成本的列示内容

医疗成本指医疗业务成本和管理费用的总和。医疗成本应按性质和功能两种分类予以列示。

(1)按性质分类。医疗成本按性质分类,可分为人员经费、卫生材料费、药品费、固定资产折旧费、无形资产摊销费、提取医疗风险基金和其他费用。按性质分类列示医疗成本,有助于反映费用的经济用途。

(2)按功能分类。医院的业务活动通常可划分为临床服务、医技服务、医辅服务、行政后勤管理等,每一种活动上发生的费用所发挥的功能不同,因此,按功能分类列示医疗成本,有助于反映费用发生的活动领域。

按照费用在医院所发挥的功能进行分类,医疗成本可分为医疗业务成本和管理费用。其中,医疗业务成本指各医疗业务科室发生的可以直接计入各科室或采用一定方法计算后计入各科室的直接成本。具体包括临床服务成本、医疗技术成本和医疗辅助成本,分别反映临床服务类科室、医疗技术类科室、医疗辅助类科室发生的直接成本合计数。管理费用指医院行政后勤管理部门发生的费用,以及医院统一负担的管理费用。

(三)医疗收入费用明细表的编制方法

本表"本月数"栏反映医疗收入、医疗成本及其所属明细项目的本月实际发生数;在编制季度收入费用明细表时,应当将本栏改为"本季度数",反映医疗收入、医疗成本及所属明细项目的本季度实际发生数。在编制年度医疗收入费用明细表时,应当将本栏改为"上年数"栏,反映医疗收入、医疗成本及其所属明细项目上一年度的实际发生数。如果本年度医疗收入费用明细表规定的各个项目的名称和内容同上年度不一致,应对上年度医疗收入费用明细表各项目的名称和数字按照本年度的规定进行调整,填入年度本表中的"上年数"栏。

本表"本年累计数"栏反映各项目自年初起至报告期末止的累计实际发生数。

本表各项目的填列方法如下。

(1)"医疗收入"项目及其所属各明细项目,应当根据"医疗收入"科目及其所属各明细科目的本期贷方发生额减去借方发生额后的金额填列,即各项收入均按照扣除分摊的医保结算差额后的金额填列。

(2)"医疗成本"项目,应当根据"医疗业务成本"科目和"管理费用"科目本期发生额合计填列。

本项目下:①"按性质分类"下各明细项目,应当根据"医疗业务成本"和"管理费用"科目各所属对应一级明细科目本期发生额合计填列。如"人员经费"项目,根据"医疗业务成本——人员经费"和"管理费用——人员经费"科目本期发生额合计填列;"固定资产折旧费"项目,根据"医疗业务成本——固定资产折旧费"和"管理费用——固定资产折旧费"科目本期发生额合计填列。②"无形资产摊销费"项目,根据"医疗业务成本——无形资产摊销费"和"管理费用——无形资产摊销费"科目本期发生额合计填列。③"提取医疗风险基金"项目,根据"医疗业务成本——提取医疗风险基金"科目本期发生额填列。④"其他费用"项目,根据"医疗业务成本——其他费用"和"管理费用——其他费用"科目本期发生额合计填列。⑤管理费用中一般不发生"药品费""卫生材料费",这两个项目根据"医疗业务成本——药品费、卫生材料费"科目本期发生额填列。⑥"按功能分类"下各明细项目,应当根据"医疗业务成本"科目及其所属明细科目、"管理费用"科目的本期发生额分析填列。其中:"临床服务成本"是指医院临床服务类科室发生的直接成本合计数;"医疗技术成本"是指医院医疗技术类科室发生的直接成本合计数;"医疗辅助成本"是指医院医疗辅助类科室发生的直接成本合计数。

（徐 清）

第四节 现金流量表

现金流量表是反映医院一定会计期间现金流入和流出的报表。它是以现金为基础编制的财务状况变动表。通过分析现金流量表,报表的使用者能够掌握与评价医院运用现金和获得现金的能力。

一、现金流量表概述

这里的"现金"是指医院的库存现金及可以随时用于支付的存款,即不仅包括"库存现金"账户核算的库存现金,还包括可以随时用于支付的银行存款、零余额账户用款额度和其他货币资金。编制现金流量表有助于会计报表使用者了解和评价医院现金获取能力、支付能力、偿债能力和周转能力,有助于预测医院未来现金流量,有助于分析判断医院的财务前景。

现金流量表以现金为基础编制,划分为业务活动、投资活动和筹资活动,按照收付实现制原则编制,将权责发生制下的信息调整为收付实现制下的现金流量信息。医院应当在年末编制本年度现金流量表。

二、现金流量及其分类

现金流量是指现金的流入和流出。医院的现金流量产生于不同的来源,也有不同的用途。例如,可通过提供医疗服务收到现金,通过向银行借款收到现金等;购买卫生材料、固定资产需要支付现金,职工工资也需要用现金进行支付等。现金流量净额是指现金流入与流出的差额,可能是正数,也可能是负数。如果是正数,则为净流入;如果是负数,则为净流出。一般来说,现金流入大于流出反映了医院现金流量的积极现象和趋势。现金流量信息能够表明医院经营状况是否良好,资金是否紧缺,医院偿付能力大小,从而为行政管理部门、债权人、医院管理者等提供有用的信息。

需要注意的是,医院现金形式的转换不会产生现金的流入和流出,如医院从银行提取现金,是医院现金存放形式的转换,不构成现金流量。此外,医院取得财政补助,在直接支付方式下,实质是现金流入和现金流出同步发生,财政直接支付所取得的补助及同时发生的支出也构成医院的现金流量。

《医院会计制度》规定,现金流量表应当按照业务活动产生的现金流量、投资活动产生的现金流量和筹资活动产生的现金流量分别反映。

(一)业务活动产生的现金流量

业务活动是指医院投资活动和筹资活动以外的所有交易和事项,包括提供医疗服务、获得非资本性财政补助、取得科研项目拨款、支付人员经费、购买药品及卫生材料、支付项目支出、支付其他公用经费等。通过业务活动产生的现金流量,可以说明医院的业务活动对现金流入和流出的影响程度,判断医院在不动用对外筹得资金的情况下,是否足以维持日常业务周转、偿还债务等。

业务活动产生的现金流入项目主要有开展医疗服务活动收到的现金、财政基本支出补助收到的现金、财政非资本性项目补助收到的现金、从事科教项目活动收到的除财政补助以外的现金、收到的其他与业务活动有关的现金;业务活动产生的现金流出项目主要有发生人员经费支付的现金、购买药品支付的现金、购买卫生材料支付的现金、使用财政非资本性项目补助支付的现金、使用科教项目收入支付的现金、支付的其他与业务活动有关的现金。

(二)投资活动产生的现金流量

投资活动是指医院长期资产的购建和对外投资及其处置活动。现金流量表中的"投资"既包括对外投资,又包括长期资产的购建与处置。其中,长期资产是指固定资产、无形资产、在建工程等。医院的投资活动包括取得和收回投资、购建和处置固定资产、购买和处置无形资产等。通过投资活动产生的现金流量,可以判断投资活动对医院现金流量净额的影响程度。

投资活动产生的现金流入项目主要有收回投资所收到的现金,取得投资收益所收到的现金,处置固定资产、无形资产收回的现金净额,收到的其他与投资活动有关的现金;投资活动产生的现金流出项目主要有购建固定资产、无形资产支付的现金,对外投资支付的现金,上缴处置固定资产、无形资产收回现金净额支付的现金,支付的其他与投资活动有关的现金。

(三)筹资活动产生的现金流量

筹资活动主要是指导致医院债务规模发生变化的活动,包括取得和偿还借款、偿付利息等。应付账款、应付票据等属于业务活动,不属于筹资活动。医院取得的财政资本性项目补助(即用于购建固定资产、无形资产的财政补助)从性质上类似于国家对企业的投资,参照企业现金流量表中将实收资本作为筹资活动现金流量的做法,《医院会计制度》规定将医院取得的财政资本性项目补助作为筹资活动产生的现金流量。

筹资活动产生的现金流入项目主要有取得财政资本性项目补助收到的现金,借款收到的现金,收到的其他与筹资活动有关的现金;筹资活动产生的现金流出项目主要有偿还借款支付的现金,偿付利息支付的现金,支付的其他与筹资活动有关的现金。医院在进行现金流量分类时,对于现金流量表中未特殊说明的现金流量,应按照现金流量表的分类方法和重要性原则,判断某项交易或事项所产生的现金流量应当归属的类别或项目,对于重要的现金流入或流出项目应当单独反映。

三、现金流量表的内容和格式

按照《医院会计制度》规定,医院现金流量表在格式的设计上主要依照现金流量的性质,依次分类反映业务活动产生的现金流量、投资活动产生的现金流量和筹资活动产生的现金流量,最后汇总反映医院现金净增加额。在有外币现金流量折算为人民币的医院,正表中还应单设"汇率变动对现金的影响额"项目,以反映医院外币现金流量折算为人民币时,所采用的现金流量发生日的汇率或期初汇率折算的人民币金额与"现金净增加额"中外币现金净增加额按期末汇率折算的人民币金额之间的差额。

医院现金流量表的基本格式如表 7-5 所示。

表 7-5 现金流量表

会医 03 表

编制单位: _____年_____月 单位:元

项目	行次	金额
一、业务活动产生的现金流量		
开展医疗服务活动收到的现金		
财政基本支出补助收到的现金		
财政非资本性项目补助收到的现金		
从事科教项目活动收到的除财政补助以外的现金		
收到的其他与业务活动有关的现金		
现金流入小计		
发生人员经费支付的现金		
购买药品支付的现金		
购买卫生材料支付的现金		
使用财政非资本性项目补助支付的现金		
使用科教项目收入支付的现金		
支付的其他与业务活动有关的现金		
现金流出小计		
业务活动产生的现金流量净额		
二、投资活动产生的现金流量		
收回投资所收到的现金		

项目	行次	金额
取得投资收益所收到的现金		
处置固定资产、无形资产收回的现金净额		
收到的其他与投资活动有关的现金		
现金流入小计		
购建固定资产、无形资产支付的现金		
对外投资支付的现金		
上缴处置固定资产、无形资产收回现金净额支付的现金		
支付的其他与投资活动有关的现金		
现金流出小计		
投资活动产生的现金流量净额		
三、筹资活动产生的现金流量		
取得财政资本性项目补助收到的现金		
借款收到的现金		
收到的其他与筹资活动有关的现金		
现金流入小计		
偿还借款支付的现金		
偿付利息支付的现金		
支付的其他与筹贤活动有关的现金		
现金流出小计		
筹资活动产生的现金流量净额		
四、汇率变动对现金的影响额		
五、现金净增加额		

四、现金流量表的编制方法

(一)"业务活动产生的现金流量"填列方法和内容

1.填列方法

编制现金流量表时,业务活动产生的现金流量的填列方法主要有两种:直接法和间接法。这两种方法通常也称为编制现金流量表的方法。

(1)直接法。指通过现金收入和现金支出的主要类别直接反映医院业务活动产生的现金流量,如开展医疗服务活动收到的现金、购买药品支付的现金等就是按现金收入和支出的类别直接反映的。在直接法下,一般是以收入费用总表中的本期各项收入为起点,调节与业务活动有关的项目增减变动,然后计算出业务活动产生的现金流量。

(2)间接法。指以本期净资产变动额为起点,通过调整不涉及现金的收入、费用等项目的增减变动,调整不属于业务活动的现金收支项目,根据计算并列示业务活动现金流量的一种方法。

按照《医院会计制度》的规定,医院应当采取直接法编制业务活动产生的现金流量,对于按照间接法反映业务现金流量的情况不做要求。采用直接法编报的现金流量表,便于分析医院业务活动产生的现金流量的来源和用途,预测医院现金流量的未来前景。

2.各项目编制内容

(1)"开展医疗服务活动收到的现金"项目:反映医院开展医疗活动取得的现金净额。本项目可以根据"库存现金""银行存款""应收在院患者医疗款""应收医疗款""预收医疗款""医疗收入"等科目的记录分析填列。

(2)"财政基本支出补助收到的现金"项目:反映医院接受财政基本支出补助取得的现金。本项目可以根据"零余额账户用款额度""财政补助收入"等科目及其所属明细的记录分析填列。

(3)"财政非资本性项目补助收到的现金"项目:反映医院接受财政除用于购建固定资产、无形资产以外的项目补助取得的现金。本项目可以根据"银行存款""零余额账户用款额度""财政补助收入"等科目及其所属明细科目的记录分析填列。

(4)"从事科教项目活动收到的除财政补助以外的现金"项目:反映医院从事科研、教学项目活动取得的除财政补助以外的现金。本项目可以根据"库存现金""银行存款""科教项目收入"等科目的记录分析填列。

(5)"收到的其他与业务活动有关的现金"项目:反映医院收到的除以上项目之外的与业务活动有关的现金。本项目可以根据"库存现金""银行存款""其他应收款""其他收入"等科目的记录分析填列。

(6)"发生人员经费支付的现金"项目:反映医院为开展各项业务活动发生人员经费支付的现金。本项目可以根据"库存现金""银行存款""在加工物资""医疗业务成本""管理费用""应付职工薪酬""应付福利费""应付社会保障费"等科目的记录分析填列。

(7)"购买药品支付的现金"项目:反映医院购买药品而支付的现金。本项目可以根据"库存现金""银行存款""应付账款""应付票据""预付账款""医疗业务成本""库存物资"等科目的记录分析填列。

(8)"购买卫生材料支付的现金"项目:反映医院购买卫生材料支付的现金。本项目可以根据"库存现金""银行存款""应付账款""应付票据""预付账款""医疗业务成本""库存物资"等科目的记录分析填列。

(9)"使用财政非资本性项目补助支付的现金"项目:反映医院使用除用于购建固定资产、无形资产外的财政项目补助资金发生支出所支付的现金。本项目可以根据"银行存款""零余额账户用款额度""财政项目补助支出"等科目的记录分析填列。

(10)"使用科教项目收入支付的现金"项目:反映医院使用非财政科研、教学项目收入支付的现金;不包括使用非财政科教项目收入购建固定资产、无形资产所支付的现金。使用非财政科教项目收入购建固定资产、无形资产所支付的现金,在"购建固定资产、无形资产支付的现金"项目反映。本项目可以根据"库存现金""银行存款""科教项目支出"等科目的记录分析填列。

(11)"支付的其他与业务活动有关的现金"项目:反映医院除上述项目之外支付的与业务有关的现金。本项目可以根据"库存现金""银行存款""其他应付款""管理费用""其他支出""应缴税费"等科目的记录分析填列。

(12)"业务活动产生的现金流量净额"项目:按照"业务活动产生的现金流量"项下"现金流入小计"项目金额减去"现金流出小计"项目金额后的金额填列;如为负数,以"－"填列。

(二)"投资活动产生的现金流量"各项目的内容和填列方法

现金流量表中的投资活动包括短期投资和长期投资的取得与处置、固定资产的购建与处置、无形资产的购置与转让等。单独反映投资活动产生的现金流量，能了解医院为获得未来收益或提供服务而导致对外投资或内部长期资产投资的程度，以及以前对外投资所带来的现金流入的信息。投资活动现金流量各项目的内容和填列方法如下。

（1）"收回投资所收到的现金"项目：反映医院出售、转让或者到期收回长期投资而收到的现金；不包括长期投资收回的利润、利息，以及收回的非现金资产。本项目可以根据"库存现金""银行存款""长期投资"等科目的记录分析填列。

（2）"取得投资收益所收到的现金"项目：反映医院因对外投资而被投资单位分回利润收到的现金及取得的现金利息。本项目可以根据"库存现金""银行存款""其他应收款""其他收入——投资收益"等科目的记录分析填列。

（3）"处置固定资产""无形资产收回的现金净额"项目：反映医院处置固定资产和无形资产所取得的现金，减去为处置这些资产而支付的有关费用之后的净额。由于自然灾害所造成的固定资产等长期资产损失而收到的保险赔偿收入，也在本项目反映。本项目可以根据"库存现金""银行存款""固定资产清理"等科目的记录分析填列。

（4）"收到的其他与投资活动有关的现金"项目：反映医院除上述项目之外收到的与投资活动有关的现金。其他现金流入如果金额较大的，应当单列项目反映。本项目可以根据"库存现金""银行存款"等有关科目的记录分析填列。

（5）"购建固定资产、无形资产支付的现金"项目：反映医院购买和建造固定资产，取得无形资产所支付的现金；不包括为购建固定资产而发生的借款利息资本化的部分、融资租入固定资产支付的租赁费。借款利息和融资租入固定资产支付的租赁费，在筹资活动产生的现金流量中反映。本项目可以根据"库存现金""银行存款""固定资产""无形资产""在建工程"等科目的记录分析填列。

（6）"对外投资支付的现金"项目：反映医院进行对外投资所支付的现金，包括取得长期股权投资和长期债权投资所支付的现金，以及支付的佣金、手续费等附加费用。本项目可以根据"库存现金""银行存款""长期投资"等科目的记录分析填列。

（7）"上缴处置固定资产、无形资产收回现金净额支付的现金"项目：反映医院将处置固定资产、无形资产所收回的现金净额予以上缴所支付的现金。本项目可以根据"库存现金""银行存款""应缴款项"等科目的记录分析填列。

（8）"支付的其他与投资活动有关的现金"项目：反映医院除上述项目之外支付的与投资活动有关的现金。如果其他现金流出金额较大的，应当单列项目反映。本项目可以根据"库存现金""银行存款"等有关科目的记录分析填列。

（9）"投资活动产生的现金流量净额"项目：按照"投资活动产生的现金流量"项下"现金流入小计"项目金额减去"现金流出小计"项目金额后的金额填列；如为负数，以"－"填列。

(三)"筹资活动产生的现金流量"各项目的内容和填列方法

单独反映筹资活动产生的现金流量，能了解医院筹资活动产生现金流量的规模与能力，以及医院为获得现金流入而付出的代价。筹资活动现金流量各项目的内容和填列方法如下。

（1）"取得财政资本性项目补助收到的现金"项目：反映医院接受用于购建固定资产、无形资产的财政项目补助取得的现金。本项目可以根据"银行存款""零余额账户用款额度""财政补助收入"等科目及其所属明细科目的记录分析填列。

（2）"借款收到的现金"项目：反映医院举借各种短期、长期借款所收到的现金。本项目可以根据"库存现金""银行存款""短期借款""长期借款"等科目的记录分析填列。

（3）"收到的其他与筹资活动有关的现金"项目：反映医院除上述项目之外收到的与筹资活动有关的现金。如果其他现金流入金额较大的，应当单列项目反映。本项目可以根据"库存现金""银行存款"等有关科目的记录分析填列。

（4）"偿还借款支付的现金"项目：反映医院偿还债务本金所支付的现金。本项目可以根据"库存现金""银行存款""短期借款""长期借款"等科目的记录分析填列。

（5）"偿付利息支付的现金"项目：反映医院实际支付的借款利息等。本项目可以根据"库存现金""银行存款""长期借款""管理费用""预提费用"等科目的记录分析填列。

（6）"支付的其他与筹资活动有关的现金"项目：反映医院除上述项目之外支付的与筹资活动有关的现金，如融资租入固定资产所支付的租赁费。本项目可以根据"库存现金""银行存款""长期应付款"等有关科目的记录分析填列。

（7）"筹资活动产生的现金流量净额"项目：按照"筹资活动产生的现金流量"项下"现金流入小计"项目金额减去"现金流出小计"项目金额后的金额填列；如为负数，以"—"填列。

（四）"汇率变动对现金的影响额"项目的内容和填列方法

现金流量表中"汇率变动对现金的影响额"项目，反映医院外币现金流量折算为人民币时，按照现金流量发生日的汇率或期初汇率折算的人民币金额，与本表"现金净增加额"中外币现金净增加额按期末汇率折算的人民币金额之间的差额。

（五）"现金净增加额"项目的内容和填列方法

现金流量表中"现金净增加额"项目，反映医院本年度现金变动的金额。本项目应当根据本表"业务活动产生的现金流量净额""投资活动产生的现金流量净额""筹资活动产生的现金流量净额"和"汇率变动对现金的影响额"项目的金额合计填列。

五、现金流量表的具体编制说明

在具体编制现金流量表时，医院可根据业务量的大小及复杂程度，采用工作底稿法、T 型账户法，或直接根据有关科目的记录分析填列。

（一）工作底稿法

采用工作底稿法编制现金流量表就是以工作底稿为手段，以收入费用总表和资产负债表数据为基础，结合有关科目的记录，对现金流量表的每一项目进行分析并编制调整分录，从而编制出现金流量表。

采用工作底稿法编制现金流量表的程序如下。

（1）将资产负债表的期初数和期末数过录到工作底稿的期初数栏和期末数栏。

（2）对当期业务进行分析并编制调整分录。调整分录大体有这样几类：第一类涉及收入费用总表中的收入和费用项目及资产负债表中的资产、负债和净资产项目，通过调整，将权责发生制下的收入费用转换为现金基础；第二类涉及资产负债表和现金流量表中的投资和筹资项目，反映投资和筹资活动的现金流量；第三类涉及收入费用总表和现金流量表中的投资和筹资项目，目的是将收入费用总表中有关投资和筹资方面的收入和费用列入现金流量表投资、筹资现金流量中去。此外还有一些调整分录并不涉及现金收支，只是为了核对资产负债表项目的期末期初变动。

在调整分录中,有关现金的事项,并不直接借记或贷记现金,而是分别计入"业务活动产生的现金流量""投资活动产生的现金流量""筹资活动产生的现金流量"的有关项目,借记表明现金流入,贷记表明现金流出。

(3)将调整分录过录到工作底稿中的相应部分。

(4)核对调整分录,借贷合计应当相等,资产负债表项目期初数加减调整分录中的借贷金额以后,应当等于期末数。

(5)根据工作底稿中的现金流量表项目部分编制正式的现金流量表。

(二)T 型账户法

采用 T 型账户法编制现金流量表,是以 T 型账户为手段,以资产负债表和收入费用总表数据为基础,结合有关科目的记录,对现金流量表的每一项目进行分析并编制调整分录,从而编制现金流量表。采用 T 型账户法编制现金流量表的程序如下。

(1)为所有的非现金项目(包括资产负债表项目和收入费用总表)分别开设 T 型账户,并将各自的期末期初变动数过入到各相关账户。如果项目的期末数大于期初数,则将差额过入到与项目余额相同的方向;反之,过入相反方向。

(2)开设一个大的"现金"T 型账户,每边分为业务活动、投资活动和筹资活动三个部分,左边记现金流入,右边记现金流出。与其他账户一样,过入期末期初变动数。

(3)以收入费用总表项目为基础,结合资产负债表分析每一个非现金项目的增减变动,并据此编制调整分录。

(4)将调整分录过入各 T 型账户,并进行核对,该账户借贷相抵后的余额与原先过入的期末期初变动数应当一致。

(5)根据大的"现金"T 型账户编制正式的现金流量表。

(三)分析填列法

分析填列法是直接根据资产负债表、收入费用总表和有关会计科目明细账的记录,分析计算出现金流量表各项目的金额,并据以编制现金流量表的一种方法。

(徐 清)

第五节 成 本 报 表

成本报表反映医院各科室在经营过程中发生的直接成本和临床服务类科室的全成本情况。它是医院财务报告的重要组成部分。它对医院加强成本管理,提高医院整体管理水平有着重要的作用。

一、成本报表概述

随着医疗卫生体制改革的不断深入,医院成本核算、分析及管理工作变得越来越重要。一方面在卫生资源有限的情况下,医院需要依靠技术进步、科学管理和结构调整,降低成本,提高效率,向社会提供更多、更好的卫生服务;另一方面,科学的成本核算与分析结果也是制定合理的医疗收费标准的重要依据。

为了促进医院加强成本核算与控制,便于医院行政管理部门等相关方面了解、评价、监督医院的成本管理工作,并为国家研究、制定医疗收费标准及医疗改革政策提供依据,《医院会计制度》规定医院应当在编报财务报告时,在财务情况说明书中对医院的成本核算与控制情况做出说明,并附送成本报表。同时,《医院会计制度》提供了成本报表的参考格式。

二、成本报表的内容及参考格式

医院需要作为财务情况说明书附表编报的成本报表包括 3 张表,即医院各科室直接成本表、医院临床服务类科室全成本表和医院临床服务类科室全成本构成分析表,这 3 张表的编制期间均为月度和年度。

(一)医院各科室直接成本表

医院各科室直接成本表反映管理费用(行政后勤类科室成本)和医疗技术、医疗辅助科室成本分摊至临床服务类科室成本前各科室直接成本情况。直接成本是指科室为开展医疗服务活动而发生的能够直接计入或采用一定方法计算后直接计入的各种费用。

各科室直接成本需要按成本项目,即人员经费、卫生材料费、药品费、固定资产折旧费、无形资产摊销费、提取医疗风险基金和其他费用分项列示。

(二)医院临床服务类科室全成本表

医院临床服务类科室全成本表反映医院根据《医院财务制度》规定的原则和程序,将管理费用、医疗辅助类科室直接成本、医疗技术类科室直接成本逐步分摊转移到临床服务类科室后,各临床服务类科室的全成本情况。即临床服务类科室全成本包括科室直接成本和分摊转移的间接成本。

各临床服务类科室的直接成本、间接成本和全成本也应当按成本项目,即人员经费、卫生材料费、药品费、固定资产折旧费、无形资产摊销费、提取医疗风险基金和其他费用分项列示。

(三)医院临床服务类科室全成本构成分析表

医院临床服务类科室全成本构成分析表反映各临床服务类科室的全成本中各项成本所占的比例情况,以及各临床服务类科室的床日成本、诊次成本情况。

诊次和床日成本核算是以诊次、床日为核算对象,将科室成本进一步分摊到门急诊人次、住院床日中,计算出诊次成本、床日成本。

医院成本报表的参考格式如表 7-6、表 7-7、表 7-8 所示。

表 7-6 医院各科室直接成本表

成本医 01 表

编制单位:＿＿＿＿＿年＿＿＿＿＿月

单位:元

科室名称	人员经费①	卫生材料费②	药品费③	固定资产折旧④	无形资产摊销⑤	提取医疗风险基金⑥	其他费用⑦	合计⑧=①+②+③+④+⑤+⑥+⑦
临床服务类科室 1								
临床服务类科室 2								
...								
小计								

科室名称	人员经费①	卫生材料费②	药品费③	固定资产折旧④	无形资产摊销⑤	提取医疗风险基金⑥	其他费用⑦	合计⑧=①+②+③+④+⑤+⑥+⑦
医疗技术类科室 1								
医疗技术类科室 2								
…								
小计								
医疗辅助类科室 1								
医疗辅助类科室 2								
…								
小计								
医疗业务成本合计								
管理费用								
本月总计								

注:说明:1.本表反映管理费用和医疗技术、辅助类科室成本分摊至临床服务类科室成本前各科室直接成本情况;2.医疗业务成本合计=临床服务类科室成本小计+医疗技术类科室成本小计+医疗辅助类科室成本小计;3.本月总计=医疗业务成本合计+管理费用。

表 7-7　医院临床服务类科室全成本表

科室名称	人员经费①	卫生材料②	药品费③	固定资产折旧④	无形资产摊销⑤	提取医疗风险金⑥	其他费用⑦	合计⑧=①+②+③+④+⑤+⑥+⑦
科室名称								
临床服务类科室 1								
临床服务类科室 2								
…								
科室成本合计								

注:说明:1.本表反映医院根据《医院财务制度》规定的原则和程序,将管理费用、医疗辅助类科室直接成本、医疗技术类科室直接成本逐步分摊转移到临床服务类科室后,各临床服务类科室的全成本情况。即临床服务类科室全成本包括科室直接成本和分摊转移的间接成本;2.表中的"直接成本"反映间接成本分摊前各临床服务类科室发生的直接成本金额;3.表中的"间接成本"反映将管理费用、医疗辅助类科室直接成本、医疗技术类科室直接成本按规定的原则和程序分摊转移至各临床服务类科室的间接成本金额。

表 7-8　医院临床服务类科室全成本构成分析表

成本医 03 表

编制单位:　　　　　　　_____ 年 _____ 月　　　　　　　单位:元

成本项目	内科		各临床服务类科室合计	
	金额	%	金额	%
人员经费				

续表

成本项目	内科		各临床服务类科室合计	
	金额	％	金额	％
卫生材料费				
药品费				
固定资产折旧				
无形资产摊销	（＃＃）		（＊＊）	
提取医疗风险基金				
其他费用				
科室全成本合计	（100％）		（100％）	
科室收入				
收入—成本				
床日成本				
诊次成本				

注：说明：本表用于对医院临床服务类科室全成本要素及其结构进行分析与监测，"＃＃"为某一临床服务类科室不同成本项目的构成比，用于分析各临床服务类科室的成本结构，确定各科室内部成本管理的重点成本项目。科室全成本包括临床服务类科室直接成本和分摊转移的间接成本。例：人员经费％（＃＃）＝（某一临床服务类科室人员经费金额/该科室全成本合计）×100％；人员经费金额合计（＊＊）＝各临床服务类科室人员经费之和；人员经费合计％＝（各临床服务类科室人员经费之和/各临床服务类科室全成本合计）×100％；诊次和床日成本核算是以诊次、床日为核算对象，将科室成本进一步分摊到门急诊人次、住院床日中，计算出诊次成本、床日成本。

三、成本报表的编制方法

医院各科室直接成本表的各项目可以根据有关科目记录直接或计算填列。医院临床服务类科室全成本表中的"直接成本"栏可根据有关科目记录填列，"间接成本""全成本"栏需根据《医院财务制度》规定的方法计算填列。医院临床服务类科室全成本构成分析表各项目需要依据医院临床服务类科室全成本表的数据计算填列，其中，床日成本、诊次成本需根据《医院财务制度》规定的方法计算填列。

需要说明的是，以上3张报表所反映的成本信息主要以科室、诊次和床日为成本核算对象，所反映的成本均不包括财政补助、非财政科教项目资金形成的固定资产折旧和无形资产摊销。开展医疗全成本核算的地方或医院，还应将财政项目补助支出、非财政科教项目支出所形成的固定资产折旧、无形资产摊销纳入成本核算范围。

（徐　清）

第八章 公共卫生管理

第一节 公共卫生的概念

一、公共卫生的定义

至于公共卫生的概念,各个国家和组织之间没有一个统一的、严格的定义。简单来讲,公共卫生实际上就是大众健康。它是相对临床而言的,临床是针对个体的,公共卫生是关注人群的健康。

1920 年,美国耶鲁大学的 Winslow 教授首次提出了早期经典的公共卫生概念。公共卫生是通过有组织的社区行动,改善环境卫生,控制传染病流行,教育个体养成良好的卫生习惯,组织医护人员对疾病进行早期诊断和预防性治疗,发展社会体系以保证社区中的每个人享有维持健康的足够的生活水准,最终实现预防疾病、延长寿命、促进机体健康、提高生产力的目标。随着社会和公共卫生实践的发展、人们认识的更新,公共卫生的概念也在不断地发展之中。

1988 年,艾奇逊将公共卫生定义:"通过有组织的社会努力预防疾病、延长生命、促进健康的科学和艺术。"这一概念高度概括了现代公共卫生的要素。

1995 年,英国的 Johnlast 给出了详细的定义,即"公共卫生是为了保护、促进、恢复人们的健康。是通过集体的或社会的行动,维持和促进公众健康的科学、技能和信仰的集合体。公共卫生项目、服务和机构强调整个人群的疾病预防和健康需求"。尽管公共卫生活动会随着技术和社会价值等的改变而变化,但是其目标始终保持不变,即减少人群的疾病发生、早死、疾病导致的不适和伤残。因此,公共卫生是一项制度、一门学科、一种实践。随着社会经济的发展,医学模式的转变,公共卫生的概念和内涵有了进一步发展。公共卫生通常涉及面都很广泛,包括生物学、环境医学、社会文化、行为习惯、政治法律和涉及健康的许多其他方面。现代公共卫生最简单的定义为"3P",即 Promotion(健康促进),Prevention(疾病预防),Protection(健康保护)。

在我国,公共卫生的内涵究竟是什么,公共卫生包括哪些领域,对此至今尚无统一认识和明确定义。2003 年 7 月,中国原副总理兼卫生部部长吴仪在全国卫生工作会议上对公共卫生做了一个明确的定义:公共卫生就是组织社会共同努力,改善环境卫生条件,预防控制传染病和其他疾病流行,培养良好卫生习惯和文明的生活方式,提供医疗服务,达到预防疾病,促进人民身体健康的目的。因此,公共卫生建设需要政府、社会、团体和民众的广泛参与,共同努力。其中,政府主要通过制定相关法律、法规和政策,促进公共卫生事业发展;对社会、民众和医疗卫生机构执行公共卫生法律法规实施监督检查,维护公共卫生秩序;组织社会各界和广大民众共同应对突发公共卫生事件和传染病流行;教育民众养成良好卫生习惯和健康文明的生活方式;培养高素质的公共卫生管理和技术人才,为促进人民健康服务。

从这一定义可以看出,公共卫生就是"社会共同的卫生"。公共即共同,如公理公约。卫生是个人、集体的生活卫生和生产卫生的总称,一般指为增进人体健康,预防疾病,改善和创造合乎生理要求的生产环境、生活条件所采取的个人和生活的措施,包括以除害灭病、讲卫生为中心的爱国卫生运动。

一般情况来讲,公共卫生是通过疾病的预防和控制,达到提高人民健康水平的目的。如对传染病、寄生虫病、地方病,还有一些慢性非传染性疾病的预防控制;借助重点人群或者高危人群,如职业人群,妇女、儿童、青少年、老年人等人群进行的健康防护;通过健康教育、健康政策干预等措施,促进人群健康的社会实践。具体讲,公共卫生就是通过疾病预防控制,重点人群健康防护、健康促进来解决人群中间的疾病和健康问题,达到提高人民健康水平的目的。公共卫生就是以生物-心理-社会-医学模式为指导,面向社会与群体,综合运用法律、行政、预防医学技术、宣传教育等手段,调动社会共同参与,消除和控制威胁人类生存环境质量和生命质量的危害因素,改善卫生状况,提高全民健康水平的社会卫生活动。由此可见,公共卫生具有社会性、系统性、政策法制性、多学科性和随机性等特征。公共卫生的实质是公共政策。

二、公共卫生特征

2004 年,Beaglehole 教授将现代公共卫生的特征进行了总结,认为,公共卫生是以持久的全人群健康改善为目标的集体行动。这个定义尽管简短,但是充分反映了现代公共卫生的特点:①需要集体的、合作的、有组织的行动;②可持续性,即需要可持久的政策;③目标是全人群的健康改善,减少健康的不平等。

现代公共卫生的特征包括 5 个核心内容:①政府对整个卫生系统起领导作用,这一点对实现全人群的健康工程至关重要,卫生部门只会继续按生物医学模式关注与卫生保健有关的近期问题;②公共卫生工作需要所有部门协作行动,忽视这一点只会恶化健康的不平等现象,而政府领导是协作行动、促进全人群健康的核心保障;③用多学科的方法理解和研究所有的健康决定因素,用合适的方法回答相应的问题,为决策提供科学依据;④理解卫生政策发展和实施过程中的政治本质,整合公共卫生科学与政府领导和全民参与;⑤与服务的人群建立伙伴关系,使有效的卫生政策能够得到长期的社区和政治支持。

(孙立伟)

第二节　公共卫生的体系与职能管理

公共卫生体系一直是一个模糊的概念。普遍倾向,疾病预防控制机构、卫生监督机构、传染病院(区),构成了公共卫生体系。

一、发达国家公共卫生体系

美国、英国、澳大利亚、WHO等国家和组织陆续制定了公共卫生的基本职能或公共卫生体系所需提供的基本服务。

美国提出的3项基本职能,即评估→政策发展→保证,并进一步具体化为10项基本服务。基本服务的概念与其他国家/组织提出的基本职能概念相似。在此框架下,美国疾病预防控制中心(CDC)与其他伙伴组织联合开展了国家公共卫生绩效标准项目研究,设计了3套评价公共卫生体系绩效的调查问卷,分别用于州公共卫生体系、地方公共卫生体系和地方公共卫生行政管理部门的绩效评估。调查问卷规定了每一项基本服务的内涵,并制定有具体的指标和调查内容。澳大利亚提出了公共卫生9项基本职能,阐述了每条职能的原有的和新的实践内容。

美国提出的公共卫生体系定义:在辖区范围内提供基本公共卫生服务的所有公、私和志愿机构、组织或团体。政府公共卫生机构是公共卫生体系的重要组成部分,在建设和保障公共卫生体系运行的过程中发挥着关键的作用。但是,单靠政府公共卫生机构无法完成所有的公共卫生基本职能,公共卫生体系中还应包括医院、社区卫生服务中心等医疗服务提供者,负责提供个体的预防和治疗等卫生服务;公安、消防等公共安全部门,负责预防和处理威胁大众健康的公共安全事件;环境保护、劳动保护、食品质量监督等机构,保障健康的生存环境;文化、教育、体育等机构为社区创造促进健康的精神环境;交通运输部门,方便卫生服务的提供和获取;商务机构提供个体和组织在社区中生存和发展的经济资源;民政部门、慈善组织等,向弱势人群提供生存救助和保障以及发展的机会。

公共卫生基本职能是影响健康的决定因素、预防和控制疾病、预防伤害、保护和促进人群健康、实现健康公平性的一组活动。公共卫生基本职能需要卫生部门,还有政府的其他部门及非政府组织、私营机构等来参与或实施。公共卫生基本职能属于公共产品,政府有责任保证这些公共产品的提供,但不一定承担全部职能的履行和投资责任。

公共卫生基本职能的范畴大大超出了卫生部门的管辖范围,在职能的履行过程中卫生部门发挥主导作用。卫生部门负责收集和分析本部门及其他部门、民间社团、私人机构等的信息,向政府提供与人群健康相关的、涉及国家利益的综合信息;卫生部门是政府就卫生问题的决策顾问,负责评价公共卫生基本职能的履行情况;同时,向其他部门负责的公共卫生相关活动提供必要的信息和技术支持,或展开合作;负责健康保护的执法监督活动。

二、我国公共卫生体系的基本职能

通过分析上述国家和组织制定的公共卫生基本职能框架,结合我国的现状,我们总结出10项现代公共卫生体系应该履行的基本职能,其中涉及三大类的卫生服务提供:①人群为基础的公共卫生服务,如虫媒控制、人群为基础的健康教育活动等;②个体预防服务,如免疫接种、婚前保健和孕期保健;③具有公共卫生学意义的疾病的个体治疗服务,如治疗肺结核和性传播疾病等,可减少传染源,属于疾病预防控制策略之一;再比如治疗儿童腹泻、急性呼吸道感染、急性营养不良症等。在此基础上,我国现代公共卫生体系的基本职能应包括以下10个方面。

(一)监测人群健康相关状况

(1)连续地收集、整理与分析、利用、报告与反馈、交流与发布与人群健康相关的信息。

(2)建立并定期更新人群健康档案,编撰卫生年鉴。其中与人群健康相关的信息:①人口、社会、经济学等信息;②人群健康水平,如营养膳食水平、生长发育水平等;③疾病或健康问题,如传染病和寄生虫病、地方病、母亲和围产期疾病、营养缺乏疾病、非传染性疾病、伤害、心理疾病以及突发公共卫生事件等;④疾病或健康相关因素,如生物的、环境的、职业的、放射的、食物的、行为的、心理的、社会的、健康相关产品的;⑤公共卫生服务的提供,如免疫接种、农村改水改厕、健康教育、妇幼保健等,以及人群对公共卫生服务的需要和利用情况;⑥公共卫生资源,如经费、人力、机构、设施等;⑦公共卫生相关的科研和培训信息。

(二)疾病或健康危害事件的预防和控制

(1)对正在发生的疾病流行或人群健康危害事件,如传染病流行,新发疾病的出现,慢性病流行,伤害事件的发生,环境污染,自然灾害的发生,化学、辐射和生物危险物暴露,突发公共卫生事件等,开展流行病学调查,采取预防和控制措施,对有公共卫生学意义的疾病开展病例发现、诊断和治疗。

(2)对可能发生的突发公共卫生事件做好应急准备,包括应急预案和常规储备。

(3)对有明确病因或危险因素或具备特异预防手段的疾病实施健康保护措施,如免疫接种、饮水加氟、食盐加碘、职业防护、婚前保健和孕、产期保健等。

上述第一项和第二项内容包括我国疾病预防控制机构常规开展的疾病监测、疾病预防与控制、健康保护、应急处置等工作。

(三)发展健康的公共政策和规划

(1)发展和适时更新健康的公共政策、法律、行政法规、部门规章、卫生标准等,指导公共卫生实践,支持个体和社区的健康行动,实现健康和公共卫生服务的公平性。

(2)发展和适时更新卫生规划,制订适宜的健康目标和可测量的指标,跟踪目标实现进程,实现连续的健康改善。

(3)多部门协调,保证公共政策的统一性。

(4)全面发展公共卫生领导力。

(四)执行公共政策、法律、行政法规、部门规章和卫生标准

(1)全面执行公共政策、法律、行政法规、部门规章、卫生标准等。

(2)依法开展卫生行政许可、资质认定和卫生监督。

(3)规范和督察监督执法行为。

(4)通过教育和适当的机制,促进依从。

(五)开展健康教育和健康促进活动

(1)开发和制作适宜的健康传播材料。

(2)设计和实施健康教育活动,发展个体改善健康所需的知识、技能和行为。

(3)设计和实施场所健康促进活动,如在学校、职业场所、居住社区、医院、公共场所等,支持个体的健康行动。

(六)动员社会参与,多部门合作

(1)通过社区组织和社区建设,提高社区解决健康问题的能力。

(2)开发伙伴关系和建立健康联盟,共享资源、责任、风险和收益,创造健康和安全的支持性环境,促进人群健康。

(3)组织合作伙伴承担部分公共卫生基本职能,并对其进行监督和管理。

第(三)～(六)项融合了国际上健康促进的理念,即加强个体的知识和技能,同时改变自然的、社会的、经济的环境,以减少环境对人群健康及其改善健康的行动的不良影响,促使人们维护和改善自身的健康。第(四)项的职能与1986年《渥太华宪章》中提出的健康促进行动的5项策略相吻合,即"制定健康的公共政策、创造支持性的环境、加强社区行动、发展个人技能、重新调整卫生服务的方向和措施"。

(七)保证卫生服务的可及性和可用性

(1)保证个体和人群卫生服务的可及性和可用性。

(2)帮助弱势人群获取所需的卫生服务。

(3)通过多部门合作,实现卫生服务公平性。

(八)保证卫生服务的质量和安全性

(1)制定适当的公共卫生服务的质量标准,确定有效和可靠的测量工具。

(2)监督卫生服务的质量和安全性。

(3)持续地改善卫生服务质量,提高安全性。

第(七)项和第(八)项是对卫生服务的保证,即保证卫生服务的公平和安全性。

(九)公共卫生体系基础结构建设

(1)发展公共卫生人力资源队伍,包括开展多种形式的、有效的教育培训,实现终身学习;建立和完善执业资格、岗位准入、内部考核和分流机制;通过有效的维持和管理,保证人力资源队伍的稳定、高素质和高效率。

(2)发展公共卫生信息系统,包括建设公共卫生信息平台;管理公共卫生信息系统;多部门合作,整合信息系统。

(3)建设公共卫生实验室,发展实验室检测能力。

(4)加强和完善组织机构体系,健全公共卫生体系管理和运行机制。

本项是对公共卫生体系基础结构的建设。公共卫生体系的基础结构是庞大的公共卫生体系的神经中枢,包括人力资源储备和素质、信息系统、组织结构等。公共卫生体系的基础结构稳固,整个公共卫生体系才能统一、高效地行使其基本职能。

(十)研究、发展和实施革新性的公共卫生措施

(1)全面地开展基础性和应用性科学研究,研究公共卫生问题的原因和对策,发展革新性的公共卫生措施,支持公共卫生决策和实践。

(2)传播和转化研究结果,应用于公共卫生实践。

(3)与国内外其他研究机构和高等教育机构保持密切联系,开展合作。这项职能为公共卫生实践和公共卫生体系的可持续发展提供科学支撑。

上述这十项职能的履行又可具体分解为规划、实施、技术支持、评价和质量改善、资源保障(包括人力、物力、技术、信息和资金等)等5个关键环节。不同的环节需要不同的部门或机构来承担。

三、卫生体系内部职能

疾病预防控制体系建设研究课题组对我国疾病预防控制机构应承担的公共职能进行了界定,共7项职能、25个类别、78个内容和255个项目。2005年卫生部发布施行了《关于疾病预防控制体系建设的若干规定》和《关于卫生监督体系建设的若干规定》,分别明确了疾病预防控制机构和卫生监督机构的职能。这些工作对我国疾病预防控制体系和卫生监督体系的建设具有重要的意义。

公共卫生体系是包括疾病预防控制体系、卫生监督体系、突发公共卫生事件医疗救治体系等在内的一个更大的范畴。首先应该将公共卫生体系作为一个整体来看待,明确其职能,避免体系中的各个成分如疾病预防控制体系、卫生监督体系等各自为政。这样将有助于实现公共卫生体系的全面建设,保证部门间的协调与合作,提高公共卫生体系总体的运作效率。

另外,公共卫生基本职能的履行必须有法律的保障。公共卫生体系的构成、职权职责及其主体都应该是法定的,做到权责统一,并应落实法律问责制。至今为止,我国已颁布了 10 部与公共卫生有关的法律,如母婴保健法、食品卫生法、职业病防治法、传染病防治法等,以及若干的行政法规和部门规章。虽然这些对我国公共卫生事业的发展起到了重要的保障作用,但是其中没有一部是公共卫生体系的母法,因而无法形成严密的、统一规划设计的、协调一致的法规体系。解决公共卫生问题所需采取的行动远远超出了卫生部门的职权和能力范围,需要政府其他部门以及非政府组织、私营机构等共同参与。因此,制定公共卫生体系的母法,明确公共卫生体系的构成及其所需履行的基本职能,协调体系中各成分体系或机构间相互关系,是当务之急。

（孙立伟）

第三节　公共卫生监督体系管理

公共卫生监督体系是公共卫生体系的重要组成部分,是执行国家卫生法律法规,维护公共卫生秩序和医疗服务秩序,保护人民群众健康,促进经济社会协调发展的重要保证。

一、公共卫生监督体系基本概况

根据世界卫生组织对公共卫生的定义,公共卫生是一门通过有组织的社会活动来预防疾病、延长寿命和促进心理和躯体健康,并能发挥更大潜能的科学和艺术,其范围包括环境卫生、控制传染病、进行个体健康教育,组织医护人员对疾病进行早期诊断和治疗,发展社会体制,保证每个人都享有足以维持健康的生活水平和实现其健康地出生和长寿。

世界卫生组织利用特尔斐方法进行的研究,将公共卫生的功能概括为以下 9 个方面:①预防、监测和控制传染性和非传染性疾病;②监测人群健康状况;③健康促进;④职业卫生;⑤保护环境;⑥公共卫生立法;⑦公共卫生管理;⑧特殊公共卫生服务;⑨高危人群和脆弱人群卫生服务。

在《WTO 与公共卫生协议案》中,将公共卫生分为 8 大类:①传染病的控制;②食品的安全;③烟草的控制;④药品和疫苗的可得性;⑤环境卫生;⑥健康教育与促进;⑦食品保障与营养;⑧卫生服务。

世界卫生组织总干事陈冯富珍女士曾在演讲中谈到公共卫生的三个重要原则:一是公共卫生最首要的职责在于保护人群的健康,使其免受任何健康危害。如保证药品质量和保证食物、饮用水和血液制品的安全等;二是公共卫生最重要的道德准则是公平;三是公共卫生最强大的功能在于预防,公共卫生是为了寻找疾病的原因从而保护人民大众的健康。

根据上述世界卫生组织对公共卫生的定义、功能及原则的阐述可知,公共卫生的内涵极其丰富,外延非常广泛。公共卫生是一个由环境卫生、职业卫生、食品安全、药品安全、传染病控制、健康教育和卫生服务等一系列内容组成的综合体系。

卫生监督是指卫生行政部门执行国家卫生法律、法规,维护公共卫生和医疗服务秩序,保护人民群众健康及其相关权益,对特定的公民、法人和其他组织所采取的能直接产生法律效果的卫生行政执法行为,是维护正常公共卫生秩序和医疗服务秩序的重要保障。根据中编办《关于调整卫生部有关机构编制的批复》和《关于卫生监督体系建设的若干规定》,卫生监督的主要职责包括:依法监督管理食品、化妆品、消毒产品、生活饮用水及涉及饮用水卫生安全产品;依法监督管理公共场所、职业、放射、学校卫生等工作;依法监督传染病防治工作;依法监督医疗机构和采供血机构及其执业人员的执业活动,整顿和规范医疗服务市场,打击非法行医和非法采供血行为;承担法律法规规定的其他职责。卫生监督一方面包括食品、职业、放射、环境、学校等公共卫生监督管理职责;另一方面包括传染病防治监督、医疗机构和采供血机构执业活动监督等医疗卫生监督职责。卫生监督工作是党和政府的卫生事业中不可缺少的重要组成部分,卫生监督体系是整个卫生体系、更是公共卫生体系的重要组成部分。

二、加强公共卫生监督体系建设的重要意义

(一)有利于更好地实现和维护广大人民的利益

身体健康和生命安全是人民群众的基本需求,也是人民群众的基本权利。保护人民群众的身体健康和生命安全,维护人民群众的健康权益是我们党和政府第一位的责任。卫生改革以来,我国公共卫生工作取得了巨大成就,卫生监督的能力和水平有了明显提高,但是当前仍然面临十分繁重的执法监督任务,许多方面离人民群众的健康安全需求的差距还很大。食源性疾病、严重职业病危害对健康的危害呈上升趋势,医疗服务市场秩序混乱,非法行医猖獗,人民群众很不满意;部分地区血液安全问题突出成为艾滋病蔓延的重要隐患。这一系列问题危及社会公共卫生安全、危害到人民群众健康权益。同时,随着人民生活水平的不断提高,城镇居民的健康意识不断增强,越来越迫切地要求改善公共卫生状况和提高卫生服务质量。坚持立党为公、执政为民是卫生工作的根本出发点。卫生监督作为各级政府管理公共卫生事务的重要手段,是维护正常社会卫生秩序、维护人民群众健康权益的重要保证。因此,深化卫生监督体制改革,加强卫生监督体系建设,将有利于政府更好地实现和维护最广大人民的根本利益。

(二)经济社会协调发展的必然要求

坚持在经济发展的基础上实现社会的全面进步,促进经济社会协调发展,是建设中国特色社会主义的必然要求,也是全面建设小康社会的必然要求。这些年来,在国民经济持续高速发展的同时,我国卫生事业改革与发展却相对滞后,已经成为制约经济社会全面发展的严重障碍。突如其来的疫情不仅给人民群众的健康安全造成巨大威胁,还暴露出我国公共卫生领域存在的诸多问题。其中,由于长期以来卫生监督体制不完善、机制不健全、保障措施不落实,导致卫生监督工作不到位,对医疗机构监管不严,传染病防治监督不力是存在的问题之一。卫生监督是卫生工作的重要内容,也是社会法制建设的重要组成部分,坚持全面的发展观,不断深化公共卫生体制改革,加强卫生监督体系建设,加大卫生监督执法力度,将有利于促进经济社会的协调发展。

(三)推动政府职能转变和全面推进依法行政的重大举措

政府职能问题是政府管理的核心问题。政府管理创新,关键在于政府职能转变取得实质性

进展。多年来,在建立和完善社会主义市场经济体制过程中,我们在深化行政管理体制改革和转变政府职能方面取得了很大进展,但是卫生行政部门职能"错位""越位"和"缺位"的现象仍然不同程度地存在。卫生行政部门应当管什么、不应当管什么,怎么样管好应当管的事,在管的过程中要承担什么样的责任一系列问题亟待我们回答。如何在社会主义市场经济体制条件下,找准自己的位置,作出让政府、让社会、让广大人民群众满意的成绩,是关系卫生事业成败的关键。依法行政是对各级政府贯彻依法治国方略、提高行政管理水平的基本要求。依法行政就是要把行政权的运用纳入法制化的轨道,使行政机关明确在社会主义市场经济条件下的职能定位。改革开放以来,卫生法制建设取得了显著成绩。这些法律法规赋予各级卫生行政部门在维护正常医疗服务秩序和公共卫生秩序、保护人民群众身体健康方面大量的监管职责。"天下之事,不难于立法,而难于法之必行。"换句话说,坚持依法行政,立法是基础,执法是关键。如何真正贯彻执行好这些法律法规,切实承担起各项监管职责,是卫生行政部门落实政府职能转变和依法行政的关键所在。因此,各级卫生行政部门必须冲破在传统计划经济体制下形成的旧观念的束缚,牢牢树立依法办事的观念,不断提高依法办事的能力。通过深化卫生监督体制改革,加强卫生监督体系建设,不断提高卫生监督执法的能力和水平,全面加强对社会卫生秩序的依法监督,履行好卫生法律法规赋予的监管职责。特别是要通过对医疗卫生行业实行全行业监管,强化对医疗卫生服务秩序的监督,从而使卫生行政部门从"办卫生"到"管卫生"的职能转变上跨出实质性的一步,不断提高卫生行政部门的依法行政水平。

三、公共卫生监督体系建设的政策框架逐步建立和完善

2003年以来,党中央、国务院提出了加强包括疾病预防控制、卫生监督和应急医疗救治在内的公共卫生体系建设的要求。卫健委也相继出台了一系列政策文件:一是卫生监督体系建设方面,先后出台《关于卫生监督体系建设的若干规定》《卫生监督机构建设指导意见》《关于卫生监督体系建设的实施意见》和《卫生监督信息系统建设指导意见》等政策文件,进一步加强对全国卫生监督体系建设的指导;二是完善卫生监督运行机制、规范执法行为、加强队伍建设方面,先后印发《全国卫生监督机构工作规范》《卫生部行政处罚程序》《卫生行政执法文书规范》《卫生监督制、着装管理规定》《卫生部办公厅关于规范卫生监督执法车辆外观标识的通知》《卫生部办公厅关于进一步规范卫生监督员胸牌编号的通知》《卫生监督信息报告管理规定》《关于卫生行政执法责任制的若干规定》《卫生监督稽查工作规范》《卫生监督执法过错责任追究办法(试行)》《卫生行政执法考核评议办法》和《全国卫生监督员教育培训规划》等一系列文件。随着上述文件陆续出台,卫生监督体系建设的政策框架逐步完善。这些文件一方面继承了以往卫生监督体制改革的指导思想和政策原则,另一方面为适应新形势下全面推进依法行政和政府职能转变的要求,进一步深化改革,从促进和推动卫生监督综合执法、加强卫生监督机构和队伍建设、明确卫生监督的任务和职责、健全卫生监督工作的运行机制、完善卫生监督工作的保障措施等方面对全面加强卫生监督体系建设作出具体的规定和要求。同时,突出强调卫生监督体系建设应当适应社会主义市场经济体制和全面推进依法行政的要求,通过进一步转变职能,严格依法行政,不断提高卫生行政部门依法办事的能力和水平。卫生监督体系建设应当按照精简、统一、效能的原则和政事分开、综合执法、依法行政的要求,深化卫生监督体制改革,合理设置机构,优化人员结构,解决职能交叉、权责脱节和执法力量薄弱等问题。卫生监督体系建设政策框架的完善,对于统一思想、统一目标、统一要求,全面推进卫生监督体系建设,规范各级卫生监督机构建设,严格卫生监督队伍管理具

有重要意义。政策框架涉及的具体内容如下。

(一)明确卫生监督体系建设工作思路

(1)加强卫生法律法规和卫生标准建设,建立与经济社会发展相适应的卫生法制和标准体系。

(2)加强卫生监督监测信息网络建设,重视群众关注热点和投诉举报,明确卫生监督工作重点。

(3)总结经验,开拓创新,建立卫生执法监管长效机制。

(4)加强卫生监督队伍管理,改善卫生执法工作条件,提高监督能力和水平。

(二)明确卫生监督工作职责

为认真贯彻国务院《关于进一步加强食品安全工作的决定》、中央编办《关于职业卫生监督管理职能调整的意见》和《关于放射源安全监管部门职责分工的通知》精神,落实食品卫生和职业卫生职能调整以及推进卫生综合执法和加强医疗监督的需要,《关于卫生监督体系建设的若干规定》进一步明确了卫生监督的职责,包括依法监督管理食品、化妆品、消毒产品、生活饮用水及涉及饮用水卫生安全产品;依法监督管理公共场所、职业、放射、学校卫生等工作;依法监督传染病防治工作;依法监督医疗机构和采供血机构及其执业人员的执业活动,整顿和规范医疗服务市场,打击非法行医和非法采供血行为;承担法律法规规定的其他职责。

(三)合理界定各级卫生监督机构职责

为充分发挥各级卫生监督机构的作用,促进执法重心下移,提高监管效率,同时避免职责不清、职能交叉等问题,解决执法工作中"职能上下一般粗""有利争着干,无利没人管"造成的错位、越位和缺位现象,《若干规定》界定了各级卫生监督机构的主要职责。

1.卫健委卫生监督机构主要职责

主要职责:①拟定全国卫生监督政策和工作规划,并制定相应的工作制度和规范;②组织实施全国卫生监督工作,对地方卫生监督工作进行指导和监督检查;③开展执法稽查,对地方卫生监督机构和人员的执法行为进行督察;④组织协调、督察督办有关大案要案的查处;⑤组织全国卫生监督抽检;⑥依法承办职责范围内的卫生行政许可和资质认定;⑦负责全国卫生监督信息的汇总分析;⑧组织全国卫生监督人员培训;⑨组织开展卫生法律法规宣传教育;⑩承担卫健委指定或交办的卫生监督事项。

2.省级卫生监督机构主要职责

主要职责:①拟定辖区内卫生监督工作规划和年度计划,并制定相应的工作制度和规范;②组织实施辖区内的卫生监督工作,对下级的卫生监督工作进行指导和监督检查;③依法承办职责范围内的卫生行政许可、资质认定和日常卫生监督;④查处辖区内大案要案,参与重大活动的卫生保障;⑤承担国家卫生监督抽检任务,组织实施辖区内的卫生监督抽检;⑥开展执法稽查,对下级卫生监督机构和人员的执法行为进行督察;⑦组织协调辖区内各级卫生监督机构的分级管理,落实执法责任制;⑧负责辖区内卫生监督人员的资格审定工作,组织开展资格考试;⑨组织辖区内卫生监督人员培训;⑩负责辖区内卫生监督信息的汇总、核实、分析、上报,并按照规定进行发布。

3.设区的市、县级卫生监督机构主要职责

(1)卫生行政许可:①承办食品生产经营单位、餐饮业及集体食堂卫生条件的卫生行政许可;②承办公共场所卫生条件的卫生行政许可;③承办供水单位卫生条件的卫生行政许可;④卫生行政部门交办的其他行政许可事项。

（2）公共卫生监督：①对食品生产经营单位、餐饮业及集体食堂的卫生条件、卫生防护设施、生产经营活动及直接从事食品生产经营活动人员的健康管理进行卫生监督检查，查处违法行为；②对化妆品、消毒产品、生活饮用水、涉及饮用水卫生安全产品及其他健康相关产品的卫生及其生产经营活动进行卫生监督检查，查处违法行为；③对公共场所的卫生条件及其从业人员的健康管理进行卫生监督检查，查处违法行为；④对用人单位开展职业健康监护情况进行卫生监督检查，查处违法行为；⑤对建设项目执行职业病危害评价制度情况进行卫生监督检查，查处违法行为。

（3）医疗卫生监督：①对医疗机构的执业资格、执业范围及其医务人员的执业资格、执业注册进行监督检查，规范医疗服务行为，打击非法行医；②对医疗机构的传染病疫情报告、疫情控制措施、消毒隔离制度执行情况和医疗废物处置情况进行监督检查，查处违法行为；③对采供血机构的执业资格、执业范围及其从业人员的资格进行监督检查，打击非法采供血行为；④对采供血机构的采供血活动、传染病疫情报告和医疗废物处置情况进行监督检查，查处违法行为；⑤对疾病预防控制机构的传染病疫情报告、预防控制措施和菌（毒）种管理情况进行监督检查，查处违法行为。

（4）其他：①负责派出机构的管理；②设区的市级卫生监督机构负责对县级的卫生监督工作进行监督检查；③负责辖区内卫生监督信息的收集、核实和上报；④负责受理对违法行为的投诉、举报；⑤开展卫生法律法规宣传教育；⑥承担上级机关指定或交办的卫生监督事项。通过这样划分，把各级卫生监督机构的职责明确区分开，既有利于加强上级对下级卫生监督工作的监督指导，也有利于促进卫生监督工作重心下移，切实加强基层执法力量。

（四）规范卫生监督机构建设

1.完善卫生监督组织机构建设

《关于卫生监督体系建设的实施意见》，一是明确卫生监督机构的性质：卫生监督机构是行政执法机构，机构级别应不低于同级疾病预防控制机构；二是统一卫生监督机构的名称：各级卫生监督机构的名称统一为 XX 省（自治区、直辖市）、XX 市（地、州、盟）卫生厅（局）卫生监督局、XX 县（区、旗）卫生局卫生监督所；三是建立健全基层卫生监督网络：县级卫生监督机构原则上应按照划片设置、垂直管理的原则，在乡（镇、街道）设置卫生监督派出机构，条件不具备的地方可在乡镇聘任卫生监督人员；四是提出各级卫生监督机构应按照"精简、统一、效能"的原则，综合考虑辖区人口、工作量、服务范围和经济水平等因素则算所需行政执法编制。

2.健全卫生监督机构建设标准

中央和地方各级财政加大卫生监督体系建设的资金投入。为规范各级卫生监督机构建设，卫健委制定了《卫生监督机构建设指导意见》（以下简称《指导意见》），要求各级卫生行政部门按照"总体规划、统筹兼顾，分级负责、加强管理，因地制宜、分类指导"的原则，以整合资源、加大投入、改善条件为手段，以基础设施建设和执法装备建设为重点，全面加强卫生监督机构的能力建设，提高各级卫生监督机构的综合执法能力。《指导意见》明确了各级卫生监督机构的建设标准，具体如下。

（1）房屋建设标准：各级卫生监督机构的房屋建设，应满足日常卫生监督执法调查职证、办理发证、投诉接待和突发公共卫生事件应急处置等工作的需要。各级卫生监督机构开展日常工作所需各类用房，人均建筑面积应在 $40 \ m^2$ 以上。对于人员编制较少的机构，省级卫生监督机构的建筑规模应不少于 4 800 m²,设区的市级卫生监督机构的建筑规模应不少于 2 400 m²,县级卫生监督机构的建筑规模应不少于 1 200 m²。

(2)车辆配备标准:监督工作用车辆应包括卫生监督执法车和现场快速检测车;卫生监督执法车根据实际工作需求和社会经济条件,按监督执法人员每 4～8 人配备 1 辆的标准进行配置,用于日常卫生监督现场检查、违法案件查办、重大活动卫生保障和突发公共卫生事件应急处置;省级和设区的市级卫生监督机构,应配置现场快速检测车 1～2 辆,用于现场快速检测、突发公共卫生事件现场处置和重大活动卫生保障。

(3)现场快速检测设备和防护设备标准:根据各级卫生监督机构承担的任务,为满足日常卫生监督执法、突发公共卫生事件现场处置和重大活动卫生保障的需要,配备必要的现场快速检测设备和防护设备。

(4)取证工具及办公设备标准:各级卫生监督机构根据执法工作任务需要,配备照相机、摄像机、采访机、录音笔等执法取证工具;配备电脑、复印机、速印机、打印机、传真机、碎纸机、扫描仪、投影仪等办公设备。

3.完善经费保障规定

《关于卫生监督体系建设的若干规定》和《实施意见》进一步明确和完善了卫生监督机构经费保障规定,明确各级卫生监督机构履行卫生监督管理职责所需经费,包括人员经费、公务费、业务费和发展建设支出。按照财政部、国家计委、卫健委《关于卫生事业补助政策的意见》规定,由同级政府预算根据需要合理安排,保证其履行职责的必要经费。

(1)卫生监督机构人员经费和日常公用经费按国家有关制度和规定执行,其中日常公用经费应参照同类行政监督执法部门的定额标准核定。

(2)卫生监督执法业务开展所需卫生监督抽检、专项整治、查办案件、突发公共卫生事件应急处置、重大活动卫生监督、投诉举报奖励、卫生法制宣传和监督员培训、制装等专项经费,应由同级财政部门根据实际需要和财力可能统筹安排。

(3)卫生监督机构房屋基本建设、信息化建设和执法装备购置、更新等,应当纳入当地经济社会发展规划和公共卫生建设规划,参照卫健委制定的标准,统筹规划实施。此外,中央和省级财政对困难地区实施卫生监督机构基础设施建设等项目给予适当补助。

4.规范卫生监督信息系统建设

卫生监督信息化工作是卫生信息化工作的重要组成部分,卫生监督信息系统建设是卫生监督体系建设的重要内容之一。为落实《全国卫生信息化发展规划纲要》要求,规范和指导全国各级卫生监督信息系统建设,卫健委制定卫生监督信息系统建设指导意见》。《指导意见》提出卫生监督信息系统建设要遵循"坚持以科技创新为动力推进卫生监督信息化建设,发挥信息化技术在提高卫生监督执法能力、增强突发公共卫生事件应急处置能力和促进政务公开方面的重要作用,强化政府卫生监管职能,推进和谐社会建设"的指导思想,以及"整体规划、统一标准、分级负责、分步实施"的建设原则,努力建成覆盖全国的卫生监督信息网络平台;建立健全卫生监督信息标准体系;完善卫生监督信息系统业务应用软件;建立卫生监督数据信息共享交换平台;实现卫生监督工作实时、动态和科学管理,规范卫生监督执法行为,提高卫生监督工作效率。同时,明确卫生监督信息系统建设内容包括卫生监督信息网络平台建设、卫生监督信息标准体系建设、卫生监督数据信息交换平台建设、卫生监督信息系统业务应用软件建设,并提出了各级卫生监督信息网络平台配置参考标准。

(五)加强卫生监督技术支持能力建设

卫生监督工作一方面与其他行政执法工作一样具有明显的行政管理特点,另一方面,卫生监督工作尤其是食品卫生、职业卫生、放射卫生和环境卫生等公共卫生监督管理工作具有很强的专业技术特点,需要健康危害因素监测、风险分析与评价、检验出证、技术咨询、技术仲裁、卫生法规标准制定等技术支持。

卫生监督技术支持能力建设作为卫生监督体系建设的重要组成部分,是履行卫生监督职能的重要技术保障。《关于卫生监督体系建设的若干规定》《关于卫生监督体系建设的实施意见》及《卫生部关于加强卫生监督技术支持能力建设的意见》对加强卫生监督技术支持能力建设有了明确规定:①明确了指导思想;②提出了总体目标;③明确了职责分工;④提出了主要任务;⑤完善了保障措施。

(六)加强卫生监督队伍建设

卫生监督员队伍建设是卫生监督体系建设的基础与核心。建设一支能适应改革开放和社会主义现代化建设需要的廉洁自律、秉公执法和办事高效的卫生监督员队伍,是实现卫生监督保障人民健康目标的基础性、战略性工作。

1.卫生监督人员的准入

《关于卫生监督体系建设的若干规定》规定卫生监督人员应当具备以下条件:①遵守法律和职业道德;②具备卫生监督相关的专业和法律知识;③经过卫生监督员岗位培训并考试合格;④新录用人员应具有大专以上学历。卫生监督人员资格考试的具体规定由卫健委制定,省级卫生行政部门组织实施。各级卫生监督机构应当根据监督任务聘任相应的专业人员,不断优化卫生监督队伍的专业结构。

2.卫生监督人员的教育培训

卫生监督员的教育培训是卫生监督员队伍建设的重要内容,是提高卫生监督员素质的有效手段。几年来,卫生监督队伍建设政策不断建立和完善。《关于卫生监督体系建设的若干规定》明确国家对卫生监督人员实行定期培训和考核制度,各级卫生监督机构应当不断提高卫生监督人员的专业素质和政治思想素质。《全国卫生监督员教育培训规划》具体内容如下。

(1)规定了卫生监督员教育培训的五项基本原则:依法培训,规范管理;凡进必考,定期培训;统筹规划,分级负责;突出重点,注重质量;形式多样,不断创新。

(2)明确了卫生监督员教育培训的主要目标:建立完善卫生监督员培训基地、培训教材、培训师资队伍,初步形成覆盖全国各省、地(市)、县的三级培训网络,力争达到每名监督员每年都能至少接受一次培训。进一步优化卫生监督员的知识结构,使卫生监督员从传统业务型向法制型、综合型转变,增强卫生监督员的依法行政能力,提高卫生监督员整体素质。建立专业比例合理的卫生监督员队伍,推进卫生监督员综合执法。

(3)明确了卫生监督员教育培训的主要任务:①全面提高卫生监督员的思想政治素质和职业道德水平;②全面提高卫生监督员的法律知识水平;③全面提高卫生监督员的专业知识水平,优化知识结构;④全面提高卫生监督员学历层次,注重人才培养。

3.卫生监督人员的管理

卫健委陆续印发了《全国卫生监督机构工作规范》《卫生行政处罚程序》《卫生行政执法文书规范》《卫生监督制、着装管理规定》《关于卫生行政执法责任制的若干规定》《卫生监督稽查工作规范》等一系列文件,加强卫生监督人员管理。《关于卫生监督体系建设的若干规定》和《卫生行政执法责任制若干规定》等文件规定各级卫生监督机构应当建立执法责任制,认真履行工作职责,做到任务明确、责任到人、各司其职,保证卫生监督的公正和效率。各级卫生监督机构应当建立健全规章制度和工作程序,规范卫生监督行为;完善内部制约机制,建立关键岗位轮换制度和执法回避制度;公开办事程序和办事结果,接受社会监督;强化服务意识,保护和尊重管理人的合法权益。全面加强卫生监督稽查工作,落实卫生行政执法责任制,大力推进卫生监督执法考核和过错责任追究,不断规范卫生监督执法行为。

国家和省级卫生监督机构应当设置专门人员监督下级卫生监督工作,其主要任务:①大案要案的督察督办;②各种专项整治、执法检查的督察督导;③监督检查卫生法律法规的贯彻执行情况;④检查下级卫生监督机构和人员的执法行为。此外,还先后出台规范卫生监督执法车辆外观标识、卫生监督员胸牌标识和卫生监督员制、着装管理等一系列文件,要求卫生监督人员执行公务时应当按照国家规定统一着装和佩戴标志,着装做到仪表端庄、整洁、整齐、配套、风纪严肃。

四、公共卫生监督体系建设存在的问题和对策

(一)卫生监督体系建设存在的问题

1.政府投入不足,部分卫生监督机构面临困境

卫生监督机构是执行国家卫生法律法规,维护公共卫生秩序和医疗服务秩序的行政执法机构,承担着政府管理社会卫生事务的公共职能。因此,应该完全由政府承担筹资职能。然而,调查发现,目前卫生监督机构经费投入存在一系列问题。

(1)政府对卫生监督机构的财政投入仍存在较大缺口。

(2)建设前后不同地区省、市、县级卫生监督机构收入占支出比例均未达到100%,虽然随年度有所上升,但是幅度较小。

(3)卫生监督机构经费来源不合理。中西部地区中央拨款的比例较高,特别是西部,本该由地方投入和保障的,中西部地区地方政府对各级卫生监督机构的投入显得更加不够,"造血功能"严重不足。

(4)此外,由于财政长期投入不足,相当一部分地方的卫生监督机构仍然靠检验检测收费养活,仍有较大比例的服务收入支撑公共卫生工作的开展,严重影响卫生行政执法的公正性和权威性,影响公共职能的落实。

2.人员编制短缺,队伍素质有待提高

(1)研究显示,目前全国有卫生监督人员约94 000人,而按照履行职责的实际需要,全国卫生监督机构应配备约143 000人,现有卫生监督人员与实际需要之间存在34%的缺口。

(2)由于历史上的原因,卫生监督队伍准入门槛过低、人员录用要求不严,学历层次偏低,人员素质有待提高,这个问题在基层执法一线更为突出。

(3)卫生监督人员的在岗培训和继续教育工作没有到位,依法行政的意识和依法办案的能力不强,知识更新慢、观念陈旧,工作低水平重复,不能适应法制建设不断完善与发展和推进依法行政的需要。

3.房屋基础设施建设滞后

(1)办公用房是有效落实各项卫生监督职能的基本保障之一。然而,在卫生监督体系建设中,各地卫生监督机构房屋基础设施建设滞后、执法技术手段落后的问题十分突出,尤其是办公用房简陋或者缺乏,不能满足卫生监督工作的需要,未达到《卫生监督机构建设指导意见》关于房

屋建设的基本要求,有产权的房屋中相当一部分还是旧房或危房,严重影响执法工作正常开展。

(2)在近几年卫生监督机构建设产权房过程中,由于建设资金依靠卫生监督机构通过自筹资金解决,从而留下程度不同的债务。目前很多自筹资金都停留在债务上,或者是向银行借贷,或是欠施工方,偿还债务巨大的压力将迫使部分卫生监督机构被迫重视有偿服务来通过"自身的努力"偿还债务,导致整个卫生监督机构的工作方向重新走进老"防疫站"的模式,严重影响依法行政的公正、公平性和政府的公信力,也势必会影响到卫生监督机构公共卫生职能的发挥。

近几年,全国人大代表和政协委员多次提出建议和提案,呼吁尽快解决欠发达地区卫生监督机构房屋基础设施建设严重滞后的问题。

4.卫生监督技术支持能力建设亟待加强

切实履行卫生监督职能,维护公共卫生秩序和医疗服务秩序,保证人民群众身体健康和生命安全,是卫生法律法规赋予各级卫生行政部门的重要职责。

卫生监督工作包括医疗服务监督,还包括食品、职业、放射、环境和学校等公共卫生监督管理工作,具有较强的专业技术特性,需要强有力的技术支持。卫生监督技术支持能力建设是卫生监督体系建设的重要组成部分,是履行卫生监督职能的重要技术保障。

当前,食品安全、饮用水安全、职业病危害与辐射防护和环境卫生等公共卫生问题仍然比较突出,医疗服务市场形势依然严峻,医疗和血液安全监管亟待加强,卫生监督执法任务相当繁重,对卫生监督技术支持能力和水平提出了更高要求。

长期以来,各级疾病预防控制机构在承担重大疾病防治工作职责的同时,还肩负着卫生监督的技术支持工作。各级疾病预防控制机构逐渐将工作重心转移到重大疾病的防治上,其他公共卫生工作难以放在重要位置。这导致卫生监督相关的检验、检测等技术支持能力和水平有逐步削弱的趋势,不能适应卫生监督工作的需要,卫生监督技术支持能力建设亟待加强。

5.卫生监督职能有待进一步界定

随着我国改革开放的不断推进和市场经济体制的建立和完善,卫生监督职能调整频繁。2000年以来,食品、职业卫生、放射防护等监管职能均进行调整,但相应法律法规还未健全,导致实际工作中卫健委与食品药品监督管理、质监、工商、生产安全、环保等部门在部分监管职能交叉,行政成本增加,另一方面导致重复执法或彼此推诿、扯皮或行政不作为的现象时有发生。此外,卫生监督职能与疾病预防控制职能,医疗服务监督职能与医疗服务管理职能划分也不够清楚,实际工作中存在交叉。

(二)对策措施

1.落实保障措施,加大经费投入

(1)通过国债资金项目或中央财政转移支付方式给予支持,逐步解决各级卫生监督机构的办公用房问题。

(2)落实、完善财政经费保障政策。卫生、财政、发展改革等相关部门联合督促检查各地落实现行卫生监督工作经费保障政策规定的情况,采取有力措施,切实解决目前卫生执法工作经费得不到保证的突出问题。

(3)进一步研究完善卫生监督工作财政补助有关政策和办法,努力建立稳定的卫生监督保障机制,切实改善卫生监督员工作条件,稳定执法队伍。

2.加强基层卫生监督网络建设

(1)切实加强农村和社区基层卫生监督网络建设,促进执法工作重心下移,强化属地管理。

积极推动各地建立完善县级卫生监督机构在乡镇设立派出机构或派驻卫生监督人员的制度,充实农村卫生监督工作力量。

(2)积极推广卫生监督工作市、区一体化管理的做法,解决职责交叉、重复执法、资源浪费等问题,理顺监管体制,提高监督工作效率。

3.加强机构和队伍建设

(1)出台卫生监督机构编制规定,明确卫生监督队伍的有关政策。在调查研究的基础上,卫健委组织开展了卫生监督机构人员编制配置研究论证。积极争取中编办和人事部的支持,力争将卫生监督队伍纳入公务员管理;研究制定各级卫生监督机构的人员编制标准,从根本上解决卫生行政执法主体和执法队伍相分离及执法力度严重不足的问题。

(2)严格准入、强化培训、加强管理。尽快建立健全卫生监督员准入制度,施行卫生行政执法人员资格国家考试制度。

(3)应有规划地逐步建立完善卫生监督员教育培训制度和组织体系。与教育培训机构联合建立区域性卫生监督员教育培训基地,在高校开设卫生监督执法相关的专业课程,培养卫生监督后备人才。

(4)加强队伍的管理,建立必要的规章制度(回避、稽查、责任、廉正、监督、奖惩制度),强化卫生监督执法人员的行为规范,淘汰不合格的卫生监督人员,确保队伍的健康、纯洁。

4.加强卫生监督技术支持能力建设

(1)进一步明确卫生监督技术支持机构的职责和任务:健康危害因素监测、健康危害因素风险评估、检验出证、技术仲裁、技术咨询以及参与法规标准制定和宣传。

(2)加强卫生监督执法技术支持机构的能力建设,建立健全食品、饮用水和职业卫生等公共卫生监测网络,提高和行政执法相关检验检测的能力建设,严格规范检验出证行为,以满足卫生监督执法工作的需要。

(3)在此基础上,要结合深化医药卫生体制改革,从全局出发、从长远考虑,积极研究、探索一种适合我国卫生事业发展以及卫生依法行政需要的卫生监督技术支持体系模式,全面提高和加强卫生监督执法的技术水平。

5.进一步理顺监管体制,完善卫生综合执法模式

(1)根据党的提出的进一步深化行政管理体制改革的要求,按照统一、高效的原则,切实理顺食品安全和职业卫生的行政管理体制,修订完善相关法律法规,明确各部门监管职责。

(2)理顺医疗监督与医政管理,卫生监督与疾病控制之间的职责划分,建立长效的医疗服务监督和传染病防治监督工作运行机制,避免职责不清带来的推诿、扯皮,从而加大综合执法的力度,提高监督管理的效率。

（孙立伟）

第四节　医疗服务与公共卫生服务管理

医疗机构是公共卫生服务体系重要的组成部分,也是公共卫生服务的重要环节。随着社会经济的快速发展和广大人民群众健康需求的日益提高,医疗机构在公共卫生工作中的地位也日

渐突出,大量的疾病控制和妇女儿童保健等工作需要医疗机构共同合作完成,医疗机构与专业公共卫生机构、医疗服务与公共卫生服务的关系也日益紧密。

一、公共卫生基本知识

(一)公共卫生基本概念

公共卫生内涵随着社会经济的发展和人类对健康认识的加深而不断发展。19 世纪,公共卫生在很大程度上被理解为环境卫生和预防疾病的策略,如疫苗的使用。20 世纪,公共卫生扩大到包括环境卫生、控制疾病、进行个体健康教育、组织医护人员对疾病进行早期诊断和治疗,发展社会体制,保障公民都享有应有的健康权益。目前,学术界通常采用 WHO 的定义:公共卫生是一门通过有组织的社区活动来改善环境、预防疾病、延长生命与促进心理和躯体健康,并能发挥个人更大潜能的科学和艺术。

公共卫生就是组织社会共同努力,改善环境卫生条件,预防控制传染病和其他疾病流行,培养良好卫生习惯和文明生活方式,提供医疗卫生服务,达到预防疾病,促进健康的目的。

(二)公共卫生基本职能

公共卫生的基本职能指的是影响健康的决定因素、预防和控制疾病、预防伤害、保护和促进人群健康、实现健康公平性的一组活动。具体来说,基本职能包括以下服务内容。

(1)疾病预防控制管理。

(2)公共卫生技术服务。

(3)卫生监督执法。

(4)妇女儿童保健。

(5)健康教育与健康促进。

(6)突发性公共卫生事件处理等。

(三)公共卫生基本特点

公共卫生是以促进人群健康为最终目标、以人群为主要研究重点、强调防治结合和广泛的社会参与、以多学科公共卫生团队为支撑,具有以下基本特点。

1.社会性

公共卫生服务是一项典型的社会公益事业,是人民的基本社会福利之一,因此公共卫生服务不能以营利为目的。

2.公共性

公共卫生服务表现为纯公共产品或准公共产品的供给,具有排他性和消费共享性的特点。

3.健康相关性

公共卫生服务的直接目的是保障公民的健康权益,所采取的措施和方法必须遵循医学科学理论和技术。

4.政府主导性

公共卫生服务的提供是政府公共服务职能的一个重要内容,政府必须承担公共卫生服务的供给责任:统一组织、领导和直接干预,提供必要的公共财政支出。

二、医疗服务与公共卫生服务的关系

(一)医疗机构与公共卫生专业机构

医疗机构和专业公共卫生机构均是依据相关法规设立的具有独立法人代表资格的机构,前者主要依据《医疗机构管理条例》而设立,为当地居民提供临床诊疗服务以及部分公共卫生服务,主要包括临床综合医院和肿瘤、口腔、眼科、传染病、妇产、儿童等专科医院。后者主要依据《中华人民共和国传染病防治法》《精神卫生法》《中华人民共和国食品卫生法》《职业卫生法》等设立的专业公共卫生机构,主要包括疾病预防控制中心、卫生监督中心(所)、妇幼保健中心(院)、职业病防治院(中心)、健康教育和健康促进中心(所)、精神卫生中心(所)等。在同一地区医疗机构和专业公共卫生机构均隶属同级卫生行政部门管理。

医疗机构在医院内部为了统筹协调、指导和监督落实院内公共卫生服务工作,预防与控制医院内感染的发生和流行,并联系相关专业公共卫生机构,依据《医疗机构管理条例》的要求,设立了预防保健科(或公共卫生科)和医院感染控制科。在我国绝大部地区医院都设立预防保健科和医院感染控制科。近年来,我国许多地方卫生行政部门为了进一步明确医疗机构公共卫生职能,规定医院统一设置公共卫生科,便于辖区内公共卫生工作的衔接。无论称谓是预防保健科,还是公共卫生科,其基本职责都是统筹协调院内公共卫生服务工作,指导和监督院内各有关科室开展公共卫生服务工作,联系并接受专业公共卫生机构业务技术指导。

公共卫生专业机构是以开展和完成区域内公共卫生服务业务为主的部门,负责区域内公共卫生规划、计划的制订,公共卫生监测,开展专项调查研究,提出并落实预防与控制措施,分析和评估实施效果。

公共卫生专业机构与医疗机构之间是密不可分的合作伙伴关系,在公共卫生服务中,医疗机构离不开公共卫生机构,公共卫生机构也离不开医疗机构,两者间应实行无缝衔接。

(二)公共卫生服务与医疗服务的关系

医疗服务主要是针对个体,为个体提供诊断、治疗、预防保健方面服务。与医疗服务相比,公共卫生服务是针对群体,以人群为主要重点,强调防治结合和广泛的社会参与,以多学科公共卫生团队为支撑。公共卫生服务是一项典型的社会公益事业,不能以营利为目的,表现为纯公共产品或准公共产品的供给。除了基本医疗服务以外,医疗服务都不能列为公共产品。因此,公共卫生服务的提供是政府公共服务职能的一个重要内容,政府在公共卫生领域的主要职能包括制定政策法规,制订和实施公共卫生发展规划计划,协调部门的公共卫生职责,执行公共卫生监督执法,组织、领导和协调公共卫生的应急服务。

三、医疗机构在公共卫生工作中的地位和作用

公共卫生工作离不开医疗机构,医疗机构是公共卫生体系不可或缺的重要组成部分,无论是传染病、慢性病、寄生虫病、地方病、职业病、因病死亡,还是突发公共卫生事件、食物中毒的发现都离不开医疗机构,其报告也依赖医疗机构,新生儿预防接种、妇女儿童保健、疾病监测、健康教育与干预,以及实施传染病的预防控制和传染病的救治、慢性病的治疗与控制均在医疗机构内完成。

医疗机构本身是传染病传播的高危场所,也是院内感染发生的高危场所,因而对医院在预防控制传染病的播散和医院内感染的发生提出了更高的要求,医院的规划、设计、布局,空调通风冷

暖系统,给排水及污水处理系统,人流和物流系统,传染病门诊、洁净手术室、洗消供应室和 ICU 等设置必须充分考虑满足控制传染病播散和院内感染发生的需要。医疗机构的医务工作者应掌握公共卫生基本知识,有承担公共卫生的责任意识,还应按相应法律、法规的要求切实履行其职责,及时、准确地发现报告传染病、精神病、职业病、糖尿病、高血压等疾病,实施重要传染病的监测、控制工作,做好就诊者的健康教育和干预工作。

（孙立伟）

第五节　医疗机构公共卫生基本职能

医疗机构种类繁多,有综合医院,也有专科医院。医疗机构的级别也不尽相同,有三级甲（乙）医院,也有二级甲（乙）等医院,还有一级医院、门诊等。不同类型的医疗机构所承担的公共卫生职能不尽统一,根据国家有关法律法规以及我国医疗机构开展公共卫生工作的实际,医疗机构的公共卫生基本职能主要包括以下几方面:突发公共卫生事件的报告及应急处理;食物中毒的发现报告与救治;传染病的发现报告及预防控制;预防接种服务;主要慢性病的发现报告与管理;职业病的发现与报告;精神病的发现与报告;医院死亡病例的报告;妇女儿童保健服务;健康教育与健康促进;放射防护和健康监测;医院感染与医疗安全管理。

一、突发公共卫生事件的发现报告及应急处理

突发公共卫生事件发现。无论是重大传染病,还是食物中毒和职业中毒,当患者感到身体不适时,首先就诊地点为医疗机构,医疗机构医师根据诊疗规范、诊断标准和专业知识,进行疑似或明确诊断。

（一）突发公共卫生事件报告

医疗机构发现突发公共卫生事件或疑似突发公共卫生事件,医院应及时启动突发公共卫生事件处置应急程序,逐级汇报。

（二）患者救治或转诊

医疗机构在报告的同时要做好患者救治工作,特殊情况需要转诊者,应做好相应转诊工作。

二、食物中毒发现报告与救治

患者食用了被生物性（如细菌、病毒、生物毒素等）、化学性（如亚硝酸钠等）有毒有害物质污染的食品,出现急性或亚急性中毒症状。

（一）食物中毒的发现

患者到医疗机构就诊,医疗机构医师根据食物史、患者症状,结合相关诊断标准确认食物中毒或疑似食物中毒。

（二）食物中毒的报告

医疗机构发现群体性食物中毒,应及时启动疑似食物中毒事件处置应急程序,逐级汇报,并协助疾病预防控制机构进行事件的调查及确证工作。

（三）食物中毒患者救治

医疗机构在报告的同时做好中毒患者的救治工作。

三、传染病的发现报告及预防控制

传染病的预防控制是医疗机构主要工作内容之一，包括传染病的发现、报告、监测、预防控制、救治及转诊工作。

（一）传染病的发现

医疗机构医师接诊疑似传染病患者，应按《传染病诊断标准》对疑似传染病例进行诊断，必要时请会诊予以明确诊断。

（二）传染病的报告

医疗机构发现疑似或确诊传染病后，要按《中华人民共和国传染病防治法》规定的内容及时限，录入中华人民共和国国家疾病预防控制信息系统进行网络直报。

（三）传染病监测

医疗机构应按公共卫生专业机构要求，开展传染病的监测工作，报送相关监测信息。做好传染病阳性标本留样，传送给疾病预防与控制中心实验室复核。

（四）传染病预防控制

在医疗机构中实施传染病的预防与控制，如预防控制艾滋病、乙肝、梅毒母婴传播项目，孕产妇进行筛查、随访、治疗，都需在医疗机构内实施。

（五）传染病的救治

传染病治疗和重症传染病的救治都需依赖医疗机构。

（六）慢性传染病患者的转诊

有些传染病发现后需转至专门机构进行随访治疗，如疑似麻风患者（临床诊断为主）、疑似肺结核患者（临床诊断和胸片结果为主）医疗机构除报告外，还要转诊至辖区慢性病防治院或传染病医院进行治疗。

四、预防接种服务

预防接种是最有效、最经济的预防控制疾病的措施，预防接种服务主要在社区健康服务中心完成，医疗机构主要承担新生儿疫苗接种，犬伤后狂犬疫苗接种及冷链的管理。

（一）新生儿疫苗接种

孕妇在医院生产后，医院应及时为新生儿免费接种乙肝疫苗、卡介苗，接种时应严格按疫苗接种规范操作。

（二）狂犬疫苗接种

对动物咬伤的就诊者，医疗机构应根据狂犬病暴露预防处置工作规范处理伤口及接种狂犬疫苗，必要时注射狂犬免疫球蛋白。

（三）冷链管理

医疗机构应严格按预防用生物制品保存要求执行存放（在冷藏或冷冻区）、领取、运输等。

五、主要慢性非传染病的发现报告与管理

主要慢性非传染病是指高血压、糖尿病，以及恶性肿瘤、脑卒中和冠心病等，医疗机构承担患

者发现、报告、治疗及转诊工作。

(一)患者的发现

医疗机构要积极主动发现高血压、糖尿病患者,落实首诊测血压措施。

(二)病例的报告

医疗机构一旦发现高血压、糖尿病患者,以及恶性肿瘤、脑卒中和冠心病病例,按要求报告给公共卫生专业机构。

(三)患者的治疗

一旦明确诊断,医疗机构应采取合适的措施对患者进行治疗。

(四)患者的转诊

医疗机构待患者病情稳定后转诊至所在的社区健康服务中心,由社区健康服务中心进行随访管理。

六、职业病的发现与报告

医疗机构对有职业接触的疑似职业病的病例,应结合职业接触史和临床表现进行诊断和鉴别诊断,必要时邀请职业病防治机构的专家会诊,一旦发现疑似的职业病,应及时按要求进行报告,必要时转诊至相应的专业机构进行治疗。

七、重症精神病的发现与报告

医疗机构对疑似精神病患者应进行诊断和鉴别诊断,必要时邀请精神病专科医院专家会诊,一旦发现疑似精神病患者,按要求进行报告,必要时转诊至精神病专科医院进行明确诊断和治疗。

八、死亡病例的报告

医疗机构出现死亡病例,应按要求及时、准确填报死亡医学证明,专人定期收集全院死亡医学证明信息,组织病案管理室给予规范编码,录入国家死因登记信息报告系统并网络上传。

九、妇女儿童保健服务

具有相应资质的医疗机构提供孕产妇保健服务和儿童保健服务,并管理出生医学证明和妇幼保健信息。

(一)孕产妇保健

医疗机构为育龄期妇女开展孕前妇女保健检查和咨询,对孕期妇女提供定期产检服务和相关疾病的筛查,以及适宜的生产技术,指导母乳喂养,发现与报告孕产妇死亡情况。

(二)儿童保健

医疗机构提供新生儿疾病筛查、儿童保健服务,发现与报告新生儿和 5 岁以下儿童死亡情况。

(三)出生医学证明管理

专人管理、核发出生医学证明,并及时上报。

(四)妇幼信息管理

医疗机构负责管理妇幼保健信息系统和母子保健手册,准确录入妇幼保健相关内容,按权限完成相应工作,按期完成妇幼保健报表的统计、核实、报送等工作。

十、健康教育与健康促进

医疗机构根据其特殊性提供健康教育宣传、健康处方、健康指导,并带头做好控烟工作。

(一)健康教育

各医疗机构各专业科室应根据自身专业特点,定期制作健康教育宣传栏,宣传相关知识。

(二)健康处方

各专业科室编写本专业诊治疾病的健康处方,对就诊者进行宣传,普及相关专业知识。

(三)健康指导

医务人员适时对患者或家属进行健康指导,住院部医务人员应对患者进行健康教育指导并在病历记录。

(四)控制吸烟

禁烟标识张贴、劝止吸烟行动、医院内吸烟现况监测,带头控烟。

十一、放射防护与健康监测

医疗机构为了疾病的诊断和治疗配备了许多带有放射性的装置,如 X 线机、CT 等,因而要加强辐射防护,并做好医护人员和就诊者的保护。

(一)放射防护

对带有放射性的装置,其选址、布局及防护设计要合理,设计方案应报批,竣工后要通过专业部门验收,场所要进行防辐射处理。

(二)放射人员防护

放射工作人员要做好个人防护,上班时佩戴个人放射剂量仪,定期进行健康体检。

(三)患者的防护

医疗机构在给患者进行带有放射线装置检查或治疗时,要做好防护,尤其是敏感部位务必采取有效的防护措施。

十二、医院感染与医疗安全管理

医院内感染控制是医疗机构的重要职责,包括医院感染的报告与处理,医院消毒效果监测,医疗废弃物管理,实验室感染控制,以及感染性职业暴露处置等工作内容。

(一)医院感染的报告与处理

医务人员按《医院感染诊断标准(试行)》发现院内感染个案时,应及时报告。如果发生医院感染暴发,要按医院感染暴发处理程序进行调查、报告,必要时请专业机构协助处理,提出感染控制措施并部署实施。

(二)医院消毒效果监测

医院感染管理部门应定期对消毒剂、消毒产品、医务人员的手、空气、物体表面等进行消毒效果监测,并向当地专业公共卫生机构报告,接受公共卫生机构督导检查。

(三)废弃物管理

医院机构应按《医疗废物管理条例》要求做好医院污水处理,定期监测污水处理后的卫生指标,定期检查医疗废物处理是否规范。如果发生医用废物的流失、泄漏、扩散等意外事故应及时报告并做好相应处理。

（四）实验室感染控制

医疗单位实验室，尤其是感染性实验室要严格按照实验室生物安全要求进行规范操作，做好个人防护，菌种保藏、运输等安全防范工作。

（五）感染性职业暴露处理

医务人员要严格执行各项诊疗操作规范，发生感染性职业暴露要及时报告、评估并给予医学处理，根据职业暴露给别定期随访。

（孙立伟）

第六节　医疗机构公共卫生职能法律依据

医疗机构承担的公共卫生职责，我国颁布的相关法律法规均有明确规定，包括《传染病防治法》《母婴保健法》《突发公共卫生事件应急条例》《职业病防治法》《消毒管理办法》《医院感染管理办法》《医疗机构管理条例》《医疗废物管理条例》《执业医师法》《疫苗流通和预防接种管理条例》等。

一、传染病防治法

《中华人民共和国传染病防治法》于 2004 年 8 月 28 日由中华人民共和国第十届全国人民代表大会常务委员会第十一次会议修订通过，以中华人民共和国主席令（2004）第 17 号公布，自 2004 年 12 月 1 日起施行。具体相关条款摘录如下。

第七条：医疗机构承担与医疗救治有关的传染病防治工作和责任区域内的传染病预防工作。城市社区和农村基层医疗机构在疾病预防控制机构的指导下，承担城市社区、农村基层相应的传染病防治工作。

第十条：医疗机构应当定期对其工作人员进行传染病防治知识、技能的培训。

第十二条：在中华人民共和国领域内的一切单位和个人，必须接受疾病预防控制机构、医疗机构有关传染病的调查、检验、采集样本、隔离治疗等预防、控制措施，如实提供有关情况。

第二十一条：医疗机构应当确定专门的部门或者人员，承担传染病疫情报告、本单位的传染病预防、控制以及责任区域内的传染病预防工作；承担医疗活动中与医院感染有关的危险因素监测、安全防护、消毒、隔离和医疗废物处置工作。

第二十二条：疾病预防控制机构、医疗机构的实验室和从事病原微生物实验的单位，应当符合国家规定的条件和技术标准，建立严格的监督管理制度，对传染病病原体样本按照规定的措施实行严格监督管理，严防传染病病原体的实验室感染和病原微生物的扩散。

第二十七条：对被传染病病原体污染的污水、污物、场所和物品，有关单位和个人必须在疾病预防控制机构的指导下或者按照其提出的卫生要求，进行严格消毒处理；拒绝消毒处理的，由当地卫生行政部门或者疾病预防控制机构进行强制消毒处理。

第三十九条：医疗机构发现甲类传染病时，应当及时采取下列措施。①对患者、病原携带者，予以隔离治疗，隔离期限根据医学检查确定。②对疑似患者，确诊前在指定场所单独隔离治疗。③对医疗机构内的患者、病原携带者、疑似患者的密切接触者,在指定场所进行医学观察和采取其他必要的预防措施。

医疗机构发现乙类或者丙类传染病患者,应当根据病情采取必要的治疗和控制传播措施。

医疗机构对本单位内被传染病病原体污染的场所、物品及医疗废物,必须依照法律、法规的规定实施消毒和无害化处置。

第五十一条:医疗机构的基本标准、建筑设计和服务流程,应当符合预防传染病医院感染的要求。

医疗机构应当按照规定对使用的医疗器械进行消毒;对按照规定一次使用的医疗器具,应当在使用后予以销毁。

医疗机构应当按照国务院卫生行政部门规定的传染病诊断标准和治疗要求,采取相应措施,提高传染病医疗救治能力。

第五十二条:医疗机构应当对传染病患者或者疑似传染病患者提供医疗救护、现场救援和接诊治疗,书写病历记录及其他有关资料,并妥善保管。

医疗机构应当实行传染病预检、分诊制度;对传染病患者、疑似传染病患者,应当引导至相对隔离的分诊点进行初诊。医疗机构不具备相应救治能力的,应当将患者及其病历记录复印件一并转至具备相应救治能力的医疗机构。具体办法由国务院卫生行政部门规定。

第五十四条:县级以上人民政府卫生行政部门在履行监督检查职责时,有权进入被检查单位和传染病疫情发生现场调查取证,查阅或者复制有关的资料和采集样本。被检查单位应当予以配合,不得拒绝、阻挠。

第六十九条:医疗机构违反本法规定,有下列情形之一的,由县级以上人民政府卫生行政部门责令改正,通报批评,给予警告;造成传染病传播、流行或者其他严重后果的,对负有责任的主管人员和其他直接责任人员,依法给予降级、撤职、开除的处分,并可以依法吊销有关责任人员的执业证书;构成犯罪的,依法追究刑事责任。①未按照规定承担本单位的传染病预防、控制工作、医院感染控制任务和责任区域内的传染病预防工作的。②未按照规定报告传染病疫情,或者隐瞒、谎报、缓报传染病疫情的。③发现传染病疫情时,未按照规定对传染病患者、疑似传染病患者提供医疗救护、现场救援、接诊、转诊的,或者拒绝接受转诊的。④未按照规定对本单位内被传染病病原体污染的场所、物品及医疗废物实施消毒或者无害化处置的。⑤未按照规定对医疗器械进行消毒,或者对按照规定一次使用的医疗器具未予销毁,再次使用的。⑥在医疗救治过程中未按照规定保管医学记录资料的。⑦故意泄露传染病患者、病原携带者、疑似传染病患者、密切接触者涉及个人隐私的有关信息、资料的。

二、母婴保健法

《中华人民共和国母婴保健法》于1994年10月27日第八届全国人民代表大会常务委员会第十次会议通过,以1994年10月27日中华人民共和国主席令第三十三号公布,自1995年6月1日起施行。具体相关条款摘录如下。

第七条:医疗保健机构应当为公民提供婚前保健服务。

婚前保健服务包括下列内容。①婚前卫生指导:关于性卫生知识、生育知识和遗传病知识的教育。②婚前卫生咨询:对有关婚配、生育保健等问题提供医学意见。③婚前医学检查:对准备结婚的男女双方可能患影响结婚和生育的疾病进行医学检查。

第十四条：医疗保健机构应当为育龄妇女和孕产妇提供孕产期保健服务。

孕产期保健服务包括下列内容。①母婴保健指导：对孕育健康后代，以及严重遗传性疾病和碘缺乏病等地方病的发病原因、治疗和预防方法提供医学意见。②孕妇、产妇保健：为孕妇、产妇提供卫生、营养、心理等方面的咨询和指导以及产前定期检查等医疗保健服务。③胎儿保健：为胎儿生长发育进行监护，提供咨询和医学指导。④新生儿保健：为新生儿生长发育、哺乳和护理提供的医疗保健服务。

第二十三条：医疗保健机构和从事家庭接生的人员按照国务院卫生行政部门的规定，出具统一制发的新生儿出生医学证明；有产妇和婴儿死亡以及新生儿出生缺陷情况的，应当向卫生行政部门报告。

第三十二条：医疗保健机构依照本法规定开展婚前医学检查、遗传病诊断、产前诊断及施行结扎手术和终止妊娠手术的，必须符合国务院卫生行政部门规定的条件和技术标准，并经县级以上地方人民政府卫生行政部门许可。

严禁采用技术手段对胎儿进行性别鉴定，但医学上确有需要的除外。

第三十三条：从事本法规定的遗传病诊断、产前诊断的人员，必须经过省、自治区、直辖市人民政府卫生行政部门的考核，并取得相应的合格证书。

从事本法规定的婚前医学检查、施行结扎手术和终止妊娠手术的人员及从事家庭接生的人员，必须经过县级以上地方人民政府卫生行政部门的考核，并取得相应的合格证书。

第三十五条：未取得国家颁发的有关合格证书的，有下列行为之一，县级以上地方人民政府卫生行政部门应当予以制止，并可以根据情节给予警告或者处以罚款。①从事婚前医学检查、遗传病诊断、产前诊断或者医学技术鉴定的。②施行终止妊娠手术的。③出具本法规定的有关医学证明的。

上款第③项出具的有关医学证明无效。

第三十六条：未取得国家颁发的有关合格证书，施行终止妊娠手术或者采取其他方法终止妊娠，致人死亡、残疾、丧失或者基本丧失劳动能力的，依照刑法第一百三十四条、第一百三十五条的规定追究刑事责任。

第三十七条：从事母婴保健工作的人员违反本法规定，出具有关虚假医学证明或者进行胎儿性别鉴定的，由医疗保健机构或者卫生行政部门根据情节给予行政处分；情节严重的，依法取消执业资格。

三、突发公共卫生事件应急条例

《突发公共卫生事件应急条例》于 2003 年 5 月 7 日国务院第 7 次常务会议通过，以中华人民共和国国务院第 376 号令公布，自公布之日起施行。具体相关条款如下。

第二条：本条例所称突发公共卫生事件（以下简称突发事件），是指突然发生，造成或者可能造成社会公众健康严重损害的重大传染病疫情、群体性不明原因疾病、重大食物和职业中毒及其他严重影响公众健康的事件。

第五条：突发事件应急工作，应当遵循预防为主、常备不懈的方针，贯彻统一领导、分级负责、反应及时、措施果断、依靠科学、加强合作的原则。

第十一条：全国突发事件应急预案应当包括以下主要内容。①突发事件应急处理指挥部的组成和相关部门的职责。②突发事件的监测与预警。③突发事件信息的收集、分析、报告、通报制度。④突发事件应急处理技术和监测机构及其任务。⑤突发事件的分级和应急处理工作方案。⑥突发事件预防、现场控制,应急设施、设备、救治药品和医疗器械以及其他物资和技术的储备与调度。⑦突发事件应急处理专业队伍的建设和培训。

第十七条:县级以上各级人民政府应当加强急救医疗服务网络的建设,配备相应的医疗救治药物、技术、设备和人员,提高医疗卫生机构应对各类突发事件的救治能力。

第十九条:国家建立突发事件应急报告制度。有下列情形之一的省、自治区、直辖市人民政府应当在接到报告1小时内,向国务院卫生行政主管部门报告。①发生或者可能发生传染病暴发、流行的。②发生或者发现不明原因的群体性疾病的。③发生传染病菌种、毒种丢失的。④发生或者可能发生重大食物和职业中毒事件的。

第二十条:突发事件监测机构、医疗卫生机构和有关单位发现有本条例第十九条规定情形之一的,应当在2小时内向所在地县级人民政府卫生行政主管部门报告;接到报告的卫生行政主管部门应当在2小时内向本级人民政府报告,并同时向上级人民政府卫生行政主管部门和国务院卫生行政主管部门报告。

第二十一条:任何单位和个人对突发事件,不得隐瞒、缓报、谎报或者授意他人隐瞒、缓报、谎报。

第三十一条:应急预案启动后,突发事件发生地的人民政府有关部门,应当根据预案规定的职责要求,服从突发事件应急处理指挥部的统一指挥,立即到达规定岗位,采取有关的控制措施。

医疗卫生机构、监测机构和科学研究机构,应当服从突发事件应急处理指挥部的统一指挥,相互配合、协作,集中力量开展相关的科学研究工作。

第三十六条:国务院卫生行政主管部门或者其他有关部门指定的专业技术机构,有权进入突发事件现场进行调查、采样、技术分析和检验,对地方突发事件的应急处理工作进行技术指导,有关单位和个人应当予以配合;任何单位和个人不得以任何理由予以拒绝。

第三十九条:医疗卫生机构应当对因突发事件致病的人员提供医疗救护和现场救援,对就诊患者必须接诊治疗,并书写详细、完整的病历记录;对需要转送的患者,应当按照规定将患者及其病历记录的复印件转送至接诊的或者指定的医疗机构。

医疗卫生机构内应当采取卫生防护措施,防止交叉感染和污染。

医疗卫生机构应当对传染病患者密切接触者采取医学观察措施,传染病患者密切接触者应当予以配合。

医疗机构收治传染病患者、疑似传染病患者,应当依法报告所在地的疾病预防控制机构。接到报告的疾病预防控制机构应当立即对可能受到危害的人员进行调查,根据需要采取必要的控制措施。

第四十二条:有关部门、医疗卫生机构应当对传染病做到早发现、早报告、早隔离、早治疗,切断传播途径,防止扩散。

第四十四条:在突发事件中需要接受隔离治疗、医学观察措施的患者、疑似患者和传染病患者密切接触者在卫生行政主管部门或者有关机构采取医学措施时应当予以配合;拒绝配合的,由公安机关依法协助强制执行。

第四十八条:县级以上各级人民政府卫生行政主管部门和其他有关部门在突发事件调查、控制、医疗救治工作中玩忽职守、失职、渎职的,由本级人民政府或者上级人民政府有关部门责令改正、通报批评、给予警告;对主要负责人、负有责任的主管人员和其他责任人员依法给予降级、撤职的行政处分;造成传染病传播、流行或者对社会公众健康造成其他严重危害后果的,依法给予开除的行政处分;构成犯罪的,依法追究刑事责任。

第五十条:医疗卫生机构有下列行为之一的,由卫生行政主管部门责令改正、通报批评、给予警告;情节严重的,吊销《医疗机构执业许可证》;对主要负责人、负有责任的主管人员和其他直接责任人员依法给予降级或者撤职的纪律处分;造成传染病传播、流行或者对社会公众健康造成其他严重危害后果,构成犯罪的,依法追究刑事责任。①未依照本条例的规定履行报告职责,隐瞒、缓报或者谎报的。②未依照本条例的规定及时采取控制措施的。③未依照本条例的规定履行突发事件监测职责的。④拒绝接诊患者的。⑤拒不服从突发事件应急处理指挥部调度的。

第五十一条:在突发事件应急处理工作中,有关单位和个人未依照本条例的规定履行报告职责,隐瞒、缓报或者谎报,阻碍突发事件应急处理工作人员执行职务,拒绝国务院卫生行政主管部门或者其他有关部门指定的专业技术机构进入突发事件现场,或者不配合调查、采样、技术分析和检验的,对有关责任人员依法给予行政处分或者纪律处分;触犯《中华人民共和国治安管理处罚条例》,构成违反治安管理行为的,由公安机关依法予以处罚;构成犯罪的,依法追究刑事责任。

四、职业病防治法

《中华人民共和国职业病防治法》由中华人民共和国第九届全国人民代表大会常务委员会第二十四次会议于 2001 年 10 月 27 日通过,以中华人民共和国主席令第 60 号公布,自 2002 年 5 月 1 日起施行。2011 年 12 月 31 日中华人民共和国第十一届全国人民代表大会常务委员会第二十四次会议进行了修改。具体相关内容如下。

第一条:为了预防、控制和消除职业病危害,防治职业病,保护劳动者健康及其相关权益,促进经济发展,根据宪法,制定本法。

第四十三条:用人单位和医疗卫生机构发现职业病患者或者疑似职业病患者时,应当及时向所在地卫生行政部门报告。确诊为职业病的,用人单位还应当向所在地劳动保障行政部门报告。

第四十九条:医疗卫生机构发现疑似职业病患者时,应当告知劳动者本人并及时通知用人单位。

第六十七条:用人单位和医疗卫生机构未按照规定报告职业病、疑似职业病的,由卫生行政部门责令限期改正,给予警告,可以并处一万元以下的罚款;弄虚作假的,并处二万元以上五万元以下的罚款;对直接负责的主管人员和其他直接责任人员,可以依法给予降级或者撤职的处分。

五、医院感染管理办法

《医院感染管理办法》于 2006 年 6 月 15 日经卫健委部务会议讨论通过,以中华人民共和国卫生部令第 48 号发布,自 2006 年 9 月 1 日起施行。具体相关内容如下。

第一条:为加强医院感染管理,有效预防和控制医院感染,提高医疗质量,保证医疗安全,根据《传染病防治法》《医疗机构管理条例》和《突发公共卫生事件应急条例》等法律、行政法规的规定,制定本办法。

第二条:医院感染管理是各级卫生行政部门、医疗机构及医务人员针对诊疗活动中存在的医院感染、医源性感染及相关的危险因素进行的预防、诊断和控制活动。

第五条:各级各类医疗机构应当建立医院感染管理责任制,制定并落实医院感染管理的规章制度和工作规范,严格执行有关技术操作规范和工作标准,有效预防和控制医院感染,防止传染病病原体、耐药菌、条件致病菌及其他病原微生物的传播。

第七条：医院感染管理委员会由医院感染管理部门、医务部门、护理部门、临床科室、消毒供应室、手术室、临床检验部门、药事管理部门、设备管理部门、后勤管理部门及其他有关部门的主要负责人组成，主任委员由医院院长或者主管医疗工作的副院长担任。

医院感染管理委员会的职责：①认真贯彻医院感染管理方面的法律法规及技术规范、标准，制定本医院预防和控制医院感染的规章制度、医院感染诊断标准并监督实施。②根据预防医院感染和卫生学要求，对本医院的建筑设计、重点科室建设的基本标准、基本设施和工作流程进行审查并提出意见。③研究并确定本医院的医院感染管理工作计划，并对计划的实施进行考核和评价。④研究并确定本医院的医院感染重点部门、重点环节、重点流程、危险因素以及采取的干预措施，明确各有关部门、人员在预防和控制医院感染工作中的责任。⑤研究并制订本医院发生医院感染暴发及出现不明原因传染性疾病或者特殊病原体感染病例等事件时的控制预案。⑥建立会议制度，定期研究、协调和解决有关医院感染管理方面的问题。⑦根据本医院病原体特点和耐药现状，配合药事管理委员会提出合理使用抗菌药物的指导意见。⑧其他有关医院感染管理的重要事宜。

第八条：医院感染管理部门、分管部门及医院感染管理专（兼）职人员具体负责医院感染预防与控制方面的管理和业务工作。主要职责：①对有关预防和控制医院感染管理规章制度的落实情况进行检查和指导。②对医院感染及其相关危险因素进行监测、分析和反馈，针对问题提出控制措施并指导实施。③对医院感染发生状况进行调查、统计分析，并向医院感染管理委员会或者医疗机构负责人报告。④对医院的清洁、消毒灭菌与隔离、无菌操作技术、医疗废物管理等工作提供指导。⑤对传染病的医院感染控制工作提供指导。⑥对医务人员有关预防医院感染的职业卫生安全防护工作提供指导。⑦对医院感染暴发事件进行报告和调查分析，提出控制措施并协调、组织有关部门进行处理。⑧对医务人员进行预防和控制医院感染的培训工作。⑨参与抗菌药物临床应用的管理工作。⑩对消毒药械和一次性使用医疗器械、器具的相关证明进行审核。⑪组织开展医院感染预防与控制方面的科研工作。⑫完成医院感染管理委员会或者医疗机构负责人交办的其他工作。

第十三条：医疗机构应当制订具体措施，保证医务人员的手卫生、诊疗环境条件、无菌操作技术和职业卫生防护工作符合规定要求，对医院感染的危险因素进行控制。

第十四条：医疗机构应当严格执行隔离技术规范，根据病原体传播途径，采取相应的隔离措施。

第十五条：医疗机构应当制订医务人员职业卫生防护工作的具体措施，提供必要的防护物品，保障医务人员的职业健康。

第十六条：医疗机构应当严格按照《抗菌药物临床应用指导原则》，加强抗菌药物临床使用和耐药菌监测管理。

第十七条：医疗机构应当按照医院感染诊断标准及时诊断医院感染病例，建立有效的医院感染监测制度，分析医院感染的危险因素，并针对导致医院感染的危险因素，实施预防与控制措施。

医疗机构应当及时发现医院感染病例和医院感染的暴发，分析感染源、感染途径，采取有效的处理和控制措施，积极救治患者。

第十八条：医疗机构经调查证实发生以下情形时，应当于12小时内向所在地的县级地方人民政府卫生行政部门报告，并同时向所在地疾病预防控制机构报告。所在地的县级地方人民政府卫生行政部门确认后,应当于 24 小时内逐级上报至省级人民政府卫生行政部门。省级人民政府卫生行政部门审核后,应当在 24 小时内上报至卫健委。①5 例以上医院感染暴发。②由于医院感染暴发直接导致患者死亡。③由于医院感染暴发导致 3 人以上人身损害后果。

第十九条:医疗机构发生以下情形时,应当按照《国家突发公共卫生事件相关信息报告管理工作规范(试行)》的要求进行报告。①10 例以上的医院感染暴发事件。②发生特殊病原体或者新发病原体的医院感染。③可能造成重大公共影响或者严重后果的医院感染。

第二十条:医疗机构发生的医院感染属于法定传染病的,应当按照《中华人民共和国传染病防治法》和《国家突发公共卫生事件应急预案》的规定进行报告和处理。

第二十一条:医疗机构发生医院感染暴发时,所在地的疾病预防控制机构应当及时进行流行病学调查,查找感染源、感染途径、感染因素,采取控制措施,防止感染源的传播和感染范围的扩大。

第二十五条:医疗机构应当制订对本机构工作人员的培训计划,对全体工作人员进行医院感染相关法律法规、医院感染管理相关工作规范和标准、专业技术知识的培训。

第二十六条:医院感染专业人员应当具备医院感染预防与控制工作的专业知识,并能够承担医院感染管理和业务技术工作。

第二十七条:医务人员应当掌握与本职工作相关的医院感染预防与控制方面的知识,落实医院感染管理规章制度、工作规范和要求。工勤人员应当掌握有关预防和控制医院感染的基础卫生学和消毒隔离知识,并在工作中正确运用。

第三十三条:医疗机构违反本办法,有下列行为之一的,由县级以上地方人民政府卫生行政部门责令改正,逾期不改的,给予警告并通报批评;情节严重的,对主要负责人和直接责任人给予降级或者撤职的行政处分。①未建立或者未落实医院感染管理的规章制度、工作规范。②未设立医院感染管理部门、分管部门以及指定专(兼)职人员负责医院感染预防与控制工作。③违反对医疗器械、器具的消毒工作技术规范。④违反无菌操作技术规范和隔离技术规范。⑤未对消毒药械和一次性医疗器械、器具的相关证明进行审核。⑥未对医务人员职业暴露提供职业卫生防护。

第三十四条:医疗机构违反本办法规定,未采取预防和控制措施或者发生医院感染未及时采取控制措施,造成医院感染暴发、传染病传播或者其他严重后果的,对负有责任的主管人员和直接责任人员给予降级、撤职、开除的行政处分;情节严重的,依照《传染病防治法》第六十九条规定,可以依法吊销有关责任人员的执业证书;构成犯罪的,依法追究刑事责任。

第三十五条:医疗机构发生医院感染暴发事件未按本办法规定报告的,由县级以上地方人民政府卫生行政部门通报批评;造成严重后果的,对负有责任的主管人员和其他直接责任人员给予降级、撤职、开除的处分。

六、消毒管理办法

《消毒管理办法》于 2001 年 12 月 29 日部务会通过,以中华人民共和国部长令第 27 号发布,自 2002 年 7 月 1 日起施行。具体有关内容如下。

第一条:为了加强消毒管理,预防和控制感染性疾病的传播,保障人体健康,根据《中华人民共和国传染病防治法》及其实施办法的有关规定,制定本办法。

第二条:本办法适用于医疗卫生机构、消毒服务机构以及从事消毒产品生产、经营活动的单位和个人。

第四条：医疗卫生机构应当建立消毒管理组织，制定消毒管理制度，执行国家有关规范、标准和规定，定期开展消毒与灭菌效果检测工作。

第五条：医疗卫生机构工作人员应当接受消毒技术培训、掌握消毒知识，并按规定严格执行消毒隔离制度。

第六条：医疗卫生机构使用的进入人体组织或无菌器官的医疗用品必须达到灭菌要求。各种注射、穿刺、采血器具应当一人一用一灭菌。凡接触皮肤、黏膜的器械和用品必须达到消毒要求。

医疗卫生机构使用的一次性使用医疗用品用后应当及时进行无害化处理。

第七条：医疗卫生机构购进消毒产品必须建立并执行进货检查验收制度。

第八条：医疗卫生机构排放废弃的污水、污物应当按照国家有关规定进行无害化处理。运送传染病患者及其污染物品的车辆、工具必须随时进行消毒处理。

第九条：医疗卫生机构发生感染性疾病暴发、流行时，应当及时报告当地卫生行政部门，并采取有效消毒措施。

第十三条：从事致病微生物实验的单位应当执行有关的管理制度、操作规程，对实验的器材、污染物品等按规定进行消毒，防止实验室感染和致病微生物的扩散。

七、医疗机构管理条例

国务院为加强医疗机构的管理颁布了《医疗机构管理条例》，以国务院令第 149 号公布，自 1994 年 9 月 1 日开始实施。具体有关内容如下。

第二条：本条例适用于从事疾病诊断、治疗活动的医院、卫生院、疗养院、门诊部、诊所、卫生所（室）以及急救站等医疗机构。

第二十五条：医疗机构执业，必须遵守有关法律、法规和医疗技术规范。

第三十五条：医疗机构对传染病、精神病、职业病等患者的特殊诊治和处理，应当按照国家有关法律、法规的规定办理。

第三十八条：医疗机构必须承担相应的预防保健工作，承担县级以上人民政府卫生行政部门委托的支援农村、指导基层医疗卫生工作等任务。

第三十九条：发生重大灾害、事故、疾病流行或者其他意外情况时，医疗机构及其卫生技术人员必须服从县级以上人民政府卫生行政部门的调遣。

八、医疗废物管理条例

《医疗废物管理条例》于 2003 年 6 月 4 日经国务院第十次常务会议通过，并自公布之日起施行。具体相关内容如下。

第一条：为了加强医疗废物的安全管理，防止疾病传播，保护环境，保障人体健康，根据《中华人民共和国传染病防治法》和《中华人民共和国固体废物污染环境防治法》，制定本条例。

第二条：本条例所称医疗废物，是指医疗卫生机构在医疗、预防、保健以及其他相关活动中产生的具有直接或者间接感染性、毒性以及其他危害性的废物。

第三条：本条例适用于医疗废物的收集、运送、贮存、处置以及监督管理等活动。

医疗卫生机构收治的传染病患者或者疑似传染病患者产生的生活垃圾，按照医疗废物进行管理和处置。

医疗卫生机构废弃的麻醉、精神、放射性、毒性等药品及其相关的废物的管理,依照有关法律、行政法规和国家有关规定、标准执行。

第七条:医疗卫生机构应当建立、健全医疗废物管理责任制,其法定代表人为第一责任人,切实履行职责,防止因医疗废物导致传染病传播和环境污染事故。

第八条:医疗卫生机构应当制定与医疗废物安全处置有关的规章制度和在发生意外事故时的应急方案;设置监控部门或者专(兼)职人员,负责检查、督促、落实本单位医疗废物的管理工作,防止违反本条例的行为发生。

第九条:医疗卫生机构应当对本单位从事医疗废物收集、运送、贮存、处置等工作的人员和管理人员,进行相关法律和专业技术、安全防护及紧急处理等知识的培训。

第十条:医疗卫生机构应当采取有效的职业卫生防护措施,为从事医疗废物收集、运送、贮存、处置等工作的人员和管理人员,配备必要的防护用品,定期进行健康检查;必要时,对有关人员进行免疫接种,防止其受到健康损害。

第十二条:医疗卫生机构应当对医疗废物进行登记,登记内容应当包括医疗废物的来源、种类、重量或者数量、交接时间、处置方法、最终去向以及经办人签名等项目。登记资料至少保存3年。

第十三条:医疗卫生机构应当采取有效措施,防止医疗废物流失、泄漏、扩散。

发生医疗废物流失、泄漏、扩散时,医疗卫生机构和医疗废物集中处置单位应当采取减少危害的紧急处理措施,对致患者提供医疗救护和现场救援;同时向所在地的县级人民政府卫生行政主管部门、环境保护行政主管部门报告,并向可能受到危害的单位和居民通报。

第十四条:禁止任何单位和个人转让、买卖医疗废物。

第十六条:医疗卫生机构应当及时收集本单位产生的医疗废物,并按照类别分置于防渗漏、防锐器穿透的专用包装物或者密闭的容器内。医疗废物专用包装物、容器,应当有明显的警示标识和警示说明。

第十七条:医疗卫生机构应当建立医疗废物的暂时贮存设施、设备,不得露天存放医疗废物;医疗废物暂时贮存的时间不得超过2天。

医疗废物的暂时贮存设施、设备,应当远离医疗区、食品加工区和人员活动区及生活垃圾存放场所,并设置明显的警示标识和防渗漏、防鼠、防蚊蝇、防蟑螂、防盗及预防儿童接触等安全措施。

第十八条:医疗卫生机构应当使用防渗漏、防遗撒的专用运送工具,按照本单位确定的内部医疗废物运送时间、路线,将医疗废物收集、运送至暂时贮存地点。运送工具使用后应当在医疗卫生机构内指定的地点及时消毒和清洁。

第十九条:医疗卫生机构应当根据就近集中处置的原则,及时将医疗废物交由医疗废物集中处置单位处置。

医疗废物中病原体的培养基、标本和菌种、毒种保存液等高危险废物,在交医疗废物集中处置单位处置前应当就地消毒。

第二十条:医疗卫生机构产生的污水、传染病患者或者疑似传染病患者的排泄物,应当按照国家规定严格消毒;达到国家规定的排放标准后,方可排入污水处理系统。

第四十条:发生因医疗废物管理不当导致传染病传播或者环境污染事故,或者有证据证明传染病传播或者环境污染的事故有可能发生时,卫生行政主管部门、环境保护行政主管部门应当采取临时控制措施,疏散人员,控制现场,并根据需要责令暂停导致或者可能导致传染病传播或者环境污染事故的作业。

第四十一条:医疗卫生机构和医疗废物集中处置单位,对有关部门的检查、监测、调查取证,应当予以配合,不得拒绝和阻碍,不得提供虚假材料。

第四十五条:医疗卫生机构、医疗废物集中处置单位违反本条例规定,有下列情形之一的,由县级以上地方人民政府卫生行政主管部门或者环境保护行政主管部门按照各自的职责责令限期改正,给予警告;逾期不改正的,处 2 000 元以上 5 000 元以下的罚款。①未建立、健全医疗废物管理制度,或者未设置监控部门或者专(兼)职人员的。②未对有关人员进行相关法律和专业技术、安全防护以及紧急处理等知识的培训的。③未对从事医疗废物收集、运送、贮存、处置等工作的人员和管理人员采取职业卫生防护措施的。④未对医疗废物进行登记或者未保存登记资料的。⑤对使用后的医疗废物运送工具或者运送车辆未在指定地点及时进行消毒和清洁的。⑥未及时收集、运送医疗废物的。⑦未定期对医疗废物处置设施的环境污染防治和卫生学效果进行检测、评价,或者未将检测、评价效果存档、报告的。

第四十六条:医疗卫生机构、医疗废物集中处置单位违反本条例规定,有下列情形之一的,由县级以上地方人民政府卫生行政主管部门或者环境保护行政主管部门按照各自的职责责令限期改正,给予警告,可以并处 5 000 元以下的罚款;逾期不改正的,处 5 000 元以上 3 万元以下的罚款。①贮存设施或者设备不符合环境保护、卫生要求的。②未将医疗废物按照类别分置于专用包装物或者容器的。③未使用符合标准的专用车辆运送医疗废物或者使用运送医疗废物的车辆运送其他物品的。④未安装污染物排放在线监控装置或者监控装置未经常处于正常运行状态的。

第四十七条:医疗卫生机构、医疗废物集中处置单位有下列情形之一的,由县级以上地方人民政府卫生行政主管部门或者环境保护行政主管部门按照各自的职责责令限期改正,给予警告,并处 5 000 元以上 1 万元以下的罚款;逾期不改正的,处 1 万元以上 3 万元以下的罚款;造成传染病传播或者环境污染事故的,由原发证部门暂扣或者吊销执业许可证件或经营许可证件;构成犯罪的,依法追究刑事责任。①在运送过程中丢弃医疗废物,在非贮存地点倾倒、堆放医疗废物或者将医疗废物混入其他废物和生活垃圾的。②未执行危险废物转移联单管理制度的。③将医疗废物交给未取得经营许可证的单位或者个人收集、运送、贮存、处置的。④对医疗废物的处置不符合国家规定的环境保护、卫生标准、规范的。⑤未按照本条例的规定对污水、传染病患者或者疑似传染病患者的排泄物,进行严格消毒,或者未达到国家规定的排放标准,排入污水处理系统的。⑥对收治的传染病患者或者疑似传染病患者产生的生活垃圾,未按照医疗废物进行管理和处置的。

第四十八条:医疗卫生机构违反本条例规定,将未达到国家规定标准的污水、传染病患者或者疑似传染病患者的排泄物排入城市排水管网的,由县级以上地方人民政府建设行政主管部门责令限期改正,给予警告,并处 5 000 元以上 1 万元以下的罚款;逾期不改正的,处 1 万元以上 3 万元以下的罚款;造成传染病传播或者环境污染事故的,由原发证部门暂扣或者吊销执业许可证件;构成犯罪的,依法追究刑事责任。

九、执业医师法

《中华人民共和国执业医师法》于 1998 年 6 月 26 日第九届全国人民代表大会常务委员会第三次会议通过,以中华人民共和国主席令第 5 号予以公布,自 1999 年 5 月 1 日起施行。具体相关内容如下。

第一条:为了加强医师队伍的建设,提高医师的职业道德和业务素质,保障医师的合法权益,保护人民健康,制定本法。

第二条:依法取得执业医师资格或者执业助理医师资格,经注册在医疗、预防、保健机构中执业的专业医务人员,适用本法。

第三条:医师应当具备良好的职业道德和医疗执业水平,发扬人道主义精神,履行防病治病、救死扶伤、保护人民健康的神圣职责。

第二十二条:医师在执业活动中履行下列义务。①遵守法律、法规,遵守技术操作规范。②树立敬业精神,遵守职业道德,履行医师职责,尽职尽责为患者服务。③关心、爱护、尊重患者,保护患者的隐私。④努力钻研业务,更新知识,提高专业技术水平。⑤宣传卫生保健知识,对患者进行健康教育。

第二十三条:医师实施医疗、预防、保健措施,签署有关医学证明文件,必须亲自诊查、调查,并按照规定及时填写医学文书,不得隐匿、伪造或者销毁医学文书及有关资料。

第二十四条:对急危患者,医师应当采取紧急措施进行诊治;不得拒绝急救处置。

第二十五条:医师应当使用经国家有关部门批准使用的药品、消毒药剂和医疗器械。

第二十八条:遇有自然灾害、传染病流行、突发重大伤亡事故及其他严重威胁人民生命健康的紧急情况时,医师应当服从县级以上人民政府卫生行政部门的调遣。

第二十九条:医师发生医疗事故或者发现传染病疫情时,应当按照有关规定及时向所在机构或者卫生行政部门报告。

十、疫苗流通和预防接种管理条例

《疫苗流通和预防接种管理条例》于 2005 年 3 月 16 日经国务院第 83 次常务会议通过,以中华人民共和国国务院令第 434 号公布,自 2005 年 6 月 1 日起施行。具体相关条款摘录如下。

第二条:本条例所称疫苗,是指为了预防、控制传染病的发生、流行,用于人体预防接种的疫苗类预防性生物制品。

疫苗分为两类。第一类疫苗,是指政府免费向公民提供,公民应当依照政府的规定受种的疫苗,包括国家免疫规划确定的疫苗,省、自治区、直辖市人民政府在执行国家免疫规划时增加的疫苗,以及县级以上人民政府或者其卫生主管部门组织的应急接种或者群体性预防接种所使用的疫苗;第二类疫苗,是指由公民自费并且自愿受种的其他疫苗。

第三条:接种第一类疫苗由政府承担费用。接种第二类疫苗由受种者或者其监护人承担费用。

第八条:经县级人民政府卫生主管部门依照本条例规定指定的医疗卫生机构(以下称接种单位),承担预防接种工作。县级人民政府卫生主管部门指定接种单位时,应当明确其责任区域。

县级以上人民政府应当对承担预防接种工作并做出显著成绩和贡献的接种单位及其工作人

员给予奖励。

第十四条:省级疾病预防控制机构应当做好分发第一类疫苗的组织工作,并按照使用计划将第一类疫苗组织分发到设区的市级疾病预防控制机构或者县级疾病预防控制机构。县级疾病预防控制机构应当按照使用计划将第一类疫苗分发到接种单位和乡级医疗卫生机构。乡级医疗卫生机构应当将第一类疫苗分发到承担预防接种工作的村医疗卫生机构。医疗卫生机构不得向其他单位或者个人分发第一类疫苗;分发第一类疫苗,不得收取任何费用。

传染病暴发、流行时,县级以上地方人民政府或者其卫生主管部门需要采取应急接种措施的,设区的市级以上疾病预防控制机构可以直接向接种单位分发第一类疫苗。

第二十一条:接种单位应当具备下列条件。①具有医疗机构执业许可证。②具有经过县级人民政府卫生主管部门组织的预防接种专业培训并考核合格的执业医师、执业助理医师、护士或者乡村医师。③具有符合疫苗储存、运输管理规范的冷藏设施、设备和冷藏保管制度。

承担预防接种工作的城镇医疗卫生机构,应当设立预防接种门诊。

第二十二条:接种单位应当承担责任区域内的预防接种工作,并接受所在地的县级疾病预防控制机构的技术指导。

第二十三条:接种单位接收第一类疫苗或者购进第二类疫苗,应当建立并保存真实、完整的接收、购进记录。

接种单位应当根据预防接种工作的需要,制订第一类疫苗的需求计划和第二类疫苗的购买计划,并向县级人民政府卫生主管部门和县级疾病预防控制机构报告。

第二十四条:接种单位接种疫苗,应当遵守预防接种工作规范、免疫程序、疫苗使用指导原则和接种方案,并在其接种场所的显著位置公示第一类疫苗的品种和接种方法。

第二十五条:医疗卫生人员在实施接种前,应当告知受种者或者其监护人所接种疫苗的品种、作用、禁忌、不良反应及注意事项,询问受种者的健康状况及是否有接种禁忌等情况,并如实记录告知和询问情况。受种者或者其监护人应当了解预防接种的相关知识,并如实提供受种者的健康状况和接种禁忌等情况。

医疗卫生人员应当对符合接种条件的受种者实施接种,并依照国务院卫生主管部门的规定,填写并保存接种记录。

对于因有接种禁忌而不能接种的受种者,医疗卫生人员应当对受种者或者其监护人提出医学建议。

第二十九条:接种单位应当依照国务院卫生主管部门的规定对接种情况进行登记,并向所在地的县级人民政府卫生主管部门和县级疾病预防控制机构报告。接种单位在完成国家免疫规划后剩余第一类疫苗的,应当向原疫苗分发单位报告,并说明理由。

第三十条:接种单位接种第一类疫苗不得收取任何费用。

接种单位接种第二类疫苗可以收取服务费、接种耗材费,具体收费标准由所在地的省、自治区、直辖市人民政府价格主管部门核定。

第四十四条:预防接种异常反应争议发生后,接种单位或者受种方可以请求接种单位所在地的县级人民政府卫生主管部门处理。

因预防接种导致受种者死亡、严重残疾或者群体性疑似预防接种异常反应,接种单位或者受种方请求县级人民政府卫生主管部门处理的,接到处理请求的卫生主管部门应当采取必要的应急处置措施,及时向本级人民政府报告,并移送上一级人民政府卫生主管部门处理。

第五十七条：接种单位有下列情形之一的，由所在地的县级人民政府卫生主管部门责令改正，给予警告；拒不改正的，对主要负责人、直接负责的主管人员依法给予警告、降级的处分，对负有责任的医疗卫生人员责令暂停 3 个月以上 6 个月以下的执业活动。①未依照规定建立并保存真实、完整的疫苗接收或者购进记录的。②未在其接种场所的显著位置公示第一类疫苗的品种和接种方法的。③医疗卫生人员在接种前，未依照本条例规定告知、询问受种者或者其监护人有关情况的。④实施预防接种的医疗卫生人员未依照规定填写并保存接种记录的。⑤未依照规定对接种疫苗的情况进行登记并报告的。

（韩洋丽）

第九章　传染病的预防控制与监督

第一节　传染病的历史、现状及未来

自有文字记载，就有了人类与各种病原所致传染病做斗争的记录。许多病原微生物都是宇宙间非常古老的物种，在自然界中长期存在并不断进化。时至今日，一些古老的传染病被消灭或控制，又不断有新的或老的传染病以新的面目出现。因此，人类与病原微生物的斗争是永无止境的。

一、传染病的历史

纵观数千年的文明史，传染病对人类历史的发展进程产生了深远影响，给人类社会带来的灾难和创伤比战争和饥荒的总和还要大。最早关于传染病暴发的记载是公元前 2 世纪至公元前 3 世纪印度和埃及出现的天花，其后，在印度、中国、罗马等多个国家和地区流行，造成大批人口死亡。到 17、18 世纪，天花是欧洲最严重的传染病，死亡人数高达 1.5 亿，最严重的是公元前 430 年至公元前 427 年，雅典发生大瘟疫，近半数人口死亡，几乎摧毁整个雅典。公元前 6 世纪，第一次世界性鼠疫大流行，疫情自中东开始，沿地中海蔓延，死亡人数近亿人。此后，又暴发过多次大流行。时至今日，鼠疫在北美、欧洲等地已几近绝迹，但在非洲及亚洲地区仍时有发生。

到了 16 世纪，流感肆虐，1510 年，英国发生有案可查的第一次流感。此后，在 1580 年、1675 年、1733 年，欧洲出现过 3 次大规模流感流行。1918—1919 年席卷全球的西班牙大流感使人们闻之色变。这次流感是 1918 年 2 月首发于美国堪萨斯州的芬森军营，其暴发夺去了 4 000 万人的生命。之后很快又传播至底特律等 3 个城市，3 月美国远征军乘船带至欧洲前线，4 月传播至法国军队，然后传至英国和其他国家军队，5 月达意大利、西班牙、德国、非洲以及印度孟买和加尔各答，6 月由英国远征军传播至英国本土，然后至俄罗斯、亚洲（中国、菲律宾）、大洋洲（新西兰），1919 年 1 月达澳大利亚，在不到一年的时间席卷全球。估计全世界患病人数在 5 亿以上，发病率 20%～40%，死亡人数达 4 000 多万，比第一次世界大战死亡的总人数还多。

19 世纪至 20 世纪末，霍乱在世界范围内的大规模流行共有 8 次，地区性相对小的流行多次。1817—1823 年，第一次霍乱大流行，自印度横河三角洲开始逐渐蔓延到欧洲，仅英国就死亡

6 万余人。此后的 7 次大流行,几乎遍及全球各国,尤其 1961 年的第 7 次,始于印度尼西亚,涉及五大洲 140 多个国家和地区,感染者 350 余万。

除了这些大规模暴发的烈性传染病之外,结核、疟疾、登革热、伤寒等传统的传染病的流行也对人类造成很大的伤害。

二、传染病现状

近年,就全球范围而言,一些经典的传染病逐渐被控制,如天花已被彻底消灭,麻疹、白喉、猩红热、脊髓灰质炎等发病率明显下降。但近 30 年来,全球范围内新出现传染病 40 余种,其中大部分为人畜共患传染病,原本已经控制的传染病有再次抬头的趋势,如结核病;一些经典的传染病以新的面目出现,呈现出传染性更强、致病性更烈的情况,如 1976 年首次在苏丹近赤道西部省和扎伊尔周边地区流行(现在的刚果民主共和国)的埃博拉出血热,传播速度快,传染性强,患者一旦发病,可在 24 小时内死亡。1976 年 6～9 月,苏丹发现了 284 例埃博拉病毒感染者,117 例死亡。在扎伊尔共有 318 例,280 例死亡。1995 年扎伊尔再次出现大流行,315 例感染,244 例死亡。此后,在科特迪瓦、加蓬等国家和地区出现暴发,致多人死亡;1981 年出现的获得性免疫缺陷综合征(艾滋病)对全球造成的危害巨大,截至 2010 年底,全球共有 3 400 万名艾滋病病毒感染者,中国累计报告艾滋病病毒感染者、艾滋病患者共计 379 348 例,其中艾滋病患者 138 288 例,死亡报告 72 616 例。20 世纪 90 年代确定的丙型、戊型肝炎,至今仍是主要的传染病。2003 年年底出现的 SARS、2005 年年底出现的人高致病性禽流感,都是既往已经存在的病毒出现新的变异,以新的面目出现的烈性传染病,对感染人类造成的危害极其严重。

与全球趋势一致,目前我国传染性疾病也呈现出一些新的特点:传染病总体发病率逐年下降,多数经典传染病发病率明显下降,但部分传染病发病率有所回升,如霍乱、伤寒、结核病等;新发传染病如艾滋病、甲型 H1N1 流感、军团菌病及莱姆病等不断涌现;由于儿童预防接种,部分传染病如麻疹发病年龄上移;由于抗生素耐药性问题,A 组链球菌疾病复燃,葡萄球菌中毒休克综合征出现了新的特点。另外,由于传染病格局变化与国家经济社会水平的提高,非传染性感染病相对增多。

据卫健委数据统计,2010 年(2010 年 1 月 1 日零时至 12 月 31 日 24 时),全国共报告法定传染病发病 6 409 962 例,死亡 15 257 例,报告发病率为 480.24/10 万,死亡率为 1.14/10 万。2010 年,全国甲类传染病发病 164 例,其中人间鼠疫发病 7 例,死亡 2 例,霍乱发病 157 例,无死亡,报告发病率为 0.0118/10 万。报告人感染高致病性禽流感发病 1 例,死亡 1 例。乙类传染病除传染性非典型肺炎、脊髓灰质炎和白喉无发病、死亡报告外,其他共报告发病 3 185 768 例,死亡 14 287 人。甲乙类传染病报告发病率为 238.69/10 万,死亡率为 1.07/10 万,分别较 2009 年下降 10.08%、4.26%。报告发病数居前 5 位的病种依次为病毒性肝炎、肺结核、梅毒、细菌性和阿米巴性痢疾、淋病,占甲乙类传染病报告发病总数的 94.97%;报告死亡数居前 5 位的病种依次为艾滋病、肺结核、狂犬病、病毒性肝炎和甲型 H1N1 流感,占甲乙类传染病报告死亡总数的 96.49%。丙类传染病中,除丝虫病无发病、死亡病例报告外,其他共报告发病 3 224 030 例,死亡 968 人,报告发病率为 241.55/10 万,死亡率为 0.07/10 万,分别较 2009 年上升 33.72%、131.63%。报告发病数居前 5 位的病种依次为手足口病、其他感染性腹泻病、流行性腮腺炎、急性出血性结膜炎和流行性感冒,占报告发病总数的 98.49%。报告死亡数居前 3 位的病种依次为手足口病、其他感染性腹泻病和流行性感冒,占报告死亡总数的 98.66%。

2010 年甲乙类传染病中的呼吸道传染病、自然疫源及虫媒传染病、肠道传染病、血源及性传播传染病报告发病率分别下降了 18.97%、13.02%、8.26% 和 3.76%。肠道传染病中霍乱和戊型肝炎发病数上升,甲型肝炎、伤寒/副伤寒、未分型肝炎和痢疾发病数下降;呼吸道传染病中除百日咳发病数略有上升外,甲型 H1N1 流感、流行性脑脊髓膜炎、麻疹、肺结核和猩红热报告发病数均有不同程度的下降;自然疫源及虫媒传染病中钩体病和流行性出血热发病数上升,人感染高致病性禽流感、疟疾、鼠疫、流行性乙型脑炎、登革热、炭疽、狂犬病和布鲁菌病发病数下降;血源及性传播传染病中艾滋病、梅毒和丙型肝炎发病数略有上升,淋病和乙型肝炎发病数下降。

除法定传染病之外,一些新发现的传染病时有流行,近年对我国造成严重影响的新发传染病有 2003 年的 SARS,2006 年的人感染高致病性禽流感,以及 2009 年的甲型 H1N1 流感,都是病毒出现变异以后出现了传染性和致病性增强等新的特点。自 2008 年以来,手足口病在全国多个地区不同程度流行。2009 年,河南、山东、安徽等地相继出现发热伴血小板减少综合征,发病者多为青壮年农民,有蜱叮咬史,在患者体内分离出了一种新型的布尼亚病毒,但根据临床表现,人粒细胞无形体也可能是本病的病原体,所幸的是,此后发病逐渐减少。2011 年底,我国某部发生新型重组型腺病毒疫情,先后有上千人感染,发病者以肺炎和咽部症状为突出表现。

总体来说,人类与传染病及寄生虫病的斗争虽然取得了巨大的成绩,但又不断地有某些新的传染病出现,对从事传染性疾病与感染性疾病的医务工作者来说,既是巨大的挑战,也是振兴传染病学的难得机遇。

三、传染病未来的挑战与对策

虽然新发传染病没有在我国造成长期大规模流行,但未来仍需给予足够的重视,因为这些传染病如果没有被及时发现和控制,可能会导致在全国甚至全球范围传播。SARS 的流行是最好的例证。当年全球共有近 8 000 例 SARS 病例,其暴发清楚地展现了一种新发传染病是怎样导致全球范围内的社会动荡和经济衰退的。虽然 H5N1 型禽流感病毒没有在人群间传播的证据,但是可能发生的基因突变将影响其传染性,或者导致其他具有大范围流行潜能的流感病毒的出现。从近几年新发传染病情况看,由动物传染给人类的人畜共患病在中国以及全世界的新发传染病疫情中较突出。家禽、家畜与野生动物成为威胁人类健康的已知及新的微生物来源。人口规模和密度的不断扩大,增加了人和动物的接触机会,这也增加了既往未知微生物侵入人类的可能性。在中国,财富的增长提高了动物蛋白的消费需求,也提高了食源性动物的饲养数量,尤其是猪和家禽类。与大多数发展中国家一样,中国的食源性动物饲养地与人类居住地紧密相连,从而增加了疾病由动物传给人类的风险。中国人对新奇食物的喜好进一步增加了疾病由动物传染给人的危险。既往不用作食物的动物现在在中国市场也较易获得,这就导致了不同种类动物与人类的接触以及动物间的接触。通过饲养、收购、运输、销售、屠宰、加工和消费这些动物及其产品,人们可以接触到动物身上的各种微生物。活体动物跨边境运输和贸易是病原微生物传播到新的动物和人类的另一种途径。某些动物和鸟类会迁徙或飞翔,而并非生活在限定的区域,这使得动物之间出现多种微生物传递。动物群体中存在其他一些尚未明确但可能使人类致病的微生物。值得注意的是,在动物群体中频繁使用抗微生物药物(包括抗病毒药物)可导致引起人类感染的细菌和病毒的耐药性。在中国暴发的猪链球菌病的菌株就具有抗四环素耐药性。

因此,未来人类应始终提高警惕,防止已控制传染病的再现及新传染病的出现。首先这就要求全社会共同参与,做到人类自身与大自然的和谐,防止原本存在于动物体内和在自然界潜伏的病原微生物寻找新的宿主并引起疾病流行。其次,要强化与传染病长期斗争的意识,社会的发展、生物科学技术的进步永远也不可能彻底消灭所有的传染病。再次,加强病原微,生物的研究,有利于当新的传染病出现时,能够快速地明确病原,早期介入,减少流行规模、控制疫情。最后,加强国际合作,共同预防至关重要,因为微生物是无国界的,它的传播不受限制。

四、防治传染病、任重道远

无论过去、现在还是未来,传染病都将是人类生存与健康的严重挑战。在解决现有传染病防治工作中面临的挑战和问题的同时,也要思考未来如何应对已知传染病以及新发传染病。医务工作者,特别是从事传染病相关的工作者除掌握先进的科学技术、敏感的监测系统和采取有效的干预措施外,还需要通过适宜的渠道对有感染危险的社区群众进行预警,并指导他们采取正确的防护措施。

(刘小辉)

第二节　传染病流行的三个基本环节

一、传染源

传染源是指病原体已在体内生长繁殖并能将其排出体外的人和动物。主要为患者、隐性感染者、病原携带者(排菌者)或称带菌(虫)者和受感染的动物。他们作为传染源的重要性在不同的传染病中有所不同:有时患者是重要传染源,有时带菌者是重要传染源。

(一)患者

患者在大多数传染病中是重要的传染源,但在不同病期的患者,其传染性的大小可以不同。一般情况下,在临床症状期传染性为最大,因这时排出病原体的数量最大,从而感染周围人群的机会也较大。病愈后病原微生物也随着消失,如菌痢、流行性感冒、伤寒、麻疹等。某些传染病在潜伏期即具有传染性,如甲型及戊型肝炎、水痘等。因此,为制定传染病散播的隔离时间,应参照其有关传染期。急性患者借其症状(咳嗽及吐、泻)而促进病原体的播散;慢性患者可长期污染环境;轻型患者数量多而不易被发现。在不同传染病中,不同类型患者的流行病学意义各异。

(二)病原携带者

病原携带者按病原携带时间可分为潜伏期病原携带者、病后病原携带者和健康病原携带者,在后者中可能也夹杂一部分隐性感染病例。某些感染病中,病原携带者成为重要传染源,如伤寒、流行性脑脊髓膜炎(简称流脑)、菌痢、乙型病毒性肝炎、脊髓灰质炎、白喉等病原携带者。这些病原携带者主要是病后病原携带者和健康病原携带者,称暂时病原携带者。超出了3个月者称慢性病原携带者,慢性病原携带者不显出症状而长期排出病原体,在某些传染病(如伤寒、细菌性痢疾)中有重要的流行病学意义。病原携带者作为传染源的意义取决于排出病原体的数量、携带时间、携带者的职业、人群生活环境和卫生习惯等。

(三)隐性感染者

在某些传染病中,如流脑、脊髓灰质炎等,隐性感染者是重要的传染源。隐性感染者虽无临

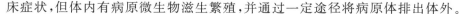

床症状,但体内有病原微生物滋生繁殖,并通过一定途径将病原体排出体外。

(四)受感染动物

以动物为传染源传播的疾病,称为动物源性传染病。这类传染病主要有狂犬病、布鲁司菌病、鼠疫、钩体病、流行性乙型脑炎(简称乙脑)、肾综合征出血热、地方性斑疹伤寒、恙虫病、血吸虫病等。在作为传染源的动物中,以啮齿类动物最为重要,其次是家畜、家禽。有些动物本身发病,如鼠疫、狂犬病、布鲁司菌病等;有些动物不发病,表现为带菌者,如地方性斑疹伤寒、恙虫病、乙脑等。以野生动物为传染源的传染病,称为自然疫源性传染病,如鼠疫、钩端螺旋体病、森林脑炎、肾综合征出血热等。这些病的动物传染源的分布和活动受地理、气候等自然因素的影响较大。且存在于一定地区,并具有较严格的季节性。一般来说,动物源性传染病的患者,传染性不强,因通常并不存在人-人互相传染途径,亦即是人感染后不再传染给别人,所以作为传染源的意义不大。

二、传播途径

病原体从传染源排出后,经过一定的方式再侵入其他易感者,所经过的途径称为传播途径。凡对病原体的传播起作用的一切因素,如水、食物、手等,均称为传播因素。每一种传染病的传播途径不一定相同,同一种传染病在各个具体病例中的传播途径也可以不同,同一种传染病也可以有一种以上的传播途径。传播途径可有空气传播、水的传播、食物传播、接触传播、虫媒传播、土壤传播等。只有针对某一种疾病的发生条件、传播途径和因素进行详细的调查研究,才能有效地控制疾病的流行。

(一)空气传播

空气传播亦称呼吸道传播,包括飞沫、飞沫核、尘埃传播因子的传播,主要见于以呼吸道为进入门户的传染病。所有的呼吸道传染病,如麻疹、白喉、猩红热、百日咳、流行性感冒、流行性脑脊髓膜炎等,都可以通过空气飞沫传播。当患者大声讲话、咳嗽、打喷嚏时,可以从鼻咽部喷出大量含有病原体的黏液飞沫悬浮于空气中,若被易感者吸入,即可造成传染。2002 年底在我国广东省流行的 SARS,经流行病学等研究,证明它是通过飞沫传播,有近距离传播的特征。2009 年4 月在墨西哥首先出现的新型甲型 H1N1 流感病毒流行,随后迅速蔓延世界各地引起大流行,经证实主要是通过近距离空气飞沫或气溶胶经呼吸道传播。凡具有在外界自下而上力较强的病原体,也能通过飞沫使易感病原体吸入后通过尘埃传播而受感染,肺结核往往如此。

(二)水的传播

水的传播主要见于以消化道为进入门户的传染病。水源受到病原体污染,未经消毒饮用后,可发生传染病的流行。水型流行的大小与水源类型、污染程度、饮水量的多少、病原体在水中存活时间的长短等因素有关。不少肠道传染病,如霍乱、伤寒、菌痢、甲型及戊型病毒性肝炎等,都可经水传播。有些传染病是通过与疫水接触而传播,如钩端螺旋体病、血吸虫病等。因为在生产劳动或生活活动时与含有病原体的疫水接触,病原体侵入皮肤或黏膜而造成感染。

(三)食物传播

食物传播主要见于以消化道为进入门户的传染病。包括动植物食品在贮藏、运输和加工过程中被病原体污染,也包括患病动物的肉、蛋、奶及其制品、鱼、蟹、蚶等水产品本身携带病原体。当人生吃或进食半熟的这些含有病原体或被病原体污染的食物时而被感染。所有肠道传染病病原体如甲型肝炎病毒(HAV)、沙门菌属、空肠弯曲菌、布鲁司菌、鼠疫杆菌、结核分枝杆菌、炭疽杆菌、肺吸虫、华支睾吸虫、旋毛虫、猪带绦虫和囊尾蚴等,以及个别的呼吸道传染病,如结核、白喉、流行性感冒等,可通过污染食物而造成传播。伤寒、痢疾和霍乱病菌可经过患者的排泄物或手指和苍蝇而污染食物,也可能污染水、牛奶、冰淇淋或其他粮食。食物作为传播途径的意义与病原体的特性、食物的性质、污染程度、食用的方式和人们的卫生习惯等有着密切的关系。因聚餐某一种被污染食物,常可引起参加聚餐者发生相应疾病的食物型暴发。临床表现为病情较重,潜伏期较短。蔬菜被粪便污染后,可传播肠道传染病和寄生虫病,如伤寒、痢疾、蛔虫病等。不生吃可能受污染的食物和加强食品卫生管理是主要的预防措施。

(四)接触传播

接触传播又称日常生活接触传播,既可传播消化道传染病(如痢疾),也可传播呼吸道传染病(如白喉)。有直接接触和间接接触两种传播途径。间接接触传播在肠道传染病中尤为多见。即经被病原体污染的手、公用餐具、公用卫生用具及儿童公用玩具等,经易感者接触后而引起感染造成传播。直接接触是指传染源与易感者不经过任何外界因素而直接接触所造成的传播,包括性接触及皮肤黏膜直接接触传播。存在感染病患者及携带者的血液、阴道分泌物、精液及唾液内的病毒,当易感者与其发生性接触,则通过易感者的破损皮肤黏膜传播。如经过不洁性接触(包括同性恋、多个性伴侣的异性恋及商业性行为)可传播 HIV、HBV、HCV、梅毒螺旋体、淋病奈瑟菌等。人被狂犬所咬,接触天花、带状疱疹和单纯疱疹患者,有些皮肤化脓性病如脓疱疮等,经皮肤黏膜感染也属于直接接触传播的范畴。

(五)血液传播

血液传播指病原体存在于携带者或患者的血液中,通过输血及血制品、单采血浆、器官和骨髓移植传播。未使用一次性或消毒的注射器,医疗检查、治疗和手术器械和针灸等使用后未做到"一用一消毒"等管理措施而将病原体注入或经破损伤口侵入易感者体内而传播,如疟疾、HBV、HCV、HIV 感染等。

(六)虫媒传播

虫媒是指节肢动物,其中包括昆虫纲内的蚊、蚤、蝇、虱等,蜘蛛纲内的蜱、螨(恙虫)等。这些节肢动物媒介可以通过叮咬吸血传播某些传染病,如疟疾、乙脑、黑热病、森林脑炎、肾综合征出血热、丝虫病、恙虫病等。人与人之间如无虫媒存在,这些病并不互相传染。虫媒传播的疾病,根据节肢动物的生活习性,有严格的季节性,有些病例还与患者的职业与地区有关,如森林脑炎。虫媒将病原体机械携带或体内传播传染病,这在肠道传染病中常常可看到其传播作用,但所携带的病原体一般存活时间短(只2~3天)。有些病原体在虫媒体内,不仅能生长繁殖,甚至可经卵传给后代,如森林脑炎之在蜱,流行性乙型脑炎病毒之在蚊,恙虫病立克次体之在螨,但节肢动物不是病原体发育繁殖的良好场所,且受着外界环境影响的限制,虽能起到传染源的作用,但不能算作传染源,而通常称作媒介,主要起传播作用。

(七)土壤传播

有些肠道寄生虫卵,如钩虫卵、类圆线虫卵等,必须在土壤中发育至一定阶段成为感染期蚴,经口或幼虫钻入皮肤才能引起感染。有些细菌,如破伤风、炭疽等芽孢可长期保存在土壤中,易感者接触了这些土壤可以构成这些传染病的传播途径。

(八)医源性传播

医源性传播指在医疗、预防工作中,人为地造成某些传染病的传播。通常有两种类型:一类是指易感者在接受治疗、预防或检验措施时,由于所用器械受医护人员或其他工作人员的手污染或消毒不严而引起的传播,如丙型肝炎、乙型肝炎、艾滋病等;另一类是药厂或生物制品受污染而引起传播,如用因子Ⅷ制剂曾引起艾滋病。

(九)垂直传播

垂直传播即有血缘关系的亲代将携带的病原体传播给下一代。也称为母婴传播,如艾滋病、HBV 等。母婴传播又包括宫内感染胎儿,产程感染新生儿和生后哺乳密切接触感染婴幼儿。通常把发生在产前的传播称为宫内感染。乙型肝炎病毒(HBV)的垂直传播易形成免疫耐受,是造成我国大量 HBV 慢性感染的重要原因之一。

传染病与寄生虫病可以通过各种不同传播途径和不同传播因素传播,有些传染病可以通过多种途径和因素而传播(在肠道传染病和呼吸道传染病中最为多见)。肠道传染病可以通过水的传播、食物传播、虫媒传播、接触传播等不同途径,其中受污染的水、受污染的食物、携带有病原体的苍蝇、被污染的手都起到传播的作用,也就成为传播因素,但有时接触传播亦可成为传播途径。

三、人群易感性

对某一传染病缺乏特异性免疫力的人称为易感者,易感者在某一特定人群中的比例决定该人群的易感性。易感者的比例在人群中达到一定水平时,如果又有传染源和合适的传播途径,则传染病的流行很容易发生。某些病后免疫力很巩固的传染病(如麻疹),经过一次流行之后,要等待几年当易感者比例再次上升至一定水平,才发生另一次流行。这种现象称为流行的周期性。在普遍推行人工自动免疫的干预下,可把易感者水平降至最低,就能使流行不再发生。

所谓某些传染病的周期性流行是与人群对该病易感有关的。以往曾有麻疹 2～3 年流行一次、百日咳 2～4 年流行一次及流脑 7～9 年流行一次的规律。这种周期性一般见于人口集中的大城市,实施计划生育及预防接种后,这种周期现象即会消失,是可以控制的。职业、性别、年龄的不同,使传染病流行的易感人群也有所差别。6 个月以内的婴儿由于母亲传递的免疫力依然存在,喂养及衣着均防护较好,可避免许多病原体的感染。由于野外活动或作业较多,故自然疫源性疾病一般多见于男性。钩体病则是以农业人口为主的传染病。

构成流行过程的三个基本环节的存在仅创造了流行条件,并不等于流行已经形成;只有在自然因素和社会因素这些外界环境条件的影响下,促使了这三个环节的相互联结,流行才会发生。

（刘小辉）

第三节　感染的发生与感染的结局

感染是指病原微生物侵入机体并在宿主体内复制、繁殖的过程。感染后导致机体功能、代谢、组织结构破坏的病理反应,引起感染性疾病。其中有些感染性疾病具有传染性而称之为传染病。病原微生物包括细菌、病毒、原虫、真菌、螺旋体、立克次体等,甚或是具有致病能力、但并非生物的感染性物质,如朊蛋白。

一、感染的发生

(一)感染的来源

引起机体感染的病原体有外源性和内源性两大类。

(1)外源性感染指来自宿主体外的病原体所引起的感染。传染源主要包括以下几种。①传染病患者:从潜伏期到病后恢复期各阶段,不同病原体在不同阶段可以各种方式在人与人之间传播。②带菌(毒)者:感染病原体后不出现临床症状,并在一定时间内持续排菌(毒),不易被察觉,因此是重要的传染源。③病畜及带菌(毒)动物:某些病原体可引起人畜共患病,如乙型脑炎病毒、炭疽杆菌、布鲁菌和鼠疫耶尔森菌等,病原体在人和动物中间传播。④媒介昆虫。

(2)内源性感染主要指机体内正常菌群引起的感染,也称之为自身感染,如大肠埃希菌;也包括原发感染后潜伏在体内的病原体又重新感染,如单纯疱疹病毒、结核分枝杆菌等。内源性感染具有条件依赖性,是医院感染的一种常见现象。

(二)病原体入侵部位

病原体主要经呼吸道、消化道、泌尿生殖道、皮肤等处侵入机体。不同的病原体有其特殊的入侵部位,如痢疾杆菌须进入肠道才能生存并引起疾病。有些病原体经节肢动物叮咬将病原体传入体内。

(三)传播途径

感染源排出病原体,经过一定的方式、途径进入其他易感者的体内的方式和途径称为传播途径,每种感染性疾病有其恒定的传播途径,单一或多种途径。

1.呼吸道传播

患者于呼吸、咳嗽、喷嚏、谈话时将病原体排出体外,分布于患者周围的空气中。结核杆菌、炭疽杆菌等耐干燥病原体可存在于尘埃中。易感者可将含有病原体的空气、飞沫和尘埃吸入呼吸道而引起感染,如白喉、猩红热、麻疹等传染病。

2.消化道传播

进食被病原体污染的水、食物而感染,如伤寒、霍乱等。水源污染常可引起传染病的暴发。社会经济条件、环境卫生、居住条件、个人卫生等因素可影响经消化道传播疾病的发生、流行和控制。

3.接触传播

易感者皮肤黏膜与病原体接触而受到感染。

(1)直接接触传播:没有任何外界因素参与下,传染源与易感者直接接触而引起疾病的传播。如性接触、输注携带病原体的血液、血制品等生物制剂、器官移植及使用污染的医疗器械等。

(2)间接接触传播:易感者接触被患者排泄物或分泌物所污染的日常用品、生产工具而受到感染,又称日常生活接触传播。如某些皮肤传染病、某些呼吸道传染病及人畜共患病等均可经此途径传播。

4.母婴传播

母婴传播也称垂直传播即感染某些传染病的孕妇可通过胎盘血液将体内的病原体传播给胎儿,引起宫内感染,如风疹病毒、麻疹病毒、肝炎病毒及艾滋病病毒等。也有些病原体经孕妇阴道通过宫颈口到达绒毛膜或胎盘引起胎儿感染,如链球菌、葡萄球菌等。还有些病原体存在于母亲产道内,孕妇分娩时感染胎儿的皮肤、黏膜、呼吸道及肠道,如疱疹病毒、淋球菌等。

5.虫媒传播

经蚊、蝇、蚤、虱、蜱、螨及白蛉等吸血节肢动物通过叮咬将病原体传播给人类引起疾病,称之为虫媒传染病,如鼠疫、斑疹伤寒、黑热病、疟疾等。

6.土壤传播

传染源的分泌物或排泄物通过直接或间接方式污染土壤。埋葬死于传染病的人、畜尸体可能污染土壤。某些细菌的芽孢可在土壤中长期生存,如炭疽杆菌和破伤风杆菌等。某些肠道寄生虫病的生活史中有一部分必须在土壤中发育至一定阶段才能感染人,如钩虫卵和蛔虫卵等。这些被污染的土壤可通过破损的皮肤使人类获得感染。经土壤传播病原体的可能性取决于病原体在土壤中的存活力,人与土壤接触的机会与频度、个人卫生习惯等。

各种传染病流行时其传播途径是十分复杂的,一种传染病可同时通过几种途径传播,例如细菌性痢疾可经水、食物、媒介节肢动物及接触等多种途径传播。因此,当某种传染病在人群中蔓延时,必须进行深入的流行病学调查才能了解其真正的传播途径,从而采取有针对性的防制措施。

(四)病原体在体内的定位

病原体侵入机体后,依靠其与宿主组织的特异性结合能力而定植于特定器官或组织,引起该部位的病变,这些器官或组织称为该种病原体的定位或靶器官。其中能够排出大量病原体的定位对疾病的传播具有重要意义,称为特异性定位。特异性定位不但与疾病的传播有关(排出病原体污染环境,传染他人),也与该病原体在长期进化中形成的特性有关。病原体在局部繁殖时分泌的毒素也可随血流扩散而引起远处组织的病变,如白喉引起的心肌炎。侵袭力强的病原体,可通过血流、淋巴或直接扩散到其他组织或器官,引起该脏器的病变,如病毒性肝炎和乙型脑炎等。病原体在宿主体内的定位可以有一个,也可以有数个,按感染先后分为原发性定位与继发性定位,如脑膜炎球菌的原发性定位在鼻咽黏膜,继发性定位在血及脑膜。特异性定位在多数情况下是原发性定位(如鼻咽部既是脑膜炎球菌的原发性定位,又是其特异性定位),有时也是继发性定位。

二、感染的结局

(一)感染决定因素

病原微生物侵入机体后是否导致感染,以及感染后的结局如何,主要取决于病原体的致病力、机体抵抗力和周围环境三个方面。

1.病原体的致病力

病原体致病力包括病原体的数量、致病力、特异性定位及变异等决定因素。

(1)病原体数量:同一疾病中,病原体的数量与其致病力呈正相关。不同的病原体有着不同的致病量。

(2)病原体毒力:构成毒力的物质称为毒力因子,包括侵袭力和毒素。侵袭力指病原体突破宿主防御功能侵入机体并在机体内扩散的能力,包括吸附和侵入、繁殖与扩散及抵抗宿主防御等方面的能力。毒力是指病原体产生各种毒素的能力。毒素分为外毒素和内毒素两大类;外毒素与宿主靶器官的受体结合进入细胞内起作用,如破伤风毒素和向喉毒素。内毒素通过激活单核-巨噬细胞释放细胞因子起作用,如革兰阴性杆菌的脂多糖。不同的病原体有不同的致病力,这取决于其毒力和侵袭力的有无及大小,有的病原体两者兼而有之,有的则仅有其一。

(3)病原体变异和耐药性：微生物的变异是其进化的基础。抗微生物药物对微生物群体有很强的选择压力，病原体可因自身遗传基因和外界环境的影响，获得某些耐药性质粒而发生变异。变异可使病原体的性质、致病力发生改变，往往可逃避机体的特异性免疫作用，有利于感染的持续，甚至使疾病的传染过程、病情、传染病的流行态势发生变化。不同病原体的变异性不同，如流感病毒、艾滋病病毒的变异性很强，而麻疹病毒的变异性较弱。

2.机体的防御能力

人体有三道防线对抗外来感染。第一道是皮肤及呼吸道、消化道、生殖泌尿道等黏膜组织；第二道是纤维组织、肝、脾、淋巴结，以及白细胞、单核细胞等。第一道防线和第二道防线属于人体的非特异性免疫系统。第三道就是人体的特异性免疫系统，由免疫器官和免疫细胞借助血液循环和淋巴循环组成。当机体具有强大而完善的防御能力时，入侵的病原体则被杀灭或排出体外，不发生感染；当机体防御能力低下或病原体数量大、致病力强时，病原体则在体内生长、繁殖而发生感染。

(1)非特异性免疫：指经遗传而获得，机体在发育过程中形成，是人体对入侵的各种病原以及其他异物的清除能力。其作用并非针对某种特定的病原体，非特异性免疫也称同有免疫。同有免疫系统包括以下几部分。①同有屏障：皮肤与黏膜为机体的外部屏障，可通过机械方式阻挡病原体入侵。内部屏障有血-脑屏障和胎盘屏障，对中枢神经系统和胎儿起到相当的保护作用。②吞噬细胞、自然杀伤细胞、树突状细胞等同有免疫细胞。③体液因子：正常体液和组织中存在的多种具有杀伤或抑制病原菌作用的可溶性分子，包括补体、酶类物质、各种细胞因子(干扰素、肿瘤坏死因子等)。

(2)特异性免疫：又称获得性免疫或适应性免疫，是经感染(病愈或无症状的感染)或人工预防接种(菌苗、疫苗、类毒素等)而使机体获得抵抗感染的能力。这种免疫并非生来就有，它需要经历一个过程才能获得，只针对一种病原体。一般是在病原微生物等抗原物质刺激后才形成的(免疫球蛋白、免疫淋巴细胞)，并能与该抗原发生特异性免疫反应。特异性免疫：①细胞免疫。T细胞是细胞免疫的主要细胞。已致敏的T淋巴细胞再次遇到该抗原时，产生特异性的细胞毒作用，并释放多种细胞因子，杀伤病原体及其寄生的细胞。在清除寄生于细胞内的病原菌方面，细胞免疫起着非常重要的作用，如立克次体、各种病毒及某些细菌如结核杆菌、伤寒杆菌等病原的清除。在抗感染免疫中，细胞免疫既是抗感染免疫的主要力量，参与免疫防护，又是导致免疫病理的重要因素。②体液免疫。通过B细胞产生抗体来达到保护目的的免疫机制。B细胞受到抗原刺激后，从浆母细胞转化为浆细胞，同时产生能与该抗原结合的免疫球蛋白(抗体)。免疫球蛋白有IgM、IgE、IgA、IgD和IgG五类。体液免疫的抗原多为相对分子量在10 000道尔顿以上的蛋白质和多糖大分子，病毒颗粒和细菌表面都带有不同的抗原，所以都能引起体液免疫。

3.环境因素的影响

自然环境的湿度、温度及不同地域等因素都对人体及病原微生物有很大的影响。社会环境如经济水平、交通条件、环境卫生、个人卫生习惯、身体营养状况、体育锻炼等均可影响机体的防病抗病能力。药物和非药物的治疗措施，在很大程度上干预了感染的过程。

(二)感染的结局

病原微生物侵入人体后，人体对之产生免疫应答。由于人体防御能力的强弱不同，侵入人体的病原体的数量和毒力不同，因此斗争的表现也有所不同。一般有以下五种表现。

1.显性感染

显性感染即感染病原体后出现症状、发生疾病。因人体抵抗力、病原体致病力和治疗措施的不同而出现痊愈、死亡、慢性化、病原体携带和后遗症等不同结局。显性感染的过程可分为潜伏期、发病期及恢复期。显性感染临床上按病情缓急分为急性感染和慢性感染,按感染的部位分为局部感染和全身感染。

(1)局部感染:指入侵的病原菌只局限在宿主一定部位生长繁殖,并产生毒性物质,不断侵害机体的感染过程。由于机体的免疫功能足以将入侵的病原菌限制于局部,阻止它们在体内扩散蔓延,因此只引起局部病变,如化脓性球菌所致的疖、痈。

(2)全身感染:机体与病原体相互斗争的过程中,机体免疫功能不足以将病原体局限于某一部位,使得病原菌及其毒素经淋巴道或血流向周围扩散引起全身感染。全身感染可能出现的情况:①菌血症。病原菌自局部病灶不断地侵入血流中,但由于机体内细胞免疫和体液免疫的作用,病原菌不能在血流中大量生长繁殖。如伤寒早期的菌血症、布氏杆菌菌血症。②毒血症。病原菌在局部生长繁殖,没有大量细菌侵入血流,但细菌产生的毒素进入血流引起中毒症状,如白喉、破伤风等。③脓毒症、严重脓毒症和脓毒症休克。脓毒症指机体具有可疑或已证实的感染,同时出现全身炎症反应综合征的症状,包括高热或体温不升、心动过速、呼吸频率增快、外周血白细胞计数升高或降低,或幼稚中性粒细胞＞10％。严重脓毒症指在脓毒症基础上出现心血管功能障碍或急性呼吸窘迫综合征或≥2个心、肺以外的器官功能障碍。脓毒症休克指在脓毒症基础上出现心血管功能障碍。④脓毒血症。化脓性细菌引起败血症时,细菌随血流扩散至全身多个器官(如肝、肺、肾等),引起多发性化脓病灶。如金黄色葡萄球菌严重感染时引起的脓毒血症。

2.一过性感染

病原体被消灭或排出体外。病原体进入人体后,首先是皮肤、黏膜等机体天然屏障的抵抗,进入体内可被胃酸、溶菌酶和呼吸道纤毛、黏液所杀灭或清除,进入组织则被单核-巨噬细胞吞噬。机体依靠非特异性免疫系统的作用清除病原体,不出现任何症状,也不出现特异性免疫反应。当同一病原体再次侵入时仍有可能罹患该种疾病。

3.病原体携带状态

有带菌者、带毒者和带虫者:隐性感染或传染病痊愈后,病原体在体内继续存在,形成带菌、带毒和带虫状态。也即病原微生物在人体内生长繁殖并排出体外,但并不出现任何症状。不同的疾病阶段具有不同携带的状态,如果发生在潜伏期则称之为潜伏期携带者;发生在疾病恢复期则为恢复期携带者;如果始终携带病原而不发生疾病则称为健康携带者(或慢性携带者)。无症状携带者容易作为传染源散布病原微生物而引起疾病的流行。痢疾、伤寒、白喉恢复期带菌者都比较常见,因此及时查出带菌者、带毒者和带虫者,加以有效隔离治疗,对于防止传染病的流行是重要的手段之一。

4.隐性感染

隐性感染又称亚临床感染。当机体有较强的免疫力,或入侵的病原菌数量不多、毒力较弱时,感染后对人体损害较轻,不引起或者只引起轻微的组织损伤,不出现明显的临床症状、体征甚至生化改变,只能通过免疫学检查才能发现。在大多数传染病中,仅诱导机体产生特异性免疫应答,而隐性感染是最常见的表现。隐性感染过程结束后,多数患者获得不同程度的特异性免疫,病原体被清除。少数人可转变为病原携带状态,成为无症状携带者。

5.潜伏性感染

病原与宿主维持平衡状态的非显性感染,病原体潜伏在机体中某些部位,由于机体免疫功能足以将病原体局限化而不引起显性感染,但又不足以将病原体清除,病原体便可长期潜伏下来,而当人体抵抗力低下时,病原体就能快速繁殖致病。例如长期潜伏在人体内的结核杆菌,一旦营养不良、过度劳累或使用免疫抑制剂后就会发生结核病。单纯疱疹病毒也能潜伏在人体内,在抵抗力降低时可发生单纯疱疹。

（刘小辉）

第四节　传染病预防控制的监督

一、监督依据

(1)《中华人民共和国传染病防治法》。

(2)《突发公共卫生事件应急条例》。

(3)《消毒管理办法》。

(4)《医院感染管理办法》。

(5)《传染性非典型肺炎防治管理办法》。

(6)《医疗机构传染病预检分诊管理办法》。

(7)《医疗机构发热门(急)诊设置指导原则(试行)》。

(8)《全国霍乱监测方案(试行)》。

二、监督检查内容与方法

(一)管理组织与制度

1.管理组织及职责

(1)预检分诊管理组织:二级以上综合医院应当设立感染性疾病科。感染性疾病科是临床业务科室,由发热门诊、肠道门诊、呼吸道门诊和传染病科统一整合设立,负责本医疗机构传染病的分诊工作和感染性疾病治疗,并对本医疗机构的传染病预检、分诊工作进行组织管理;没有设立感染性疾病科的医疗机构应当设立传染病分诊点。

(2)医院感染管理组织:住院床位总数在100张以上的医院应设立医院感染管理委员会和独立的医院感染管理部门;住院床位总数在100张以下的医院应指定分管医院感染管理工作的部门;其他医疗机构应有医院感染管理专(兼)职人员。

2.管理制度

(1)建立传染病预检、分诊制度,感染性疾病科和传染病分诊点标识明确,完善各项规章制度和工作流程。二级以上综合医院要根据《二级以上综合医院感染性疾病科工作制度和工作人员职责》(卫办医发〔2004〕166号)制定有关制度。

(2)建立医院感染管理责任制,制定并落实医院感染管理的规章制度和工作规范。

(3)消毒管理制度。

（4）医疗废物管理制度。

（二）传染病预防控制工作

1.感染性疾病科设置要求

（1）设计和建设要符合有关法律、法规和技术规范要求。

（2）设置相对独立,通风良好。

（3）内部结构布局合理、流程合理,分区清楚,具有消毒隔离条件,配备必要的医疗、防护设备和设施,符合医院感染预防与控制要求。

（4）二级综合医院感染性疾病科门诊应设置独立的挂号收费室、呼吸道（发热）和肠道疾病患者的各自候诊区和诊室、治疗室、隔离观察室、检验室、放射检查室、药房（或药柜）、专用卫生间。

（5）三级综合医院感染性疾病科门诊还应设置处置室和抢救室等。

（6）感染性疾病科病房应建筑规范、医疗设备和设施应符合有关规定。

2.传染病分诊点设置要求

传染病分诊点应标识明确,相对独立,通风良好,流程合理,具有消毒隔离条件和必要的防护用品。

3.发热门诊设置要求

（1）常年开诊,设在医疗机构内独立区域,与普通门诊相隔离,通风良好,有明显标识。

（2）分设候诊区、诊室、治疗室、检验室、放射检查室等,放射检查室可配备移动式X线机,有独立卫生间。

（3）室内配备必要的手消毒设备和设施。

4.肠道门诊设置要求

（1）设置相对独立,有明显标识;农村基层医疗单位确因人员与房屋条件不能单独设立时,也应在门诊指定专人负责或专桌诊治。

（2）分设诊疗室、观察室、药房以及专用厕所,指派专（兼）职医、护、检人员,配备专用医疗设备、抢救药品、消毒药械以及采集粪便标本的棉签和放置标本的碱性蛋白胨增菌液。

（3）室内配备必要的手消毒设备和设施。

（4）对就诊腹泻患者专册登记,做到"逢泻必登,逢疑必检"。

5.人员防护要求

（1）感染性疾病科和传染病分诊点应采取标准防护措施,配备防护服、防护口罩、防护眼镜或面罩、手套、鞋套等。

（2）应为就诊的呼吸道发热患者提供口罩。

6.人员培训要求

医疗机构应对医务人员进行岗前培训和在岗定期培训,培训的内容包括传染病防治的法律、法规、规范、标准,传染病流行动态、诊断、治疗、预防、职业暴露的预防和处理等内容。

7.传染病预检、分诊工作要求

医疗机构应实行预检、分诊制度,根据传染病的流行季节、周期和流行趋势做好特定的预检、分诊工作。感染性患者就诊流程应符合《感染性疾病患者就诊流程》和《急性呼吸道发热患者就诊规定》有关要求。

8.传染病疫情控制工作要求

（1）医疗机构应对传染病患者或者疑似传染病患者提供医疗救护、现场救援和接诊治疗,书写病历记录以及其他有关资料,并妥善保管;不得泄露传染病患者或疑似传染病患者个人隐私有关信息资料。

(2)发现法定传染病患者或者疑似传染病患者按照《传染病防治法》的规定采取相应的隔离控制措施。

(3)按照规定对使用的医疗器械进行消毒,对一次使用的医疗器具应在使用后按照规定予以销毁。

(4)不具备相应救治能力的应将患者及其病历记录复印件一并转至具备相应救治能力的医疗机构。

(5)对本单位内被传染病病原体污染的场所、物品以及医疗废物,应按照有关规定实施消毒和无害化处置;传染病患者或者疑似患者的排泄物应按照规定严格消毒,达到规定的排放标准后方可排入污水处理系统;传染病患者或疑似传染病患者产生的医疗废物应使用双层包装物并及时密封。

(6)应接受疾病预防控制机构对传染病预防工作的指导、考核,配合开展流行病学调查。

三、违法行为的处理

见表 9-1。

表 9-1　医疗机构传染病控制措施违法案件案由参考表

序号	案由	违法行为	违反条款	处罚条款
1	未按照规定承担本单位的传染病预防、控制工作案	(1)未按照要求建立预检分诊制度等制度 (2)未按照规定建立感染性疾病科或设置不符合要求 (3)未按照要求开展医务人员培训 (4)未按照规定开展重点传染病预防控制工作	《传染病防治法》第二十一条、第五十一条第一款,《医疗机构传染病预检分诊管理办法》《传染性非典型肺炎防治管理办法》	
2	发现传染病疫情时,未按照规定对传染病患者、疑似传染病患者提供医疗救护、现场救援、接诊、转诊或者拒绝接受转诊案	医疗机构未按照规定对传染病患者、疑似传染病患者提供医疗救护、现场救援、接诊、转诊或者拒绝接受转诊	《传染病防治法》第五十二条	
3	未按照规定对本单位内被传染病病原体污染的场所、物品以及医疗废物实施消毒或者无害化处置案	(1)医疗机构未对本单位内被传染病病原体污染的场所(物品以及医疗废物)实施消毒或者无害化处置 (2)肠道门诊、发热门诊未按照《消毒管理办法》《医疗机构消毒技术规范》要求进行消毒处置	《传染病防治法》第三十九条第四款,《消毒管理办法》第八条	

序号	案由	违法行为	违反条款	处罚条款
4	在医疗救治过程中未按照规定保管医学记录资料案	医疗机构救治传染病例未按照规定保管医学记录资料案（医学记录资料是指医务人员在医疗活动过程中形成的文字、符号、图表、影像、切片等资料的总和，包括门（急）诊病历和住院病历	《传染病防治法》第五十二条第一款	
5	故意泄露传染病患者、病原携带者、疑似传染病患者、密切接触者涉及个人隐私的有关信息、资料案	医疗机构（医务人员）故意泄露传染病患者、病原携带者、疑似传染病患者、密切接触者涉及个人隐私的有关信息、资料	《传染病防治法》第十二条第一款	《传染病防治法》第六十九条、《消毒管理办法》第四十五条

（刘小辉）

第五节　传染病疫情报告与管理的监督

一、监督依据

（1）《中华人民共和国传染病防治法》。

（2）《突发公共卫生事件应急条例》。

（3）《突发公共卫生事件与传染病疫情监测信息报告管理办法》。

（4）卫健委（原卫生部）关于修改《突发公共卫生事件与传染病疫情监测信息报告管理办法》的通知。

（5）《传染病信息报告管理规范》。

（6）《国家突发公共卫生事件相关信息报告管理工作规范（试行）》。

二、监督检查内容与方法

（一）管理组织与制度

1.管理组织及职责

医疗机构应确定专门的部门或者人员承担传染病疫情报告工作，负责本单位传染病疫情报告卡的收发和核对，设立传染病报告登记簿，统一填报有关报表。

2.管理制度

医疗机构应建立健全传染病诊断、报告和登记制度，包括报告卡和总登记簿、疫情收报、核对、自查、奖惩工作制度,相关文件包括传染病防治工作领导机构组成与分工、专门部门或者人员工作职责、年度工作计划和总结、工作流程和要求、人员培训计划和教材、奖惩文件或记录等。

(二)传染病疫情报告工作

1.报告病种要求

(1)法定传染病。

(2)其他传染病,省级人民政府决定按照乙类、丙类管理的其他地方性传染病和其他暴发、流行或原因不明的传染病。

(3)不明原因肺炎病例和不明原因死亡病例等重点监测疾病。

2.报告程序与方式要求

(1)传染病报告实行属地化管理。

(2)报告法定传染病及省级人民政府决定按照乙类、丙类管理的其他地方性传染病和其他暴发、流行或原因不明的传染病均需填写《传染病报告卡》,《传染病报告卡》由首诊医师或其他执行职务的人员填写。

(3)传染病疫情信息实行网络直报;未实行网络直报的医疗机构在规定时限按要求将传染病疫情信息报告属地县级疾病预防控制机构。

(4)乡镇卫生院、城市社区卫生服务中心负责收集和报告责任范围内的传染病信息。

(5)军队医疗机构向社会公众提供医疗服务时,发现传染病疫情,应按照本规定向属地的县级疾病预防控制机构报告。

(6)新疆生产建设兵团传染病疫情报告工作管理按卫健委(原卫生部)有关规定执行。

3.报告时限要求

(1)发现甲类传染病和乙类传染病中的肺炭疽、传染性非典型肺炎、脊髓灰质炎、人感染高致病性禽流感的患者或疑似患者时,或发现其他传染病和不明原因疾病暴发时,应于 2 小时内将传染病报告卡通过网络报告;未实行网络直报的应于 2 小时内以最快的通讯方式(电话、传真)向当地县级疾病预防控制机构报告,并于 2 小时内寄送出《传染病报告卡》。

(2)其他乙、丙类传染病患者、疑似患者和规定报告的传染病病原携带者在诊断后,实行网络直报的应于 24 小时内进行网络报告;未实行网络直报的应于 24 小时内寄送出《传染病报告卡》。

4.填报要求

(1)传染病报告病例分为疑似病例、临床诊断病例、实验室确诊病例、病原携带者和阳性检测结果五类。其中,病原携带者的病种包括霍乱、脊髓灰质炎、艾滋病以及卫健委(原卫生部)规定的其他传染病,阳性检测结果仅限采供血机构填写。炭疽、病毒性肝炎、梅毒、疟疾、肺结核需进行分型报告,其中炭疽分为肺炭疽、皮肤炭疽和未分型三类,病毒性肝炎分为甲型、乙型、丙型、戊型和未分型五类,梅毒分为一期、二期、三期、胎传、隐性五类,疟疾分为间日疟、恶性疟和未分型三类,肺结核分为涂阳、仅培阳、菌阴和未痰检四类;乙型肝炎、血吸虫病应分为急性和慢性。

(2)国家根据传染病预防控制需要开展的专项调查、报告和监测的传染病,按照有关要求执行。

(3)不明原因肺炎病例和不明原因死亡病例的监测和报告按照《全国不明原因肺炎病例监测实施方案(试行)》和《县及县以上医疗机构死亡病例监测实施方案(试行)》的规定执行。

5.《传染病报告卡》要求

(1)《传染病报告卡》为全国统一格式,用 A4 纸印刷,使用钢笔或圆珠笔填写,内容完整、准确,字迹清楚,填报人签名。

（2）网络直报医疗机构填报的《传染病报告卡》应保存3年;未实行网络直报的医疗机构,应对寄送出的《传染病报告卡》进行登记备案,记录需保存3年。

6.登记要求

（1）医疗机构所设与诊治传染病有关的科室应建立门诊日志,详细登记接诊患者,项目填写要详细、齐全,内容保证真实可靠。普通门诊日志至少包括姓名、性别、年龄、职业、住址、病名（诊断）、发病日期、就诊日期、初诊或复诊、接诊医师签名等;肠道门诊日志至少包括姓名、性别、年龄、工作单位、职业、住址、就诊日期、发病日期、主要症状、体征、初诊印象、检验结果、治疗方法等;发热门诊日志需在普通门诊日志项目上增加流行病学史和职业史。

（2）医疗机构应建立住院登记簿、传染病疫情登记簿、检验科登记簿、放射科登记簿等,均专册登记。住院登记簿至少包括姓名、性别、年龄、职业、住址、入院登记、入院诊断、出院日期、出院诊断等项目;传染病登记簿至少包括患者姓名（14岁以下儿童填家长姓名）、性别、年龄、职业、住址、病名、登记日期、发病时间、诊断时间、报告时间、订正时间、填卡类型、实验室检测结果、报卡医师等项目;检验科登记簿和放射科登记簿至少包括姓名、性别、年龄、检测方法、检测结果、检测日期等项目。

7.培训要求

医疗机构应对医师和实习生进行有关传染病疫情监测信息报告工作的培训,包括医务人员上岗前培训和在职职工全员培训等。

8.自查工作

医疗机构应有专门人员定期对本机构疫情报告工作进行自查,自查科室为内科、外科、妇科、儿科、检验科、放射科等诊治传染病有关科室,自查内容包括有关科室门诊日志和传染病登记簿上登记的传染病病例及疑似病例是否报告预防保健科,检验科和放射科的阳性结果是否及时反馈首诊医师等。

（三）检查方法

检查相关书面文件、资料记录情况,根据门诊日志、住院登记簿、检验科登记簿和放射料登记簿记录抽取一定数量病例,与预防保健科传染病登记簿记录及网络报告情况核对。

三、违法行为的处理

见表9-2。

表9-2　医疗机构传染病疫情报告违法案件案由参考表

序号	案由	违法行为	违反条款	处罚条款
1	医疗机构未建立传染病疫情报告制度案	未按照要求建立传染病疫情监测报告制度	《突发公共卫生事件与传染病疫情监测信息报告管理办法》第十条	
2	医疗机构未指定相关部门和人员负责传染病疫情报告管理工作案	未按照要求指定专门的部门或者确立专门的人员负责传染病疫情报告管理工作	《传染病防治法》第二十一条、《突发公共卫生事件与传染病疫情监测信息报告管理办法》第十条	

续表

序号	案由	违法行为	违反条款	处罚条款
3	医疗机构隐瞒（谎报、缓报）传染病疫情案	发现传染病疫情不按照规定报告	《传染病防治法》第三十七条、《突发公共卫生事件与传染病疫情监测信息报告管理办法》第七条	《传染病防治法》第六十九条、《突发公共卫生事件与传染病疫情监测信息报告管理办法》第三十八条
4	医疗卫生人员隐瞒（谎报、缓报）传染病疫情案	执行职务的医疗卫生人员发现传染病疫情不按照规定报告	《传染病防治法》第三十条、第三十七条，《突发公共卫生事件与传染病疫情监测信息报告管理办法》第七条、第十六条、第十七条	《突发公共卫生事件与传染病疫情监测信息报告管理办法》第四十条
5	个体(私营医疗保健机构)瞒报（缓报、谎报）传染病疫情(突发公共卫生事件)案	个体(私营医疗保健机构)发现传染病疫情不按照规定报告	《传染病防治法》第三十条，《突发公共卫生事件与传染病疫情监测信息报告管理办法》第七条、第十六条、第十七条	《突发公共卫生事件与传染病疫情监测信息报告管理办法》第四十一条

（刘小辉）

第六节　消毒隔离的监督

一、监督依据

(1)《中华人民共和国传染病防治法》。

(2)《消毒管理办法》。

(3)《医院感染管理办法》。

(4)《消毒技术规范》。

(5)《医疗机构口腔诊疗器械消毒技术规范》。

(6)《内镜清洗消毒技术操作规范(2004 版)》。

(7)《血液透析器复用操作规范》。

(8)《医院消毒供应室验收标准》。

(9)《综合医院建筑设计规范》。

(10)《消毒产品标签说明书管理规范》。

(11)《医院洁净手术部建筑技术规范》(GB 50333—2002)。

(12)《医院消毒卫生标准》(GB 15982—1995)。

二、监督检查内容与方法

(一)管理组织与制度

1.管理组织及职责

《消毒管理办法》规定医疗机构应设立消毒管理组织,具体组织形式由医疗机构根据自身情况决定,但总的要求是应做到有岗、有人、有制度、有职责。

2.管理制度

医疗机构应根据医疗服务环节不同特点,制定消毒灭菌程序和消毒灭菌效果监测工作制度。

(二)消毒剂和消毒器械管理工作

1.消毒剂与消毒器械的索证与验收

(1)消毒剂的索证与验收见表9-3。

表 9-3　消毒剂索证与验收

国产消毒剂索证	进口消毒剂索证	消毒剂的验收
消毒产品生产企业卫生许可证(复印件)	经销机构营业执照(复印件)	(1)是否为有效证件 (2)许可证有效期与产品有效期是否相符
卫健委(原卫生部)颁发的消毒产品卫生许可批件(复印件)	卫健委(原卫生部)颁发的进口消毒产品许可批件(复印件)	(3)产品类别与许可类别是否相符 (4)使用方法、适用范围是否与许可一致
产品质量合格证明	产品质量合格证明	(5)产品标签说明书是否与批件一致 (6)企业名称、地址、产品名称剂型是否与批件一致

注:所有复印件均应加盖持有机构的公章。＊对于75％单方乙醇消毒液、《次氯酸类消毒剂卫生质量技术规范》及《戊二醛类消毒剂卫生质量技术规范》规定的次氯酸类及戊二醛类消毒剂,卫健委(原卫生部)已调整了监管和许可范围,无须取得卫健委(原卫生部)颁发的消毒产品卫生许可批件,但75％单方乙醇消毒液应当有省级卫生行政部门的备案证明,次氯酸类及戊二醛类消毒剂应当有产品卫生安全评价。

(2)消毒器械的索证与验收见表9-4。

表 9-4　消毒器械索证与验收

压力蒸汽灭菌器、紫外线杀菌灯、食具消毒柜的索证	其他消毒器械的索证	进口消毒器械的索证	消毒器械的验收
生产企业卫生许可证(复印件)	生产企业卫生许可证复印件(生产地省级卫生行政部门颁发)	经销机构营业执照(复印件)	(1)是否为有效证件 (2)许可证有效期与产品有效期是否相符 (3)产品类别与许可类别是否相符 (4)使用方法、适用范围是否与许可一致 (5)产品标签说明书是否与批件一致 (6)企业名称、地址、产品名称、型号是否与批件一致
法定质量检测机构的产品质量合格证明文件	卫健委(原卫生部)颁发的消毒产品卫生许可批件(复印件)	卫健委(原卫生部)颁发的进口消毒器械许可批件(复印件)	

注:所有复印件均应加盖持有机构的公章。

2.消毒剂与消毒器械的购进与领用登记

(1)购进与领用记录应分别登记造册。

(2)购进记录应有以下登记项目:进货时间、生产企业、供货单位、产品名称、数量、规格、单价、产品批号(生产日期)、经办人等。

(3)领用记录应有以下登记项目:领用时间、领用单位、产品名称、数量、规格、单价、产品批号(生产日期)、经办人等。

(三)有关消毒技术规范

1.口腔科

(1)口腔科诊疗区域内应保证环境整洁。口腔诊疗区域和口腔诊疗器械清洗、消毒区域应分开,布局合理,能够满足诊疗工作和口腔诊疗器械清洗、消毒工作的基本需要。

(2)口腔诊疗器械清洗应采用流动水手工刷洗或者使用机械清洗设备进行清洗的方式;对结构复杂、缝隙多的器械,应采用超声清洗。

(3)口腔诊疗器械应当达到"一人一用一消毒或者灭菌"的要求:①凡接触患者伤口、血液、破损黏膜等各类口腔诊疗器械,包括牙科手机、车针、根管治疗器械、拔牙器械、手术治疗器械、牙周治疗器械、敷料等,使用前必须经过灭菌。应当使用压力蒸汽灭菌或戊二醛、过氧乙酸、过氧化氢等消毒剂。②接触患者完整黏膜、皮肤的口腔诊疗器械,包括口镜、探针、牙科镊子等口腔检查器械、各类用于辅助治疗的物理测量仪器、印模托盘、漱口杯等,使用前必须进行消毒。对可重复使用的口腔诊疗器械,应当使用压力蒸汽灭菌或二氧化氯、过氧乙酸、过氧化氢、含溴消毒剂消毒。③凡接触患者体液、血液的修复、正畸模型等物品,送技工室操作前必须消毒。应当使用紫外线照射或戊二醛、酸氧化电位水、含氯、碘伏等消毒剂。④个人防护及手卫生,医务人员进行口腔诊疗操作时应戴口罩和帽子,可能出现患者血液、体液喷溅时应戴护目镜。

2.供应室

(1)供应室周围环境应清洁、无污染源,形成相对独立区域,避免干扰;建筑布局分为办公区域和工作区域,工作区域划分清楚,有实际屏障分隔。

(2)应人流、物流分开。

(3)设备配备要求如下。①污染区:手工清洗水池、专用污染物品清洗池、高压水枪、超声清洗机、污染物品分类台、污物回收车、手套清洗烘干机、物品贮存设备、洗涤剂等,有条件的配备清洗消毒机。②清洁区:压力蒸汽灭菌器、清洁物品装载车、器械包装台、敷料包装台、敷料架柜、手套包装设备、物品转运车等,有条件的配备低温气体灭菌器和干热灭菌器。③无菌物品存放区:无菌物品卸载车、无菌物品存放架、无菌物品发放车、空气置换设施,有条件的可安装空气净化装置、出入口缓冲间(区)风淋设备。④各区配备完善的空气消毒设施和个人防护用品。

(4)消毒及无菌物品管理:①清洁后物品不得有污迹或锈迹。②根据物品性质和类别选用压力蒸汽灭菌、环氧乙烷灭菌、干热灭菌或低温灭菌,掌握灭菌过程中压力、温度、时间、装载量等参数,记录资料齐全。③物品包装应符合《消毒技术规范》要求,包布干燥无破损,每个无菌包外贴化学指示胶带,手术包中心部位放置化学指示卡,化学指示卡有灭菌日期和失效日期。④灭菌后物品应存放在无菌区的柜橱或架子内,离地≥20 cm,离天花板≥50 cm,离墙≥5 cm,标识清楚,一次性使用的无菌医疗用品应拆除外包装后才可存放入无菌区。

3.手术部(室)

(1)布局。①功能分区:医院手术部的建筑布局应符合功能流程合理和洁污区域分开的原则,功能分区应包括无菌物品储存区域、医护人员刷手和患者手术区域、污物处理区域,各个区域应有明显的标志,区域间避免交叉污染。②手术间设置:手术部(室)内应设无菌手术间、一般手术间、隔离手术间,每一手术间内放置一张手术台,隔离手术间应靠近手术室入口处。

(2)环境卫生管理。①入口处应设卫生通过区,换鞋(处)应有防止洁污交叉的措施,宜有推床的洁污转换措施。②手术室内环境应保持清洁、卫生、无尘、无污染,手术部的墙壁、地面光滑、无裂隙,排水系统良好。③手术室不宜设地漏。④严格手卫生管理,配备非手触式流动水洗手设施。⑤不同区域及不同手术用房的清洁、消毒物品应分开使用。

(3)医疗用品管理。①进入手术部的物品应拆除其最外包后存放,各类设备设施应进行表面清洁处理。②无菌手术器械及敷料存放于无菌物品区域。③一次性使用的无菌医疗用品不得重复使用。④包装不合格或者超过灭菌有效期的物品及有肉眼可见污垢的器械、敷料和物品不得使用。⑤患者吸氧装置、雾化吸入器、氧气湿化瓶、麻醉导管及面罩等器具应做到"一人一用一消毒或灭菌",并干燥无菌保存。

4.内镜室

(1)环境与设施:①设立患者候诊室(区)、诊疗室、清洗消毒室、内镜贮藏室等,每个诊疗单位的净使用面积不得少于 20 平方米。②不同部位内镜的诊疗应分室进行,上消化道、下消化道内镜的诊疗不能分室进行的,应分时段进行;灭菌类内镜的诊疗室应达到"标准洁净手术室"的要求,消毒类内镜的诊疗室应达到"一般洁净手术室"的要求,具体要求见 GB50333-2002《医院洁净手术部建筑技术规范》。③不同部位内镜的清洗、消毒设备应分开。④使用的消毒器械或者其他消毒设备符合规定,基本清洗消毒设备包括:专用流动水清洗消毒槽(四槽或五槽)、负压吸引器、超声清洗器、高压水枪、干燥设备、计时器等。⑤配备必要的手卫生设备。

(2)消毒灭菌方法:①凡进入人体无菌组织、器官或者经外科切口进入人体无菌腔室的内镜及附件,如腹腔镜、关节镜、脑室镜、膀胱镜、宫腔镜等,必须灭菌。②凡穿破黏膜的内镜附件,如活检钳、高频电刀等,必须灭菌。③凡进入人体消化道、呼吸道等与黏膜接触的内镜,如喉镜、气管镜、支气管镜、胃镜、肠镜、乙状结肠镜、直肠镜等,应按照《消毒技术规范》的要求进行高水平消毒。④内镜及附件用后应立即清洗、消毒或者灭菌。⑤弯盘、敷料缸等应采用压力蒸汽灭菌;非一次性使用的口圈可采用高水平化学消毒剂消毒后,用水彻底冲净残留消毒液,干燥备用;注水瓶及连接管采用高水平以上无腐蚀性化学消毒剂浸泡消毒,消毒后用无菌水彻底冲净残留消毒液,干燥备用。注水瓶内的用水应为无菌水,每天更换。⑥内镜及附件的数量应与接诊患者数相适应,做到"一人一用一消毒或灭菌"。以戊二醛消毒为例,各类内镜使用次数见表 9-5。⑦软式内镜清洗与消毒的标准程序见表 9-6。⑧硬式内镜清洗与消毒的标准程序见表 9-7。

表 9-5 各类内镜消毒时间及使用次数参考表

| 种类 | 全套数量 | 一次医疗全程时间 | | 最大理论使用 |
		清洗与消毒(灭菌)时间	诊疗时间	次数(次/天)
消毒类软镜	1	36 分钟(化学消毒)	20 分钟	7
消毒类硬镜	1	24 分钟(化学消毒)	20 分钟	7
消毒类软镜	1	10 小时(化学消毒)	—	1
消毒类硬镜	1	4 小时(高压蒸汽)	1 小时	2

表 9-6　软式内镜清洗与消毒的标准程序参考表

	步骤	工作要点	预计时间（分钟）
1	擦洗	内镜用后应当立即用湿纱布擦去外表面污物,反复送气与送水至少 10 秒,送清洗消毒室	2
2	水洗	用流水冲、纱布擦、清洁毛刷清洗活检孔道和吸引器管道,吸引器抽吸活检孔道,50 毫升注射器吸清水注入送气送水管道,吸干活检孔道的水分并擦干镜身,其他内镜附件清洗	5
3	酶洗	抽吸多酶洗液冲洗送气送水管道与活检孔道,附件及各类按钮和阀门酶洗,附件超声清洗 5～10 分钟	7
4	清洗	冲洗内镜的外表面,注射冲洗各管道,各管道充气	5
5	消毒或灭菌	(1)压力蒸气、环氧乙烷、2%碱性戊二醛消毒胃肠镜不少于 10 分钟、支气管镜不少于 20 分钟、特殊感染患者不少于 45 分钟,灭菌浸泡 10 小时 (2)非全浸式内镜的操作部,必须用清水擦拭后再用 75%乙醇擦拭消毒	≥10
6	再清洗	人员更换手套,向各管腔注入空气和流水用纱布清洗表面,抽吸清水冲洗各孔道	5
7	再次使用	无菌水彻底冲洗,纱布擦干表面,各孔道的水分吸干	2
		一次消毒最少耗费时间	36

表 9-7　硬式内镜清洗与消毒的标准程序参考表

	步骤	工作要点	预计时间（分钟）
1	清洗	内境用后流动水彻底清洗,除去血液、黏液等残留物,并擦干	2
2	酶洗	内境用后流动水彻底清洗,除去血液、黏液等残留物,并擦干	5
3	清洗	彻底清洗内镜各部件,管腔应用高压水枪彻底冲洗,可拆卸部分必须拆开清洗,并用超声清洗器清洗 5～10 分钟	7
4	消毒或灭菌	(1)灭菌,适于压力蒸汽灭菌的内镜及部件应采用压力蒸汽灭菌;环氧乙烷灭菌方法适于各种内镜及附件的灭菌;2%碱性戊二醛浸泡 10 小时灭菌 (2)消毒:煮沸 20 分钟;其他消毒方法需符合《消毒管理办法》规定	煮沸消毒 20 或浸泡消毒 10
5	再次使用	煮沸消毒:冷却 浸泡消毒:无菌水彻底冲洗＋纱布擦干 表面＋各孔道的水分吸干	浸泡 3
		一次消毒最少耗费时间	27

(四)消毒效果监测

1.监测要求

医疗机构使用消毒剂与消毒物品的监测要求见表 9-8。

2.环境监测(设备)要求

医疗机构环境监测(设备)要求见表 9-9。

表 9-8　消毒剂与消毒物品的监测要求参考表

种类	生物监测	化学监测（微生物污染监测）	物品
消毒	消毒剂每季度	氯/天,戊二醛/周 标准:细菌含量＜100 cfu/mL 不得检出致病微生物	物品消毒效果/季度标准:不得检出致病微生物
灭菌	灭菌剂每月	戊二醛/周 标准:不得检出任何微生物	物品灭菌效果/每月标准:不得检出任何微生物
压力蒸汽	每月	每包、工艺监测/每锅标准:不得检出任何微生物	物品消毒效果/季度标准:不得检出任何微生物
环氧乙烷	每月	每包、工艺监测/每锅标准:不得检出任何微生物	物品消毒效果/季度标准:不得检出任何微生物
紫外线	必要时	照射强度/半年 标准(30 W):新灯≥90 uW/cm²; 使用中的灯≥70 uW/cm²	必要时,标准:空气中自然菌消亡率90.00％以上

表 9-9　环境和设备监测要求参考表

部门		监测要求	标准
血液透析设备（复用系统水质）	细菌学	每月复用系统水质进行细菌检测	细菌菌落总数≤200 cfu/ml
	内毒素	每3个月复用系统水质进行内毒素检测	内毒素≤2 cfu/mL
内镜	消毒类	胃镜、肠镜、喉境、气管镜等	标准:细菌含量＜20 cfu/件 不得检出致病微生物
	灭菌类	腹腔镜、关节镜、胆道镜、膀胱镜、胸腔镜等	标准:不得检出任何微生物
科室	每月	手术室、ICU、产房、母婴室、新生儿病房、骨髓移植病房、血液病房、血液透析室、供应室无菌区、治疗室、换药室等	符合 GB15982－1995《医院消毒卫生标准》要求

3.其他要求

（1）压力蒸汽灭菌必须进行工艺监测,工艺监测应每锅进行,并详细记录灭菌时的温度、压力、时间等参数。预真空压力蒸汽灭菌器每天灭菌前进行 B-D 试验。

（2）用于内镜消毒或灭菌的戊二醛必须每天或使用前进行监测。

（3）新灭菌器使用前及大修后必须进行生物监测,合格后才能使用;对拟采用的新包装材料、容器摆放方式、排气方式及特殊灭菌工艺,也必须先进行生物监测,合格后才能采用。

（4）对压力容器进行定期检测和校验,相关记录存档。

（5）消毒剂、生物指示物、化学指示物、菌片应当在有效期内使用。

（刘小辉）

第七节 传染病疫情控制技术

任何一种传染病疫情发生后,控制其扩散与蔓延的根本技术在于如何实施传染源的科学管理、迅速切断传播途径、及时有效地保护健康人群。在我国的传染病防治史上不但具有成功范例,而且有更具创新的典型史例,这是中国传染病防治实践为全球传染病防治作出的重要贡献。

一、传染源管理

传染源是指体内有病原体生长、繁殖,并能排出病原体的人或动物,包括患者、病原携带者(含人和动物)、受感染的动物或媒介等三类。科学管理、有效消除三类传染源是预防控制传染病扩散、蔓延的重要技术手段。

(一)患者的管理

患者是传染源的一种主要表现形式。我国法定的 39 种传染病中,大部分的传染源都可以以患者的方式出现(狂犬病、人感染猪链球菌病、乙脑、炭疽、疟疾、登革热等除外),尤其以甲类传染病(鼠疫、霍乱)和部分乙类传染病(如传染性非典型肺炎、肺性炭疽、肺性艾滋病、人感染高致病性禽流感、麻疹等)的传染源危害最大。但也有对健康人群危害不严重的传染病(如狂犬病、人感染猪链球菌病、乙脑、登革热、炭疽、布鲁菌病、钩端螺旋体病、肾综合征出血热等),这类患者可不必隔离。作为传染源的患者的有效管理是迅速遏制疫情扩散与蔓延的重要技术手段。我国成功总结出的"五早"措施,即"早发现、早报告、早诊断、早隔离、早治疗"的患者管理模式,是对流行病学理论的重要补充。只有做到"五早"才能迅速有效控制传染源,防止传染病在健康人群中传播、扩散、蔓延。

"早发现"可以为早报告、早诊断、早隔离、早治疗争取时间,避免无谓的死亡,为有效减少病原向健康人群传播打下基础;"早报告"是早诊断的前提,有利于尽快获取疫情信息和相关的流行病学资料,有利于及时获得样本,及时进行疫情性质的诊断核实,部署预防控制措施;"早诊断"不仅是早治疗的科学依据,更重要的是正确部署控制疫情扩散与蔓延的事实依据;"早隔离"的根本意义在于消除传染源传播给健康人群的机会,是流行病学措施的主要手段和方法,可根据不同传染病种类的要求实行居家管理、住院隔离或就地隔离管理;"早治疗"就是尽早规范治疗传染病患者,以尽快恢复健康、避免死亡,同时可以减少患者播散病原体概率。

传染病患者一经确诊,就是传染源,应按《中华人民共和国传染病防治法》规定进行流行病学调查、实行隔离管理、严格规范治疗。传染病疑似患者也是疑似传染源,也必须进行流行病学调查、开展医学随访,必要时实行隔离管理措施,防止在健康人群中的无谓传播。但对于以隐性感染为主要形式的传染病,对患者管理的措施发挥的作用还是有限的。

(二)病原携带者的管理

我国法定的 39 种传染病中,大部分传染病的传染源都可以以病原携带者的方式出现,如流行性脑脊髓膜炎、脊髓灰质炎、乙型肝炎、肺结核、艾滋病等。很多人熟悉"伤寒玛丽"的故事,她看上去很健康,但因为体内携带了伤寒菌,所以通过在多个家庭做厨师,使其雇主的家庭先后有53 人患上了伤寒。所以对于检出的病原携带者,进行相应的医学管理具有重要的流行病学意义。

1.医学管理和跟踪随访

对于检出病原的携带者必须进行有效的医学管理和跟踪随访,包括造册登记、跟踪随访,适时了解病原携带者的健康状况。跟踪随访包括询问与疾病相关的症状体征、采样检查,并了解其所接触人群的健康状况等。

2.行为干预与行业管理

病原携带者在治愈之前,要进行相应的行为干预,通过健康促进的方式,防止不良行为将病原传播给其他健康人群,依法限制就业,不得从事促使传染病扩散的工作。如肠道传染病病原携带者在两次病原检查转阴之前,不得从事餐饮、饮用水生产和管理和保育等工作;活动性肺结核排菌者经临床、痰检证明停止排菌之前,不得从事教师、托幼等工作;乙、丙型肝炎病原携带者在表面抗原转阴之前,不得从事生物制品、献血等工作;检出可经血液传播的传染病如病毒性肝炎、艾滋病等的病原携带者应禁止其承担献血员的义务和责任等。

3.健康教育与健康促进

对于病原携带者应加强健康教育和健康促进工作,特别要进行医学教育、责任教育和道德教育,提高病原携带者的公众意识和责任意识,使其培养良好的公德行为和个人卫生习惯,减少与他人接触和传播的机会。

4.病原消除与规范治疗

对于检出的病原携带者,应及时针对病原携带者的病原进行医学管理,依法隔离、系统足量、规范治疗,并进行定期的复查,直至携带状态消除为止。对于不能消除携带状况的也应通过规范治疗降低病原载量,降低其传播力。

(三)动物或传播媒介的管理

部分传染病的传染源是受感染的动物,如狂犬病、炭疽、血吸虫病、人感染猪链球菌病、人感染禽流感等。对于动物传染源,有经济、科研或生态价值的野生动物及家畜,应隔离治疗,必要时可宰杀,同时消毒;对人类危害较大或价值不大的病畜、野生动物等则应捕杀后焚烧或深埋,如患狂犬病的狗、患炭疽病的家畜(牛、马)、患流感的家禽(鸡、鸭、鸟)、患链球菌病的猪、野生鼠类等。此外,要做好家畜的预防接种和检疫工作,对于狂犬病、炭疽的预防控制来说,对狗、马、牛、羊、猪实施预防接种措施就尤为重要。对于传播媒介,则应该通过动员群众、大搞爱国卫生运动的方式,采取喷洒杀虫剂、清除滋生地的方式杀灭,以堵洞抹缝的方式改变病媒的生存环境,遏制病媒的生存与繁殖,以达到消除或遏制病媒的目的,如引起乙脑、疟疾、登革热的蚊子,引起肠道传染病的苍蝇等。

二、传播途径的阻断

切断传播途径是防止传染病传播的重要环节。对于肠道传染病、虫媒传染病以及许多寄生虫病来说,切断传播途径通常是起主导作用的预防措施。纵观传染病的传播、扩散、蔓延事实,其传播方式可分为经接触传播、经水传播、经食物传播、经空气传播、经生物媒介传播、经母婴传播、经土壤传播、经血液传播等八大类,针对不同的传播途径,要采取相应的阻断措施。值得注意的是,少部分传染病仅可通过一种传播途径进行传播,如淋病、梅毒等;大部分传染病可经多种传播途径传播,比如炭疽,人接触受感染动物的皮毛可导致皮肤炭疽,吸入含炭疽芽孢的飞沫可引起肺炭疽,食用受感染的动物可引起胃肠炭疽等。

（一）经空气传播的阻断技术

空气传播包括两种方式，最常见的是经飞沫传播，即通过大声说话、咳嗽、打喷嚏等引起病原的扩散传播，多数呼吸道传染病如流脑、SARS、流行性感冒、百日咳等可通过该途径引起传播，一些拥挤的住所、临时工棚以及人群密集的监狱、学校、车船、候车室等公共场所是发病的高危地带；其次是经气溶胶传播，如飞沫中水分蒸发后形成的飞沫核、屠宰及皮毛加工产生的含有病原体的烟尘雾、地面及物体表面分泌物干燥后形成的飘尘等，可较长时间在空气中悬浮，从而造成病原的扩散传播。经空气传播的途径是所有传播途径中传播机制最容易实现的，由于大量易感者的存在，只要存在传染源，病原极容易通过该途径进行传播，因此，要实施该途径的阻断技术具有较大的实际难度。

空气传播的主要阻断技术：一是教育患者尽量不到人员密集的地方去，外出佩戴口罩，不大声说话，不随地吐痰，在咳嗽和打喷嚏时用手帕和纸巾捂住口鼻等；二是教育群众在呼吸道传染病流行季节尽量减少聚会和去公共场所的机会；三是教育群众注意开窗通风，保持室内空气流通和空气新鲜；四是改革生产工艺，减少携带病原体气溶胶的产生；五是进行环境、物品清洁时尽量湿式作业，防止扬尘。

（二）经水传播的阻断技术

经水传播也包括两种传播方式，一种是饮用水被粪便等污染而造成的传播，经由此种方式传播的常见疾病有霍乱、伤寒副伤寒、甲型肝炎、细菌性痢疾、感染性腹泻等；另一种是由于与疫水接触而造成的传播，此种方式传播的主要有血吸虫病、钩端螺旋体病等。

针对饮用水污染的阻断技术：一是立即停止被污染的水源供应，如发生因自备井水受污染的经水传播的肠道传染病暴发疫情时，须立即停用自备井水的使用，及时更换饮用水源；二是饮用水取水点必须远离污染源如厕所、污水沟、垃圾池，距离在 30 m 以上；三是加强对饮用水的卫生管理和消毒，保证其符合国家饮用水卫生标准；四是要同时加强对饮用水的监测，连续监测一段时间后，检测符合卫生标准方可恢复使用。

各级政府应该制订长远和近期的改水目标和计划。在城镇和有条件的村屯要兴建自来水厂。已建成自来水厂的地区和单位，要保护好自来水水源，确保水源不受污染。供水单位必须加强管理，严格执行操作程序和规章制度。自来水必须经过净化和消毒处理，确保末梢水的余氯含量达到 0.3～0.5 mg/L（ppm）的卫生标准；要经常检查管道，发现破裂漏水应及时维修；饮用水管理和消毒人员要相对固定，并经业务技术培训。对水源和出水口要实行严格的卫生管理，防止污染。

在没有自来水供给的地方，要因地制宜，采取有效措施，不断提高饮用水的卫生合格率。水井要有井台、井栏、排水沟，使用公用水桶；饮用河塘水的地方，要严格分段、分塘用水。在饮用水、河水、沟水、塘水的地方，要制订卫生公约保护水源，提倡缸水消毒、饮用开水的良好卫生习惯。

不符合要求的取水点或用水供应点要及时改造，如距离污染源（厕所、污水沟、垃圾堆等）不足 30 m 者要及时移至远离污染源超过 30 m 的地方；达不到消毒处理要求的水厂须及时整改，加大投入，增加设备如将人工投氯改为使用自动加氯机等，并有加氯和余氯量检测的记录。

粪水处理首先要加大投入，建设和普及三级化粪池。使用水粪的地区要建立无害化厕所或沼气池；使用干粪的地区要实行高温堆肥发酵。农村集体或个人的蓄粪场要远离饮用水源，防止水源受污染。粪缸与厕所要搭棚加盖，防止苍蝇叮爬、雨后外溢。粪车、粪船、粪码头要加强卫生管理,粪车、粪船严禁装载过满,以防外溢污染水源和环境,若发生翻车、沉船事故应及时报告当地疾病预防控制机构。对于患者和病原携带者的排泄物要进行消毒处理。医疗卫生机构对污水应进行无害化处理,使之符合排放标准,严禁污染水源;医疗卫生机构须有粪便无害化处理设施,并要经常检查维修,定期检测其处理效果;要做好污染物的处理,病房、门诊的污物、垃圾,应集中消毒处理或焚烧。

针对第二种情况即与疫水接触而造成传播的疾病,则要对疫水采取相应的卫生措施,如进行卫生管理和消毒,设立警示牌,禁止群众接触水源,不下水游泳、捕鱼等;同时应教育相关人群,加强对接触疫水的职业人群的个人防护,如穿高筒水鞋、防水服等。

(三)经食物传播的阻断技术

所有的肠道传染病、某些寄生虫病及少数呼吸道传染病(如结核病、白喉)可经食物传播。经食物传播包括两种情况:一是因食物本身含病原体引起传播,如感染猪囊尾蚴或患炭疽家畜的肉类及其相关制品,患结核或感染布氏菌的乳牛产的奶制品、沙门菌感染的家畜和家禽制品和蛋类、携带甲型肝炎病毒的水生物(毛蚶、牡蛎、蛤、贝壳)等,食用未煮熟或未经消毒的上述食物即可受到感染;二是食物在生产、加工、运输、储存、销售的某一环节中被污染,从而引起疾病传播。

针对食物携带病原体的阻断技术:一是加强群众卫生防病知识宣传,教育群众不要生吃、半生吃肉类、蛋类、海水产品及相关制品,吃前必须将食物煮熟煮透;二是畜物加工业、奶制品厂家要严格对相关动物的检疫,禁止使用病、死畜肉制作食品,并严格制作流程和消毒程序,保证相关制品的安全卫生。

针对污染食物的阻断技术主要有:食品生产经营单位和个人都必须认真遵守《中华人民共和国食品安全法》,加强食品的卫生管理,提高食品卫生的合格率;餐饮部门要做到生熟分开,严格操作流程,严格餐具等各环节的消毒,不加工、不销售腐败变质食物;饮食行业从业人员要定期体检,有可疑感染或带菌者要调离原工作岗位。

特别要做好群众的经常性卫生教育工作,教育群众搞好家庭食品卫生管理,把好病从口入关,疾病流行季节禁止吃生冷食品,防蝇、防污染。在肠道传染病疫区,要劝阻群众不要进行婚、丧、喜宴的聚餐活动,防止引起食源性暴发疫情的发生。对于不听劝阻又不接受卫生监督、因聚餐而造成肠道传染病暴发或流行者,应严肃处理。

做好食品卫生监督与指导。要严格执行饮食从业人员准入制,依法体检发证,一旦发现患者及其病原携带者,要立即调离;严格食品安全的监督和管理,重点做好学校、工地等食品集中加工、供应的安全监督和管理,确保食品从原料、加工、运输、储存、销售、食用等各环节的卫生安全;食堂和食品制作场所的选址必须远离厕所、垃圾池等污染源,距离须在 25 m 以上。

(四)经接触传播的阻断技术

接触传播途径包括直接接触传播和间接接触传播两种。其中直接接触是指易感者与传染源直接接触而未经任何外界因素所造成的传播,如性传播性疾病、狂犬病等;间接接触传播亦称日常生活接触传播,是指易感者接触了被传染源的排泄物或分泌物污染的日常生活用品而造成的传播。

针对直接接触传播的传染病,阻断的途径相对比较简单,就是要避免接触途径的实现,比如在预防感染艾滋病和其他性病方面,要加强自我保护的宣传教育,通过使用安全套防止性接触传播是一种科学、经济、实惠的有效方法,去除性乱交、多性伴等不良生活行为,取缔娼妓经营活动,是通过消除性接触传播环境而达到阻断性接触传播的主要管理技术;至于预防狂犬病,则要避免已感染病毒和未接种疫苗的猫、狗等动物咬或抓伤等。但是真正要实现避免这些直接接触,会涉及很多难以避免的社会问题,在未来的一段时间内尚难轻易地很好实现。

针对间接接触的传染病,一方面要加强群众防病知识的卫生宣传教育,培养良好的卫生习惯,做到接触食物前、便后和接触患者后要洗手,不吃不洁食物等;另一方面要大搞爱国卫生运动,消灭苍蝇和蚊蝇滋生地,做好粪便的管理,保持清洁卫生的环境,防止食物和水源受到污染。

(五)经生物媒介传播的阻断技术

此类传播途径包括两种情况:一是经媒介昆虫机械携带或叮咬吸血所造成的传播。携带某些肠道传染病病原体的苍蝇、蟑螂等,当它们觅食时,通过反吐或随粪便将病原体排出体外,使食物或餐具受到污染,人们吃了这种被污染的食物或使用这些餐具时而被感染;二是吸血节肢动物叮咬处于菌血症、立克次体血症、病毒血症、原虫血症的宿主,使病原体随宿主的血液进入节肢动物的肠腔或体腔内,再经过发育、繁殖后感染易感者。

针对第一种情况,主要见于肠道传染病,首当其冲的是搞好环境卫生,消灭苍蝇、蟑螂等传播疾病的害虫,消灭蚊蝇滋生地;二是教育群众培养良好的卫生习惯,保护食物、餐具和饮用水的卫生安全,防止苍蝇、蟑螂的污染从而导致的疾病传播。

针对第二种情况的阻断措施,最重要的是做好个人防护,如预防乙脑,教育群众做好防蚊的措施,晚上睡觉前要挂好蚊帐,必要时可使用蚊香、灭蚊器等;需要从事野外作业、有可能受到吸血节肢动物叮咬的相关职业的,要做好相应的职业防护,野外作业时不要将身体如手、脚等过多的暴露,可穿长衣长裤、着长筒胶鞋,也可涂抹或喷洒防蚊露、防虫剂等;同时,畜牧部门做好家禽、家畜如猪、狗等可作为传染病宿主动物的检疫,防止发生传染病经节肢动物—病畜—人类的传播链的实现。

(六)经母婴传播的阻断技术

经母婴传播是指孕妇在产前期内或分娩过程中将病原体传给后代,包括经胎盘传播和上行性传播两种。前者为,孕妇感染一些传染病如风疹、乙型肝炎、流行性脑脊髓膜炎、麻疹、水痘、巨细胞病毒感染及虫媒病毒感染、梅毒等可经胎盘传播至胎儿,孕妇在妊娠早期(前3个月)感染风疹病毒,均可感染胎儿导致先天性缺陷;上行性传播则指分娩引起的传播,病原体经孕妇阴道通过子宫颈口到达绒毛膜或胎盘引起胎儿感染,胎儿从无菌的羊膜腔出来后,暴露于母亲的产道内,产道内如存在淋病奈瑟菌、疱疹病毒等病原体,即可经胎儿的呼吸道、皮肤、胃肠道感染胎儿。

针对胎盘传播的阻断措施,应包括:①孕妇在孕期应做好保健,尽可能避免病原感染,尤其是3个月内。②对孕妇实行病原筛检(如艾滋病筛检)的工作。如感染上危害严重的传染病如艾滋病等,如可能,可采取人工引产的方式终止妊娠;如在充分尊重孕妇选择意愿的情况下须继续妊娠者,可对孕妇实施母婴阻断措施,为继续妊娠并分娩的感染病原的孕产妇和婴儿免费进行抗病毒药物治疗。③做好产后儿童的保健与追踪工作。

针对上行性传播的阻断措施:一是应避免在产道感染病原期间受孕,宜在疾病治愈后再考虑怀孕;二是患病孕妇在生产时,接产医师应采取措施,尽可能做好避免胎儿感染的措施,减少胎儿感染的机会。

(七)经土壤传播的阻断技术

使用人粪施肥可使肠道传染病的病原体或寄生虫虫卵污染土壤。某些细菌如破伤风梭菌、炭疽杆菌等的芽孢可长期在土壤中生存,如果有皮肤破损的情况,伤口被土壤污染,就容易发生破伤风和气性坏疽;儿童喜欢玩泥土,易感染上蛔虫病;农民赤脚在未加处理的人粪施肥的土地上劳动,容易感染上钩蚴等。

此类传播途径的阻断措施:一是不要直接施用新鲜的人、畜粪便,应事先进行无害化处理;二是教育农民要注意个人卫生。在农作时,不要用脏手揉眼睛、挖鼻孔、掏耳朵,更不要吃东西,收工后一定要用肥皂或清水洗净手,妇女给小孩喂奶前应把手洗干净,皮肤有伤口应事先包扎好,教育儿童养成玩耍后和吃东西前要洗手的习惯;三是加强个人防护。施用人、畜粪肥时,可洒上水或掺上一些湿土,以防粪沫飞扬,另外亦应戴口罩,穿上长衣长裤和鞋子,防止病原从呼吸道和皮肤侵入体内。

(八)经血液传播的阻断技术

此途径一是指通过输血或生物制品、药物受污染等引起的病原传播;二是指发生医疗操作意外时通过破损的皮肤引起感染。如 HBV、HCV、HIV 均可经此途径传播。

阻断的主要措施:其一,采取严密措施,保证血液制品、生物制品和药物的安全。在血液采集、生物制品和药品制作过程中应遵循规定的准入制度和操作程序,如对供血者进行严格的体检,事前进行相关病原如 HBV、HCV、HIV 等的检测等,凡有黄疸史、肝病、肝功能异常或 3～5 年内患过疟疾,查血抗体阳性者等情况,均不能做献血员,不允许违规操作的情况发生,防止相关制品受到病原的污染。其二,遵守操作程序,严格做好职业防护。采血和接触血液前后应用肥皂流水彻底洗手;接触血液或污染物时要戴手套,如工作人员手上有伤口时更应注意,手套如有破损应立即更换并彻底洗手,同时要戴口罩、穿隔离衣等;防止锐器刺伤,使用后的注射器等医疗废弃物要按要求进行回收,注意防止刺伤或划伤皮肤;做好检验标本及报废血液等废物的处理,所有检验标本应放在带盖的专用容器内密封运走;所有医疗废弃物,如一次性手套、棉签等均应放入专用污物袋中,统一进行消毒和焚烧处理;一旦发生意外,要及时进行处理。如血液进入眼睛后要立即用盐水或大量清水冲洗,采集的血液接触到工作人员的皮肤、黏膜时应立即用肥皂和流水彻底清洗,被锐器污染物刺伤后应立即挤出伤口血液,并用肥皂和流水清洗伤口,然后用碘酊消毒,同时注射高效价免疫球蛋白等;给医务人员接种乙肝疫苗等相关疫苗。

三、健康人群保护

健康人群的保护技术,是指在一定的地区范围内传染病疫情发生、扩散、蔓延、流行、暴发的过程中,对可能受到威胁的健康人群应该或必须实施的医学保护措施。主要包含预防接种、预防服药、健康教育三类。

(一)预防接种

预防接种是保护健康人群发生传染病的首要技术,是 20 世纪对保护人类健康的一大技术贡献。人类实施免疫预防已经成功地消灭了天花,基本消灭了脊髓灰质炎,有效控制了麻疹、白喉和百日咳等诸多可免疫性传染病。

预防接种即免疫预防,它是以具有抗原或抗体活性的免疫制品给易感人群接种,使人体获得对传染病的特异性免疫而免受病原体的侵袭,是防止传染病发生、流行乃至消灭的最经济、最有效、最方便的措施。

预防接种按免疫原理分为三类:人工自动免疫,将抗原物质接种于人体使人体自动产生特异性免疫;人工被动免疫,将含有特异性抗体的免疫制品接种于人体,使之获得现成的特异性免疫保护;被动自动免疫,先接种被动免疫制剂,迅速获得免疫力,然后再接种自动免疫制剂,获得持久的免疫力。

从防疫实践角度预防接种可分为三种：计划免疫，即常年进行的儿童基础免疫和根据流行病学资料在流行前期对重点人群或重点地区人群进行的预防接种；应急接种，是在传染病流行威胁时所进行的预防接种；暴露后接种，是指暴露于某病的传染源后或暴露于某种感染因子后的预防接种。

1.常规接种

免疫规划是国家有计划、有组织、科学地使用生物制品，对儿童按照一定免疫程序实施的预防接种，以预防相应的儿童传染病，提高人群免疫水平，达到控制以至最终消灭相应传染病的目的。常规免疫强调的是科学性和计划性。我国自 20 世纪 80 年代初期开始实施计划免疫，目前被列入儿童计划免疫的有卡介苗、脊髓灰质炎疫苗、百白破三联疫苗、麻疹疫苗等，分别预防结核、脊髓灰质炎、百日咳、白喉、破伤风、麻疹等，即"四苗防六病"，持续近 30 年的免疫接种已经产生巨大的社会效益和经济效益，保护了大量的健康人群。2002 年初我国又将乙型肝炎疫苗正式纳入国家计划免疫管理的范畴，常抓不懈地坚持乙肝免疫接种策略，我国乙肝的预防与控制将有可能成为世界乙肝防治的典范。2008 年起又增加了 14 种苗预防 15 种传染病。

2.应急接种

应急接种是在某一区域出现传染病暴发、预测可能有传染病流行、出现大量的外来人口进入、确定有外来传染源进入时，对一定的人群采取的一种紧急应对措施。以期在短期内提高易感人群对某病的免疫水平，达到预防、控制或终止某病传播蔓延的目的。应急接种应遵循的原则：①正确选择疫苗，即应急接种的疫苗必须产生免疫力快，接种后产生免疫力的时间应短于该病的潜伏期；②接种范围和接种对象选择要适当，通过流行病学调查和风险评估确定，降低引发群体性预防接种反应事件的风险；③接种时间愈早愈好。

3.暴露后接种

暴露后接种就是根据某一个体或群体暴露于某一种传染病后需要采取的紧急措施，可以根据传染病发生发展情况选择适当时间，在短期内组织一定的人力、物力，集中对暴露人群或个人实施免疫预防接种。猫狗咬、抓伤后接种狂犬疫苗和人狂犬病免疫球蛋白或抗狂犬病血清，就是一种最常见的暴露后接种措施。

(二)药物预防

药物预防又称预防服药。即在传染病疫情流行区，给传染病易感人群预防性服用某种药物，防止传染病在该人群中发生和传播。如使用磺胺类药物预防流行性脑脊髓膜炎，用诺氟沙星预防伤寒、菌痢和感染性腹泻等。药物预防只能在特殊条件下可以作为一种应急措施，但存在一定的局限性，且易产生菌株耐药性的后果，甚至引发群体预防性服药反应事件，必须在经过认真论证的情况下，慎重运用。预防服药的范围可包括：①传染病疫点或者疫区的密切接触者和易感人群；②进入疫区处理传染病疫情的人员；③前往可能发生传染病流行的灾区的救灾人员；④从传染病疫区返回可能带菌(毒)的人员；⑤某些急性传染病的家庭、医疗、护理密切接触者；⑥其他存在感染风险而需要预防服药人员。

(三)健康教育

健康教育是一项预防疾病和促进健康的基础工作，是有效的行为干预技术。通过宣传传染病防治知识，可加强群众对传染病发生过程、危险因素及诊治要求的认识，促进群众自觉改变行为，增强预防感染、及时就诊甚至发现与报告的意识，在传染源控制、切断传播途径、保护易感人群等防控传染病重要环节具有积极的现实意义。

发生传染病疫情时,健康教育对象应以受传染病威胁的高危人群为重点,但对于不具备认知和自我行为控制能力者,健康教育对象应为对其实行监护者,如手足口病的高危人群主要为3岁以下儿童,应重点对其父母或托幼机构人员等开展手足口病防治知识宣传教育。另外,实施健康教育的范围也应视疫情防控具体需要而定,如一所学校发生肠道传染病疫情而周边学校并无类似风险时,健康教育范围可限定在该学校;某地或单位发生人感染禽流感疫情时,往往周边地区或其他单位同样具有发生疫情的风险,这样,健康教育的范围则应适当扩大。

健康教育的方式要因地制宜,充分利用群众喜闻乐见的形式适时开展宣传教育工作,如广播、电视、板报、橱窗、专栏、宣传单、宣传画、报纸、手机短信、网络媒体、微信平台、专家访谈等。宣传传染病防治知识应包括防和治两个方面,如病原体、传染源、传播途径、易感人群、流行因素(如季节、地区等)、发病过程、主要临床表现、诊断和治疗措施等。通过"知—信—行"过程提高人们的认识并改变不卫生行为方式,从而达到预防疾病的目的。在传染病防治知识的宣传教育中,应根据对象不同而设计宣传内容。对于有时间、有认知能力者,可就传染病防治进行较全面介绍,突出"知"。对于一般群众或认知能力有限者,应重点强调防治传染病的行为要求——"行"。

健康教育的最终目的是要达到健康促进,达到对政府、社会、社区、群体、个人的促动效果。因此,要用科学的数据、权威的分析、文明的倡导、正确的方式来促进政府决策、引起社会重视和参与,充分调动社会各界力量,共同防治传染病疫情。

四、暴发疫情处理

(一)组织管理

1.成立疫情处置领导小组

发生暴发疫情后,根据"属地管理、分级负责"的原则,调查处置工作由相应级别政府直接领导,卫生行政部门组织,属地政府及相关部门配合实施。按照疫情性质以及调查处置工作需要,政府应组织财政、卫生、教育、农业、林业、宣传、公安、工商、爱卫会、食品药品监督管理等部门成立疫情处置领导小组,负责指挥调度和组织协调疫情调查处置工作,全面落实各项防治措施。

2.成立处置技术指导组

卫生行政部门成立由疾病预防控制机构、医疗机构等有关部门专家参加的疫情调查处置技术指导组,负责指导暴发疫情的调查、医疗救治和疫情控制工作。

3.成立处置技术工作组

由疾病预防控制机构、医疗机构等部门组成疫情调查处置、医疗救治等技术工作组,明确分工和职责,相互配合,开展患者救治、现场调查、病原学检测、疫区消毒、宣传教育、监督检查等工作。

根据传染病防治法的规定,在有传染病暴发流行时,县级以上地方人民政府应当立即组织力量,按照传染病防控预案进行防制,切断传染病的传播途径。必要时,报经上一级人民政府决定,可以采取下列紧急措施并予以公布:限制或停止集市、演出或其他大型人群聚集的活动,停工、停业、停课,封闭或封存被传染病病原体污染的公共饮用水源、食品以及相关物品,控制、捕杀染疫的野生动物、家畜、家禽,封闭可能造成传染病扩散的场所。

在采取紧急措施防止传染病传播的同时,应立即组织开展传染病暴发调查,并及时实施有效的措施控制疫情。包括隔离传染源,治疗患者,抢救危重患者,检验及分离病原体;切断在暴发调查过程中发现的传播途径,消除危险因素,如封闭可疑饮用水源,对饮用水进行消毒,禁食可疑食物,捕杀染疫动物,开展人群应急接种等。

(二)疫情处置技术

1.疫点和疫区的划分

主要与传染源的活动及疾病传播方式有关。通常以病家及与病家密切相关的若干个住户、有传染源活动的一个或若干个办公室、列车或汽车的车厢、同一航班、同一病区等为疫点。如果传染源已经在更大范围内活动并造成传播危险,或在一个较大范围内出现了数个传染源,或出现了暴发、流行,则可由县级以上地方政府报经上一级地方政府决定,将这个范围(如一个乡、一个街道、一个小区甚至一个城市等)划为疫区,对疫区开展卫生处理等措施,必要时对出入疫区的人员、物资和交通工具实施卫生检疫。

2.病例隔离

对于暴发疫情的病例,由于病例数量较多,医院容纳量有限,除必须住院隔离的病种外,一些传染病可采取在机关单位、居民点、学校等场所建立临时隔离室或家庭隔离的方式进行隔离,由医护人员诊治、护理,并指导有关人员消毒与照顾。如某县一乡镇学校发生伤寒副伤寒暴发疫情,因乡镇卫生院病床有限,可在学校内设立临时隔离治疗点,由当地卫生局组织医疗队进驻学校,将一部校舍相对隔离起来。

3.切断传播途径

根据疫情性质及传播方式,采取不同的切断传播途径的措施。如发生水传播的传染病疫情后,要及时切断水源,停用污染的井水、自来水,同时给群众提供符合饮用水标准的饮用水,学校及集体单位要及时提供足够的开水或矿泉水、纯净水等。

4.保护易感人群

对于受疫情威胁的易感人群,一般可视情况采取应急接种、预防服药、健康教育等措施,以减少发病,控制疫情进一步蔓延。①应急接种:根据疫情暴发的情况,经卫生行政部门批准,在疾病预防控制部门的指导下,可在疫情暴发地区及毗邻地区的重点人群进行疫苗应急接种,以增强人群免疫力;②预防服药:仅限于对同一传染来源的可疑感染人员。可在疾病预防控制机构的指导下,根据各地药敏试验的结果,选择敏感的抗生素进行应急性预防服药,服用的时间一般为5~7天,要在持有执业医师资格的医师指导下使用。预防服药应严格控制服用对象和范围,不能无指征的扩大服药范围,这样既可避免由此造成人力、财力的浪费,又可避免造成的不良反应如菌株产生耐药性等现象;③健康教育:为使群众了解传染病的发病原因及防治方法,提高防病意识,要采取多种形式积极开展健康教育和健康促进工作,教育群众养成良好的卫生习惯,注意饮食卫生,便后及接触食物前必须洗手,不喝生水,不吃腐败变质食物,不食用不洁食物,不随地大小便,不乱倒垃圾,等等,劝阻群众不在疫区内举行大型聚餐活动,共同把好"病从口入"关。

5.疫区管理

对于甲类传染病暴发、流行地区,根据疫情状况及需要,经县级以上地方政府报请上一级政府批准,可以对该疫区实施封锁。如要封锁大、中城市的疫区或跨省、自治区和直辖市的疫区以及封锁疫区导致中断干线交通或封锁国境时,必须由国务院决定。解除疫区封锁由原定宣布实施疫区封锁的机关宣布。被封锁的疫区要实行以下检疫措施:

(1)疫源管理:要严格隔离、治疗患者,限制或停止集市、集会、影剧院演出及人群聚集等活动。

(2)社会管理:根据疫情控制的实际需要,进行停工、停业、停课,封锁被病原体污染的公共饮水来源等社会管理措施。

（3）环境管理：要实施彻底的消毒、杀虫和管理患病动物。

（4）医学管理：要认真追索和登记所有接触者并实行留验。

（5）人群管理：必要时对疫区的易感人群开展应急性自动、被动免疫或药物预防；必须离开封锁区的人员到达目的地后，应立即接受就地医学观察；限制易感者进入封锁区，必须进入者须接受人工自动免疫或药物预防等保护措施。

（6）物资管理：封锁区内的物资和交通工具经检查和卫生处理，同时保证消灭了病原体、媒介昆虫和染疫动物后，方允许其离开。

（7）尸体管理：疫区传染病死者的尸体不经严格处理，一律不得外运。

（8）后期管理：当患者继续存在的情况下，要对其排泄物、分泌物及其污染物品进行随时消毒，当患者死亡后，应对疫区进行全面彻底的终末消毒。

对乙、丙类传染病暴发、流行地区，一般不对疫区采取封锁措施。对乙类传染病患者，需要住院治疗者都应动员其到传染病医院（科）或临时隔离病房进行隔离治疗，对病原体所污染的环境和各种物品进行彻底消毒，虫媒传染病和动物源性疾病应彻底杀虫、灭鼠。丙类传染病患者，如无并发症一般不须住院治疗，可在医护人员指导下实行居家隔离治疗，并指导患家，根据所患传染病的不同，做好相应通风、消毒等工作。

6.尸体的处理

因鼠疫、炭疽、传染性非典型肺炎和人感染禽流感等传染病死亡的患者尸体含有大量传染性极强的病原体，如不经彻底的处理，易造成环境污染或对接触人群的危害，引起续发病例，甚至可造成这些疾病的再度暴发和流行。因此，这些病的死亡者尸体必须由医疗单位负责消毒处理后，运送火葬场立即火化，不得举行遗体告别等仪式。对患病毒性肝炎等乙类传染病死亡的患者尸体亦应经消毒后火化。因民族习惯和宗教信仰不能进行火化或不具备火化条件的农村、边远地区，患者尸体可由治疗患者的医疗单位或当地疾病预防控制机构负责消毒后，在远离居民点和饮用水源 500 m 以外的地方将尸体深埋，要求距离地面在 2 m 深以上。

7.疫区解除的条件

在疫区实施了一系列措施后，须同时具备以下三个条件，才能由原决定机关宣布解除疫区：①传染源已消除：患传染病的患者已隔离、治愈、死亡或移至他处，病原携带者基本被查清并治愈，患传染病的动物被消灭或治愈，病死者尸体被焚化或深埋；②传播途径已切断：被患者或患病动物所污染的环境以及各种物品被彻底消毒，疫区内的有关媒介昆虫被消灭；③没有新病例发生：经过全面巡诊后，在传染病的一个最长潜伏期内未再发生新的续发病例和病原携带者。

（李志斌）

第八节　传染病样本处理技术

在传染病的实验室检测中，正确地采集、运输及保藏样本是准确检测的前提。样本采集的种类、部位、时间、分量决定着检测结果的有效性、敏感性和特异性，运输条件的规范决定着检测结果的可靠性、准确性和及时性，保藏措施的好坏决定着检测结果的重复性、追溯性和拓展性。

一、采样三原则

每当有传染病事件发生,需要进行采样检测时,我们应从以下三个方面去把握如何采集好样本。

(一)采对样本

根据疾病的临床表现及调查需要,选择检测目标较多存在的部位、在检测目标出现最多的时机进行采样,这不但可提高检出率,还可避免假阳性和假阴性的检测结果。

(二)采全样本

传染病的第一现场往往是稍纵即逝,多部位地采集潜在有病原体感染指征的样本,可利于用多种方法对各类样本进行系统检测和综合分析,以查明病因及追溯疫源。

(三)采足样本

根据疫情波及范围大小、疾病性质、检测能力来决定采集足够的目标群体样本数,同时特别注意尽可能对个体的不同类型样本进行足量采集,这样不但有助于实验的重复验证,还有助于后续的拓展研究。

与已知传染病不同,对于不明原因的较严重传染病疫情,为了能证实检测出的病原体为致病原,除了按常规采集病例样本外,还要采集内对照和外对照样本以便分析判断:如采集疫区内的健康人群样本做内对照,疫区外的健康人群样本做外对照。

二、样本种类

涉及疾病调查及处置的微生物样本种类繁多,但根据其来源的不同大致可为以下四类。

(一)临床样本

包括各种体液样本、上皮细胞样本、排泄物样本、分泌物样本,以及尸解或活检的各种组织器官样本等。具体的临床样本有:血液、脑脊液、鼻咽拭子、痰液、粪便、尿液、组织样本等。

(二)环境样本

包括饮用水、污水、土壤、空气、日用品及各种物表涂抹等。

(三)产品样本

包括与所调查疾病潜在相关的食品、化妆品、涉水产品、消毒剂及卫生用品等。

(四)动物及媒介昆虫样本

包括各种宿主动物(家禽、家畜及各种野生动物)的血液样本、上皮细胞样本、排泄物样本、组织器官样本,以及各种昆虫样本等。

本章节主要对临床样本的采集、运输及保藏方法进行简述。

三、采样注意事项

(一)安全防护

传染病样本采集过程中同样存在着感染风险,如操作不慎或违规,都有可能造成采样人员感染和传染病疫情扩散。按照实验室生物安全管理的要求,在采样时应做到以下四点。

1.专业人员

传染病样本的采集人员必须掌握相应的专业知识和操作技能,接受过生物安全培训,预防接种过相关的疫苗。

2.安全防护

采样时通常要穿戴好必要的个人防护用品,如工作服、手套、口罩、帽子等;防护水平应与采集的病原微生物样本所需要的生物安全防护水平相适应,必要时须穿戴高防护等级的防护服和呼吸保护器。接触不同患者时应注意更换手套,避免患者被交叉传染;使用注射器、手术刀等锋利器械时,应小心避免刺伤和割伤。在疫情现场没有足够的防护用具的情况下,可采取让采样人员处于上风口位置、患者位于下风口位置等措施开展工作。

3.废物处置

样本采集过程中产生的废弃物不能随意丢弃,应将它们装到专用医疗垃圾袋,针头、刀片、安瓿等利器应放入利器盒,然后进行消毒处理。

4.样本包装

每份样本必须使用单独包装,所用容器除要求洁净、无菌、无检测抑制物外,还要求具有密封性好、不易破损的特点。

(二)沟通指导

由于不同病原体的检测目的、检测项目、检测程序和检测方法都不尽相同,对样本的采集种类、采样工具、处理方法、运输方式、保藏手段都不完全一致,因此现场处置人员应提前与相应的专业实验室及临床单位沟通,必要时实验室应派人员到现场进行采样指导。

(三)样本质量

样本的采集质量与检测结果的准确性有非常大的关系,在采样过程中应注意以下四点。

(1)通常情况下,用于病原体分离培养、核酸检测或抗原检测的样本,选择病原繁殖和分泌的最多部位采集样本,且尽可能地多采集病灶细胞,如采集咽拭子时要稍加用力刮擦咽后壁。

(2)用于病原体分离培养、核酸检测或抗原检测的样本,尽可能在患者处于发病早期或急性期时采集样本,如是细菌类病原体的培养鉴定,尽量在抗生素使用前采集。对于一些有间歇排菌特性传染病,应分别在两个不同时间采集样本。使用查 IgM 抗体的方法来检测病原体时,应注意当急性期血清样本检测为阴性时,还须在发病 7 天后采集第二份血复检。对于重大传染病或不明原因传染病来说,恢复期血样的采集非常重要,它是用四倍抗体增高来验证分离的未知病原体是致病原的重要证据。

(3)对于一些重大疫情来说,为排除可能存在外界污染或干扰对检验结果的影响,可同时设置采样器械空白对照组,如细菌分离培养时,同时开启 1~2 平皿,然后随同采集的样本一同送检。采样时还须注意不同患者、不同部位间独立使用各自的采样器具,避免样本间的交叉污染。

(4)用于细菌类病原体分离培养的样本,最好能采用床前接种的方法来提高分离成功率;用于病毒类病原体分离培养的样本,必须使用冷链方式尽快将样本送实验室接种培养,如运送时间较长,最好采用液氮或干冰保存的方式运送。对于抗原、抗体和核酸类样本的运送条件也要采用冷链方式尽快运送,否则病原体核酸的降解或杂菌的污染都会给检测结果造成影响。

(5)因棉拭子或木质拭子材料中含有 PCR 扩增反应抑制剂,因此采集用于检测核酸类的样本,如鼻咽拭子或肛拭子等时,避免使用这类材料,而应采用人造纤维拭子。

四、传染病样本的采集方法

(一)血液样本

用作血液病原体培养时,采用无菌穿刺法采集肘静脉血,移入无菌的抗凝容器中送检,或直接接种到血培养瓶或血平皿上。血培养瓶的样本接种量接种比例一般按 1∶5～1∶10,目的是稀释血液中的抗菌药物、抗体等杀菌物质。

对于不明原因的较严重传染病疫情,建议双侧(左右侧肢)双瓶(需氧、厌氧)采集,近年来,临床普遍采用负压血培养瓶。无菌穿刺采血后(排尽针头内空气),先注入厌氧培养瓶,再注入需氧培养瓶,轻轻混匀以防血液凝固。

用作病原体培养的血液样本在环境温度下大多可存放 24 小时;血培养瓶在送到实验室放入培养箱进行培养前,不宜暂存在冰箱或 4～8 ℃冷藏箱内。

做核酸检测的全血,抗凝剂一般使用 EDTA-K3 或枸橼酸钠,不可用肝素。

(二)血清样本

血清分为单份和双份两种采集方式,单份血清指急性期血清(发病 0～3 天,越早越好),主要用于病原体 IgM、抗原或核酸的检测;双份血清指急性期血清和恢复期血清(第一次采血后 3～4 周),双份配对血清同时检测,如 IgG 抗体滴度有 4 倍以上升高才有诊断意义。使用真空采血器,静脉采集 3～5 mL 全血,自凝后分离血清,将尽可能无菌地将血清移到 2 mL 外螺旋的血清保存管中。急性期或恢复期血清管盖最好采用不同的颜色,以便区分。将血清置－20 ℃以下冰柜冷冻保藏。

(三)脑脊液样本

查 IgM 只需一份脑脊液,查 IgG 则需两份,分别于发病初期和恢复期采集;用于病原体分离或抗原、核酸检测的样本要求在患者出现神经系统症状后 3 天内采集。脑脊液的采集最好在医院由有经验的医师行腰椎穿刺采集,采集量至少 1 mL,尽可能采集到 3～5 mL,采集后分别注入3～4 支带螺旋盖的无菌冻存管中,每管 1 mL;原则上第一管用于细菌学检测(作厌氧培养时,样本应注入厌氧瓶内),第 2 管送疾病预防控制中心的专业实验室复核或做其他微生物检测,第 3、第 4 管分别用于临床生化及常规检测。用于细菌培养的样本应立即送检,或采集后直接放入血培养瓶内且不能冷冻。脑膜炎奈瑟菌离体后迅速自溶死亡,最好采用床边接种。用于病毒培养时无须添加病毒运输液,样本在 4～8 ℃条件下最多可维持 48 小时,更长时间须在－80 ℃保存。

(四)咽拭子样本

在患者发病 3 天内采集,主要用于病原分离或抗原、核酸检测。持专用采样拭子,让患者取合适坐姿、仰头张口,将无菌拭子(可用无菌盐水浸湿)伸入口腔,适度用力拭抹双侧咽后壁、扁桃体部位、溃疡或发炎处,应避免触及口腔舌部,必要时可使用压舌板。将采好样的拭子放入装有3～5 mL 保存液的 15 mL 外螺旋盖采样管中,并将手持部分折断弃去,旋紧管盖并密封。

(五)鼻咽样本

在患者发病 3 天内采集,主要用于病原分离或抗原、核酸检测。让患者取合适坐姿、仰头张口,放入扩鼻器,从扩鼻器中插入一根专用拭子到鼻咽部,缓慢旋转拭子 3～5 圈或短暂停留,然后慢慢取出,放入装有 3～5 mL 保存液的 15 mL 外螺旋盖采样管中,将手持部分折断弃去,旋紧管盖并密封。

(六)含漱液样本

在发热 72 小时内采集,主要用于病原分离或抗原、核酸检测。用生理盐水或自配淡盐水5～10 mL 作为洗漱液,先让患者咳嗽,然后用洗漱液反复洗漱咽部 1 分钟后吐入 15 mL 外螺旋盖采样管中,旋紧管盖并密封。

(七)痰液样本

清晨采集痰液样本最佳,因此时痰量较多且病原体含量高,主要用于病原分离或抗原、核酸检测。患者晨起后用清水充分漱口数次,以减少口腔正常菌群污染,然后用力自气管深部将痰液咳出,吐至 15 mL 外螺旋盖采样管内,并尽量防止唾液及鼻咽部分泌物混入,之后旋紧管盖并密封。

(八)下呼吸道样本

适用于气管插管的重症患者,在急性期采样,主要用于病原分离或抗原、核酸检测。收集气管吸取液或支气管灌洗液 5~10 mL,放入 15 mL 外螺旋盖采样管中,旋紧管盖并密封。

(九)粪便样本

一般在发病 3 天内采集,尽量采集用药前自然排便的样本,主要用于病原分离或抗原、核酸检测。可以先使用干净的食品袋或纸杯盛接粪便,然后迅速将挑取的粪便盛入到无菌便盒或 15 mL 外螺旋盖采样管中,旋紧管盖并密封。黏液脓血便挑取黏液或脓血部分 5~10 g;液状粪便采取水样便或含絮状物的液状粪便 5~10 mL;成形粪便挑取 5~10 g。若患者不能排便,可用专用采样拭子插入肛门 4~5 cm 深处(小儿 2~3 cm),轻轻转动一圈,擦取直肠表面的黏液及上皮细胞后取出,放入装有 3~5 mL 保存液的 15 mL 外螺旋盖采样管中,将手持部分折断弃去,旋紧管盖并密封。采集粪便时要注意勿将尿液或水混入。

(十)疱疹、瘀点、瘀斑样本

要用于病原分离或抗原、核酸检测。先用 75% 的乙醇对疱疹、瘀点、瘀斑周围的皮肤进行消毒,待皮肤干燥后,用消毒针将疱疹液、瘀点、瘀斑挑破,用棉签蘸取液体,将拭子头部折断,放入装有 3~5 mL 保存液的 15 mL 外螺旋盖采样管中,旋紧管盖并密封。

(十一)尸检样本

患者死亡后越早采集越好,主要用于病原分离或抗原、核酸检测。采集脑、肝、肺、肾、肠和淋巴结等重要组织样本,每一采集部位分别使用单独的消毒器械;每种组织应多部位取材,每部位应取 2~3 份 5~10 g 的组织,淋巴结取 2 个;分别置于 15 mL 外螺旋盖采样管中,旋紧管盖并密封。

(十二)结膜样本

在急性期采样,如有条件,建议采集双侧眼标本(即使单侧眼发病),主要用于病原分离或抗原、核酸检测。应由接受过专业培训的人员进行标本采集。采样前使用无菌 0.9% 氯化钠溶液/TSB 等预先湿润拭子(注意尽量在试管壁上挤压去掉多余液体),采样时嘱患者向上注视,翻转下眼睑,用拭子由内眦部开始从内到外旋转轻拭结膜囊和睑结膜表面 2~3 次,采集分泌物,将拭子头部折断,放入装有 3~5 mL 保存液的 15 mL 外螺旋盖采样管中,旋紧管盖并密封。

五、运输注意事项

(一)安全管理

国际和国内对病原微生物样本的运输过程中的生物安全管理都非常重视,我国卫健委还专门颁布了《可感染人类的高致病性病原微生物菌(毒)种或样本运输管理规定》,因此在运送病原微生物样本时,应先对其可能的生物安全危害程度进行评估,然后对照国家的相关规定或规范进行包装和运送。

（二）运送包装

样本的标准运输包装多采用三层包装系统。

1.第一层容器

又称主容器，用来盛装样本，多使用密封、不渗漏、不易破损的塑料器皿，管盖应使用外螺旋密封盖。在主容器的外壁上有牢固粘贴的标签，其中有样本类别、样本编号、患者姓名、样本量、采样时间、采样地点等基本信息。

2.第二层容器

它为一个防水、防渗漏的包装，用于封闭和保护主容器，其中还衬垫有足够的吸收材料，以确保一旦发生泄漏后所有液体都可被吸收。

3.第三层容器

外层包装通常由纸箱和泡沫保温箱组成，其作用起到冷藏效果、避免外部的物理损坏和标识样本运输信息。

依据病原微生物的危害程度及运输方式，分别采用 A 类感染物质运输箱或 B 类感染物质运输箱进行包装，具体采用哪种，可参照《人间感染的病原微生物名录》。

在检验单位内部运送样本一般只需直接把主容器装在一个有盖的盒子内；在省内专车运送病原微生物样本时可使用自己组装的三层包装系统运送；如使用公共交通系统，特别是使用民航货运，必须使用经国家质量监督检验检疫部门认可的三层包装系统来运送。

（三）运送温度与时间

尽可能将运送过程控制在最短时间内，大多数种类的样本多采取 4 ℃左右温度进行冷藏运输；用于病毒分离的组织、体液和分泌物等样本，为提高分离率，多采用更低的温度冷冻运输，如液氮或干冰冷冻。需要注意的是运送过程切忌样本的反复冻融，以免样本丧失其生物活性；全血、血细胞和细菌类样本不能冷冻运送。

（四）高致病性病原微生物样本的运输

国家对高致病性病原微生物样本的采集施行严格的管理和审批制度，其运输过程必须遵守《可感染人类的高致病性病原微生物菌（毒）种或样本运输管理规定》，省内运送必须经过省级卫生行政管理部门的批准，施行专人专车运送；跨省运送必须先获得省级卫生行政管理部门的同意，然后还须得到国家卫生健康委员会（原卫生部）的批准，航空运送必须通过民航管理部门的审验，并交由具有感染性危险品运输资质的航空公司承运。

（五）可利用具有危险品/病原微生物运输资质的公司进行样本的转运

样本运输前所需报批手续由送出样本的单位办理，申请通过后交由具有感染性危险品运输资质的航空公司进行转运。

六、保藏注意事项

实验室在收到样本后，原则上应立即进行前期处理和分装，尽快完成所有检测项目。千万不要忽视样本分装的重要性，它是减少样本污染、保持样本生物活性、便于重复验证以及拓展分析的必要措施。

（一）低温保藏

传染病样本都是具有某种特定生物活性的物质，因此深低温保藏是保持其生物活性的最好方式。在兼顾避免反复冻融样本的同时，应把样本存放－20 ℃以下的低温冰箱中；如有条件，应将样本保藏在－80 ℃左右的超低温冰箱内长期保藏;对于一些珍贵样本和(菌)毒种,可采用液氮浸泡方式保藏。

(二)保藏容器

置于低温保藏的样本盛装容器应可能耐受低温的材料,特别是放置在液氮中的冻存管必须是专用液氮冻存管,否则易造成管子冻裂或样本溢出。盛装容器还应具有良好的密封性,否则长期的冻存,会造成样本脱失水分。

(三)严格管理

传染病样本的保藏应严格管理和做好登记造册。样本应分批和分类打包保藏,并在外包装上给予清晰和唯一标识,然后有次序和有记录地在冰箱中码放,以便后期的查找。对于高致性病原微生物菌(毒)种和样本,必须使用专库专柜单独保藏,所在库房要求有可靠的安保措施,有严格的生物安全管理制度,指定专人负责保管,建立有长期保存的管理档案。

(鹿玉梅)

第九节　艾滋病的预防与控制

一、艾滋病防治管理

为了预防、控制艾滋病的发生与流行,保障人体健康和公共卫生,根据传染病防治法,国家制定了艾滋病防治条例。该条例自 2006 年 3 月 1 日起施行。

(一)一般规定

(1)艾滋病防治工作坚持预防为主、防治结合的方针,建立政府组织领导、部门各负其责、全社会共同参与的机制,加强宣传教育,采取行为干预和关怀救助等措施,实行综合防治。

(2)任何单位和个人不得歧视艾滋病病毒感染者、艾滋病患者及其家属。艾滋病病毒感染者、艾滋病患者及其家属享有的婚姻、就业、就医、入学等合法权益受法律保护。

(3)县级以上人民政府统一领导艾滋病防治工作,建立健全艾滋病防治工作协调机制和工作责任制,对有关部门承担的艾滋病防治工作进行考核、监督。县级以上人民政府有关部门按照职责分工负责艾滋病防治及其监督管理工作。

(4)国务院卫生主管部门会同国务院其他有关部门制定国家艾滋病防治规划;县级以上地方人民政府依照本条例规定和国家艾滋病防治规划,制定并组织实施本行政区域的艾滋病防治行动计划。

(5)国家鼓励和支持工会、共产主义青年团、妇女联合会、红十字会等团体协助各级人民政府开展艾滋病防治工作。居民委员会和村民委员会应当协助地方各级人民政府和政府有关部门开展有关艾滋病防治的法律、法规、政策和知识的宣传教育,发展有关艾滋病防治的公益事业,做好艾滋病防治工作。

(6)各级人民政府和政府有关部门应当采取措施,鼓励和支持有关组织和个人依照本条例规定以及国家艾滋病防治规划和艾滋病防治行动计划的要求,参与艾滋病防治工作,对艾滋病防治工作提供捐赠,对有易感染艾滋病病毒危险行为的人群进行行为干预,对艾滋病病毒感染者、艾滋病患者及其家属提供关怀和救助。

(7)国家鼓励和支持开展与艾滋病预防、诊断、治疗等有关的科学研究,提高艾滋病防治的科学技术水平;鼓励和支持开展传统医药以及传统医药与现代医药相结合防治艾滋病的临床治疗与研究。国家鼓励和支持开展艾滋病防治工作的国际合作与交流。

(8)县级以上人民政府和政府有关部门对在艾滋病防治工作中做出显著成绩和贡献的单位和个人,给予表彰和奖励。对因参与艾滋病防治工作或者因执行公务感染艾滋病病毒,以及因此致病、丧失劳动能力或者死亡的人员,按照有关规定给予补助、抚恤。

(二)宣传教育

(1)地方各级人民政府和政府有关部门应当组织开展艾滋病防治以及关怀和不歧视艾滋病病毒感染者、艾滋病患者及其家属的宣传教育,提倡健康文明的生活方式,营造良好的艾滋病防治的社会环境。

(2)地方各级人民政府和政府有关部门应当在车站、码头、机场、公园等公共场所以及旅客列车和从事旅客运输的船舶等公共交通工具显著位置,设置固定的艾滋病防治广告牌或者张贴艾滋病防治公益广告,组织发放艾滋病防治宣传材料。

(3)县级以上人民政府卫生主管部门应当加强艾滋病防治的宣传教育工作,对有关部门、组织和个人开展艾滋病防治的宣传教育工作提供技术支持。医疗卫生机构应当组织工作人员学习有关艾滋病防治的法律、法规、政策和知识;医务人员在开展艾滋病、性病等相关疾病咨询、诊断和治疗过程中,应当对就诊者进行艾滋病防治的宣传教育。

(4)县级以上人民政府教育主管部门应当指导、督促高等院校、中等职业学校和普通中学将艾滋病防治知识纳入有关课程,开展有关课外教育活动。高等院校、中等职业学校和普通中学应当组织学生学习艾滋病防治知识。

(5)县级以上人民政府人口和计划生育主管部门应当利用计划生育宣传和技术服务网络,组织开展艾滋病防治的宣传教育。计划生育技术服务机构向育龄人群提供计划生育技术服务和生殖健康服务时,应当开展艾滋病防治的宣传教育。

(6)县级以上人民政府有关部门和从事劳务中介服务的机构,应当对进城务工人员加强艾滋病防治的宣传教育。

(7)出入境检验检疫机构应当在出入境口岸加强艾滋病防治的宣传教育工作,对出入境人员有针对性地提供艾滋病防治咨询和指导。

(8)国家鼓励和支持妇女联合会、红十字会开展艾滋病防治的宣传教育,将艾滋病防治的宣传教育纳入妇女儿童工作内容,提高妇女预防艾滋病的意识和能力,组织红十字会会员和红十字会志愿者开展艾滋病防治的宣传教育。

(9)地方各级人民政府和政府有关部门应当采取措施,鼓励和支持有关组织和个人对有易感染艾滋病病毒危险行为的人群开展艾滋病防治的咨询、指导和宣传教育。

(10)广播、电视、报刊、互联网等新闻媒体应当开展艾滋病防治的公益宣传。

(11)机关、团体、企业事业单位、个体经济组织应当组织本单位从业人员学习有关艾滋病防治的法律、法规、政策和知识,支持本单位从业人员参与艾滋病防治的宣传教育活动。

(12)县级以上地方人民政府应当在医疗卫生机构开通艾滋病防治咨询服务电话,向公众提供艾滋病防治咨询服务和指导。

(三)预防与控制

(1)国家建立健全艾滋病监测网络。国务院卫生主管部门制定国家艾滋病监测规划和方案。省、自治区、直辖市人民政府卫生主管部门根据国家艾滋病监测规划和方案,制定本行政区域的艾滋病监测计划和工作方案,组织开展艾滋病监测和专题调查,掌握艾滋病疫情变化情况和流行趋势。疾病预防控制机构负责对艾滋病发生、流行以及影响其发生、流行的因素开展监测活动。出入境检验检疫机构负责对出入境人员进行艾滋病监测,并将监测结果及时向卫生主管部门报告。

(2)国家实行艾滋病自愿咨询和自愿检测制度。县级以上地方人民政府卫生主管部门指定的医疗卫生机构,应当按照国务院卫生主管部门会同国务院其他有关部门制定的艾滋病自愿咨询和检测办法,为自愿接受艾滋病咨询、检测的人员免费提供咨询和初筛检测。

(3)国务院卫生主管部门会同国务院其他有关部门根据预防、控制艾滋病的需要,可以规定应当进行艾滋病检测的情形。

(4)省级以上人民政府卫生主管部门根据医疗卫生机构布局和艾滋病流行情况,按照国家有关规定确定承担艾滋病检测工作的实验室。国家出入境检验检疫机构按照国务院卫生主管部门规定的标准和规范,确定承担出入境人员艾滋病检测工作的实验室。

(5)县级以上地方人民政府和政府有关部门应当依照本条例规定,根据本行政区域艾滋病的流行情况,制定措施,鼓励和支持居民委员会、村民委员会以及其他有关组织和个人推广预防艾滋病的行为干预措施,帮助有易感染艾滋病病毒危险行为的人群改变行为。有关组织和个人对有易感染艾滋病病毒危险行为的人群实施行为干预措施,应当符合本条例的规定以及国家艾滋病防治规划和艾滋病防治行动计划的要求。

(6)县级以上人民政府应当建立艾滋病防治工作与禁毒工作的协调机制,组织有关部门落实针对吸毒人群的艾滋病防治措施。省、自治区、直辖市人民政府卫生、公安和药品监督管理部门应当互相配合,根据本行政区域艾滋病流行和吸毒者的情况,积极稳妥地开展对吸毒成瘾者的药物维持治疗工作,并有计划地实施其他干预措施。

(7)县级以上人民政府卫生、人口和计划生育、工商、药品监督管理、质量监督检验检疫、广播电影电视等部门应当组织推广使用安全套,建立和完善安全套供应网络。

(8)省、自治区、直辖市人民政府确定的公共场所的经营者应当在公共场所内放置安全套或者设置安全套发售设施。

(9)公共场所的服务人员应当依照《公共场所卫生管理条例》的规定,定期进行相关健康检查,取得健康合格证明;经营者应当查验其健康合格证明,不得允许未取得健康合格证明的人员从事服务工作。

(10)公安、司法行政机关对被依法逮捕、拘留和在监狱中执行刑罚以及被依法收容教育、强制戒毒和劳动教养的艾滋病病毒感染者和艾滋病患者,应当采取相应的防治措施,防止艾滋病传播。对公安、司法行政机关依照前款规定采取的防治措施,县级以上地方人民政府应当给予经费保障,疾病预防控制机构应当予以技术指导和配合。

(11)对卫生技术人员和在执行公务中可能感染艾滋病病毒的人员,县级以上人民政府卫生主管部门和其他有关部门应当组织开展艾滋病防治知识和专业技能的培训,有关单位应当采取有效的卫生防护措施和医疗保健措施。

(12)医疗卫生机构和出入境检验检疫机构应当按照国务院卫生主管部门的规定,遵守标准防护原则,严格执行操作规程和消毒管理制度,防止发生艾滋病医院感染和医源性感染。

(13)疾病预防控制机构应当按照属地管理的原则,对艾滋病病毒感染者和艾滋病患者进行医学随访。

(14)血站、单采血浆站应当对采集的人体血液、血浆进行艾滋病检测;不得向医疗机构和血液制品生产单位供应未经艾滋病检测或者艾滋病检测阳性的人体血液、血浆。血液制品生产单位应当在原料血浆投料生产前对每一份血浆进行艾滋病检测;未经艾滋病检测或者艾滋病检测阳性的血浆,不得作为原料血浆投料生产。医疗机构应当对因应急用血而临时采集的血液进行艾滋病检测,对临床用血艾滋病检测结果进行核查;对未经艾滋病检测、核查或者艾滋病检测阳性的血液,不得采集或者使用。

(15)采集或者使用人体组织、器官、细胞、骨髓等的,应当进行艾滋病检测;未经艾滋病检测或者艾滋病检测阳性的,不得采集或者使用。但是,用于艾滋病防治科研、教学的除外。

(16)进口人体血液、血浆、组织、器官、细胞、骨髓等,应当经国务院卫生主管部门批准;进口人体血液制品,应当依照药品管理法的规定,经国务院药品监督管理部门批准,取得进口药品注册证书。经国务院卫生主管部门批准进口的人体血液、血浆、组织、器官、细胞、骨髓等,应当依照国境卫生检疫法律、行政法规的有关规定,接受出入境检验检疫机构的检疫。未经检疫或者检疫不合格的,不得进口。

(17)艾滋病病毒感染者和艾滋病患者应当履行下列义务:①接受疾病预防控制机构或者出入境检验检疫机构的流行病学调查和指导;②将感染或者发病的事实及时告知与其有性关系者;③就医时,将感染或者发病的事实如实告知接诊医师;④采取必要的防护措施,防止感染他人。艾滋病病毒感染者和艾滋病患者不得以任何方式故意传播艾滋病。

(18)疾病预防控制机构和出入境检验检疫机构进行艾滋病流行病学调查时,被调查单位和个人应当如实提供有关情况。未经本人或者其监护人同意,任何单位或者个人不得公开艾滋病病毒感染者、艾滋病患者及其家属的姓名、住址、工作单位、肖像、病史资料以及其他可能推断出其具体身份的信息。

(19)县级以上人民政府卫生主管部门和出入境检验检疫机构可以封存有证据证明可能被艾滋病病毒污染的物品,并予以检验或者进行消毒。经检验,属于被艾滋病病毒污染的物品,应当进行卫生处理或者予以销毁;对未被艾滋病病毒污染的物品或者经消毒后可以使用的物品,应当及时解除封存。

(四)治疗与救助

(1)医疗机构应当为艾滋病病毒感染者和艾滋病患者提供艾滋病防治咨询、诊断和治疗服务。医疗机构不得因就诊的患者是艾滋病病毒感染者或者艾滋病患者,推诿或者拒绝对其其他疾病进行治疗。

(2)对确诊的艾滋病病毒感染者和艾滋病患者,医疗卫生机构的工作人员应当将其感染或者发病的事实告知本人;本人为无行为能力人或者限制行为能力人的,应当告知其监护人。

(3)医疗卫生机构应当按照国务院卫生主管部门制定的预防艾滋病母婴传播技术指导方案的规定,对孕产妇提供艾滋病防治咨询和检测,对感染艾滋病病毒的孕产妇及其婴儿,提供预防艾滋病母婴传播的咨询、产前指导、阻断、治疗、产后访视、婴儿随访和检测等服务。

(4)县级以上人民政府应当采取下列艾滋病防治关怀、救助措施:①向农村艾滋病患者和城镇经济困难的艾滋病患者免费提供抗艾滋病病毒治疗药品;②对农村和城镇经济困难的艾滋病病毒感染者、艾滋病患者适当减免抗机会性感染治疗药品的费用;③向接受艾滋病咨询、检测的人员免费提供咨询和初筛检测;④向感染艾滋病病毒的孕产妇免费提供预防艾滋病母婴传播的治疗和咨询。

(5)生活困难的艾滋病患者遗留的孤儿和感染艾滋病病毒的未成年人接受义务教育的,应当免收杂费、书本费;接受学前教育和高中阶段教育的,应当减免学费等相关费用。

(6)县级以上地方人民政府应当对生活困难并符合社会救助条件的艾滋病病毒感染者、艾滋病患者及其家属给予生活救助。

(7)县级以上地方人民政府有关部门应当创造条件,扶持有劳动能力的艾滋病病毒感染者和艾滋病患者,从事力所能及的生产和工作。

(五)保障措施

(1)县级以上人民政府应当将艾滋病防治工作纳入国民经济和社会发展规划,加强和完善艾滋病预防、检测、控制、治疗和救助服务网络的建设,建立健全艾滋病防治专业队伍。各级人民政府应当根据艾滋病防治工作需要,将艾滋病防治经费列入本级财政预算。

(2)县级以上地方人民政府按照本级政府的职责,负责艾滋病预防、控制、监督工作所需经费。国务院卫生主管部门会同国务院其他有关部门,根据艾滋病流行趋势,确定全国与艾滋病防治相关的宣传、培训、监测、检测、流行病学调查、医疗救治、应急处置以及监督检查等项目。中央财政对在艾滋病流行严重地区和贫困地区实施的艾滋病防治重大项目给予补助。省、自治区、直辖市人民政府根据本行政区域的艾滋病防治工作需要和艾滋病流行趋势,确定与艾滋病防治相关的项目,并保障项目的实施经费。

(3)县级以上人民政府应当根据艾滋病防治工作需要和艾滋病流行趋势,储备抗艾滋病病毒治疗药品、检测试剂和其他物资。

(4)地方各级人民政府应当制订扶持措施,对有关组织和个人开展艾滋病防治活动提供必要的资金支持和便利条件。有关组织和个人参与艾滋病防治公益事业,依法享受税收优惠。

(六)法律责任

(1)地方各级人民政府未依照本条例规定履行组织、领导、保障艾滋病防治工作职责,或者未采取艾滋病防治和救助措施的,由上级人民政府责令改正,通报批评;造成艾滋病传播、流行或者其他严重后果的,对负有责任的主管人员依法给予行政处分;构成犯罪的,依法追究刑事责任。

(2)县级以上人民政府卫生主管部门违反本条例规定,有下列情形之一的,由本级人民政府或者上级人民政府卫生主管部门责令改正,通报批评;造成艾滋病传播、流行或者其他严重后果的,对负有责任的主管人员和其他直接责任人员依法给予行政处分;构成犯罪的,依法追究刑事责任:①未履行艾滋病防治宣传职责的;②对有证据证明可能被艾滋病病毒污染的物品,未采取控制措施的;③其他有关失职、渎职行为。

出入境检验检疫机构有前款规定情形的,由其上级主管部门依照本条规定予以处罚。

(3)县级以上人民政府有关部门未依照本条例规定履行宣传教育、预防控制职责的,由本级人民政府或者上级人民政府有关部门责令改正,通报批评;造成艾滋病传播、流行或者其他严重后果的,对负有责任的主管人员和其他直接责任人员依法给予行政处分;构成犯罪的,依法追究刑事责任。

(4)医疗卫生机构未依照本条例规定履行职责,有下列情形之一的,由县级以上人民政府卫生主管部门责令限期改正,通报批评,给予警告;造成艾滋病传播、流行或者其他严重后果的,对负有责任的主管人员和其他直接责任人员依法给予降级、撤职、开除的处分,并可以依法吊销有关机构或者责任人员的执业许可证件;构成犯罪的,依法追究刑事责任:①未履行艾滋病监测职责的;②未按照规定免费提供咨询和初筛检测的;③对临时应急采集的血液未进行艾滋病检测,对临床用血艾滋病检测结果未进行核查,或者将艾滋病检测阳性的血液用于临床的;④未遵守标准防护原则,或者未执行操作规程和消毒管理制度,发生艾滋病医院感染或者医源性感染的;⑤未采取有效的卫生防护措施和医疗保健措施的;⑥推诿、拒绝治疗艾滋病病毒感染者或者艾滋病患者的其他疾病,或者对艾滋病病毒感染者、艾滋病患者未提供咨询、诊断和治疗服务的;⑦未对艾滋病病毒感染者或者艾滋病患者进行医学随访的;⑧未按照规定对感染艾滋病病毒的孕产妇及其婴儿提供预防艾滋病母婴传播技术指导的。

出入境检验检疫机构有前款第①项、第④项、第⑤项规定情形的,由其上级主管部门依照前款规定予以处罚。

(5)医疗卫生机构违反本条例第三十九条第二款规定,公开艾滋病病毒感染者、艾滋病患者或者其家属的信息的,依照传染病防治法的规定予以处罚。

出入境检验检疫机构、计划生育技术服务机构或者其他单位、个人违反本条例第三十九条第二款规定,公开艾滋病病毒感染者、艾滋病患者或者其家属的信息的,由其上级主管部门责令改正,通报批评,给予警告,对负有责任的主管人员和其他直接责任人员依法给予处分;情节严重的,由原发证部门吊销有关机构或者责任人员的执业许可证件。

(6)血站、单采血浆站违反本条例规定,有下列情形之一,构成犯罪的,依法追究刑事责任;尚不构成犯罪的,由县级以上人民政府卫生主管部门依照献血法和《血液制品管理条例》的规定予以处罚;造成艾滋病传播、流行或者其他严重后果的,对负有责任的主管人员和其他直接责任人员依法给予降级、撤职、开除的处分,并可以依法吊销血站、单采血浆站的执业许可证:①对采集的人体血液、血浆未进行艾滋病检测,或者发现艾滋病检测阳性的人体血液、血浆仍然采集的;②将未经艾滋病检测的人体血液、血浆,或者艾滋病检测阳性的人体血液、血浆供应给医疗机构和血液制品生产单位的。

(7)违反本条例第三十六条规定采集或者使用人体组织、器官、细胞、骨髓等的,由县级人民政府卫生主管部门责令改正,通报批评,给予警告;情节严重的,责令停业整顿,有执业许可证件的,由原发证部门暂扣或者吊销其执业许可证件。

(8)未经国务院卫生主管部门批准进口的人体血液、血浆、组织、器官、细胞、骨髓等,进口口岸出入境检验检疫机构应当禁止入境或者监督销毁。提供、使用未经出入境检验检疫机构检疫的进口人体血液、血浆、组织、器官、细胞、骨髓等的,由县级以上人民政府卫生主管部门没收违法物品以及违法所得,并处违法物品货值金额 3 倍以上 5 倍以下的罚款;对负有责任的主管人员和其他直接责任人员由其所在单位或者上级主管部门依法给予处分。未经国务院药品监督管理部门批准,进口血液制品的,依照药品管理法的规定予以处罚。

(9)血站、单采血浆站、医疗卫生机构和血液制品生产单位违反法律、行政法规的规定,造成他人感染艾滋病病毒的,应当依法承担民事赔偿责任。

(10)公共场所的经营者未查验服务人员的健康合格证明或者允许未取得健康合格证明的人员从事服务工作,省、自治区、直辖市人民政府确定的公共场所的经营者未在公共场所内放置安全套或者设置安全套发售设施的,由县级以上人民政府卫生主管部门责令限期改正,给予警告,可以并处 500 元以上 5 000 元以下的罚款;逾期不改正,责令停业整顿;情节严重的,由原发证部门依法吊销其执业许可证件。

（11）艾滋病病毒感染者或者艾滋病患者故意传播艾滋病的，依法承担民事赔偿责任；构成犯罪的，依法追究刑事责任。

（七）基本用语的含义

（1）艾滋病，是指人类免疫缺陷病毒（艾滋病病毒）引起的获得性免疫缺陷综合征。

（2）对吸毒成瘾者的药物维持治疗，是指在批准开办戒毒治疗业务的医疗卫生机构中，选用合适的药物，对吸毒成瘾者进行维持治疗，以减轻对毒品的依赖，减少注射吸毒引起艾滋病病毒的感染和扩散，减少毒品成瘾引起的疾病、死亡和引发的犯罪。

（3）标准防护原则，是指医务人员将所有患者的血液、其他体液以及被血液、其他体液污染的物品均视为具有传染性的病原物质，医务人员在接触这些物质时，必须采取防护措施。

（4）有易感染艾滋病病毒危险行为的人群，是指有卖淫、嫖娼、多性伴、男性同性性行为、注射吸毒等危险行为的人群。

（5）艾滋病监测，是指连续、系统地收集各类人群中艾滋病（或者艾滋病病毒感染）及其相关因素的分布资料，对这些资料综合分析，为有关部门制订预防控制策略和措施提供及时可靠的信息和依据，并对预防控制措施进行效果评价。

（6）艾滋病检测，是指采用实验室方法对人体血液、其他体液、组织器官、血液衍生物等进行艾滋病病毒、艾滋病病毒抗体及相关免疫指标检测，包括监测、检验检疫、自愿咨询检测、临床诊断、血液及血液制品筛查工作中的艾滋病检测。

（7）行为干预措施，是指能够有效减少艾滋病传播的各种措施，包括针对经注射吸毒传播艾滋病的美沙酮维持治疗等措施；针对经性传播艾滋病的安全套推广使用措施，以及规范、方便的性病诊疗措施；针对母婴传播艾滋病的抗病毒药物预防和人工代乳品喂养等措施；早期发现感染者和有助于危险行为改变的自愿咨询检测措施；健康教育措施；提高个人规范意识以及减少危险行为的针对性同伴教育措施。

二、性病防治管理

为预防、控制和消除性病的发生与蔓延，保护人体健康，国家制定了性病防治管理办法。该办法所称性病包括：《传染病防治法》乙类传染病中的艾滋病、淋病和梅毒；软下疳、性病性淋巴肉芽肿、非淋菌性尿道炎、尖锐湿疣、生殖器疱疹。

国家对性病防治实行预防为主、防治结合、综合治理的方针。各级卫生行政部门应在各级人民政府的领导下，开展性病防治工作。

（一）防治管理机构

县以上卫生行政部门根据工作需要可设性病防治机构，并健全疫情报告监测网络。性病防治机构是指县以上皮肤病性病防治院、所、站或卫生行政部门指定承担皮肤病性病防治机构职责的医疗预防保健机构。

1.省级性病防治机构的主要职责

（1）研究拟定所在地区性病防治工作规划，报经批准后组织实施。

（2）负责所在地区性病的监测，以及性病疫情的统计、分析和预测工作。

（3）负责所在地区性病防治的技术指导和培训工作。

2.其他性病防治机构的主要职责

(1)根据性病防治规划制定具体实施办法。

(2)负责所在地区性病的监测,以及性病疫情的统计、分析和预测工作。

(3)对特定人群进行预防性体检。

(4)对性病患者进行随访指导。

(5)开展性病防治知识的宣传工作。

(6)培训性病防治专业人员。

3.医疗预防保健机构

开展专科性性病防治业务的应当经所在地卫生行政部门许可,并符合下列条件。

(1)具有性病防治专业技术人员。

(2)具有性病辅助诊断技术设备和人员。

4.个体医师从事专科性性病诊断治疗业务

必须经执业所在地卫生行政部门许可。

(二)预防的规定

(1)性病防治机构要利用多种形式宣传性病的危害、传播方式和防治知识。医学院校应增加性病防治教学内容。

(2)性病防治机构应严格执行各项管理制度和技术操作规程,防止性病的医源性感染,推广使用一次性用品和注射器。

(3)对特定职业的从业人员和有关出入境人员的健康体检和健康管理,按有关法律法规办理。

(4)各级医疗预防保健机构在发现孕妇患有性病时,应当给予积极治疗。各级医疗预防保健机构要建立新生儿 1‰ 硝酸银点眼制度。

(三)治疗的规定

(1)凡性病患者或疑似患有性病的,应当及时到性病防治机构进行诊断治疗。

(2)性病防治机构要积极协助配合公安、司法部门对查禁的卖淫、嫖娼人员,进行性病检查。

(3)性病防治机构和从事性病诊断治疗业务的个体对诊治的性病患者应当进行规范化治疗。

(4)性病防治机构和从事性病诊断治疗业务的个体在诊治性病患者时,必须采取保护性医疗措施,严格为患者保守秘密。

(5)性病患者在就诊时,应当如实提供染病及有关情况,并遵照医嘱进行定期检查彻底治疗。

(6)对艾滋病患者的治疗和管理,按照《艾滋病监测管理的若干规定》执行。

(四)报告的规定

(1)性病防治机构和从事性病防治诊断治疗业务的个体发现艾滋病、淋病和梅毒及疑似患者时,必须按规定向所在地卫生防疫机构报告。

(2)各级医疗预防保健机构和个体发现该办法第二条第(二)款规定性病患者及疑似患者时,应当按规定向所在地县级性病防治机构报告。具体规定的报告办法由各省、自治区、直辖市卫生行政部门规定。

(3)性病防治机构对所在地区的艾滋病、淋病和梅毒疫情,必须及时向上级性病防治机构报告。性病防治机构对所在地区其他性病疫情,必须按月向上级性病防治机构报告。

(4)从事性病防治、卫生防疫、传染病管理监督的人员,不得隐瞒、谎报或者授意他人隐瞒、谎报疫情。

（五）处罚的规定

（1）未经卫生行政部门许可,擅自开展性病专科诊治业务的单位和个人,由卫生行政部门予以取缔。

（2）对违反该办法的单位和个人,由卫生行政部门根据情节,按照《传染病防治法》及有关法律法规的规定处理,并可建议有关部门给予行政处分。

（刘小辉）

第十节　结核病的预防与控制

一、结核病防治机构的管理体系

结核病防治机构是指国家、省、地市和县级专门从事结核病防治管理的专业机构。在我国结核病防治机构有多种形式存在,大部分隶属各级疾病预防控制中心,小部分以结核病防治所、慢性病防治中心（站、院）的独立形式存在,还有个别地方由卫生行政部门指定综合性医院承担结核病防治机构的职责。

结核病防治机构作为卫生系统的一个重要组成部分,除了接受卫生系统的领导和管理外,还形成了其独特的管理体系。结核病防治机构管理体系包括国家、省、地市和县级四个层次,每个层次又分成卫生行政管理部门和业务管理部门。这些部门相互交织形成了一个完整的结核病防治网络系统。

（一）国家级结核病防治机构及其管理部门

国家级结核病防治机构的行政管理部门为卫健委,卫健委下设疾病控制局,疾病控制局下设结核病控制处,具体负责国家级结核病防治机构的行政管理。国家级结核病防治机构设置于中国疾病预防控制中心内,作为中国疾病控制中心的一个处室,以中国结核病预防控制中心的形式存在。另外,还同时设置中国疾病预防控制中心结核病防治临床中心。

（二）省级结核病防治机构及其管理部门

省级结核病防治机构的行政管理部门为各直辖市、省和自治区的卫生厅,卫生厅下设疾病控制处,具体负责省级结核病防治机构的行政管理。省级结核病防治机构大部分设置于同级疾病预防控制中心内,小部分以结核病防治研究所的独立形式存在。

（三）地市级结核病防治机构及其管理部门

地市级结核病防治机构的行政管理部门为各地市级卫生局,卫生局下设疾病控制科,具体负责地市级结核病防治机构的行政管理。地市级结核病防治机构大部分设置于同级疾病预防控制中心内,小部分以结核病防治所、慢性病防治中心（站、院）的独立形式存在。

（四）县级结核病防治机构及其管理部门

县级结核病防治机构的行政管理部门为各县级卫生局,卫生局下设疾病防治机构,具体负责县级结核病防治机构的行政管理。县级结核病防治机构大部分设置于同级疾病预防控制中心内,小部分以结核病防治所、慢性病防治中心（站、院）的独立形式存在。

（五）市级辖区结核病防治机构及其管理部门

市级内辖区，一部分不设置结核病防治机构。而部分设置结核病防治机构的区，多为本市级结核病防治机构的派出机构。

（六）县级以下的结核病防治机构及其管理部门

县级以下不设独立的结核病防治机构，一般在乡镇卫生院或社区卫生中心内设立疾病预防保健组，作为各级疾病控制机构的网底，承担其行政区域内的疾病预防保健任务，其行政管理部门为县级卫生局。此外，乡镇卫生院或社区卫生中心下还设村级卫生室。

二、结核病防治管理机构的职责

结核病防治管理机构分为结核病防治卫生行政管理机构（卫健委、卫生厅、卫生局）和结核病防治业务管理机构（疾病预防控制中心、结核病防治研究所、慢性病防治中心、站、院）两类。由于它们行政职能的不同，因此，它们承担着不同的管理职责。

（一）卫生行政机构主要职责

在政府的领导下，各级卫生行政部门对结核病防治工作进行统一监督管理，组织和协调结核病防治机构和医疗机构，实施本地区结核病防治规划。其职责如下。

（1）协助政府制订本地区结核病防治规划、实施计划和年度计划。

（2）协助政府制订本地区结核病防治经费预算，多方筹集经费，保证落实结核病防治经费。

（3）健全结核病防治网络，加强结核病防治能力建设。

（4）组织实施结核病控制措施，保证及时发现肺结核病患者并进行有效的治疗和管理，降低结核病疫情。

（5）将结核病防治工作列入医疗机构的工作目标之中，充分发挥医疗机构在结核病防治工作的作用。

（6）对结核病防治工作的实施情况进行督导检查。

（二）结核病防治业务管理机构的职责

结核病防治业务管理机构包括各级结核病防治专业机构和各类医疗机构。从国家到省、地、县都有结核病防治专业机构，它们按其管辖地域、覆盖人口和工作任务，配备相应的专职人员从事结核病控制工作。

1.国家级结核病防治业务管理机构

中国疾病预防控制中心结核病预防控制中心是负责全国结核病预防控制业务工作的组织协调和指导中心，是集结核病预防控制资源协调、业务指导、疫情监测管理、项目组织实施及技术人员培训等功能于一体的国家级结核病防治业务专业管理机构。

其主要职责是：为政府制订有关结核病预防控制法规、标准、规范及规划等提供技术支持，开展防治策略和控制措施研究；对全国结核病防治工作进行技术指导、督导检查和考核评价；对全国结核病防治机构实验室工作进行技术指导和质量控制；承担结核病监测、信息收集、处理、上报和专项分析；承担国家结核病防治指南的制订；实施健康教育策略的制订、评价与推广应用；负责国际合作、援助等项目的实施与管理；组织开展结核病防治的相关研究；开展对外交流与合作，引进和推广先进技术、新方法；培训专业技术人员，组织编写各类人员培训教材。

中国疾病预防控制中心结核病防治临床中心在中国疾病预防控制中心的领导下，协助中国疾病预防控制中心结核病预防控制中心，开展全国结核病防治人员和医疗单位有关人员的临床技术培训工作;编写结核病防治工作相关培训材料;开展结核病防治科研、临床技术咨询和指导;开展结核病诊断、治疗和抗结核病药物临床观察研究及耐药监测工作;协助开展结核病健康教育工作;参与结核病防治工作国内外技术交流与合作。

2.省级结核病防治业务管理机构

省级疾病预防控制中心和省级结核病防治研究所是负责全省结核病预防控制业务工作的组织协调和指导中心,是集结核病预防控制资源协调、业务指导、疫情监测管理、项目组织实施及技术人员培训等功能于一体的省级结核病防治业务专业管理机构。其主要职责如下。

(1)为政府制订有关结核病预防控制法规、标准、规范、规划、年度计划(含经费预算)等提供技术支持,并协助组织实施。

(2)做好辖区内肺结核病患者的报告、确诊、登记和治疗管理以及转诊、追踪和密切接触者检查的组织和技术指导工作。进行涂阴肺结核病患者诊断质量的评价。承担患者诊断和治疗工作的疾病预防控制(结核病防治)机构要完成区级的职责。

(3)在卫生行政部门组织下,对医疗机构疫情报告和管理情况进行督导、检查和指导。

(4)设立专职人员负责结核病报表收集、核对和上报工作,定期完成结核病月、季报表和年报表填报,并对信息质量进行督导。对信息资料进行及时评价,提出改进工作的建议。

(5)加强痰菌检查的质量控制,对所辖县区进行实验室痰涂片检查的质量保证工作,对有关人员进行培训。

(6)制订本辖区的培训计划,开展对本省地、市级结防机构业务人员和医疗保健单位有关人员的培训,并接受上级的培训。

(7)制订本辖区的健康促进计划,并组织实施。负责培训地市或县级健康促进人员,组织编发健康促进宣传材料,评价全省健康促进活动的质量。

(8)编制并上报药品计划,建立药品管理制度,保证货源充足,及时向市(地)或县提供抗结核药品。保证有专人管理药品,建立药品账目,保证药品库房条件达到要求。及时检查库存药品的有效期,保证账物相符。

(9)在卫生行政部门的领导下,组织本地区结核病防治工作的督导、检查和评价工作。

(10)开展结核病实施性研究工作。

3.地、市级结核病防治业务管理机构

地、市级疾病预防控制中心、结核病防治所或慢性病防治中心(站、院)是负责全地、市结核病预防控制业务工作的组织协调和指导中心,是集结核病预防控制资源协调、业务指导、疫情监测管理、项目组织实施及技术人员培训等功能于一体的地、市级结核病防治业务专业管理机构。其主要职责如下。

(1)为政府制订有关结核病预防控制法规、标准、规范、规划、年度计划(含经费预算)等提供技术支持,并协助组织实施。

(2)做好辖区内肺结核病患者的报告、确诊、登记和治疗管理以及转诊、追踪和密切接触者检查的组织和技术指导工作。进行涂阴肺结核病患者诊断质量的评价。承担患者诊断和治疗工作的疾病预防控制(结核病防治)机构完成区级的职责。

(3)在卫生行政部门的组织下,对各医疗机构的疫情报告和管理情况进行督导、检查和指导。对县级主要医疗机构的有关领导和医师进行培训。

(4)对所辖县区进行实验室痰涂片检查的质量保证工作。对有关人员进行培训。

（5）设立专职人员负责结核病报表的收集、核对和上报工作，定期完成结核病月、季报表和年报表填报，并对信息质量进行督导。对信息资料进行及时评价，提出改进工作的建议。

（6）制订本辖区培训计划，开展对本市（地）结防机构业务人员和医疗保健单位有关人员的培训，并接受上级的培训。

（7）制订本辖区健康促进计划，并组织实施。负责培训县级健康促进人员，组织编发健康促进宣传材料，评价全省健康促进活动的质量。

（8）编制并上报药品计划，建立药品管理制度，保证货源充足，及时向县区提供抗结核药品。保证有专人管理药品，建立药品账目，保证药品库房条件达到要求。及时检查库存药品的有效期，保证账物相符。

（9）在卫生行政部门领导下，组织本地区结核病防治工作的督导、检查和评价工作。

4.县级结核病防治业务管理机构

县级疾病预防控制中心、结核病防治所或慢性病防治中心（站、院）是负责全县结核病预防控制业务工作的组织协调和指导中心，是集结核病预防控制资源协调、业务指导、疫情监测管理、项目组织实施及技术人员培训等功能于一体的县级结核病防治业务专业管理机构。其主要职责如下。

（1）为政府制订有关结核病预防控制法规、标准、规范、规划和年度计划（含经费预算）等提供技术支持，并协助组织实施。

（2）做好肺结核病患者报告、确诊和登记工作。开展肺结核病患者筛查工作，负责落实肺结核可疑症状者、疑似患者诊断工作；完成肺结核病患者追踪工作和密切接触者检查。对肺结核病患者的确诊主要由结核病诊断技术小组实施。不承担患者治疗工作的疾病预防控制（结核病防治）机构由各地结核病定点诊疗机构承担患者诊断的具体工作。

（3）负责实施肺结核病患者不住院化疗工作，应设立专职人员，负责管理活动性肺结核病患者化疗的工作，不承担患者治疗工作的疾病预防控制（结核病防治）机构由各地结核病定点诊疗机构承担患者治疗的具体工作。

（4）对开展痰涂片的医疗机构进行痰涂片质量保证工作。

（5）指导各医疗机构开展结核病转诊工作。在卫生行政部门的组织下，对各医疗机构的疫情报告和管理情况进行核实、检查、指导。对医疗机构的有关医师进行培训。

（6）设立专职人员负责结核病报表填报，定期完成结核病月、季报表和年报表填报，结核病定点诊治机构负责将所有三个登记本资料录入结核病管理信息系统。并对信息质量进行督导。对信息资料进行及时评价，提出改进工作的建议。

（7）制订本辖区培训计划，开展对本辖区医疗机构和乡镇级、社区有关人员的培训，并接受上级的培训。

（8）制订本辖区健康促进计划，并组织实施。负责培训县级健康促进人员，组织编发健康促进宣传材料，评价全县健康促进活动的质量。

（9）编制并上报药品计划，建立药品管理制度，保证货源充足。保证有专人管理药品，建立药品账目，保证药品库房条件达到要求。及时检查库存药品的有效期，日清月结，保证账物相符。

（10）在卫生行政部门领导下，组织本地区结核病防治工作督导、检查和评价工作。

5.乡镇卫生院或社区卫生中心疾病预防保健组

乡镇卫生院或社区卫生中心疾病预防保健组设专职或兼职结核病防治医师。负责其乡镇或社区卫生中心的结核病防治工作。其主要职责如下。

(1)负责村医结核病防治知识培训。

(2)对村医结核病的治疗管理工作进行定期督导、检查。

(3)对肺结核可疑症状者或疑似肺结核病患者的转诊及转诊工作的记录。

(4)执行统一化疗方案,对结核病患者进行规范管理。

(5)乡(镇、街道)预防保健机构负责本单位及所辖区域内疫情报告工作。

6.村级卫生室

村级卫生室设乡村医师,负责本级结核病防治工作。其主要职责如下。

(1)向村民和患者宣传结核病防治知识。

(2)将肺结核可疑症状者及时转至县结核病防治机构就诊、确诊,并做好转诊记录。

(3)执行县级结防机构制订的化疗方案,对结核病患者进行化疗管理,负责落实患者的短程化疗,负责督导患者按时按量服药。

(4)对上级通知需追踪的患者或可疑者进行追踪。

(5)督促患者按时复查、取药,按期留送合格的痰标本。

(6)负责对实施督导化疗的患者家庭成员或志愿者进行指导。

7.医疗机构

各级各类医疗机构(包括厂矿、企事业单位医疗机构)虽然不属于结核病防治机构。但是,它们作为当地的主要卫生医疗力量,要主动参与到当地的结核病防治工作之中。其主要职责如下。

(1)对初诊发现的肺结核病患者或肺结核可疑症状者,按国家有关法规及规定进行患者报告及转诊。

(2)负责对肺结核危重患者的抢救工作。在结核病防治工作中,按有关标准和规范对患者进行诊断和转诊。对收治住院的肺结核病患者,应及时向当地结核病防治机构报告,出院后应将治疗结果报告给患者居住地结防所(科),若患者需继续化疗,应将患者转至患者居住地结核病防治机构继续进行治疗管理。

(3)负责在医院内开展结核病健康教育活动。

三、结核病防治机构的资源配置

结核病防治机构作为结核病管理的主要业务机构,承担着所在区域结核病防治规划的制订、结核病预防控制资源的协调、业务指导、疫情监测管理、项目组织实施及技术人员培训等结核病防治业务专业管理工作。同时,一部分结核病防治机构还承担着结核病的临床诊疗和患者管治工作。因此,结核病防治机构需要良好的资源配置。

(一)资源配置的原则

(1)整合资源,合理布局。各地要根据实际情况,统筹规划省、市、县(市、区)级结核病防治机构的布局,本着填平补齐的原则建设业务用房和配备设备。

(2)完善功能、满足基本要求。结核病防治机构承担着辖区内的结核病防治工作,房屋、科室、设备的资源配备要满足结核病防治业务工作的要求。在一些省市,结核病防治机构如果同时承担麻风病防治、皮肤性病防治、精神疾病防治以及慢性非传染性疾病防治任务时,房屋、科室、设备的资源配备除要满足结核病防治业务工作的要求外,还要满足麻风病防治、皮肤性病防治、精神疾病防治以及慢性非传染性疾病防治任务工作的要求。

（3）分类指导、规范建设。结核病防治机构资源配置标准要根据覆盖人口及服务功能来确定资源配置的规模，实行统一技术规范，做到规模适宜、功能适用、装备合理，切实提高结核病预防控制能力。

（二）机构设置的要求

（1）原则上每个省、市、县（市）应有一所结核病防治机构，区级结核病防治机构的设置各地可根据实际情况和工作需要确定是否设置。

（2）结核病防治机构根据工作的需要设立的部门包括行政管理科室、业务科室和后勤保障科室。行政管理科室包括办公室、人事科、党团、工会和妇女组织。业务科室包括门诊部、诊室、治疗室、实验室（BSL-2级）、放射科、防治科、信息资料室和药房等科室。后勤保障科室包括总务科和消毒供应室等。同时承担麻风病防治、皮肤性病防治、精神疾病防治以及慢性非传染性疾病防治任务时，还应设立相应的麻风病防治科、皮肤性病防治科、精神疾病防治科和慢性非传染性疾病防治科等。

（三）工作人员的配备

（1）结核病防治机构工作人员的配备要严格准入制度，除行政管理人员外，严禁非专业技术人员进入结核病防治机构。同时，要优化结核病防治机构人员的学历和专业职称构成。各级结核病防治机构行政管理人员、专业技术人员和工勤人员所占比例为15%、80%和5%。省级以上的结核病防治机构专业技术人员的学历构成要求本科以上，并以研究生学历人员为主体。地级结核病防治机构专业技术人员的学历构成要求专科以上，并以本科学历人员为主体。县级结核病防治机构专业技术人员的学历构成要求中专以上，并以本科学历人员为主体。专业技术人员的职称构成省级结核病防治机构高、中、初级人员比例不应低于1:2:3；地级结核病防治机构高、中、初级人员比例不应低于1:4:6；县级结核病防治机构高、中、初级人员比例不应低于1:6:9。

（2）各级结核病防治机构的人员配备标准要根据机构管理区域的大小和服务人口的多少而定。但是，一个独立的结核病防治机构要正常运转，必须要有基本的人员配备。各级独立的结核病防治机构人员配备可参考下列标准。

（3）各级结核病防治机构同时承担麻风病防治、皮肤性病防治、精神疾病防治以及慢性非传染性疾病防治任务时，可根据具体需要增加人员配备标准。

（四）业务用房的配置

结核病防治机构房屋的建设应遵循以下原则。

（1）满足开展疾病预防控制工作的需要，业务用房、实验室、行政及保障等功能用房布局合理，既要符合建筑要求，又符合专业要求的原则。

（2）应贯彻适用、经济、环保、美观的原则。

（3）建筑材料和结构形式的选择，应符合建筑耐久年限、防火、抗震、防洪、建筑节能、保温隔热及施工等方面要求的原则。

独立的结核病防治机构要开展正常结核病防治工作，必须要有基本的业务活动场地用房。各级独立的结核病防治机构基本的业务活动场地用房可参考下列标准配置。

各级结核病防治机构同时承担麻风病防治、皮肤性病防治、精神疾病防治以及慢性非传染性疾病防治任务时，可根据具体需要增加业务活动场地用房建设标准。

四、结核病患者的发现

结核病患者的发现是指通过公认的、可靠的流行病学手段和临床程序以及以痰菌检查为代表的实验室方法完成对结核病患者的诊断,继而进行规范的抗结核病治疗,达到治愈患者,控制传染源的目的。目前世界卫生组织在全球推广应用并取得良好效果的现代结核病控制策略认为,发现和治愈肺结核患者是当前控制结核病疫情的最有效措施。通过 20 世纪 90 年代以来现代结核病控制策略的实践,我国结核病防治工作已经取得重大阶段性成果。至 2005 年底,新涂阳肺结核患者发现率达到 79%,新涂阳肺结核患者治愈率达到 91%。随着我国结核病防控体系不断扩展和完善,结核病患者将获得更高治愈率,以此为前提,加大患者发现的力度,使更多的结核病患者得到及时、规范的治疗对控制结核病疫情至关重要。

(一)发现对象

按照我国新修订的肺结核诊断标准(WS288－2008),肺结核分疑似病例、确诊病例和临床诊断病例。其中,确诊病例和临床诊断病例是发现对象,痰涂片阳性的肺结核患者是主要的发现对象。在临床工作中,肺结核可疑症状者和疑似病例是发现结核病患者的重要线索,应引起包括结防机构、各级综合医疗机构的广大医务工作者高度重视。

1.肺结核可疑症状者和疑似病例

(1)肺结核可疑症状者:咳嗽、咳痰≥2 周、咯血或血痰是肺结核的主要症状,具有以上任何一项症状者为肺结核可疑症状者。此外,胸闷、胸痛、低热、盗汗、乏力、食欲减退和体重减轻等为肺结核患者的其他常见症状。这里需要提出的是,虽然多数肺结核病患者有咳嗽症状,但咳嗽并非结核病所特有。急性呼吸道感染、哮喘和慢性阻塞性肺病等一系列呼吸系统疾病也有咳嗽、咳痰症状,同样,咳嗽 2 周以上也不是一个特异性的条件,但按照惯例和早期的一些研究结果,2 周以上的咳嗽、咳痰一直被作为怀疑患有结核病的标准而被多数国家指南和国际指南所采纳,在结核病疫情高发地区尤其如此。

(2)肺结核疑似病例:5 岁以下儿童有肺结核可疑症状时,一般不主张以放射性检查为首选检查手段,如果有肺结核可疑症状同时有与涂阳肺结核患者密切接触史,或结核菌素试验强阳性,即可判断为肺结核疑似病例。5 岁以上就诊者,无论有无可疑症状,只要胸部影像学检查显示活动性肺结核影像学可疑的表现,即可作为肺结核疑似病例处理。特别需要强调的是,除了X 线检查外,还需结合其他检查来确立结核病的诊断,否则容易导致结核病的过诊、漏诊和其他疾病的漏诊。

2.确诊病例

包括涂阳肺结核、仅培阳肺结核和病理学诊断为肺结核三类。

(1)涂阳肺结核:对所有肺结核疑似患者或具有肺结核可疑症状的患者(包括成年人、青少年和能够排痰的儿童)均应至少收集两份最好是 3 份痰标本用于显微镜或结核分枝杆菌培养检查,而 3 份痰标本中,至少含有一份清晨痰标本。随着实验室诊断技术不断发展,免疫学、分子生物学方法的探索和应用广受重视,但直至目前,结核菌培养阳性仍然是诊断结核病的“金标准”。而通过显微镜检查发现痰涂片中抗酸杆菌虽然对结核分枝杆菌不具有绝对特异性,但在结核病疫情高发地区,仍然作为确诊手段在结核病控制工作中广泛应用。

由于目前我国尚有很多结防机构的实验室因资源有限而不能开展培养,因此,从可操作性和服务可及性出发,将标准定为凡符合下列任一条件者可诊断为涂阳肺结核病例:①2 痰标本直接涂片抗酸杆菌镜检阳性。②1 份痰标本直接涂片抗酸杆菌镜检阳性加肺部影像学检查符合活动性肺结核影像学表现,或者加 1 份痰标本结核分枝杆菌培养阳性。

(2)仅培阳肺结核:与培养相比,痰涂片镜检的敏感性只有 30%～40%。痰涂片阴性,同时肺部影像学检查符合活动性肺结核影像学表现加 1 份痰标本结核分枝杆菌培养阳性者可归为仅培阳肺结核。因此,在有条件的情况下,应对涂片检查为阴性的疑似病例收集痰标本进行培养,一方面为了避免结核病的过诊和漏诊,一方面还可使结核病患者得到明确的病原学诊断而获得及时治疗。

(3)病理学诊断:对肺部病变标本病理学诊断为结核病变者,即使没有病原学支持,也可确诊为肺结核。但由于开展此项检查技术要求高,不适用于大范围人群的结核病防治,目前一般仅限于疑难病例的鉴别诊断使用。

3.临床诊断病例

所谓临床诊断病例,也可称为活动性涂阴肺结核。此类病例诊断一般应包括三方面依据:一是至少3个痰涂片镜检均为阴性且其中至少 1 份为清晨痰标本;二是胸部 X 线片显示与结核相符的病变,即与原发性肺结核、血行播散性肺结核、继发性肺结核、结核性胸膜炎任意一种肺结核病变影像学表现相符;三是对于一般广谱抗生素的治疗反应不佳或无反应,而在诊断性抗感染治疗过程中,注意不应使用氨基糖苷类或氟喹诺酮类等对结核分枝杆菌有杀灭作用的广谱抗生素。对经抗感染治疗仍怀疑患有活动性肺结核的患者可进行诊断性抗结核治疗,推荐使用初治活动性肺结核治疗方案,一般治疗 1~2 月。此类患者可登记在"结核病患者登记本"中,如最后否定诊断,应变更诊断。

临床诊断病例的确定因情况复杂多变,既需要系统性,又需要灵活性,临床医师根据患者实际情况掌握好这两方面的平衡对于避免结核病的过诊和漏诊具有重要意义。另外,结核菌素实验强阳性、抗结核抗体检查阳性、肺外组织病理检查为结核病变等均可作为涂阴肺结核的诊断参考,诊断流程详见"接诊和诊断程序"。符合临床诊断病例的特点,但确因无痰而未做痰菌检查的未痰检肺结核患者也可按涂阴肺结核的治疗管理方式采取治疗和管理。

(二)发现方式

长期以来,我国大部分地区在结核病防治工作中采用了"因症就诊"为主的被动的发现方式。目前随着我国疾病控制网络化建设的不断完善,以综合医院转诊和结核病防治机构追踪为标志的主动发现模式在结核病发现工作中发挥了越来越重要的作用。下文将以《中国结核病防治规划实施工作指南》中有关内容为线索,将目前我国肺结核患者发现方式做一系统阐释。

1.因症就诊

因症就诊指患者出现肺结核可疑症状后主动到结防机构就诊,是我国结核病控制患者发现的最主要方式。目前我国已经将完善社会动员和健康促进工作列为中国结核病控制策略的重要内容之一,制订并在全国范围内实施倡导、交流和社会动员策略(ACSM),与多部门合作,开展结核病防治健康促进工作。通过建立并充分利用《结核病防治健康教育材料资源库》,有计划、有针对性地在诸如学校、工厂、社区等地开展多种形式的健康促进活动,取得了较好的成效。随着社会民众结核病防治知识知晓率逐步提高,越来越多具有可疑症状的患者能够主动到疾控中心、结核病防治所、慢性病防治中心等结防机构就诊。

2.转诊和追踪

全国结核病防治规划(2001—2010 年)中,特别强调了结核病患者归口管理和督导治疗,相应的在我国的结核病防治规划实施工作指南中也要求,各级综合医疗机构和结核病防治机构要在患者的发现、治疗等环节开展紧密合作,共同遏制结核病流行,简称"医防合作"。在医防合作中,卫生行政部门负责领导、协调开展转诊和追踪工作;要将肺结核患者转诊和追踪实施情况纳入对医疗卫生机构和结防机构目标考核内容,至少每年考核一次;应建立例会制度,定期听取医疗卫生机构和结防机构关于转诊和追踪工作的进展情况汇报,解决实施过程中出现的问题,并提出下一步工作要求。

转诊和追踪是医防合作的重要组成部分,是两个主体不同,相互关联的环节,其中转诊指患者出现肺结核可疑症状后到医疗卫生机构(不包括结防机构)就诊,经胸部 X 线或痰菌检查等诊断为肺结核或疑似肺结核患者后,患者携带医师填写的转诊单到结防机构就诊。医疗机构在具体执行的过程中,可以根据自身情况,采取感染科、呼吸科、实验室、放射科多科室共同转诊,或采取由医院预防保健科统一登记、转诊等模式,及时将应转诊对象转诊到结防机构接受治疗管理。

转诊的必要性是由结核病的特点和治疗要求决定的。结核病作为一种慢性传染性疾病,治疗需要长时间规则服药,否则极易产生耐药而治疗失败。在一般的综合医疗机构,结核病患者或许可以得到准确的诊断和正确的治疗方案,但是在至少 9 个月的治疗过程中,难以实施严格的治疗管理措施来保证患者规范治疗,而结核病专业机构则可以在诊断、治疗、跟踪随访、不良反应处理等各个环节实施严格管理和密切监测,保证患者坚持治疗和规律服药,提高结核病治愈率,减少因不规则服药而产生耐药、耐多药等不良后果。

追踪可以说是对转诊工作的重要补充,指对于医疗卫生机构疫情报告并转诊的肺结核和疑似肺结核患者,未按时到结防机构就诊,则须由结防机构或乡、村医师进行追踪,使其到结防机构接受检查和治疗。追踪工作与结核病网络报告关系密切,结防机构需要指定专人负责,对医疗卫生机构在疾病监测信息报告管理系统(以下简称“网络直报”)中报告的肺结核患者或疑似肺结核患者信息进行浏览、核实,并与结防机构临床医师紧密协作,对转诊未到位的患者进行追踪。下面分别就转诊、追踪两个环节进行阐述。

(1)转诊:包括以下具体内容。

转诊主体:各综合医疗单位、私营医疗机构门诊或住院部的医务人员,特别是呼吸科、感染科等密切相关科室的医师,通常采取首诊医师负责制原则。

转诊对象:在各综合医疗单位、私营医疗机构门诊就诊的不需要住院治疗的肺结核患者或疑似肺结核患者;需住院治疗者,出院后仍需治疗的肺结核患者均为转诊对象。在我国结核病网络报告系统中,对应转诊对象有更为明确的要求。

转诊程序:①填写转诊单和转诊登记本:转诊单一般由省级或市级结防机构根据国家结核病防治规划实施手册要求统一印制逐级分发至各级医疗机构,对需转诊对象,医疗卫生机构除填写传染病报告卡外,还要填写“肺结核患者或疑似肺结核患者转诊/推荐单”一式 3 份,一般采用复写纸方式以减少工作量,提高工作效率。一份留医疗卫生机构存档;一份由医疗卫生机构送达指定的结防机构;一份由患者携带,到指定的结防机构就诊。各级医疗机构应在感染科、医疗保健科或其他指定科室安排人员每天收集院内转诊单,并及时核对填写资料,对患者相关信息,尤其是患者联系信息不详的,要督促转诊医师及时更正。同时填写“医院肺结核患者及疑似肺结核患者转诊登记本”。②转诊前健康教育:结核病防治机构应在卫生行政部门协调下,积极开展对综合医疗机构医务人员在结核病健康教育方面的培训,使医疗卫生机构转诊医师或护士能够熟练掌握宣传教育技巧和内容,以保证患者转诊前能接受良好的健康教育。良好的健康教育即可由医师实施、也可由护士实施,许多医院根据自身实际情况,采取了委派专门护士进行健康教育的方式,效果非常理想。健康教育的内容应包括:向患者解释其可能患了肺结核,并讲解结核病相关知识和国家为结核病患者提供的各项优惠和减免政策,以及转诊到结防机构的必要性或原因等内容。③转诊：一般在进行健康教育后，即嘱咐患者及时到结防机构就诊。部分结核病防治机构为院所合一的模式或结核病防治专科医院，在患者的住院管理和门诊管理之间、普通门诊和肺结核门诊之间要建立规范的转诊机制，保证患者及时接受规范的督导治疗。

转诊要求：及时转诊；按照转诊程序规范转诊；患者转诊单填写不能漏项，患者联系地址和电话须填写清楚、准确；患者的住院和出院情况要及时在传染病信息报告系统中进行订正；各医疗机构根据自身特点，制订规范的转诊流程图。

转诊评价指标：转诊率和转诊到位率是目前评价转诊工作的主要指标。

在实际工作中，评价指标还应包括一些过程指标，如是否将结核病转诊纳入了医疗机构考核体系；是否制订转诊制度和流程；是否建立了转诊患者登记本等，还要特别强调医疗卫生机构内各有关科室要及时详细填写门诊工作日志、放射科结核病患者登记本、实验室登记本、出入院登记本等，保证基础资料的完善。应鼓励部分有条件的医院对部分病情较重、传染性较强或耐药、耐多药患者采取救护车转送到结防机构等更为积极的做法，以提高转诊到位率、减少结核病的传播。

（2）追踪：包括以下具体内容。

追踪主体：各级结防机构或乡村卫生医疗机构的医务人员。

追踪对象：辖区内、外医疗卫生机构报告或转诊现住址为本辖区的非住院肺结核患者或疑似肺结核患者，在报告后 24 小时内未到当地结防机构就诊者；在医疗卫生机构进行住院治疗的肺结核患者，出院后 2 天内未与当地结防机构取得联系。

有关追踪对象的确定需要综合临床和网络信息，主要包括以下几个环节：①结防机构的工作人员需要每天将前一天医疗卫生机构网络直报的确诊或疑似肺结核患者逐一进行浏览、查重，对于重复报告的传染病报告卡按照有关要求进行删除。②查重后网络直报中的肺结核患者基本信息转录到"县（区）结防机构肺结核患者和疑似肺结核患者追踪情况登记本"（简称"追踪登记本"），追踪登记本也可以通过网络导出装订成册。③将"追踪登记本"信息与结防机构"初诊患者登记本"和"肺结核患者或疑似肺结核患者转诊/推荐单"进行核对并记录所有具有报告信息患者"转诊日期"及"追踪、到位信息"。④对"传染病报告卡""备注"栏中注明的住院患者，通过与报告医疗卫生机构住院部核实，确定患者已住院，则应在追踪登记本"备注"栏中注明。

追踪方法：①电话追踪是目前最为常用的追踪方法。由县（区）结防机构负责追踪的人员直接与患者电话联系了解患者未就诊原因，劝导患者到结防机构就诊和治疗。该方法的前提是转诊单或报告卡所填患者联系电话必须准确可靠，这也是转诊、报病阶段对临床医师和信息填报人员须反复强调的重点。②逐级开展现场追踪：对报病信息或转诊单上没有电话或通过电话追踪 3 天内未到位的患者，县（区）结防机构追踪人员与乡镇级卫生服务机构的医师电话联系，或将"患者追访通知单"传真或邮寄至乡镇医师，告知患者的详细情况。乡镇医师接到信息后，及时通知村医与患者进行联系，通过对患者进行结核病相关知识健康教育，说服患者到结防机构就诊；若 5 天内未到结防机构就诊，乡镇医师应主动到患者家中家访并劝导患者到结防机构就诊。同时电话通知或填写"患者追访通知单"第二联，向县（区）级结防机构进行反馈。经电话、乡（村）医师追踪，7 天内仍未到位的患者，县（区）结防机构追踪人员应主动到患者家中，充分与患者交流，了解患者未能及时到结防机构就诊的原因并努力劝导患者到结防机构就诊。

追踪评价指标：追踪率和追踪到位率是主要评价指标。

关于追踪工作的评价同样包括一些非量化指标，如：是否建立了追踪流程和追踪制度；是否设立了结核病患者转诊、追踪登记本;是否与综合医疗机构建立了良好的反馈机制等。

（3）转诊、追踪的总体评价:转诊、追踪是两个紧密衔接的环节,实施的总体情况在很大程度上反映一个地区的医防合作成效。在数据录入质量较高的情况下,转诊追踪总体到位率目前可通过网络报表统计得出,是对转诊追踪情况的总体评价指标。

（4）转诊和追踪结果的反馈与激励措施:为强化各级医疗机构和结防机构医务人员对转诊追踪的认识,县(区)结防机构应每月采用反馈表的方式将患者转诊和追踪到位情况、结核病的核实诊断情况反馈给转诊单位、参与追踪的乡镇卫生院(社区卫生服务中心)医师和村卫生室(社区卫生服务站)医师,对他们的合作表示感谢,并结合本地实际和相关政策给予一定激励。

3.因症推荐

因症推荐大多适用于技术条件相对不足,自己没有能力对患者进行进一步诊治的单位。一般来说,咳嗽、咳痰≥2周、咯血或血痰是肺结核的主要症状,具有以上任何一项症状者均可考虑为肺结核可疑症状者。医务人员或有关人员应将发现的肺结核可疑症状者推荐并督促其到结防机构接受检查。积极、及时地推荐病例非常关键,常常取决于接诊医师对结核病防治工作的认识和重视程度。因此,有计划地开展结核病防治知识、政策等培训,是促进因症推荐成效的重要因素。

4.接触者检查

指对涂阳肺结核患者的密切接触者进行结核病可疑症状筛查或结核病检查。涂阳肺结核病患者是公认的传染源。据统计,一个涂片阳性肺结核病患者如果得不到正规治疗,一年中可传染10～15人,被感染者一生中发生结核病的可能性为5%～10%。因此,对涂阳肺结核患者的密切接触者进行筛查是更为积极地干预结核病传播链的重要举措。目前,我国已经将涂片阳性肺结核病患者的密切接触者筛查和检查纳入结核病防治免费政策,密切接触者检查已经成为结核病控制日常工作的重要内容。

（1）密切接触者含义:一般指新登记痰涂片阳性肺结核病患者(含初治和复治患者)的密切接触者,包括与痰涂片阳性肺结核病患者直接接触的家庭成员、同事、同学或同宿舍居住者。在判定密切接触者,分析其感染、发病可能性时,要综合考虑与病例接触时,病例是否处于传染期、病例临床表现、与病例的接触方式、接触时所采取的防护措施,以及暴露于病例污染的环境和物体的程度等因素,进行综合判断,在进行检查的同时,建议及时采取有针对性的防控措施。

（2）检查程序:①对每一位新登记涂片阳性肺结核病患者进行常规询问,调查其密切接触者信息,接触者中有肺结核可疑症状者,应填写在"涂阳肺结核病患者密切接触者登记本"上。②结防机构人员对新登记涂阳患者需进行有关密切接触者检查重要性的宣传教育。根据密切接触者范围、场所等实际情况,开展有针对性的结核病防治知识宣传或请患者将防治知识宣传卡或其他宣传资料转交给密切接触者,特别要注意通知已经出现或近期曾经出现肺结核病可疑症状的密切接触者到结防机构检查。③密切接触者接受检查后,应及时将检查结果记录到"涂阳肺结核病患者密切接触者登记本"中。

（3）密切接触者检查方法及处理原则如下。

检查方法:①PPD皮试。适用于0～14岁儿童有肺结核病可疑症状者。②胸部X线片。适用于0～14岁儿童PPD硬结平均直径≥15 mm或有水疱等强烈反应者、≥15岁有肺结核可疑症状者。③痰涂片检查。适用于对0～14岁儿童胸片有异常阴影者、≥15岁有肺结核可疑症状者。

处理原则：①凡符合上述拍片和查痰标准的密切接触者的信息及检查结果，要登记在涂阳肺结核病患者密切接触者登记本上，也要登记在"初诊患者登记本"上。②对检查发现的肺结核病患者，按照《中国结核病防治规划实施工作指南》的要求进行治疗管理。③经检查没有异常发现的密切接触者，进行结核病知识宣传。宣传重点：一旦出现可疑肺结核病症状，应立即到指定的结防机构就诊；肺结核不可怕，绝大多数是可以治愈的。④对于学校内、工厂车间内等人群比较密集的场所，建议采取尤其积极主动的措施来进行密切接触者检查，避免结核病疫情暴发和流行。

5.健康检查

健康体检是一种主动发现结核病患者的手段，成本效益比较低，一般不作为患者发现的常规方法。更多适用情况是结核病防治机构积极与开展健康体检的机构合作，在进行健康体检时，特别关注结核病高发人群和重点行业人群，以便及时发现肺结核患者或疑似肺结核患者。健康体检的主要对象如下。

（1）高危人群：①农民工或来自结核病高发地区移民及求职者。②儿童及青少年中结核菌素反应强阳性者。③涂阳肺结核病患者的密切接触者。④糖尿病、接受免疫抑制剂治疗、矽肺、艾滋病病毒感染者及艾滋病患者。结核病和艾滋病病毒双重感染防治是目前结核病防治的重要挑战之一，在艾滋病病毒感染者和艾滋病患者中常规开展结核病调查已经逐步纳入我国艾滋病防治和结核病防治工作体系。⑤羁押人群。对于羁押人群中的结核病患者，大多地区采取了属地化管理的原则，其发现和治疗管理需要司法、监狱、当地结核病防治机构、卫生行政部门等有关各方充分沟通合作。由于羁押人群相对的独立性和固有的特殊性，因此，需要结核病防治机构进一步研究和探讨。

（2）重点人群：①教育系统的工作人员，主要包括托幼机构职工及大、中、小学教职工。②入伍新兵。③食品、卫生服务行业职工和劳动密集型企业职工。④来自偏远少数民族地区，到大中城市就读的学生。

6.结核病流行病学调查

虽然流行病学调查的主要目的是了解一个地区结核病疫情状况，但在调查过程中也会发现一部分结核病患者。

（三）接诊和诊断程序

1.问诊

问诊是接诊的第一环节，问诊的过程也是医师与患者交流的过程，富于技巧的良好问诊对于病情的判断、初步建立医患互信，乃至对后期患者的治疗都会产生深刻的影响。接诊医师应该详细询问初诊患者是否有咳嗽、咳痰、咯血、胸痛、发热、乏力、食欲减退、盗汗等症状，症状出现和持续时间，既往史（结核病史、抗结核治疗史、肝肾病史、药物过敏史、粉尘接触史与肺结核患者密切接触史等），是否已在其他地区结防机构登记和治疗等内容。

对推荐或转诊来的患者要询问发病过程、诊疗经过、诊断结果和治疗情况，并保存其推荐/转诊单，特别要关注治疗方案是否准确、治疗过程中是否有中断现象、不良反应发生等方面的信息，为患者病情判断和治疗管理打下良好基础。

对已在其他地区登记和治疗的患者，要按照"跨区域管理"有关流程在网络直报系统中查阅本单位是否收到该患者转入信息，若无转入信息，则要通过电话等方式与首次登记治疗单位联系，获取该患者既往治疗信息，确保患者得到准确、及时、规范的治疗。

2.填写"初诊患者登记本"

"初诊登记本"是目前结防机构普遍使用的结核病患者登记工具,记录内容是重要的"第一手资料",由县(区)结防机构接诊医师认真填写。凡初次就诊患者都要在"初诊患者登记本"上登记。目前全国结防机构统一执行《中国结核病防治规划实施工作指南》中的规范,部分地区开始逐步推广电子病案、无纸化办公系统,"初诊患者登记本"纸质版仍然需要妥善保留存档。

3.痰涂片显微镜检查

随着现代结核病诊断技术不断进展,越来越多的快速诊断技术开始在临床应用,但作为结核病控制工作中广泛应用的结核病诊断技术,痰涂片显微镜检查仍是目前肺结核患者诊断不可替代的重要手段。

(1)查痰对象:前来就诊的肺结核患者、疑似肺结核患者和肺结核可疑症状者,对转入患者或在经住院治疗后转诊者,如在外院或外地结防机构就诊时已经做过痰检,根据病历资料或网上转入信息核实后,可参考结果直接登记。

(2)收集3份合格痰标本:对初诊患者,要求当日在门诊留1份"即时痰"标本,同时发给患者两个标记患者姓名的痰标本盒,嘱患者次日带"夜间痰"和"晨痰"进行检查。应告诉初诊患者留取合格痰标本的方法,保证其提供的痰标本是从肺深部咳出的黏性或脓性痰。

(3)乡镇查痰点:一般查痰在县或区级结防机构实验室进行,为减轻部分边远地区、交通不便地区的患者负担,提高结核病防治服务可及性,我国在部分地区设置了乡镇查痰点,一般设立在镇级中心卫生院检验室,相关人员需要接受结防机构检验人员专业培训,工作环境和实验操作要接受上级实验室的质量控制。特别强调所有检查玻片要妥善保存,阳性涂片由当地县级结防机构进行复核后才生效,以保证结果准确性。

4.痰分枝杆菌培养和菌型鉴定

鉴于痰涂片检查无法区别结核分枝杆菌和非结核分枝杆菌,建议在有条件的实验室在进行直接痰涂片检查结果的同时,开展痰分枝杆菌培养、药敏试验、菌型鉴定甚至分子生物学检测等技术资源要求较高的项目以更好地明确诊断和指导治疗。

5.胸部影像学检查

胸部X线检查目前对结核病诊断仍然是重要的手段之一,特别是在基层医疗单位。病原学检查和组织病理检查是肺结核诊断的确切依据,但在上述两项无法满足的时候,胸部X线检查结果就显得尤为关键。因此,大部分肺结核患者均采用X线诊断技术。但为减少放射性损伤,对于孕妇、婴幼儿、儿童患者或疑似病例,应严格掌握指征,防止滥用;对成人亦应尽量减少不必要的重复检查。一般来说,0~14岁儿童肺结核可疑症状者、结核菌素试验强阳性者拍胸部正位片1张,胸部正位片显示异常可加拍侧位片1张;对≥15周岁肺结核可疑症状者直接拍摄胸片检查,但如患者可提供近2周内胸片或胸片报告单,可借阅其胸片核实情况,不再重复拍胸片检查。

胸部CT扫描在结核病诊断与鉴别诊断中的价值已经得到了广泛的认可,其优点主要在于:对缺乏病原学诊断的肺部肿块、囊肿阴影、空洞、结节和浸润型阴影的鉴别诊断;血行播散型肺结核早期发现;胸内肿大淋巴结、淋巴结隐匿部位病灶的鉴别诊断;胸腔积液,特别是少量、包裹性胸腔积液和胸膜病变的鉴别诊断等。

6.结核菌素试验

我国是结核病高流行国家,儿童普种卡介苗,因此阳性结果对诊断结核病、区别人工和自然感染结核菌的意义不大。但强阳性结果仍然对结核病诊断具有一定的参考价值。临床上结核菌素试验常应用于0～14岁儿童肺结核可疑症状者、与涂阳肺结核患者密切接触的0～14岁儿童或需与其他疾病鉴别诊断的患者。

7.结核病分类

按照2001年《中华人民共和国卫生行业标准》,结核病分为以下5类。

(1)原发性肺结核(简写为Ⅰ),为原发结核杆菌感染所致病症,包括原发综合征和胸内淋巴结结核。

(2)血行播散性肺结核(简写为Ⅱ),包括急性、亚急性、慢性血行播散性肺结核。

(3)继发性肺结核(简写为Ⅲ),是肺结核中的最常见类型,包括浸润性、纤维空洞性及干酪性肺炎、气管支气管结核、结核球等。

(4)结核性胸膜炎(简写为Ⅳ),包括干性、渗出性结核性胸膜炎和结核性脓胸。

(5)其他肺外结核(简写为Ⅴ),包括骨关节结核、结核性脑膜炎、肾结核、肠结核等。

8.结核性胸膜炎诊断要点

(1)确诊依据包括病原学和病理学两方面:①病原学,胸腔积液涂片或培养查到结核分枝杆菌。②病理学,胸膜活检符合结核病变病理学特征。

(2)诊断:缺乏上述两项依据者,若具有典型的胸膜炎症状及体征,同时符合以下辅助检查指标中至少一项者或临床上可排除其他原因引起的胸腔积液,可诊断为结核性胸膜炎。①结核菌素皮肤试验反应强阳性或血清抗结核抗体阳性。②胸腔积液常规及生化检查符合结核性渗出液改变。③肺外组织病理检查证实为结核病变。

(四)肺结核疫情报告

1.报告依据

2004年12月1日起施行的《中华人民共和国传染病防治法》中,将肺结核病列为乙类传染病。各责任报告单位和报告人应按照乙类传染病报告要求,对肺结核病例限时进行报告。

2.责任报告单位及报告人

各级疾病预防控制机构、各类医疗卫生机构和采供血机构均为责任报告单位;其执行职务的人员、乡村医师和个体开业医师均为责任疫情报告人。

3.报告对象

凡在各级各类医疗卫生机构就诊的肺结核患者(包括确诊病例、临床诊断病例和疑似病例)均为病例报告对象,在报告中分为涂阳、仅培阳、菌阴和未痰检4类。需特别提出的是,为使报告信息准确反映疫情状况,对于明确的陈旧性肺结核病例、刚刚完成规范疗程的肺结核病例,均不作为报告对象。

4.报告时限

根据我国《传染病法实施办法》有关规定,责任疫情报告人发现乙类传染病患者、病原携带者和疑似传染病患者时,城镇于12小时内,农村于24小时内向发病地的卫生防疫机构报出传染病报告卡。

结合上述要求和目前我国肺结核病监测网络现状,我国《结核病防治规划实施工作指南》中要求,凡肺结核或疑似肺结核病例诊断后,实行网络直报的责任报告单位应于24小时内进行网络报告;未实行网络直报的责任报告单位应于24小时内寄出或送出"中华人民共和国传染病报告卡"(以下简称"传染病报告卡")给属地疾病预防控制机构。县(区)级疾病预防控制机构收到无网络直报条件责任报告单位报送的传染病报告卡后,应于2小时内通过网络直报进行报告。

5.报告程序与方式

传染病报告实行属地化管理。传染病报告卡由首诊医师或其他执行职务的人员负责填写。现场调查时发现的传染病病例,由属地结防机构的现场调查人员填写报告卡。肺结核病疫情信息实行网络直报,没有条件实行网络直报的医疗卫生机构,应在24小时内将传染病报告卡寄出或送给属地县级疾病预防控制机构。军队医疗卫生机构向社会公众提供医疗服务时,发现传染病疫情应当按照国务院卫生行政部门的规定向属地疾病预防控制机构报告。

6.传染病报告卡的订正与查重

各级政府卫生行政部门指定的结核病防治机构应当对辖区内各类医疗保健机构的结核病疫情登记报告和管理情况定期进行核实、检查、指导,及时对报告卡进行订正和查重,内容主要如下。

(1)重新填写传染病报告卡:同一医疗卫生机构发生报告病例诊断变更、死亡或填卡错误时,应由该医疗卫生机构及时进行订正报告,并重新填写传染病报告卡,卡片类别选择“订正”项,并注明原报告病名。对报告的疑似病例,应及时进行排除或确诊。转诊病例发生诊断变更或死亡时,由转诊医疗卫生机构填写订正卡并向患者现住址所在地县(区)级结防机构报告。

(2)患者现住址和联系方式的核实:强调准确填写患者联系电话,便于后期对患者进行随访,对于调查核实现住址查无此人的病例,应由核实单位更正为地址不详。

(3)对肺结核患者进行追踪及报告卡订正:结防机构对其他单位报告的病例进行追踪调查,发现报告信息有误、变动或排除病例时应及时订正。

(4)重报卡的删除:结防机构及具备网络直报条件的医疗卫生机构每天对报告信息进行查重,对重复报告信息进行删除。

(5)追踪到位情况订正:在“追踪登记本”的“到位情况”和“到位诊断结果”栏目中填写患者的到位情况和核实诊断结果;根据实际情况对网络直报中的原始报告信息予以订正,对于需抗结核治疗的患者进行“收治”并录入患者的相关信息。

五、肺结核患者的登记管理

通过世界银行贷款结核病控制项目,国家“十五”“十一五”结核病防治规划,全球基金结核病防治项目等结核病防治项目的实施,我国逐步建立起一套较为完善的肺结核患者登记管理体系。其主要内容包括患者诊断、治疗、随访、转归等各环节情况,主要形式有纸质登记资料和2004年建立并投入使用的结核病网络登记管理系统,本节仅就纸质登记系统管理进行阐述。

(一)结核病患者登记的意义和方法

对肺结核患者进行登记管理是现代结核病控制策略的重要基础,是实现肺结核患者规范治疗的基本保证,根本目的在于提高结核病治愈率,控制结核病疫情。目前全国结核病防治机构采用统一内容的结核病患者登记本,初步实现了肺结核病患者登记和管理标准化。对耐药、耐多药等特殊情况下的结核病患者登记管理体系尚处于项目试点阶段,有待进一步完善并逐渐推广。

1.对确诊结核病患者进行登记的必要性

首先,长期以来的结核病控制工作实践表明,以县为单位对结核病患者登记是对患者实施较长时间的科学管理,保证和监测治疗效果的有效方法。2005年底,我国结核病防治工作实现十一五规划和全球要求的DOTS覆盖率达到100%,发现率达到70%,治愈率达到85%的阶段性目标,不断完善的登记系统发挥了重要的基础性作用;其次,及时、准确登记患者,全程系统地收集每一个个案的治疗管理信息,不仅有利于患者的治疗效果,更重要的是将个案信息分类汇总获取的防治信息,对于及时发现防治工作中出现的问题、考核评价整体防治效果和调整改进防治措施都具有指导意义;最后,通过不断完善登记系统,获取高质量的年度登记率等流行病学数据可以更为准确地反映结核病发病和患病趋势,节约开展大规模流行病学调查所需的人力、物力和财力等宝贵资源。

2.登记单位和责任人

县(区)级结防机构或承担患者治疗管理任务的市级结防机构负责本辖区结核病患者的登记工作。由于目前采用纸质和网络信息并行的方法,门诊医师和信息资料管理人员应紧密沟通,共同负责,保证网络报告数据的高质量。一般来讲,门诊医师负责纸质材料的填写,信息资料管理人员负责将门诊原始资料进行网络录入,也有部分结防机构可在门诊直接完成电脑录入患者病案信息,减少了重复环节,提高了数据的准确性和及时性。

3.登记对象和分类

随着我国结核病控制工作的拓展,目前,所有的活动性肺结核患者都被纳入登记管理。同时,新结核性胸膜炎患者和其他肺外结核患者也成为登记对象。此外,下列患者也应进行重新登记:复发、返回、初治失败、其他几类。

4.结核病患者登记本登记内容和登记方法

结核病患者登记本主要填写患者基本信息、登记分类、治疗期间随访检查结果以及转归等内容。结合我国结核病防治工作进展和新挑战,结核病患者登记本也进行了相应的调整,增加了流动人口跨区域管理、TB/HIV检测、耐多药结核病管理、系统管理率等内涵。《中国结核病防治规划实施工作指南》在患者登记本填写说明中详细列出了登记本中相关名词的定义和具体填写方法,是我国统一标准、统一要求的登记管理模式。

随着中国结核病管理信息系统的不断完善,病案资料录入良好的县(区),可通过计算机直接生成"结核病患者登记本",可定期打印留存以便于工作中浏览和核查。但无论是纸质还是网络记录资料,均为重要的原始资料,要求准确、完整、及时、妥善保管,并不得随意涂改。

(二)肺结核患者病案记录

我国目前已经在全国结防机构推广使用了统一内容的肺结核患者病案,下简称"病案记录"。对登记并进行治疗的活动性肺结核患者、结核性胸膜炎患者,应按"病案记录"的内容和要求进行记录;对未在结防机构治疗管理的肺外结核病患者,只填写病案首页的主要内容,包括姓名、性别、出生日期、职业、登记号、身份证号、民族和现住址等,然后存档保留。

但现有通用的结核病患者登记和病案记录尚未能满足耐药、耐多药结核患者管理的需要。如何将全部的肺结核病患者整合入同一病案记录系统或网络报告系统,以更高效地利用各项数据资料是目前我国结核病控制工作面临的亟待解决的问题。2006年以来,我国已经通过在部分省市实施"中国第五轮全球基金结核病防治项目耐多药结核病防治项目"积累了一定的经验,对于耐药、耐多药等将来设计应用涵盖所有结核患者的登记和病案记录系统作出了有益探索。

(三)肺结核患者联系卡

良好的医患沟通是提高患者治疗依从性的重要基础。为方便患者与医师保持联系,县(区)结防机构门诊医师要为每位确诊肺结核患者免费发放"联系卡",同时要对所有肺结核患者进行充分的结核病相关知识健康教育,告知规律治疗重要性和中断治疗的危害,提高患者治疗依从性。部分结核病防治机构设立健康教育室,安排专人(护士或医师)对患者进行更为专业的健康教育,收到了良好效果,值得借鉴。

对于流动人口结核病患者,必要时可采取一定的补助或激励措施,鼓励患者在治疗期间尽量不要离开居住地,如必须离开,提前通知负责治疗的医师,以便启动结核病跨区域管理机制,确保患者离开后在异地继续获得治疗及管理。

六、结核病患者的治疗管理

化学疗法已成为当今控制结核病流行的首要措施。在不住院条件下,采用统一的标准化治疗方案之后,实施有效的治疗管理是化疗成败的关键。只有积极有效地落实患者的治疗管理工作,确保患者能规律治疗,才能取得化疗的成功。活动性肺结核患者均为治疗管理对象。其中,涂阳肺结核患者是重点管理对象。

(一)治疗管理的目的

治疗管理的目的是在医务人员的督导下,确保肺结核病患者在全疗程中,规律、联合、足量和不间断地实施化疗,最终获得治愈。

(二)治疗管理的原则

化学疗法应以传染源为主要对象,即对全部痰细菌学检查阳性(含涂片、集菌和培养阳性)的肺结核病患者,实施在医务人员直接面视下的短程化疗,确保患者全程规律化疗。

(三)治疗管理的组织与分工

在不住院条件下,对活动性肺结核患者进行治疗管理的机构及相关人员分工如下。

1.县(区)结防机构

(1)执行统一的短程标准化治疗方案,为肺结核患者提供免费抗结核药品。

(2)向患者做好有关治疗的健康教育,使每一位患者了解治疗及管理的注意事项。

(3)给患者发放肺结核患者联系卡,与其签订治疗管理协议。

(4)通过电话、结核病管理信息系统或书面等形式,将患者的诊断信息告知乡镇卫生院(社区卫生服务中心)、村卫生室(社区卫生服务站)和厂矿、企事业单位医室的医护人员,并指导其开展对患者的治疗管理工作。

(5)定期对乡镇卫生院(社区卫生服务中心)、村卫生室(社区卫生服务站)和厂矿、企事业单位医务室的医护人员和肺结核患者进行督导。

(6)对肺结核患者的治疗效果进行考核、分析和评价。

2.乡(镇)卫生院(社区卫生服务中心)

(1)接到县(区)结防机构确诊的肺结核患者诊断信息后,应立即对患者进行访视,并落实患者的治疗管理工作。同时要在"乡(镇)肺结核患者管理登记本"上进行登记。

(2)对每位患者在全疗程中至少访视4次,了解患者治疗情况,督导村卫生室(社区卫生服务站)医师和其他督导人员实施直接面视下的短程化疗。并将访视结果记录在"肺结核患者治疗记录卡"上。

3.村卫生室(社区卫生服务站)及企事业单位医务室的医护人员

(1)每次督导患者服药后按要求填写"肺结核患者治疗记录卡"。

(2)患者如未按时服药,应及时采取补救措施,防止患者中断服药。

(3)一旦发现患者出现不良反应或中断用药等情况,及时报告上级主管医师并采取相应措施。

(4)督促患者定期复查,协助收集痰标本。

(5)患者完成全程治疗后,督促患者将"肺结核患者治疗记录卡"送至县(区)结防机构归档保存。

(6)在村卫生室(社区卫生服务站)医师实施督导化疗有困难的地区,可选择具备一定文化水平的志愿者(如村干部、小学教师、学生等)或家庭成员进行培训,以代替村卫生室(社区卫生服务站)医师实施督导化疗。

(四)治疗管理的参与人员职责

1.参与肺结核患者督导治疗管理人员

(1)医务人员:县(区)结防机构、乡镇卫生院(社区卫生服务中心)和村卫生室(社区卫生服务站)承担预防保健工作任务的医务人员可对结核病患者进行督导治疗管理。

(2)家庭成员:结核病患者的配偶、父母、子女及与患者一起生活的其他家庭成员,年龄在15岁以上,具备小学及以上文化程度,经过村级医师培训后能够督促管理患者服药、复查和填写相关记录者也可对结核病患者进行督导治疗管理。

(3)志愿者:除医务人员和家庭成员外志愿承担对结核病患者治疗管理工作的人员,如教师、学生、已治愈的结核病患者及其他人员等。年龄在18岁以上,具备初中及以上文化程度,经过结防医师培训后能够督促管理患者服药、复查和填写相关记录者也可对结核病患者进行督导治疗管理。

2.督导治疗管理人员的选择

患者的治疗管理原则上由医务人员进行督导。如果患者居住地离村卫生室(社区卫生服务站)的距离超过 1.5 km 或者村级医师无法承担督导任务时,可以实行家庭成员督导或者志愿者督导。接受国家耐多药结核病治疗方案的患者必须由医务人员进行督导。

3.督导治疗管理人员的职责

(1)应根据肺结核患者实际情况确定服药地点和时间,面视患者服药。

督导治疗管理人员必须经过培训后方可参与患者服药督导工作。医务人员的培训应纳入常规的业务技术培训,家庭督导员和志愿者由村卫生室(社区卫生服务站)医师进行培训。

培训方法:由村卫生室(社区卫生服务站)医师向家庭督导员或志愿者讲述培训内容。培训结束后,考核督导员培训的主要内容。对不能正确回答的相关内容要重复培训。

培训内容:①结核病防治基本知识,如防止结核病传染的方法、治疗疗程等。②患者所用药物的名称、每次用药剂量和方法。③做到送药到手、看服到口,按照化疗方案的要求每天或隔天服药。患者误期未服,每天服药者应顺延服药时间,隔天服药者请在 24 小时内补上。④药物常见不良反应,如有不良反应及时督促患者找医师处理。⑤在患者服药期间,原则上在治疗满 2 个月、5 个月、6 个月(复治 8 个月)时,督促患者带晨痰和夜间痰到结防机构复查,具体时间详见"肺结核患者治疗记录卡"。⑥做好患者每次服药记录。

(2)患者如未按时服药,应及时采取补救措施。

(3)每次督导服药后按要求填写"肺结核患者治疗记录卡"。

(4)一旦发现患者出现不良反应或中断用药等情况,及时报告上级主管医师并采取相应措施。

(5)督促患者定期复查,协助收集痰标本。

(6)患者完成全程治疗后,督促患者及时将"肺结核患者治疗记录卡"送至县(区)结防机构归档保存。

(五)治疗管理的主要内容

(1)督导患者服用抗结核药物,确保患者做到全疗程规律服药。

(2)观察患者用药后有无不良反应,对有不良反应者应及时采取措施,最大限度地保证患者完成规定的疗程。

(3)督促患者定期复查,掌握其痰菌变化情况,并做好记录。痰菌检查结果是判断治疗效果的主要标准,国家对治疗期间随访的肺结核患者进行免费痰涂片检查。①初治涂阳、涂阴肺结核患者在治疗至第 2 个月末、5 个月末和疗程末(6 个月末);复治涂阳肺结核患者在治疗至第 2 个月末、5 个月末和疗程末(8 个月末)要分别收集晨痰和夜间痰各 1 份进行涂片检查。②初、复治涂阳肺结核患者在治疗第 2 个月末,痰菌仍为阳性者,应在治疗第 3 个月末增加痰涂片检查 1 次。③确诊并登记的涂阴肺结核患者,即使患者因故未接受治疗,也应在登记后满 2 个月和满 6 个月时进行痰菌检查。

(4)采取多种形式对患者及其家属进行结核病防治知识的健康教育,提高患者的治疗依从性及家属督促服药的责任心。

(5)保证充足的药品储备与供应。

(六)治疗管理的方式

为保证肺结核患者在治疗过程中能坚持规律用药,完成规定的疗程,必须对治疗中的患者采取有效的管理措施。肺结核患者的治疗管理方式有全程督导化疗、强化期督导化疗、全程管理和自服药。

1.全程督导化疗

指在肺结核患者的治疗全过程中,患者每次用药均在督导人员直接面视下进行。涂阳患者和含有粟粒、空洞的新涂阴患者应采用全程督导化疗的治疗管理方式。

2.强化期督导

指在肺结核患者治疗强化期内,患者每次用药均在督导人员直接面视下进行,继续期采用全程管理。非粟粒、空洞的新涂阴肺结核以及结核性胸膜炎患者应采用强化期督导的治疗管理方式。

3.全程管理

指在肺结核患者治疗全过程中,通过对患者加强宣传教育,定期门诊取药,家庭访视,复核患者服药情况(核查剩余药品量、尿液抽检等),误期(未复诊或未取药)追回等综合性管理方法,以保证患者规律用药。具体做法如下。

(1)做好对肺结核患者初诊的宣传教育,内容包括解释病情、介绍治疗方案、药物剂量、用法和不良反应以及坚持规则用药的重要性。

(2)定期门诊取药,建立统一的取药记录,强化期每 2 周或 1 个月取药 1 次,继续期每月取药 1 次。凡误期取药者,应及时通过电话、家庭访视等方式追回患者,并加强教育,说服患者坚持按时治疗。对误期者城镇要求在 3 天内追回,农村在 5 天内追回。

(3)培训患者和家庭成员,使其能识别抗结核药物,了解常用剂量和用药方法,以及可能发生的不良反应,并督促患者规则用药。

(4)全程管理也应使用"肺结核患者治疗记录卡",由患者及家庭成员填写。

(5)家庭访视则是建立统一的访视记录,村卫生室(社区卫生服务站)医师接到新的治疗患者报告后应尽早做家庭访视,市区 1 周内,郊区 10 天内进行初访,化疗开始后至少每月家庭访视1 次。内容包括健康教育,核实服药情况,核查剩余药品量,抽查尿液,督促患者按期门诊取药和复查等。

(6)做好痰结核菌的定期检查工作,治疗期间按规定时间送痰标本进行复查。

4.自服药

其指虽然已对肺结核患者进行了规范化疗的宣传教育,但因缺少有效管理而自服药的患者。

(七)治疗管理的步骤

1.化疗前宣传教育

向患者及家庭成员详细说明肺结核治疗期间的各项要求,使患者能够主动配合治疗。每个患者宣传教育时限不少于 10 分钟,宣传内容简明扼要,以便患者能够记住。宣传教育主要内容:①结核病是呼吸道传染病,在治疗的前 2 个月一定注意家人及周围人群的空气传播。②结核病是可以治好的,要树立坚定信心,充分与医师配合。③坚持按医师制订的化疗方案规则治疗,完成规定的疗程是治好结核病的关键。④服药后可能出现不良反应。如一旦出现不良反应,及时找医师处理,不要自行停药。⑤治疗满 2 个月、5 个月、6 个月(复治菌阳患者 8 个月)定期送痰到结防机构检查。每次复查痰时,请留好当天的晨痰进行检查。

2.发放联系卡

为每位确诊的肺结核患者免费发放"联系卡",方便患者与医师保持联系。

3.签订治疗协议

县(区)结防机构要与患者签订 1 份"××县(区)结核病控制免费治疗协议"。

4.落实督导治疗

县(区)级结防医师确定患者化疗方案后,填写"肺结核患者治疗管理通知单",并由患者带回,交给村卫生室(社区卫生服务站)医师保存。村卫生室(社区卫生服务站)医师接到"肺结核患者治疗管理通知单"后,马上落实督导治疗(医务人员、家庭成员或志愿者等督导)。县(区)结防机构同时填写 1 份"肺结核患者治疗管理通知单"发至乡镇卫生院(社区卫生服务中心)结防医师,乡镇卫生院(社区卫生服务中心)结防医师收到"肺结核患者治疗管理通知单"后,必须在 3 天内访视村卫生室(社区卫生服务站)医师和患者,了解患者治疗管理落实情况。县(区)级结防医师也可用电话将肺结核患者通知和落实治疗管理的反馈告知乡镇卫生院(社区卫生服务中心)医师。

在肺结核患者治疗过程中,治疗管理人员应加强患者治疗依从性的健康教育,避免患者发生中断治疗。一旦发生中断治疗,督导人员应尽快采取措施追回中断治疗的患者,保证规范治疗。

(1)追踪对象:超过规定时间 1 周未到县结防机构取药的患者为追踪对象。

(2)追踪方式:①县结防机构电话与患者联系,了解中断原因,并督促患者及时到结防机构取药。同时电话通知乡、镇防痨医师,由乡、镇防痨医师通知村医师到患者家了解中断原因,督促患者到结防机构取药,并将追踪结果向县结防机构电话反馈。②若通知患者 1 周后仍未到县结防机构取药,县结防机构应到患者家进行家访,了解原因。③若患者离开当地,县结防机构应了解患者去向,同患者居住地结防机构联系,确保患者完成全程治疗。

5.药品保管

患者将抗结核药品带回后,交给村卫生室(社区卫生服务站)医师保存。对实施家庭成员或志愿者督导的患者,村卫生室(社区卫生服务站)医师每2周向负责督导治疗管理的人员发放1次药品。

6.实施督导服药

督导员必须为每例接受抗结核治疗的肺结核患者填写1份"肺结核患者治疗记录卡"。该卡由督导员保存并填写治疗记录。患者取药时要携带"肺结核患者治疗记录卡"。治疗结束时,村卫生室(社区卫生服务站)医师要督促患者将"肺结核患者治疗记录卡"送至县(区)结防机构保存。

7.督导与访视

县(区)、乡镇(社区卫生服务中心)两级医师定期进行督导,及时解决发现的问题,并做好记录。对实施家庭成员或志愿者督导的患者,村卫生室(社区卫生服务站)医师每两周访视1次患者。

对实施督导化疗的人员发放治疗管理补助费。发放原则:①督导管理患者完成规定的疗程并定期查痰,按规定的标准发放。②因特殊情况(死亡、药物不良反应)可以按照管理时间的比例发放。

8.治疗管理的评价、考核指标

考核评价应包括管理与疗效两方面的指标,以考核涂阳患者的化疗情况为重点。

(1)化疗管理考核指标:①治疗覆盖率指在一定地区、一定期间接受治疗的初治涂阳肺结核病患者数,占初治涂阳登记患者数的百分比。治疗覆盖率(%)=接受治疗的初治涂阳患者数/初治涂阳患者登记数×100%。②完成治疗率指一定地区、一定期间内完成规定疗程的患者数占涂阳患者登记数的百分比。完成治疗率(%)=完成治疗的(涂阳)患者数/涂阳患者登记数×100%③治疗督导率指一定地区、一定期间内接受督导化疗的涂阳患者数,占登记涂阳患者数的百分比。治疗督导率(%)=接受督导化疗的涂阳患者数/涂阳患者登记数×100%。

(2)治疗效果考核指标:涂阳患者转归队列分析指一定地区、一定期间涂阳患者完成规定疗程后,治愈、完成疗程、死亡、失败、丢失、迁出等各类转归患者占登记涂阳患者的百分比。①以治愈率为例,公式:治愈率(%)=治愈涂阳患者数/涂阳患者登记数×100%。注:实际应用时可把涂阳患者分为新发、复发、其他复治等,分别统计分析、评价。②化疗强化期(2个月末)痰菌转阴率指一定地区、一定时期内登记的涂阳患者中,完成强化期治疗时,痰菌阴转患者所占百分比。强化期痰菌转阴率(%)=强化期末痰菌阴性患者数/涂阳患者登记数×100%。③细菌学复发率指对完成疗程治愈的肺结核病患者,在停止治疗后的2年及5年,进行随访观察,考核其细菌学复阳比率。细菌学复发率(%)=其中2或5年内痰菌复阳的患者数/随访观察的患者数×100%。注:细菌学复发率用于评价化疗远期效果。

七、耐药结核病的管理

(一)耐药结核病的流行状况

耐药结核病已经对全球结核病控制工作构成了严峻挑战。目前全球大约20亿人感染结核分枝杆菌,其中近5 000万为耐药结核病患者。中国属于22个结核病高负担国家之一,位居全球结核病负担第2位,拥有全世界16%的结核患者,其中至少有27.8%的患者对1种一线药物耐受。WHO/IUATLD 的最新耐药监测估计,在新患者中,10.2%的患者至少对 1 种抗结核药物耐药,耐多药结核(MDR-TB)耐药率1.1%;在复治患者中,18.4%的患者至少对 1 种抗结核药物耐药,MDR-TB 耐药率 7.0%。由此估计全球每年新出现 30 万~60 万 MDR-TB 患者。WHO估计我国耐多药结核病患者数约占全球的 1/4。

我国是全球耐药结核病疫情较高的国家之一。全国结核病耐药性基线调查报告(2007－2008 年)显示:涂阳肺结核患者菌株的耐多药率为 8.32%,其中初治涂阳肺结核患者菌株的耐多药率为 5.71%,复治涂阳肺结核患者菌株的耐多药率为 25.64%。据此估算,全国每年将新发耐多药肺结核患者 12.1 万,其中初治患者为 7.4 万例,复治患者为 4.7 万例。耐多药结核病控制已成为我国结核病控制工作中的重要内容之一。

(二)耐药结核病的定义

产生耐药为结核菌的重要生物学特性,从流行病学角度可分为原发性耐药和继发性耐药。按耐药的种类分为单耐药、多耐药和耐多药等。常见的耐药结核病的定义如下。

1.原发性耐药

其指无结核病史,未接受过抗结核治疗的患者首次感染耐药结核菌而发生的耐药结核病。

2.获得性耐药

其指感染敏感株的结核病患者在抗结核治疗中由于接受不适当治疗,治疗时间至少在 1 个月以上而出现耐药性。

3.单耐药

对 1 种抗结核药物耐药。

4.多耐药

对两种及两种以上的抗结核药物耐药(同时耐异烟肼和利福平除外)。

5.耐多药

其指结核杆菌对两种及两种以上的抗结核药物耐药,同时含耐异烟肼和利福平,即可定为耐多药结核病。

6.广泛耐药

其指在耐多药的基础上,对任何喹诺酮类药物以及 3 种二线注射药物(硫酸卷曲霉素、卡那霉素和阿米卡星)中至少 1 种耐药。

(三)耐药结核病的危险评估

耐药结核病诊断的第一步是确认高危人群,并快速进行结核病的实验室诊断。尤其在结核病高流行地区,结核病的诊断通常需要危险性评估。条件允许的情况下,一旦考虑结核病,就应该收集痰液或其他标本进行抗酸杆菌(AFB)涂片、培养和药物敏感试验。如果在数周甚至数月后获得药敏试验结果时再考虑耐药结核病的可能性,可能会导致患者接受不必要、不正确的治疗。因此,快速鉴别结核病患者是否为耐药患者具有重要意义:①采用最恰当的经验方案治疗患者。②降低传播。③减少可能出现的药物不良反应。④提供治愈的最好机会。⑤防止进一步耐药的发生。⑥为接触者提供合理的关怀。

获得药敏结果前,判定耐药结核病高危人群是早期发现工作的第一步,下面 4 种情况可视为耐药结核病的重要预测指征:①既往有结核病治疗史。②结核病治疗中临床和(或)胸部 X 线片表现恶化。③在耐药结核病高发地区或国家出生、居住或者经常到耐药结核病高发地区旅行者。④与耐药结核病患者密切接触,例如家庭成员、同事、羁押机构、流浪收容所等。

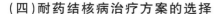

（四）耐药结核病治疗方案的选择

耐药结核病治疗方案选择理想的情况是，从每个患者分离出结核杆菌进行体外药物敏感试验，并根据药敏结果制订治疗方案。

1.选择药物

选择药物时要考虑：①耐药种类。②既往使用的药物种类。③患者的身体状况。④药物不良反应。⑤药物的可获得性。

2.一线药物的药敏试验结果

一线药物的药敏试验结果需要数周，二线药物的药敏试验结果需要2个月甚至更长的时间。因此，在以下几种情况下具有耐药高风险，在药敏结果出来之前就可以考虑耐药结核病的治疗：①结核病治疗失败的患者。②有抗结核治疗史。③与耐药结核病患者密切接触。

获得药敏试验结果后，可酌情修改方案。

3.目前WHO推荐的MDR-TB治疗策略

（1）标准化治疗：无个体药敏结果或只做一线药敏，根据耐药监测数据，对同一患者群使用统一治疗方案。

（2）经验治疗：无个体药敏结果或只做一线药敏，根据耐药监测数据及患者既往用药史设计个体化治疗方案。

（3）个体化治疗：根据既往用药史和药敏结果（包括二线）设计个体化治疗方案。

（4）先标准化疗治疗，后个体化治疗 开始时同一患者群使用统一方案，有药敏结果后调整为个体方案。

（5）先经验治疗，后个体化治疗 开始时根据患者用药史给予个体方案，待药敏结果回来后进一步调整。

4.注意事项

（1）对于高度可疑的耐药结核病患者，尤其是病情严重或病变广泛患者，采用经验性方案进行治疗。

（2）经验性治疗方案要基于可疑的耐药类型以及既往抗结核治疗史。经验性治疗方案要包括4种有效或基本有效药物。

（3）一定不要在治疗失败的方案中仅仅增加1种药物。

（4）MDR-TB治疗用药数量要根据敏感药物种类、可用的一线药物以及病情的严重程度确定。

（5）目前公认，MDR-TB的疗程为痰菌阴转后至少18个月。

（五）耐药结核病的管理

患者管理是结核病控制的重要组成部分。患者管理与患者关怀相一致，主要职责是通过合理应用资源，保证患者生理和心理或社会需求得到满足。管理者确保患者能够坚持并完成治疗直至治愈，同时对患者病情进行定期的、系统的回顾。

1.职能与职责

耐药结核病管理是困难和复杂的，需要医师、专家及其他服务提供者（例如宣传教育人员、DOT人员、社会工作者、羁押所护士、校医及接触者的调查人员等）之间的高度协调。管理者主要职责：①通过DOT确保患者完成治疗。②对患者及其周围人员进行关于耐药结核病传播、治疗等知识的健康教育。③确保对患者进行所需的医疗评估，包括临床及药品毒性监测。④对传染源的接触者进行筛查、追踪到位、评估,必要时进行治疗。⑤定期对治疗结果进行评价,如果与预期不一致,进一步进行评价。⑥促进家庭、医疗服务提供者、实验室、药房、保险公司及公共卫生机构之间信息交流。⑦为确保患者获得更好的结果,在这些所有的系统之间建立联系。⑧确保需要时能够获得专家咨询及转诊。⑨为患者关怀人员提供培训、教育和资源。

2.确保治疗依从性

耐药肺结核患者常因疗程长、疗效差、不良反应发生率高等原因,较一般的结核患者更加容易发生中断治疗的问题。此外社会歧视、患者焦虑以及可能存在的失业等社会经济问题也是导致耐药肺结核患者治疗依从性差的重要原因。因此对于耐药肺结核患者,需要有足够的支持措施来保证良好的依从性。

(1)直接面视下治疗(DOT):DOT 是耐药结核病患者治疗的重要措施,全球结核病控制领域的专家将其作为一个重要的策略。然而,耐药结核病患者要获得如此的关怀标准,需要的时间及承诺要远大于药物敏感结核病,这是因为:①治疗耐药结核病往往需要应用二线药物或注射剂,部分药物需逐步加量或每天 2~3 次用药时才可以获得更好的耐受性,管理难度加大。②注射剂的应用较一般口服药物管理需要更多的医务人员、更多的时间及专业技术。③使用二线药物的患者治疗时间较长,需要全程监测药物的不良反应。

管理者应与 DOT 人员充分交流,确保管理者能够评估可能发生潜在药物毒性反应的症状及体征。任何药物的不良反应都应快速发现、报告和迅速采取措施。

(2)关注心理/社会需要:评估影响患者依从性的有利和不利因素,确保关注措施到位,如精神疾病、药物滥用、无家可归者(流浪者)及健康保险等。受到耐药数量、类型以及病变程度影响,耐药结核病治疗管理相关的费用需求差别较大。对于经济较为困难或没有医疗保险的个人或家庭来说,药物、诊断及手术是一个不容忽视的经济负担。由于疾病传染期较长及就业歧视,许多患者会经历一段时间的失业,这也需要管理者对雇主进行干预及教育,从而为找不到工作的患者或其家人找到经济支持或提供其他帮助。成功帮助患者应对这些挑战的关键是通过利用社区资源与患者及其家庭建立信任关系。管理者应在发现第 1 例耐药结核病病例前熟悉环境及可利用的社区资源,以便于为患者更好地提供帮助。

(3)消除文化障碍:在我国,耐药结核病的诊断及治疗障碍主要如下。①结核病歧视。②对较高的诊断、治疗费用的忧虑。③一些患者倾向于寻求传统医疗。④患者更愿意相信综合医院的医师,而该医师可能并不熟悉耐药结核病的诊断和治疗。⑤害怕失业带来的经济压力。⑥由于许多国家和地区仍在很多领域存在不同程度的性别歧视,对于女性而言,往往面临较男性患者更多的困难和挑战。⑦如果耐药结核病导致患者失去朋友或家庭,那么他(她)将对结核病的诊断产生恐惧。

对于有语言或文化障碍的患者,利用当地卫生部门、社区领导、社区组织以及与患者的文化背景一致的卫生人员等资源帮助消除这种障碍,促进交流、沟通及理解。

(4)患者健康教育:所有耐药肺结核患者及其家属都应该接受有关耐药肺结核的宣传教育,包括结核病和耐药肺结核的基本常识、治疗的过程及要求、潜在的不良反应以及坚持治疗的必要性。宣传教育应该开始于治疗初始阶段,并贯穿治疗的整个过程。宣传教育可以由医师、护理人员、社区卫生人员进行。宣传教育材料要通俗易懂,适合大众的文化水平。由经过专门培训的门诊医师或督导人员向患者及家庭成员介绍结核病特别是耐药肺结核的知识,详细说明治疗期间的各项要求,使患者及其家属能够主动配合治疗。

宣传教育对象：①耐药肺结核患者。②耐药肺结核患者家属或亲友。③耐药肺结核患者密切接触者。

宣传方式及要求：①首先以口头方式将以上内容向患者进行讲解，语言应简明扼要、通俗易懂，便于患者理解记忆。②嘱患者将宣传教育内容重述一遍，确认患者是否理解、记住。③给患者分发健康教育材料。④每位患者宣传教育时长不少于 10 分钟。

宣传教育内容：①应注重个人卫生，培养良好生活习惯，防止疾病传播。②客观介绍耐药结核病相关知识及其病情转归。③坚持按医师制订的化疗方案规则治疗，服从医护人员的管理，完成规定的疗程是治好结核病的关键；要树立可以治愈的信心，充分与医师配合。④耐药肺结核不同于一般的结核病，疗程可能长达 24 个月甚至更长，每天要在医护人员的直接面视下服药。⑤服药期间如出现不良反应，应及时与督导医师沟通，不要随便自行停药。⑥治疗开始后应定期到所属的结防机构进行复查。

（5）激励及保障机制的应用：通常患者一旦感觉好转，继续治疗的愿望就会降低，这可能会影响到患者治疗计划的执行。激励及保障机制是协助患者继续完成疗程的另一个有效策略。激励机制是对患者的"小奖励"，能够鼓励他们完成疗程及监测。保障机制能够协助患者克服困难，如有条件地区可适当考虑给予报销交通费用。

（6）法律措施：对处在传染期的耐药结核病患者，尽管采取了一些措施但患者依然没有坚持治疗，这时往往需要采取法律措施。管理者应了解关于处理该患者的相关知识，一旦这种情况发生时采取最小的限制措施。当出现长期的、严重的不坚持治疗的本地患者时，可根据有关法律和制度寻求帮助。但相关法律和制度的不完善和伦理学上存在的争议是许多地区和国家面临的共同挑战，增加了耐药结核病患者，特别是 MDR-TB、XDR-TB 管理的难度。

3.临床监测

现代结核病控制策略认为，监测和管理是结核病防治的必要内容。尽管面临诸多挑战，只要人力、财政资源充足，DOT 人员以及卫生人员受过良好培训，资源有限地区仍可以成功监测和管理大量的患者。长期以来世界范围内实施的结核病防治项目在耐药结核病疫情的临床监测上做了许多有益探讨，积累了许多可操作性较强的实践经验。

对耐药结核病的临床监测主要是指：治疗时，管理者必须对出现的药物毒副反应及临床反应进行必要的监测，将出现的异常结果和反应告知治疗医师或专家组。通过严密科学的监测，常可使问题得到及时发现和准确地处理，进而有助于患者、医务工作者、DOT 人员等相关人员保持信心。

（1）耐药结核病的管理评估指标：①痰涂片及培养是否阴转。②症状是否改善。③体重是否稳定地增加。④当体重或肝、肾功能改变时调整药物。

（2）具体的临床监测内容如下。

细菌学：①痰涂片阴转前每 2 周检测 3 次痰涂片。②收集痰标本至少间隔 8 小时，至少收集 1 次晨痰标本。③收集标本时和（或）诱导痰时进行监督。④治疗 3 个月后如果痰培养持续阳性重复药敏试验。⑤一旦痰培养阴转，症状改善，每月至少 1 次痰涂片及培养，如果需要可以更频繁。如果患者不能自行收集痰液，应采取诱导痰。⑥治疗结束时检测痰涂片及培养。管理者的一个重要工作是为患者提供痰培养培养来进行细菌学评价，高质量的痰标本至少 10 mL，痰标本要送到结核病学实验室进行耐药检测，检测结果应尽快被告知治疗医师以指导临床治疗。

治疗药物监测：通常可通过询问，查看患者服药记录、空药盒等途径间接监测患者服药情况，必要时,特别是出现较严重不良反应时,管理者可采集、送检患者血标本进行血药浓度监测。

症状:①每个月对患者目前症状与诊断时的症状进行对比、评估,监测症状变化及药物不良反应。②治疗完成后至少定期随访2年。③体重是评价临床改善的一个重要指标,治疗期间应每月进行体重检查直至稳定,随访过程中应维持体重的定期检查(每2～3个月)。此外,对体重持续大幅度下降的患者或者幼儿经常进行体重监测可以作为临床治疗效果的一个标准,并据此在体重增加时及时调整用药剂量。

4.关怀的持续性

当耐药结核病患者在门诊治疗期间更换医师时,患者管理者的作用显得尤为重要。还有一种情况就是,耐药结核病患者治疗期间在机构(比如医院或监狱)及社区间更换时,管理者为确保其治疗、监测及教育的可持续性,可重点关注以下几点:①与新的医师、DOT提供者、健康宣传教育人员等建立新的治疗管理组。②对新的关怀人员进行耐药结核病的培训及健康教育。③建立新环境下的可行的信息共享机制。

如果患者迁移出管理者的辖区,可参考流动人口结核病的跨区域管理模式,迁移之前应制订好具体的计划;即使患者出国,也应尽量使新的管理者了解患者的疾病状况及治疗史。在患者迁移期间需要给患者提供足够的药物直到他(她)在新的地方重新开始DOT;如果患者没有及时到达目的地,管理者应积极与其家庭成员及朋友联系,必要时动员更多社会服务资源共同帮助患者保持持续、规范的抗结核治疗。对在门诊治疗的耐药患者,应该做到下面几点:①由受过专业培训的医师或护士向患者解释DOT的绝对必要性,支持、鼓励患者接受DOT。②解释一些必要的感染控制措施,虽然可能为患者自身带来些许不便,但在保护卫生服务人员及其他患者安全方面具有重要意义。③对与传染源发生无保护暴露的工作人员进行合理的评估并根据评估结果采取进一步预防措施。④对有合并症的患者提供详细的、有针对性的指引,如糖尿病、营养不良及HIV感染等。⑤强调在治疗耐药结核病过程中集体治疗管理的重要性,许多国家和地区的耐药结核病防治经验认为,组织专家定期会诊对于诊断确认、治疗方案修订、不良反应处理等关键环节具有决定性作用。⑥充分动员更广泛的社会卫生资源、如私人医师、综合医院、专科医院等,在其有能力对患者进行必要的临床监测和随访、有能力通过药敏检测及血液学检查开展患者发现和患者随访工作的条件下,应予以支持鼓励其参与耐药结核病的防治和管理,共同为耐药结核病的控制工作发挥合力。

5.感染控制

目前公认,MDR-TB和XDR-TB是结核病控制的最严重挑战之一。为更有效地阻止耐药结核菌株传播,除尽早确诊并给予合理治疗外,还应该根据实际情况建立适当的感染控制措施。最为严格的控制措施通常是将传染性或具有潜在传染性的耐药结核病患者,尤其是耐多药结核病患者安排住在具有负压的病房里,而实际操作中,也有一些国家和地区根据患者自身情况和对治疗的反应、医院和门诊的基础条件、社区服务情况等综合因素进行考虑,采取门诊或家庭隔离治疗管理模式取得良好效果。

当处理可疑或确诊耐药结核病患者时,应严格遵守感染控制标准。然而,也有意见认为一些感染控制措施比如患者在家庭中实施隔离难以完全实现,他们认为没有必要实施或夸大了对耐药结核病患者的歧视。因此,目前包括一些发达国家在内,结核病防治工作者们都在努力寻求公众、患者家庭及接触者的安全、患者的心理健康、治疗效果、隔离患者所需资源与时机等诸多方面的最佳平衡。

（1）终止隔离：对 MDR-TB 患者何时终止隔离暂时还没有较为明确的指南,研究表明大多结核病传播发生在开始治疗之前或之初,通常认为涂阳比涂阴结核病的传染性大,耐药结核病亦如此,唯其传染性较敏感结核病维持更为长久。对于药物敏感结核病患者而言,经过适当的抗结核治疗,临床症状改善,连续 3 次痰涂片阴性,那么患者被认为没有传染性。而已有研究证实,涂阴活动性肺结核或涂阴培阳患者依然具有传染性,这一点基本上被大多数指南所忽略,因此目前许多版本的指南中感染控制只能减少传播的危险而不能绝对消除传播。

由于 MDR-TB 疫情播散造成的后果更为可怕,而且其潜在感染的窗口期预防和治疗目前尚缺乏有效方案,对重返家庭、学校、工作单位或人群密集场所的 MDR-TB 患者应给予高度重视;如果患者返回场所存在儿童、免疫力低下者以及既往与患者没有接触等人群,则需更加注意。一些专家认为耐多药结核病患者的潜在传染性和痰培养阳性持续的时间大约相等,因此建议患者治疗期间应考虑采取住院隔离措施,MDR-TB 患者直到痰培养阴性前不能去人群聚集场所。世界卫生组织近期发布的指南也建议,因痰培养阳性的耐多药结核病患者具有传染性,在痰培养阴性之前应避免乘坐飞机或其他公共交通工具旅行。

（2）终止隔离-家庭管理：不管因何种原因导致结核病患者采取家庭隔离治疗管理模式,在治疗患者的同时,须尽一切努力确保接触者的安全。一些国家和地区的耐药结核病防治工作中,患者采取家庭管理的决定须与当地卫生官员、结核病控制官员及专家协商后才能确定。如果家里有年幼儿童,接触者免疫力低下,或存在持续被传染的风险时,应采取更为有力的预防措施。当卫生人员和其他服务提供者进入具有潜在传染性的耐药结核病患者家庭实施 DOT 和（或）其他的卫生服务（如访谈患者等）时,必须采取与目前的感染控制策略相一致措施以有效预防职业暴露。当准备对传染性的结核病患者进行家庭关怀时,需要掌握更多患者的临床、社会等信息,可通过所在县区及以上的结核病防治机构、患者所在社区有关人员等进行了解。

长期住院进行隔离花费昂贵。一旦患者病情稳定并耐受治疗方案,可以采取其他安全措施。具体的治疗管理模式最终需要管理者、专家组根据耐药结核病病情和治疗状况、患者本人和家属意愿、社区或单位具体情况、区域性结核病防治规划中耐药结核病防治措施等各方信息汇总后集体讨论决定。

（李志斌）

第十一节　旅行者传染病的预防与控制

随着工作、学习的需要和人们生活水平的逐渐提高,外出旅行成为日常生活的重要内容之一。为保证旅行者安全愉快的旅行,现代医学应当为旅游者提供全面的医疗卫生服务。旅行者出发前应备足药品和相关用品,并针对目的地可能有的传染病做好必要的预防接种。医师应当熟悉人们因外出旅行可能罹患的疾病,避免漏诊和误诊。

一、旅行前的准备

（一）总体建议

旅行者在外出前 4 周应由其医师或医院做体检。为了对旅行中可能接触到的传染病,对已回家的旅行者做出全面的医学观察,旅行者应在出行前充分了解目的地的情况(如当地的流行病、饮食卫生、医疗服务等),并据此做旅行计划,包括个体化的"防病备忘录"等。旅行者应列出已进行过的免疫接种种类、既往病史、目前疾病的用药情况等,并准备相应医药用品。在日程表上应留有足够的时间,做必要的免疫接种、准备预防用药(如抗疟药等)。

旅行者常备的医药用品包括体温计、绷带、纱布、阿司匹林、制酸剂、抗眩晕药(如苯海拉明)等。一般不应自备广谱抗生素(如氟喹诺酮类药物、复方磺胺甲噁唑等),除非是去缺医少药或交通不方便的地区旅游。抗疟药、抗腹泻药及驱虫剂将在后边讨论。慢性病患者外出旅游时应带足旅行期间疾病所需的药品,如洋地黄类制剂、胰岛素等,因为同一种药品在不同国家、地区的生产商、药名、剂量都可以是不同的。

不同地域、同一地域不同季节的疾病流行情况不同。如登革热常见于热带地区。中美、南美、海地、多米尼加、非洲、印度次大陆、南亚、中东部分地区和大洋洲均有疟疾的传播和流行。发展中国家和地区旅行者腹泻的发生率较高。旅行者应对目的地的传染病和医疗卫生机构的情况有充分的了解。

(二)预防接种

1.常用疫苗

旅行者应根据所去国家的检疫要求和目的地的传染病流行情况提前进行有效的预防接种。因预防接种后需要一段时间,体内才会产生特异性抗体;而有些疾病的预防接种需接种数次且其间需有间隔期才可完成,所以应在旅行前至少4周咨询医师,并完成相应疾病的预防接种。

通常,灭活疫苗可以与其他灭活疫苗或者活疫苗同时接种。大多数活疫苗也可以在身体的不同部位同时接种。因此,对于没有接种禁忌证的人群,可以一次同时在身体的不同部位接种多种疫苗;也可在接种灭活疫苗的不同日,接种另外一种灭活疫苗或活病毒疫苗。另外,联合疫苗的出现也为旅游者提供方便。国外已有多种联合疫苗,如白喉-破伤风疫苗和白喉-百日咳-破伤风(简称白百破)三联疫苗、麻疹-风疹-腮腺炎(简称麻风腮)三联疫苗、甲型肝炎疫苗、乙型肝炎疫苗、甲型肝炎联合伤寒疫苗、灭活脊髓灰质炎病毒和白百破联合疫苗、麻风腮和水痘联合疫苗等。已有的资料提示:联合疫苗和单个疾病疫苗接种的安全性和有效性相似。

目前在我国人群已经推广了计划免疫和其他免疫接种,因此多数时候仅需加强免疫接种即可。

2.几种重要旅行者感染病的预防接种

(1)黄热病:黄热病的病原体是黄热病病毒,由伊蚊叮咬传播。流行于非洲、南美和巴拿马,流行区有扩大趋势。我国要求入境者出具免疫接种的国际证明。将去、来自或途经流行区的旅行者均应接种疫苗。黄热病疫苗为减毒活病毒疫苗,仅需每10年加强1次。孕妇、免疫功能障碍者、对鸡蛋有严重变态反应者、9个月以下的婴儿应避免接种。注射疫苗5~10天内,可能出现的不良反应包括轻微头痛、肌痛、低热等。

(2)脊髓灰质炎:西方国家已消灭了脊髓灰质炎。大多数人在儿童期间已经接种了三价混合口服疫苗,因此,旅行前仅需加强1次即可,最好在出发前4周完成。进入脊髓灰质炎已被消灭的国家,旅游者需提供已完成全程接种的证明。

(3)流行性脑脊髓膜炎:流脑由脑膜炎双球菌引起。细菌有A、B、C、D、E、X、Y、Z、w135、H、I、K及L等13个群,20多个血清型。以A、B和C 3群最常见,占90%以上。亚洲、非洲以A、C群为主,B、C群多见于欧洲、北美洲、拉丁美洲、澳大利亚和新西兰,Y群在美国、瑞典、以色列有上升趋势,W135群最近见于沙特阿拉伯。我国一直以A群为主,近年B群有上升趋势。我国目前仅有 A 群荚膜多糖菌苗。国外已有单价(A 群或 C 群)、双价(A＋C)和四价(A＋C＋Y＋w135)疫苗,对成人和 2 岁以上者都是安全的,有效率为 85％～100％。多价疫苗的抗体应答是年龄依赖性的,对成人的保护力强。目前尚无针对 B 群的疫苗。进入沙特阿拉伯参加麦加朝觐的旅游者,必须接种脑膜炎球菌疫苗。

对于密切接触者,24 小时内即应予预防性治疗。儿童可用利福平,＜1 个月者 5 mg/kg,每12 小时 1 次,连服 2 天;＞1 个月者 10 mg/kg,每 12 小时 1 次,连服 2 天;＜15 岁的儿童还可用头孢曲松,125 mg 肌内注射 1 次。成人还可选择环丙沙星 500 mg 或氧氟沙星 400 mg 口服1 次。另外,国内还选用复方磺胺甲噁唑,成人每天 2 g,儿童每天 30～50 mg/kg,分 2 次口服,连服 3 天。

(4)流行性乙型脑炎:是黄热病病毒属的乙型脑炎病毒引起的传染病,流行于远东和东南亚地区,由受染的库蚊传播。到乡村或养猪场的旅行者发病的危险性明显高于普通旅行者。大多数受染者为隐性感染,但显性感染的病死率高达 20％～30％。去疫区旅行超过 30 天、在流行季节以户外活动为主(露营、徒步旅行等)的旅行者应接种乙脑疫苗;接种后的有效率约为 90％。乙脑疫苗为灭活病毒疫苗。接种后数小时到 2 周可发生不良反应(如局部红肿,偶有发热、变态反应等),故应在旅行开始 2 周前完成接种。

3.特殊人群的预防接种

(1)孕妇:应避免使用减毒活病毒疫苗和减毒活菌苗,如卡介苗、伤寒口服减毒活菌苗、麻风腮疫苗、水痘活疫苗或甲型肝炎减毒活疫苗及麻疹-风疹-腮腺炎、水痘、流感病毒等减毒活疫苗。对黄热病活疫苗、脊髓灰质炎疫苗,在确有暴露史且使用益处大于不良反应时,仍可在孕期使用。孕期可以使用免疫球蛋白、类毒素疫苗和灭活疫苗,不可接种卡介苗。

(2)HIV 感染者:免疫接种可短暂加重 HIV 感染的病情,但随着积极有效的抗 HIV 治疗,这种情况会逐渐消退。免疫功能受损的 HIV 感染者,接受预防接种后的免疫反应能力随 HIV感染的进展而降低。免疫功能严重障碍、CD4$^+$T 细胞绝对计数小于 0.2×10^9/L 的旅行者,建议在旅行前开始 HARRT 治疗,且应避免使用减毒活病毒疫苗或减毒活菌苗。

二、旅行中的防护

(一)旅行者腹泻

腹泻是最常见的旅行者疾病。美国旅行者根据出游地区不同,TD 的发生率为 30％～70％;出游东南亚国家的我国公民罹患 TD 的发生率为 15.3％,明显高于去其他国家旅行者(5.3％)。

TD 是指旅行者在旅行期间或旅行结束返回后 7～10 天内发生,24 小时内出现≥3 次不成形大便且有至少 1 种肠道疾病伴随症状,如发热、恶心、呕吐、腹痛、里急后重或血便等。TD 多为良性自限性(3～4 天)疾病。8％～15％的患者病程持续超过 1 周,约 20％的患者须卧床休息1～2 天,仅 2％的患者病程持续超过1 个月。TD 的后遗症包括活动性关节炎、吉兰-巴雷综合征、感染后肠易激惹综合征等。儿童、老人、孕妇和有基础病的旅行者,TD 病程长,危险性大。

1.病原学

多种病原体(病毒、细菌及寄生虫等)均可引起 TD,世界各地的微生物和寄生虫发病率不同,与当地流行的致病菌谱、流行菌株有关。不同季节、不同地区,TD 的病原组成不同。80％～85％的 TD 由细菌引起,最常见的细菌为肠产毒性大肠埃希菌,尤以非洲和中美洲最多;此外,肠聚集性大肠埃希菌、志贺菌、空肠弯曲菌(亚洲国家尤多)、沙门菌、产气单胞菌(泰国、拉丁美洲、亚洲多见)、副溶血弧菌(东南亚沿海国家多见)也是常见致病菌。病毒如肠道病毒、轮状病毒、诺瓦克病毒等也可致 TD,后两种病毒是墨西哥 TD 的重要病原。寄生虫如溶组织阿米巴、蓝氏贾第鞭毛虫和隐孢子虫、环孢子虫及小孢子虫等也可致 TD。当 TD 持续超过 14 天时,应考虑蓝氏贾第鞭毛虫和隐孢子虫、环孢子虫、小孢子虫感染。后 3 种寄生虫尤其多见于 HIV 感染者。蓝氏贾第鞭毛虫和隐孢子虫是俄罗斯圣彼得堡 TD 的常见病原体。有近 20% 的患者在 1 次病程中可检出 2 种以上的肠道致病菌。有 20%～50% 的患者病原体未明,可能是肠道细菌或毒素或非感染性原因所致。美国 9 年(1996－2005 年)的哨点监测数据提示:寄生虫(环孢子虫、隐孢子虫、小孢子虫等)在 TD 中所占比例有所增加,应当警惕。

2.流行病学

旅行者腹泻是食入污染的食物、饮水和各种饮料,通过粪-口途径传播的。10 多岁的儿童和年轻人的发病率高,与进食量大和喜欢冒险的生活方式有关。长年发病,但夏秋季更多见。热带和不发达国家的发病率较高,高危地区为亚洲的多数国家、中东、非洲和南美洲,发病率可达 30%～50%;中危地区包括东欧、南非和部分加勒比海国家,发病率为 8%～20%;低危地区为欧美发达国家和澳大利亚、新西兰、日本等国家,发病率仅为 2%～4%。自低危地区到高危地区旅游,发生 TD 的危险性约为 40%;自低危地区到中危地区,发生 TD 的危险性约为 10%。

3.诊断

除有腹泻的临床表现外,流行病学资料是诊断 TD 的重要依据。旅行者的行程表和饮食、其他旅行者的发病情况也是协助诊断的重要依据。

4.防护

因为 TD 的发生与不洁饮食有关,故旅行时选择危险性小的食物和饮料,如食用熟食前应加热到 60 ℃ 以上、尽量吃自己洗净的水果和蔬菜等。避免进食室温保存的熟食和未削皮的水果、当地产的奶制品和冷饮、自来水等。注意个人手卫生,餐具、牙具等器物要消毒。

旅游时间超过 3 周的长期旅行者不宜给予药物预防。不主张给健康人常规使用预防性药物。对于有基础疾病如慢性胃肠炎、免疫功能障碍、血液系统疾病、内分泌紊乱等患者、有严重 TD 病史者等,应给予药物预防 TD。预防性治疗应在到达目的地后开始,持续到返回后 2 天。预防 TD 的理想药物应当是安全(可自己服用、不良反应少)、方便(最好是每天 1 次)、无药物的相互作用、无耐药问题、保护率超过 75%。以前因四环素的抗菌谱广,TD 的预防首选多西环素每天 100 mg。现在随着耐药地区的增多已很少使用多西环素。在过去的 10 年中,氟喹诺酮类药物(诺氟沙星、环丙沙星、氧氟沙星、左氧氟沙星、氟罗沙星)因广谱、安全、有效、方便而广泛用于 TD 预防。氟喹诺酮类药物不可用于儿童和孕妇。利福昔明是利福霉素的一种衍生物,在肠道内的药物浓度高、抗菌活性强、不良反应少、保护率超过 90%,亦可用于 TD 预防。

5.处理原则

与急性腹泻的处理原则一样,预防和纠正脱水,补充电解质,合理用药,儿童和重症患者须就医诊治。口服补盐液是防治脱水及补充电解质的最佳选择。饮食须选择淀粉类半流食为宜。如体温＞40 ℃、血性大便、症状较重者,应到医院就诊。

(二)疟疾

疟疾是由疟原虫引起,由受染雌性按蚊叮咬传播。中美、南美、海地、多米尼加、非洲、印度次大陆、东南亚、中东部分地区和大洋洲都有疟疾的传播和流行。世界范围内最常见的是恶性疟和间日疟,无免疫力的旅行者因疟疾死亡的几乎都是恶性疟原虫所致。

按蚊主要在夜间和黄昏叮咬人,故除药物预防外,旅行者应采取以下措施:①合理安排活动时间,避免或减少在黄昏至黎明间的户外活动。②减少身体暴露,穿长衣长裤,尽量逗留在有纱窗、蚊帐的地方。③使用驱蚊剂,用含 30%～35% DEET(N,N 二乙基甲基苯甲酰胺)的驱蚊剂涂抹暴露皮肤;室内喷洒除虫菊类灭蚊剂;用氯菊酯喷洒蚊帐、处理衣物。④尽管采用了各种防护措施,在流行区暴露后仍可发病,早者可在暴露后 8～9 天发病,迟者可在返回后数月甚至数年发病,故一旦旅行者突然出现发热等疟疾表现,应当迅速就医。约 50% 感染间日疟者在离开疫区 2 个月后发病,但由于恶性疟的潜伏期最短,感染恶性疟者几乎都在离开疫区 2 个月内发病。

常用于疟疾预防的药物有甲氟喹、氯喹、氯胍、伯氨喹和多西环素。不同国家、地区,疟疾的流行情况不同,预防用药也不同。

在海地、大多数中东地区(叙利亚、约旦、伊拉克)、巴拿马运河西部的中美地区、墨西哥、多米尼加共和国,预防疟疾首选氯喹。这些地区的恶性疟原虫也对氯喹敏感。氯喹可用于孕妇和婴儿。最常见的不良反应是消化道症状、瘙痒、粒细胞减少、光过敏等。对于耐氯喹的恶性疟疾,除在泰国、柬埔寨周边地区和缅甸外,可选用甲氟喹,每周 250 mg。孕妇和儿童使用也安全。最常见的不良反应有恶心、眩晕、头痛等。有精神病、癫痫和心功能不全者应慎用。在泰国、柬埔寨周边地区和缅甸存在耐甲氟喹的恶性疟,因此去这些地区的旅行者应选择多西环素,每天 100 mg,孕妇和小于 8 岁的儿童禁用。甲氟喹和氯喹至少应在到达流行地区前 2 周开始服用,以达到稳定的血药浓度;多西环素应在到达前 1～2 天服用。甲氟喹、氯喹、多西环素均应服用到离开流行区后 4 周。

青蒿素及其衍生物是从黄花蒿叶子中提取的药物,半衰期短于奎宁,可杀灭间日疟、恶性疟原虫,可用于间日疟、恶性疟及耐氯喹恶性疟的治疗和预防。不良反应少见,偶有一过性网织红细胞减少、皮疹。青蒿琥酯或蒿甲醚定期每 7 天口服 100 mg 或双氢青蒿素 80 mg,均具有可靠的预防效果。

美国准许体重超过 10 kg 的儿童在预防疟疾时选用阿托泛醌和氯胍的复方制剂(每片含 250 mg 阿托泛醌和 100 mg 氯胍),前者可抑制疟原虫体细胞线粒体内的电转换,后者抑制疟原虫的 DNA 合成;用法为出发前 2 天开始至旅行后 1 周,每天 1 片。严重肾功能障碍者禁用。最常见的不良反应包括腹痛、恶心、头痛等。

如果旅行者在疟疾流行区停留较长时间,可定期用伯氨喹预防间日疟和卵形疟(可在离开流行区后 3 年发病):成人每天 15 mg,14 天为 1 个疗程;儿童每天 0.3 mg/kg,总量不超过每天 15 mg。伯氨喹禁用于孕妇和葡萄糖-6-磷酸脱氢酶(G-6-PD)缺乏者。

三、返回后的检查

旅行结束返家的旅行者应进行体检,包括血、尿、大便常规,肝功能和胸片。应在不同时间检查 3 次大便常规,1 次大便常规阴性不能除外寄生虫感染,不同时间 3 次大便常规均阴性可除外 70% 的肠道寄生虫感染。

旅行结束返回者最常发生的疾病是疟疾、登革热、旅行者腹泻、肝炎、阿米巴肝脓肿、立克次体病、钩体病及性传播疾病等。旅行返回者,引起嗜酸性粒细胞增多的常见寄生虫病为蛔虫病、丝虫病、钩虫病及肝吸虫病等。

旅行返回者一旦有不适就医时,医师一定要重视旅行史。

(刘小辉)

第十章 健康教育

第一节 健康教育与健康促进的基本概念

一、健康教育

健康教育是通过有计划、有组织、有系统的社会和教育活动,促使人们自愿地改变不健康的行为和影响健康行为的相关因素,消除或减轻影响健康的危险因素,预防疾病,促进健康和提高生活质量。

健康教育的核心问题是促使目标人群改变不健康的行为和生活方式,采纳健康行为;健康教育的对象是人群;健康教育的干预活动应建立在调查研究基础之上;健康教育的干预措施主要是健康信息的传播。

行为和生活方式是人类健康和疾病的主要决定因素之一。许多不健康的行为和生活方式因受生活条件、社会习俗、文化背景、经济条件、卫生服务等影响,导致改变行为和生活方式是一个艰巨的、复杂的过程。为此,要采取各种方法帮助群众了解他们自己的健康状况并做出自己的选择,以改善他们的健康。同时还必须增进健康行为的相关因素,如获得充足的资源、有效的社区开发和社会的支持以及自我帮助的技能等。因此健康教育必须是有计划、有组织、有系统的教育过程,才能最终达到预期的目的。

健康教育可分为专业性健康教育和普及性健康教育。专业性健康教育由健康教育专业机构的公共卫生医师承担,普及性健康教育主要由医疗卫生机构中的医务人员、担负基本公共卫生服务任务的基层卫生工作者和社会工作者等承担。

迄今为止,仍有不少人把健康教育与卫生宣传等同起来。无疑,通过健康信息的传播和教育提供基本知识与技能来武装个体、家庭和社区,使其做出更健康的选择是十分必要的,但当个体和群体做出健康选择时,更需要得到物质的、社会的和经济环境的支持,如积极的政策,可获得的卫生服务,没有这些条件要改变行为是困难的。因此卫生宣传仅是健康教育的重要手段,如果不能有效地促使群众积极参与并自觉采纳健康行为,这种健康教育是不完善的。健康教育应是包含多方面要素的系统活动,例如仅仅告诉群众什么是健康行为,这不是健康教育,健康教育应提供改变行为所必需的条件以促使个体、群体和社会的行为改变。

二、健康促进

健康促进是健康教育的发展和延伸。关于健康促进，世界卫生组织的定义是，"促使人们维护和提高他们自身健康的过程，是协调人类和环境的战略，它规定个人与社会各自所负的责任。"这一定义表达了健康促进的目的和哲理，也强调了其范围和方法。劳伦斯·格林教授等则认为："健康促进是指一切能促使行为和生活条件向有益于健康改变的教育与生态学支持的综合体。"在这一定义中，健康教育在健康促进中起主导作用，这不仅是因为健康教育在促进行为改变中起重要作用，而且它对激发领导者拓展健康教育的政治意愿、促进群众的积极参与以及寻求社会的全面支持、促成健康促进氛围的形成都起到极其重要的作用。政府的承诺、政策、法规、组织和环境的支持以及群众的参与是对健康教育强有力的支持。如果没有后者，健康教育尽管能在帮助个体和群体改变行为上做出努力，但显得软弱无力。1995 年世界卫生组织西太区办事处发表的《健康新视野》提出："健康促进指个人与家庭、社区和国家一起采取措施，鼓励健康的行为，增强人们改进和处理自身健康问题的能力。"在这个定义中，健康促进是指改进健康相关行为的活动。

(一)健康促进的行动领域

首届国际健康促进大会上通过的《渥太华宪章》将 5 个方面的活动列为优先领域。

1.制定健康的公共政策

政策是一项健康投资和确保人类和社会可持续发展的机制，也是确保平等获得健康条件的机制。它包括政策、法规、财政、税收和组织改变等。第八届全球健康促进大会提出要"将健康融入所有的社会政策之中"，就是要求要全面考虑社会政策对健康的影响，避免有损于健康的政策，以促进人们的健康以及社会公平。

2.创造支持性环境

环境与健康休戚相关。政府应帮助创造安全、舒适、满意、愉悦的工作、生活和休闲条件，为人们提供免受疾病威胁的保护，促使人们提高增进健康的能力。

3.强化社区行动

健康促进工作要立足于社区，发动社区的力量，利用社区的资源，其中社区群众的参与是社区行动的核心，要让群众参与社区健康问题的诊断、确定优先项目、做出决策、设计策略及其执行，以提升群众的积极性和责任感。

4.发展个人技能

通过提供健康信息、健康教育和提高生活技能以支持个人和社会的发展，这样做的目的是使群众能更有效地维护自身的健康和他们的生存环境，并做出有利于健康的选择。

5.调整卫生服务方向

世界卫生组织提出："卫生部门的作用不仅仅提供临床和治疗服务，而必须坚持健康促进的方向。卫生系统的发展必须由初级卫生保健原则和有关政策推动，使其朝着改善人们健康的目标前进。"同时指出，卫生部门要"立足于把完整的人的总体需求作为服务内容"。此外，健康促进也明确卫生服务中的责任要求个人、社区组织、卫生专业人员、卫生服务机构和政府共同承担。

(二)健康促进的三项基本策略

1.倡导

倡导政策支持，卫生部门和非卫生部门对健康负有责任，要努力满足群众的需求和愿望，积极提供支持环境和方便,将促进卫生资源的合理分配并保证健康作为政治和经济的一部分;社会各界要强化对健康措施的认同;卫生部门要积极调整服务方向;激发社会和群众对健康的关注,并做出健康选择,从而创造有利于健康的社会经济、文化与环境条件。

2.赋权

帮助群众具备正确的观念、科学的知识和可行的技能,激发其朝向完全健康的潜力,促使他们获得能够明智地、有效地预防疾病和解决个人和群体的健康问题的能力,从而有助于保障人人享有卫生保健及资源的平等机会。

3.协调

协调不同个人、社区、卫生机构、其他社会经济部门、地区行政机构、非政府与志愿者组织等在健康促进中的利益和行动,发展强大的联盟和社会支持体系,以保证更广泛、更平等地实现健康目标。

综上所述,健康促进的概念要比健康教育更为完整,因为健康促进涵盖了健康教育和生态学因素。健康促进是健康教育发展的结果。健康促进是新的公共卫生方法的精髓,是"健康为人人"全球战略的关键要素。当然,实现这个意义上的健康促进不可能是某一组织、某一部门的专业活动能够得以实现的,还需要全社会的共同努力。

(孙学娟)

第二节 健康相关行为

一、概述

人的行为是指具有认知、思维能力并有情感、意志等心理活动的人,对内外环境因素刺激所做出的能动反应,是有机体在外界环境刺激下所产生的生理、心理变化的反应。美国心理学家 Woodworth 提出了著名的 S-O-R 模式来体现行为的基本含义。其中 S 代表内外环境的刺激,O 代表有机体,即行为主体——人,R 代表人的行为反应。

人类的行为既具有生物性,又具有社会性。人类的生物性决定了人类行为的生物性,主要表现在人类的行为尽管起主要决定因素的是环境和后天的学习,但是与遗传也密切相关。同时,人类的生物性也决定了人类的各种本能行为,如摄食行为、性行为、睡眠行为、自我防御行为、好奇和追求刺激的行为等。人类的社会属性决定了人类行为的社会性。人类的社会属性全部是通过社会化而获得的,其主要内容包括习得社会生活技能、社会生活行为规范,形成价值观、世界观和人生生活目标,获得社会角色和社会地位等。要使健康教育实现自己的根本任务,促进人们行为向有利健康的方向变化,就要注重社会化,使得每一个社会成员通过社会化养成有益于自身、他人和社会的健康行为和生活方式。

(一)行为的影响因素
行为的发生发展受到自身因素和环境因素的影响。

1.自身因素

人自身有很多因素可以影响其行为,如遗传因素、生理因素等,其中最为重要的是心理因素。

人的心理因素可以从不同的方面,以不同的机制来影响人的行为。其中需求和需要是人类行为的根本动因,人在需要的基础上产生动机,驱动人类采取行为,进而满足需求。人在同一时间常常是多种需要并存,在这种情况下不同动机可能相互矛盾和竞争,形成动机冲突。冲突的结果是产生出优势动机,决定着相应的行为。动机冲突中哪种动机会成为优势动机,受各种主客观因素的影响,如认知因素、态度、情绪和情感、意志等。

2.环境因素

自然环境、经济、法规、社会制度、社会思想意识、社会道德、风俗习惯、宗教、教育、家庭、工作、人文地理、医疗卫生服务等都是人类行为发生发展的外在环境。有的对人的行为的影响是间接性的,有的是潜在性的。

(二)健康相关行为与行为干预

个体或群体与健康或疾病有关的行为称为健康相关行为,包括促进健康行为和危害健康行为。

1.促进健康行为

促进健康行为指个体或群体在客观上有利于自身和他人健康的行为,可分为五类。

(1)日常健康行为,如合理营养、积极锻炼、充足的睡眠、饭前便后洗手等。

(2)避开环境危害行为,如不接触疫水、积极应对紧张生活事件等。

(3)戒除不良嗜好,如戒烟、限酒等。

(4)预警行为,如驾车时使用安全带等。

(5)合理利用卫生服务,如定期体检、预防接种等。

2.危害健康行为

危害健康行为指不利于自身和他人健康的一组行为,可分为四类。

(1)不良生活方式,如吸烟、酗酒、缺乏体育锻炼等。

(2)致病性行为模式,如与冠心病密切相关的 A 型行为模式等。

(3)不良疾病行为,如疑病、讳疾忌医、不遵从医嘱等。

(4)违规行为,如吸毒等。

3.健康教育行为干预

健康教育行为干预(或行为矫正)指运用传播、教育、指导、说服、鼓励、限制等方法和手段来帮助个体或群体改变危害健康的行为,采纳促进健康的行为以及强化已有的健康行为的健康教育活动。

二、健康相关行为理论

人类的健康相关行为与其他行为一样是一种复杂的活动,受到遗传、心理、自然与社会环境等众多因素的影响。因此,健康相关行为的转变也是一个相当复杂的过程。各国学者、专家提出多种健康相关行为理论,以期改变人们的健康相关行为,促进人类健康。目前国内外应用于健康教育和健康促进的健康相关行为理论可分为三个层次:①应用于个体水平的理论,包括知信行模式、健康信念模式、行为转变阶段模式、理性行为和计划行为理论;②用于人际水平的理论,如社会认知理论、社会网络与社会支持、紧张和应对互动模式;③应用于社区和群体水平的理论,如创新扩散理论、社区组织和社区建设模式等。这里主要介绍比较常用的、应用于个体水平的几种健康相关行为理论。

（一）知信行模式

知信行是知识、信念和行为的简称。这一模式认为：卫生保健知识和健康信息是建立积极、正确的信念和态度，进而改变健康相关行为的基础，而信念和态度则是行为改变的动力。只有当人们了解有关的健康知识，建立起积极、正确的信念和态度，才有可能主动地形成促进健康的行为，摒弃危害健康的行为。这一模式简洁、直观、明了，多年来广泛应用于我国健康教育工作。然而该模式也有其局限性，常常会出现知识与行为之间的不一致。

（二）健康信念模式

该模式在产生促进健康的行为、摒弃危害健康的行为的实践中大致有以下过程：首先，充分让人们对他们目前的不良行为方式感到害怕（知觉到威胁）；其次，让人能坚信一旦他们改变不良行为会得到非常有价值的后果（知觉到益处），同时清醒地认识到行为改变中可能出现的困难（知觉到障碍）；最后，使人们感到有信心、有能力通过长期努力改变不良行为（自我效能）。健康信念模式对于解释和预测健康相关行为、帮助设计健康教育调查研究和问题分析、指导健康教育干预有很高的价值，但因涉及的因素较多，信度和效果检验比较困难。

（三）行为改变阶段模式

行为改变阶段模式认为，人的行为变化不是一次性的事件，而是一个渐进的和连续的过程，在行为变化的不同阶段需要综合应用不同的心理学理论加以干预。行为改变阶段模式将这种变化解释为一个连续的、动态的、由五个不同的阶段构成的过程。

1.无意识阶段

处于这一阶段的人没有在未来6个月内改变自己行为的意向。他们不知道或没有意识到自己存在不健康的行为的危害性，对于行为转变没有兴趣。如"我不可能有问题""吸烟不可能引起冠心病"。转变策略：帮助提高认识，推荐有关读物和提供建议。

2.意图阶段

处于该阶段的人们打算在未来6个月内采取行动，改变危害健康的行为，但却一直无任何行动和准备行动的迹象。这时候他们会意识到改变行为的益处，同时也会意识到改变行为的代价。利益和代价的均衡常使人们处于极度的矛盾之中，导致他们停留在这一阶段不再前进。转变策略：可以帮助他们拟定行为转变计划，提供专题文章或邀请参加专题报告会；提供转变行为的技能，指导行为转变的方法和步骤。

3.准备阶段

进入该阶段的人们将于未来1个月内改变行为。他们开始做出行为转变的承诺并有所行动，如向朋友和亲属宣布行为转变的决定。事实上他们在过去的1年中已经有所行动，如向他人咨询有关转变某行为的事宜、购买需要的书籍、制定行为转变时间表等。转变策略：提供规范性行为转变指南，确定切实可行的目标；采取逐步转变行为的步骤；寻求社会支持，包括同事、朋友和家属的支持，确定哪些倾向因素、促成因素和强化因素；克服在行为转变过程中可能出现的困难。

4.改变行为阶段

处于该阶段的人们在过去的6个月内已做出了行为改变。转变策略：争取社会的支持和环境的支持、邀请行为转变成功者做现身说法、寻求同伴的帮助等。

5.维持阶段

人们已经取得行为转变的成果并加以巩固。许多人取得了行为转变成功之后，往往放松警戒而造成复发。复发的常见原因是过分自信、经不起引诱、精神或情绪困扰、自暴自弃等。转变策略：这一阶段需要做取得行为转变成功的一切工作,创造支持性环境和建立互助组等。

（明小燕）

第三节 健康教育计划设计、实施与评价

任何一项健康教育计划都由设计、实施和评价三部分组成。三者之间相互制约、密不可分。健康教育计划设计是基于研究目标人群有关健康问题及其特征,形成该健康问题的理论假设,提出解决该健康问题的目标以及为实现这些目标所采取的一系列具体的方法、步骤和策略,为项目的实施奠定基础,同时又为科学的评价提供量化指标。实施是按照计划设计所规定的方法和步骤来组织具体活动,并在实施过程中修正和完善计划。评价是评估计划所规定的目标是否达到以及达到的程度。

一、健康教育计划设计

(一)制订健康教育计划的原则

1.目标指向原则

计划设计必须有明确的总体目标,即宏观的、计划理想的最终结果和切实可行的具体目标或具体的、量化的、可测量到的目标,从而确保以最少的投入产出最大的效益。

2.参与性原则

社区政府和居民共同参与社区健康教育决策、参与健康教育计划和行动、评估和管理,是保证社区健康教育项目成功的重要原则。

3.整体发展原则

健康教育计划要体现出整体性和全局性,目标要体现出长远性和先进性。

4.可行性原则

制订计划时要一切从实际出发,因地制宜地进行计划设计,要符合实际,易为目标人群所接受,切实可行。

5.灵活性原则

计划设计要留有余地,并制定相应的应变对策,以确保计划的顺利实施。

(二)健康教育计划设计思路

健康教育计划设计模式有多种,其中应用最广泛、最具生命力的是美国学者劳伦斯·格林提出的 PRECEDE-PROCEED 模式。PRECEDE 是 predisposing, reinforcing and enabling constructs in educational/environmental diagnosis and evaluation 的缩写,意为"教育/环境诊断与评价中的倾向因素、促进因素和强化因素";PROCEED 是 policy, regulatory and organizational constructs in educational and environmental development 的缩写,意为"教育和环境发展中的政策、法规和组织结构"。此模式前后相互呼应,为计划设计提供一个连续的步骤或阶段。

虽然在不同的场所开展健康教育时的计划内容各不相同,但在计划制订的程序上都是基本相同的。参照 PRECEDE-PROCEED 模式的思维方法,一般有以下几个程序：健康教育诊断（又

称为健康教育需求评估);确定优先项目;确定计划目标;制定教育策略(干预)。

1.健康教育诊断

在设计健康教育计划时,首先要通过系统的调查、测量来收集各种有关资料,并对这些资料进行分析、归纳、推理、判断,确定或推测人群的健康问题有关的行为和行为影响因素,以及健康教育资源可得情况,从而为确定健康教育干预目标、策略和方法提供依据。如了解某社区目前应优先解决的健康问题是什么,影响这个健康问题的因素有哪些,哪些因素能够通过健康教育干预得到解决。健康教育诊断也往往为健康教育计划实施的效果评价准备了基线资料。

(1)社会诊断:社会诊断是通过估测目标人群的生活质量为起点,评估他们的需求和影响其生活质量的主要问题。社会诊断的目的和任务主要有三项:评估目标社区或目标人群的生活质量并明确影响其生活质量的健康问题;了解目标社区或目标人群的社会环境;动员社区或目标人群参与健康教育项目。测量生活质量的指标包括主观和客观两方面。客观指标用以反映目标社区和人群生活环境的物理、经济、文化和疾病等状况;主观指标用以反映目标人群对生活质量满意程度的主观感受。社会环境包括经济、文化、社会服务、社会政策和社区资源等多个方面。收集社会环境信息可以帮助确定影响生活质量的健康问题,并帮助分析健康问题和健康相关行为问题的发生发展的原因,而最为重要的是可以了解社区可供健康教育项目利用的资源。

社会诊断通常采用:召开座谈会,邀请有关卫生专家、社区工作者、卫生行政领导、各有关组织和群众代表提供社区需求的信息;与知情人交谈了解群众关心的问题;利用常规资料,如卫生部门提供的发病率、患病率、死亡率、入院率、出院率等资料,以及从既往文献中获取数据;现场观察。当用上述方法仍有不足时,可组织现场调查。

(2)流行病学诊断:流行病学诊断的主要目的是确认目标人群特定的健康问题和目标。健康问题可能有多个,因此需要确定主要的健康问题。流行病学诊断应回答:威胁目标人群的主要健康问题是什么,或哪个健康问题是目标人群最为关切的;目标人群中因该健康问题而受累的是哪些人,其性别、年龄、种族、职业特征如何;该健康问题在空间、时间上有什么规律;影响该健康问题发生发展的因素有哪些,其中什么因素影响最大,这些因素中哪些是可能改变的等。流行病学诊断可以通过现场调查的方式获得信息,也可以用现有的政府和卫生机构统计资料如疾病统计资料、健康调查资料、医学管理记录等整理出二手数据资料供分析。

(3)行为和环境诊断:通过现场调查、文献复习、专家咨询等方式进行行为诊断,其目的是区分引起健康问题的行为和非行为因素、区别重要行为和不重要行为以及区别高可变性行为和低可变性行为。行为诊断通常分为五个步骤:①区别引起健康问题的行为和非行为原因。②拟出行为目录,以确定与目标健康问题有关的行为,并按顺序确定处理问题的步骤。③依据重要性将行为分级。最重要的行为应该是调查资料清楚表明,行为与健康问题密切相关;经常发生的行为。最不重要的行为是行为与健康问题的联系不是很密切或仅仅间接地与健康问题有关或与预期结果有关;行为很少出现。④依据可变性将行为分级。可变性高的行为是行为正处发展时期或刚刚形成;行为仅表面上与文化传统或生活方式有关;该行为在其他计划中得到了成功改变。可变性低的行为是行为形成已久;行为深深根植于文化传统或生活方式中;该行为在以前的尝试中未得到成功的改变。⑤选择目标行为。在将行为以重要性和可变性分级后,健康教育工作者就可着手选择作为教育干预重点的行为。每一个行为改变目标都应当能回答这些问题:何人——期望其行为发生变化的人;何种行为——要求改变的是什么行为;多少程度——要达到改变的程度;何时——预期改变所需的时间。

(4)教育和生态诊断:在确定了目标行为以后,要调查、分析导致该行为发生发展的因素,从而为制定健康教育干预策略提供依据。影响行为发生发展的因素有很多,在 PRECEDE-PRO-CEED 模式中将这些因素分为倾向因素、促成因素和强化因素。倾向因素是目标行为发生发展的主要内在基础,是产生某种行为的动机或愿望,包括个人的知识、态度、信念、自我效能认识以及行为动机和意向。促成因素是指使行为动机和愿望得以实现的因素,即实现或形成某行为所必需的技能、资源和社会条件。这些资源包括医疗卫生服务、健康信息和促使健康相关行为变化所需的新技术以及行政部门的支持、立法等,还包括一些影响行为实现的物理条件,如医疗费用、诊所距离、交通工具等。强化因素是那些在行为发生之后提供持续回报或为行为的维持和重复提供的激励。包括父母、同伴、保健人员或领导的赞扬劝告等社会支持、影响,也包括自己对行为后果的感受,如社会效益、生理效益、经济效益、心理效益等。教育和生态诊断可以采用针对目标人群的定量和定性调查的方法获取资料。

(5)管理和政策诊断:管理诊断的核心是组织评估和资源评估,包括有无健康教育专业机构、政府对健康教育的重视程度和资源投入情况、社区群众的可接受度、是否存在志愿者队伍等。政策诊断主要是审视社区现有的政策状况。管理和政策诊断主要通过定性调查的方式进行。

2.确定优先项目

通过健康教育诊断,可以发现社区的需求和健康问题是多方面、多层次的。必须从中找出选择涉及面广、发生频率高、对目标人群健康威胁严重,对社会经济发展、社区稳定影响较大、发病频率或致残致死率高、后果严重、群众最关心的健康问题作为首先解决的对象,以最小的投入寻求最佳的效果。确定优先项目,就是确定优先干预的健康问题和行为问题。

健康教育着眼于行为干预,因此在确定优先项目时还应该考虑干预效果的问题,即应当选择通过健康干预,能有效地促使其发生可预期的改变的健康问题。有些健康问题虽然也普遍存在,但若目前没有有效的干预方法,就不应该作为优先,如妇女的乳腺增生、中老年男性的前列腺肥大等;而心血管疾病、代谢性疾病和生活习惯行为有比较明确的关系,也有比较成熟的干预方法,常常是社区健康教育项目的优先选择。

3.确定计划目标

一个健康教育计划必定要有明确的目标,并且是可以测量的,这是计划实施和效果评价的根据。

(1)总体目标:又称远期目标,是指在执行某项健康教育计划后预期应达到理想的影响和效果,它是宏观的、笼统的、长远的。

(2)具体目标:是为实现总体目标所要达到的具体结果,是明确的、具体的、可测量的。其要求可归纳为 SMART 五个英文字母(special 具体的、measurable 可测量的、achievable 可完成的、reliable 可信的,以及 time bound 有时间性的)。具体地说,健康教育计划的具体目标必须回答三个 W 和两个 H,即:Who——对谁? What——实现什么变化? When——在多长限期内实现这种变化? How much——变化程度多大? How to measure it——如何测量这种变化(指标或标准)?

4.确定健康教育干预策略和干预框架

(1)确定目标人群(干预对象):是健康教育计划中干预的对象或特定群体。那些受疾病或健康问题影响最大、问题最严重、处在最危险状态的人群可确定为目标人群。目标人群可分为三类。

一级目标人群:希望这些人群实施所建议的健康行为。

二级目标人群:对一级目标人群有重要影响的人,或能激发、教育和加强一级目标人群行为和信念的人,如行政领导、亲属、朋友等。

三级目标人群:社区行政领导、该地区卫生政策的决策者、经济资助者和其他对计划的成功有重要影响的人。

(2)确定干预内容:要根据不同目标人群的特点来确定三类行为影响因素,即倾向因素、促成因素和强化因素中的重要因素和计划的目标。

(3)确定干预策略:干预策略的制定要紧紧围绕目标人群的特征和健康教育计划目标,理想的干预策略应该包括教育策略、社会策略、环境策略三个方面。①教育策略:常用的教育策略包括健康信息的传播、健康技能培训和行为干预等。实践表明,任何一种方法并不一定适合于所有的教育场合和教育对象,各种方法都有自己的特点和局限性。因此要根据特定的场合、人群和环境的变化而不断调整策略,同时要注意运用易于为目标人群所接受、简便易行、可操作性强、经济的干预技术。②社会策略通过在政策、法规、制度、规定等在学校、工作场所鼓励健康的行为和生活方式,远离不健康的行为。③环境策略:改善有关社会文化环境和物质环境,促进目标人群健康行为的建立。

(4)确定干预场所:一个健康教育计划是否能得到有效的实施,一定程度上取决于干预场所的确定是否合理。以下是五类干预策略实施的主要场所:教育机构、卫生机构、工作场所、公共场所和居民家庭。实施健康教育计划时,可以上述五类场所同时并举,但更多的是根据主客观条件和需要选择其中几类。

二、健康教育计划实施

实施是按照健康教育计划去开展健康教育活动、实现计划中拟订的目标和获取实际效果的过程。这是所有健康教育计划的主体工作部分,也是健康教育活动的重点部分和关键。

健康教育计划实施工作可归纳成五大环节:制定实施工作时间表、控制实施质量、建立实施的组织机构、配备和培训实施工作人员、配备所需设备物件与健康教育材料。

PRECEDE-PROCEED模式特别强调在健康教育计划实施中应充分发挥政策、法规和组织的作用。由于健康教育活动涉及多部门、多学科、多手段,因此健康教育计划实施的首要任务是做好社会动员,在当地政府的组织领导下,动员社区资源,规划社区行动,提高群众参与社区工作的积极性以及发展社区成员间的相互支持,并进一步发展与改善社区经济、社会、文化状况,依靠自己的力量去实现健康教育计划目标。其次是开展项目培训,重视人才的开发,提高项目管理水平和实施人员的技术水平,提高卫生部门设计和实施健康教育项目的能力。第三,要重视以社区为基础的干预策略。领导机构的建立、政策的支持、多部门的参与、干预管理人员的培训都是干预的重要因素,也是社区干预成功的前提。干预场所包括学校、工作场所、医院和社区。在干预人群上,应把高危人群、重点人群与一般人群分别对待。第四,要重视项目执行的监测与质量控制。实行监测与质量控制是十分复杂的过程,包含的内容也非常广泛,即正确评估健康教育计划执行者的技能、建立专家小组审查制、保证规划执行质量、加强内部审计、系统化的资料收集与保存、及时收集社会各界及目标人群对计划执行情况的意见、组织有关人员对项目活动进行实地考察和评估等。

三、健康教育计划评价

评价是客观实际与预期目标进行的比较，是一个系统地收集、分析、表达资料的过程。计划评价不仅能使我们了解健康教育计划的效果如何，还能全面监测、控制，最大限度地保障计划的先进性和实施的质量，从而也成为计划取得预期效果的关键措施。评价工作是健康教育计划设计的重要组成部分，贯穿于整个项目设计、实施、评价的始终。

（一）形成评价

形成评价又称为诊断评价，是在计划执行前或执行早期对计划内容所作的评价。包括为制定干预策略所做的健康教育诊断及为计划设计和执行提供所需的基础资料，其目的在于使计划符合目标人群的实际情况，使计划更科学、更完善。形成评价主要内容包括根据目标人群特征和需求，评估健康教育计划的目标是否准确；干预策略是否清晰；策略、措施和方法是否可行；健康教育计划所涉及的人力、组织、工作机制、资源分配是否合理；目标人群能否参与项目工作；信息反馈渠道是否通畅；形成评价的基本方法有预试验、专家咨询、专题小组讨论、现场调查等。

（二）过程评价

过程评价是计划实施过程中监测计划各项工作的进展，了解并保证计划的各项活动能按规划的程序发展，即对各项活动的跟踪过程。过程评价起始于健康促进项目开始实施之际，贯穿于计划执行的全过程，包括对计划的设计、组成、实施过程、管理、工作人员工作情况等进行评价。过程评价是评估健康教育计划活动的质量与效率，目的在于控制健康教育计划实施的质量，有效地监督和保障计划的顺利实施，从而确保计划目标的真正实现。因此，又被称为质量控制或计划质量保证审查。

过程评价内容包括以下几个层面。

1.针对个体的评价

内容包括哪些个体参与了健康教育项目；健康教育活动是否按计划执行；计划是否做过调整，为什么调整，是如何调整的；目标人群对各项干预活动的参与情况如何，他们对干预活动的反应如何，是否满意并接受这些活动；项目资源的消耗情况是否与预计一致，不一致的原因是什么。

2.针对组织的评价

内容包括项目涉及哪些组织；各组织间是如何沟通的；他们参与项目的程度和决策力量如何；是否需要对参与的组织进行调整，该如何调整；是否建立完整的信息反馈机制；项目执行档案、资料的完整性、准确性如何。

3.针对政策和环境的评价

内容包括项目涉及哪一层的政府；具体与政府的哪些部门有关；在项目执行过程中有无政策环境方面的变化；这些变化对项目有什么样的影响；在项目进展方面是否与决策者保持良好沟通。

过程评价的指标主要包括项目活动执行率、健康教育活动覆盖率、有效指数、目标人群的满意度、资源使用进展。主要评价方法有查阅档案资料、目标人群调查和现场观察。

（三）效应评价

效应评价是评价健康教育计划导致的目标人群健康相关行为及其影响因素的变化，又称为近中期效果评价。评价的重点在于计划或计划的某方面对参与者的知识、态度、行为的直接影响。包括:那些影响有关健康行为的倾向因素(包括知识、态度、信念等)、促成因素(资源、技术)及强化因素改变的程度;行为改变情况,如促进健康的行为有无增加或危害健康的行为是否得到控制;政策、法规制定情况,如领导及关键人物的思想观念是否得到转变或是否制定有利于健康的政策、法律? 常用的评价指标包括卫生知识知晓率,信念持有率,行为流行率,行为改变率,环境、服务、条件、公众舆论等方面的改变等。

(四)结局评价

结局评价着眼于健康教育计划实施后导致的目标人群的健康状况乃至生活质量的变化,又称为远期效果评价。结局评价可分为健康指标和经济指标两个方面。

1.健康指标

健康指标即计划对目标人群健康状况的影响,包括心理和生理变化的指标、疾病与死亡和生活质量。心理和生理变化的评价指标包括身高、体重、血压等生理指标和人格、抑郁等心理健康指标在干预后的变化。疾病和死亡指标包括疾病发病率、患病率、死亡率、平均期望寿命等的变化,了解健康教育计划是否影响某病的发病和流行情况,患者存活率及存活时间有无改变等。生活质量指标可用生活质量指数、美国社会健康协会指数、日常活动量表以及生活满意度指数来进行评价。

2.经济指标

经济指标主要指成本-效益分析和成本-效果分析,指计划改变人群健康状况所带来的远期社会效益和经济效益。我们在制定健康教育计划、选择某一方案、评价效果时,必须要将实施健康教育计划所费资源(费用或成本)与健康收益进行分析比较,目的在于确定以最少的投入产生最大的效果的计划;比较不同计划的成本-效益(效果),以及某决定计划是否有继续实施的必要性。

(五)总结评价

总结评价是综合形成评价、过程评价、效应评价和结局评价以及对各方面资料做出总结性的概括,能全面反映健康教育项目的成功之处与不足,为今后的计划制订和项目决策提供依据。

(杨　蕾)

第四节　社区健康教育

社区健康教育是以社区为单位,以社区人群为对象,以促进社区健康为目标,有组织、有计划、有评价的健康教育活动和过程。社区健康教育是社区卫生服务的主要功能之一。将健康教育纳入社区发展,特别是社区卫生服务的整体规划,为社区居民的身心健康服务,是我国卫生保健事业的一个重要组成部分也是世界健康教育发展的重要策略之一。

一、社区健康教育的对象

城乡社区健康教育服务对象是辖区内的全体居民,包括辖区内机关、学校、企事业单位、服务行业的从业人员等,其重点人群是青少年、妇女、老年人、残疾人、0~6岁儿童家长、农民工等人群。

二、城乡社区健康教育的基本内容

(一)社区健康观念与卫生法规普及

1.健康观念教育

健康观念主要是指个人和群体对健康的认知态度和价值观。健康观念教育的内容主要包括现代健康概念;健康对人类生存和发展的重要性;政府、社区、家庭和个人对维护健康承担的责任等,以提高个人和群众对预防疾病和促进健康的责任感,促进个人和群体选择有益于健康的行为。

2.医疗卫生法律法规及相关政策普及

为了更好地维护社会和个人的健康,国家及各级政府颁布了一系列法律、法规,如《中华人民共和国突发事件应对法》《公共场所卫生管理条例》《浙江省爱国卫生促进条例》等。宣传普及卫生法律、法规,有利于提高社区居民的卫生法制意识和卫生道德观念,使广大居民能了解并据此调整自己的观念和行为,倡导有益健康的生活方式,使社区居民自觉地维护健康。

(二)健康知识教育

1.健康素养

健康素养是指个人获取、理解、处理基本健康信息和服务,并运用这些信息和服务做出正确健康决策,以维护和促进自身健康的能力。目前国家卫生计生委发布了《中国公民健康素养——基本知识与技能(试行)》。浙江省在此基础上结合地区特点制定了健康素养99条,这是社区健康教育的核心信息和重要内容。

2.健康行为和生活方式

健康教育的核心是改变行为,要开展合理膳食、控制体重、适当运动、心理平衡、改善睡眠、限盐、控烟、限酒、控制药物依赖等健康生活方式和可干预危险因素的健康教育,终止危害健康行为,建立和强化健康行为。

3.疾病防治知识教育

开展高血压、糖尿病、冠心病、哮喘、乳腺癌和宫颈癌、结核病、肝炎、艾滋病、流感、手足口病和狂犬病、布病等重点疾病健康教育。内容包括这些常见病的预防、早期治疗知识,各种急、慢性传染病的症状、预防、隔离、消毒等知识及其传染源、传播途径、易感人群和防治方法的宣传教育,疾病的家庭急救与护理知识教育等。

4.公共卫生问题的健康教育

主要包括食品安全、突发公共卫生事件、职业卫生、放射卫生、环境卫生、饮水卫生、戒毒、计划生育,以及学校卫生等公共卫生问题健康教育。

5.应对突发事件教育

近年来突发事件时有发生,需开展应对突发公共卫生事件应急处置、防灾减灾、自救互救等健康教育,以增强居民的公共安全意识,提高应急避险和自救互救能力。

三、城乡社区健康教育策略

(一)社区健康教育应纳入政府工作规划

城乡社区要了解和掌握辖区内居民的健康教育需要和需求以及主要健康问题,制定健康教育规划或计划并将之作为社区政府的工作内容。要建立和完善社区健康教育的组织机构、网络和工作机制,落实专兼职健康教育人员,明确工作职责,经常开展培训以提高其健康教育服务能力。

(二)利用各种传播渠道普及健康知识

可根据社区经济条件和环境布局,建立社区内固定的健康教育宣传栏、黑板报、电子屏、墙体等宣传阵地,作为社区居民了解健康知识的一个窗口开展健康信息的传播,并定期更换。可结合社区的特点,因地制宜地利用当地特有的传播渠道和方法,将健康信息传播融入日常生活之中,如利用街道老年活动室、文化活动站开展健康教育活动,利用农村的传统节日、集市活动,以及民族地区的传统习俗节日,通过专家义诊、健康下乡等活动,适时开展健康教育。还可利用现代信息技术,通过手机短信、门户网站、微博、微信、社区 QQ 群等在社区居民中开展健康教育。

(三)入户开展健康教育

社区卫生服务中心(站)的医务人员在提供上门访视等医疗卫生服务时,可开展面对面的、有针对性的健康知识和健康技能的教育。也可结合社区居民健康素养调查工作发放通俗易懂的健康教育资料。

(四)社区卫生服务中心(站)的健康教育服务

国家和浙江省基本公共卫生服务规范对社区卫生服务中心(站)的健康教育服务内容和形式及要求作出了明确的规定:要求发放健康教育印刷资料,包括健康教育折页、健康教育处方和健康手册等每年不少于 12 种,播放音像资料不少于 6 种;社区卫生服务中心宣传栏不少于 2 个,村卫生室和社区卫生服务站宣传栏不少于 1 个,每个宣传栏的面积不少于 2 m²,每 2 个月最少更换 1 次健康教育宣传栏内容;利用各种健康主题日或针对辖区重点健康问题,开展健康咨询活动并发放宣传资料,社区卫生服务中心每年至少开展 9 次公众健康咨询活动;社区卫生服务中心每月至少举办 1 次健康知识讲座,村卫生室和社区卫生服务站每两个月至少举办 1 次健康知识讲座,引导居民学习和掌握健康知识及必要的健康技能,促进辖区内居民的身心健康;要开展个体化健康教育。

(五)举办市民或农民健康学校

可在城乡社区设立固定的场所,配备一定的设施,定期邀请健康教育讲师团的专家进社区开展健康知识讲座,搭建专家与居民、社区居民之间的交流平台,传播和交流健康知识,促进健康行为的形成。

(六)面向整个社区的健康教育活动

可结合卫生宣传日或其他节日,组织开展有奖竞答、猜灯谜、艺术表演、膳食营养技能比赛等多种形式的健康教育活动,把健康知识普及融入这些活动之中。

(王天娇)

参考文献

[1] 宋楠.医院管理与经济控制[M].上海:上海科学普及出版社,2023.

[2] 李筱永.公共卫生法学[M].北京:中国政法大学出版社,2023.

[3] 简炼,杨伟华.现代医院管理规范与实践[M].汕头:汕头大学出版社,2023.

[4] 寇建琼,刘庆芬.突发公共卫生事件应急处置护理手册[M].昆明:云南科技出版社,2022.

[5] 于先会,李洁月,宋振鹏,等.医院管理与研究[M].成都:四川科学技术出版社,2023.

[6] 崔梦晶,曾嘉莹,许余玲.公共卫生基本实践技能实习指导[M].南京:东南大学出版社,2023.

[7] 于晶.医院管理实务与经济控制[M].上海:上海科学普及出版社,2023.

[8] 马良伟,杨海宇,周生来,等.健康城市与公共卫生体系建设[M].北京:中国建筑工业出版社,2023.

[9] 高曙明,谭秀华,姜艳丽.现代医院管理与档案信息化建设[M].北京:中国纺织出版社,2023.

[10] 徐剑,谷满意,曾友元.现代医院管理研究医疗服务篇[M].成都:西南交通大学出版社,2023.

[11] 刘哲峰,施琳玲,邰颖波.重大突发公共卫生事件健康传播理论与实践[M].北京:中国传媒大学出版社,2022.

[12] 李凯,冯鲁俊,李惜羽,等.现代医院管理实践与经济运行[M].青岛:中国海洋大学出版社,2023.

[13] 李智,黄海莹.医院流程管理[M].北京:经济管理出版社,2023.

[14] 王文科.公共卫生健康的伦理研究[M].上海:上海三联文化传播有限公司,2023.

[15] 方璐.医院综合管理研究[M].兰州:甘肃科学技术出版社,2023.

[16] 王荣敏.精编公共卫生与预防医学[M].长春:吉林科学技术出版社,2022.

[17] 任浩.现代医院信息化管理制度与表格典范[M].北京:企业管理出版社,2023.

[18] 江海东,琚雄飞.基本公共卫生服务技术[M].北京:中国医药科技出版社,2023.

[19] 杜方兴,苏梅英,张回应.医院财务管理与财务分析[M].长春:吉林科学技术出版社,2023.

[20] 吕颖.医院流程管理与信息化实践研究[M].北京:中国纺织出版社,2023.

[21] 马宁.突发公共卫生事件心理调适指导[M].北京:北京大学医学出版社,2023.

[22] 曾红华.医院档案管理建设与应用研究[M].成都:成都时代出版社,2023.

［23］陈娟.整体思维下公立医院审计管理研究［M］.南京：东南大学出版社，2022.

［24］曹瑞祥.新编公共卫生与预防医学精要［M］.长春：吉林科学技术出版社，2023.

［25］刘庭芳.医院管理工具［M］.北京：中国协和医科大学出版社，2022.

［26］贾娜.新编医院管理理论与实务［M］.开封：河南大学出版社，2022.

［27］刘连忠，李毅.突发公共卫生事件精神卫生机构防控实践［M］.北京：人民卫生出版社，2023.

［28］吕建新，任菁菁，沈健.公共卫生与健康促进［M］.北京：高等教育出版社，2022.

［29］马莉娜.现代医院管理实务［M］.北京：科学技术文献出版社，2022.

［30］董四平，陶红兵.医院管理与卫生政策研究方法［M］.北京：中国协和医科大学出版社，2022.

［31］俞星，张源，严春日.公共卫生实训教程［M］.延吉：延边大学出版社，2022.

［32］罗力，黄虹，朱卫国，等.医院信息管理［M］.北京：中国协和医科大学出版社，2022.

［33］赵岳，章雅青.公共卫生护理［M］.北京：人民卫生出版社，2022.

［34］陈英耀.医院人力资源管理［M］.北京：中国协和医科大学出版社，2022.

［35］邹云锋，林华亮，谢艺红，等.公共卫生技能［M］.武汉：华中科技大学出版社，2022.

［36］何亚坤.探究新医改政策下医院财务管理的创新策略［J］.经济师，2022(7)：60-61.

［37］石旦，朱江，李静超，等.医院文化视角下构建现代医院管理制度的思考与探索［J］.中国卫生产业，2023，20(16)：232-235.

［38］马云笛，任菁菁，邱艳.我国全科医师在社区传染病防治工作中的现状及展望［J］.中国全科医学，2024，27(2)：138-143.

［39］那红巍，邹伟，邢佳.大数据背景下医院人事管理创新分析［J］.当代医学，2023，29(20)：103-106.

［40］张锋.公共卫生管理在传染病预防中的定位与干预研究［J］.中国卫生标准管理，2023，14(18)：41-44.